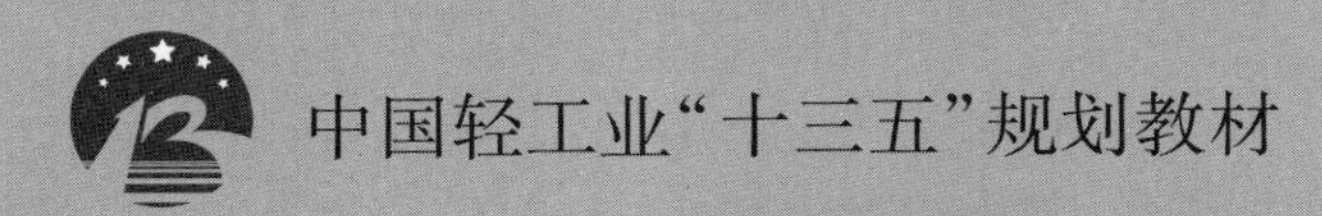

食品卫生学

（第二版）

纵　伟　郑坚强　主编

中国轻工业出版社

图书在版编目(CIP)数据

食品卫生学/纵伟,郑坚强主编.—2版.—北京:中国轻工业出版社,2021.10

中国轻工业“十三五”规划教材

ISBN 978-7-5184-1765-0

Ⅰ.①食… Ⅱ.①纵… ②郑… Ⅲ.①食品卫生学—高等学校—教材 Ⅳ.①R15

中国版本图书馆CIP数据核字(2018)第166767号

责任编辑:马 妍 秦 功　　责任终审:滕炎福　　整体设计:锋尚设计
策划编辑:马 妍　　责任校对:吴大鹏　　责任监印:张 可

出版发行:中国轻工业出版社(北京东长安街6号,邮编:100740)
印　　刷:三河国英印务有限公司
经　　销:各地新华书店
版　　次:2021年10月第2版第4次印刷
开　　本:787×1092　1/16　印张:21.5
字　　数:490千字
书　　号:ISBN 978-7-5184-1765-0　定价:49.00元
邮购电话:010-65241695
发行电话:010-85119835　传真:85113293
网　　址:http://www.chlip.com.cn
Email:club@chlip.com.cn

如发现图书残缺请与我社邮购联系调换

211253J1C204ZBW

本书编委会

主　　编　纵　伟（郑州轻工业大学）

　　　　　郑坚强（郑州轻工业大学）

副 主 编　解万翠（青岛科技大学）

　　　　　司俊玲（郑州轻工业大学）

参编人员　张莹丽（许昌学院）

　　　　　吴　丽（重庆工商大学）

　　　　　白新鹏（海南大学）

　　　　　周晓微（郑州轻工业大学）

　　　　　聂凌鸿（淮阴工学院）

第二版前言 | Preface

食品卫生学是一门研究食品卫生质量,防止食品中可能出现的有害因素损害人体健康的科学。食品卫生学应用分析化学、微生物学、毒理学和流行病学方法研究食品中可能出现的有害物质及作用机制,为提高食品卫生质量,采取相应的预防措施,以及为制定食品卫生质量标准提供依据。食品卫生学是全国高等学校食品科学与工程专业和食品质量与安全专业的主要课程之一。通过本过程的学习,可使学生对食品卫生的基本概念、各类食品的常见卫生问题有所了解,并能够对各类食品卫生问题进行预防控制和监测管理。

本教材共分十章。第一章绪论,概括介绍了食品卫生学的概念、食品卫生学研究的内容、方法和任务,使学生对该课程的学习形成明确的目标;第二章食品污染及其预防,介绍了食品中可能存在污染物的种类、污染食品的途径及其预防控制措施;第三章食物中毒,对各类食物中毒病原学、中毒表现、类型和预防措施进行了介绍;第四章介绍了食品中常用的食品添加剂的安全性和使用;第五章介绍了日常生活中常见的各种食品中的污染源、污染途径及预防措施,以及卫生标准和检验方法;第六章对转基因食品、保健食品和辐照食品等特殊食品的卫生及其管理进行了介绍;第七章对食品包装材料的卫生及其管理进行了介绍;第八章介绍了食品安全性评价的方法和评价程序;第九章对食品生产企业的卫生管理进行了介绍;第十章介绍了食品卫生的监督管理。

本教材在内容上与医科院校的教材有较大区别,在章节体系上,既照顾到食品卫生学的系统性,又突出工科院校的特点,各章节的安排围绕食品加工过程这一主线展开,首先介绍食品原料的卫生学问题,然后介绍食品加工过程中的卫生学问题,最后对食品消费环节的卫生学问题进行介绍;在内容上,也将卫生学问题同食品的加工过程密切联系,如各类食品的卫生及其管理这一章中,不仅介绍各类食品中的污染源、污染途径,而且对如何在加工过程中进行预防控制进行了介绍。

随着法律法规的进一步完善、健全,安全生产规范及保证体系的实施,食品卫生学的内容和知识体系也在不断发展中。本书对食品卫生学领域国内外的最新研究进展进行了介绍,同时体现出了教育部提出的提高应用型本科人才的培养质量,培养大批适应我国食品生产现状的人才,突出本科生解决实际问题的能力的培养方针,而且发现,食品卫生的安全和食品的直接包装材料有密切关系,所以还增加了食品包装材料的卫生及其管理的章节内容。通过对以上方面的补充和完善,再版内容有利于学生掌握我国最新的法律法规,提高本科生培养质量,适应我国食品行业的快速发展。

本教材由郑州轻工业大学纵伟、郑坚强任主编,副主编由解万翠和司俊玲担任。本教材编写分工如下:第一章由郑州轻工业大学纵伟编写;第二章由郑州轻工业大学郑坚强编写;第三章由许昌学院张莹丽编写；第四章由青岛科技大学解万翠编写；第五章第一节至第三节由郑州轻工业大学郑坚强编写；第五章第四节至第十四节由郑州轻工业大学司俊玲编写；第六章和第七章由重庆工商大学吴丽编写；第八章由海南大学白新鹏编写；第九章由郑州轻工业大学周晓微编写；第十章由淮阴工学院聂凌鸿编写。

由于本教材涉及内容广泛，而作者水平有限，加之编写时间紧，作者又各居异地，书中疏漏和不当之处在所难免，敬请读者批评指正。

编者

2019 年 1 月

第一版前言 | Preface

食品卫生学是一门研究食品卫生质量、防止食品中可能出现的有害因素损害人体健康的科学。食品卫生学应用分析化学、微生物学、毒理学和流行病学方法研究食品中可能出现的有害物质及作用机制，为提高食品卫生质量，采取相应的预防措施，以及制定食品卫生质量标准提供依据。食品卫生学是全国高等学校食品科学与工程专业和食品质量与安全专业的主要课程之一。通过本过程的学习，可使学生对食品卫生的基本概念、各类食品的常见卫生问题有所了解，并能够对其各类食品卫生问题进行预防控制和监测管理。

本教材共分九章。第一章概括介绍了食品卫生学的概念、食品卫生学研究的内容、方法和任务，使学生对该课程的学习形成一个明确的目标；第二章介绍了食品中可能存在污染物的种类、污染食品的途径及其预防控制措施；第三章对各类食物中毒病原学、中毒表现、类型和预防措施进行了介绍；第四章介绍了食品中常用的食品添加剂的安全性和使用:第五章介绍了日常生活中常见的各种食品中的污染源、污染途径及预防措施，以及卫生标准和检验方法；第六章对转基因食品、保健食品和辐照食品等特殊食品的卫生及其管理进行了介绍；第七章介绍了食品安全性评价的方法和评价程序；第八章对食品生产企业的卫生管理进行了介绍；第九章介绍了食品卫生的监督管理。

本教材在内容上与医科院校的教材有较大区别，在章节体系上，既照顾到食品卫生学的系统性，又突出工科院校的特点，各章节的安排围绕食品加工过程这一主线展开，首先介绍食品原料的卫生学问题，然后介绍食品加工过程中的卫生学问题，最后对食品消费环节的卫生学问题进行介绍；在内容上，也将卫生学问题同食品的加工过程密切联系，如各类食品的卫生及其管理这一章中，不仅介绍各类食品中的污染源、污染途径，而且对如何在加工过程中进行预防控制进行了介绍。

随着法律法规的健全，安全生产规范及保证体系的实施，食品卫生学的内容和知识体系也在不断发展中。本书对食品卫生学领域国内外的最新研究进展进行了介绍。如食品卫生的监督管理这一章中，将原《食品卫生法》的内容，全部更换为《食品安全法》的内容；在食品生产企业的卫生管理这一章中，将 SSOP、GMP 和 HACCP 的知识点引入。

本教材编写的具体分工如下:第一章、第四章由广东海洋大学杨锡洪编写；第二章由河南农业大学张秋会编写；第三章由上海海洋大学刘源编写；第五章第一、二节和第八章由郑州轻工业学院纵伟编写；第五章第三至十四节由郑州轻工业学院董彩文编写；第六章由湖南农业大学周红丽编写；第七章由海南大学白新鹏编写；第九章由淮阴工学院聂凌鸿编写。

由于本教材涉及内容广泛，而作者水平有限，加之编写时间紧，作者又各居异地，书中疏漏和不当之处在所难免，敬请读者批评指正。

编者

目录 Contents

第一章 绪 论

CHAPTER 1

[学习目标]

1. 掌握食品卫生学的概念。
2. 熟悉食品卫生学研究的内容、方法和任务。
3. 了解本学科的性质和地位，明确食品污染与控制、防止食物中毒的基本理论。

第一节 食品卫生学的概念

一、 食品卫生学的历史演变

食品是为人类提供营养及能量的食物经过加工后的产品，但有些食物原料本身带有毒素，或加工过程中产生有害成分，食品添加剂滥用或违禁物质的使用，同样给食品带来潜在的危害。“国以民为本，民以食为天，食以安为先”，这句从治国安民的古训中提炼出来的名言，道出了食品安全与卫生的极端重要性。随着人类生存环境受到日益增加的污染，危害人体健康的因素急剧增多，其中大部分危害因素通过食品进入人体，对健康造成伤害。因此，关注食品卫生，保障消费者饮食安全，历来都是研究的焦点，也形成了一门独立的学科。

食品卫生学经历了漫长的历史发展过程，从人类对饮食与健康内在联系的经验总结，到现代仪器分析的危害成分检测，贯穿了食品科学发展的进程。我国周朝即设置了“凌人”，专司食品冷藏防腐。《唐律》（公元624—737年）规定了有关食品卫生与安全的法律准则，如“脯肉有毒，曾经病人，有余者速焚之，违者杖九十；若故予人食，并出卖令人病者徒一年；以故致死者绞”。在古医籍中，对于鱼类引起的组胺中毒，也有很深刻而准确的描述：“食鱼面肿烦乱，芦根水解”，均体现出保障食品安全、预防食物中毒的思想。古代食品卫生的内容，限于科学尚不够发达，故只停留在感性认识阶段，未能构成一门学科。

随着食品生产和人们生活的现代化，食品的生产规模日益扩大，人们对食品的消费方式逐渐向社会化转变，从而使食品安全事件的影响范围急剧扩大。现代食品卫生学起源于19世纪，其形成与当时医学、微生物学、化学等发展密不可分。从1837年Schwann首次提出了微生物引起食品腐败的观点，到1885年发现沙门菌，都对早期食品卫生学的建立起到了里程碑的作用。这一时期随着商品经济的发展，食品掺假伪造相当严重，从而推动了食品卫生立法工作。1851年法国颁布了《取缔食品伪造法》，1861年英国颁布了《防止饮品掺伪法》，1906年美国颁布了《联邦食品、药品和化妆品法》，均为食品卫生法规管理奠定了基础。《中华人民共和国食品卫生法》于1995年10月30日公布并实施，2006年11月1日《农产品质量安全法》正式实施，2009年2月颁布《中华人民共和国食品安全法》，其修订版2015年10月1日起施行，《中华人民共和国食品卫生法》同时废止。以上法律法规的实施，使中国的食品卫生与安全管理工作进一步走向法制化、科学化和系统化。

二、 概念

世界卫生组织（WHO）1955年对食品卫生学（Food hygiene）下的定义：从食品原料的生产、加工、制造及最后消费的所有过程，为确保其安全、完整及嗜好性所做的一切努力。又于1996年再次对食品卫生学定义：为确保食品安全性和适合性在食品链的所有阶段必须采取的一切条件和措施。

食品卫生学是为了提高食品卫生质量，研究食品中可能存在的、威胁人体健康的有害因素及其预防措施，保护食用者安全的科学。

食品卫生学是预防医学的组成部分，是研究食品卫生质量，保护人类健康的一门科学。从卫生学、环境卫生学及医学角度来研究食品，包括研究食品卫生质量、标准及监测，在食品中出现的威胁人体健康的有害因素及其预防措施，来保证人类健康。

食品卫生与食品安全是两个相近的概念，1986年，WHO在题为《食品安全在卫生和发展中的作用》的文件中，曾把“食品安全”与“食品卫生”作为同义词，定义为：“生产、加工、贮存、分配和制作食品过程中确保食品安全可靠，有益于健康并且适合人消费的种种必要条件和措施”。1996年世界卫生组织在其发表的《加强国家级食品安全计划指南》中则把食品安全与食品卫生作为两个概念不同的用语加以区别，但也很难将它们严格区分。

1996年WHO将食品安全（Food safety）定义为：对食品按其原定用途进行制作、食用时不会使消费者健康受到损害的一种担保。

食品卫生与安全常常作为一个词汇被提出，但食品安全却更常见于新闻报道中，这有待于有关同行专家对此作进一步的讨论和规范。

第二节 食品卫生学的研究内容

食品卫生学研究的主要内容：食品污染及其预防，包括污染的种类、来源、性质、作用、含量水平、监测管理以及预防措施；各类食品的主要卫生问题；食品添加剂；食物中毒及其预防以及食品卫生监督管理等内容。

一、 食品污染及其预防

食品污染是指在各种条件下，导致有毒有害物质进入到食品，造成食品安全性、营养性和感官性状发生改变的过程，主要包括微生物污染，化学性污染和物理污染三方面内容。

1. 食品的生物性污染

食品的生物性污染包括细菌、病毒、寄生虫和其他虫害，这些生物通过各种途径污染食品，并由于食物中存在细菌、病毒和寄生虫生长发育所需要的营养成分，所以可在食品中生存甚至增殖。

其中最常见的是细菌性污染，它不仅可以造成食品的腐败变质，引起食品的食用价值和营养价值的降低，而且细菌或其产生的毒素可以经由消化道进入人体引起机体损伤。如黄曲霉毒素，就是粮油原料及加工产品中重要的致癌成分。致病性细菌、病毒和寄生虫的污染还可引起经食品传播的传染病和寄生虫病，如大肠杆菌 O157：H7 引发的食物中毒，新型 H7N9 禽流感病毒、H1N1 猪流感病毒等对人类健康造成伤害。

2. 食品的化学性污染

食品的化学性污染是指各种化学物质，如重金属、药物、杀虫剂、化肥、合成洗涤剂、饲料添加剂、食品添加剂以及其他有毒化合物对食品的污染。这些污染物包括环境污染物、无意添加和有意添加的污染物，以及在食品生产过程中产生的有毒有害物质。目前，危害最严重的是化学农药、有害重金属、多环芳烃类、*N*－亚硝基化合物等化学污染物。

农药和工业有害物质的污染是常见的食品化学性污染。目前，世界各国的化学农药品种1400 多种，作为基本品种使用的有 40 种左右，按其化学组成分为有机氯、有机磷、有机氟、有机氮、有机硫、有机砷、有机汞、氨基甲酸酯类等，多是通过污染食品进入人体。农药污染食品的主要途径有以下几种：一是为防治农作物病虫害使用的农药，经喷洒直接污染食用农作物；二是植物根部吸收；三是挥发在空气中的农药随雨雪降落；四是食物链富集；五是运输和贮存中混放。农药除了可造成人体的急性中毒外，绝大多数会对人体产生慢性危害。

工业有害物质对食品的污染也越来越引起人们的重视。工业有害物质主要指甲基汞、镉、铅、砷、*N*－亚硝基化合物、多环芳族化合物等。工业有害物质污染食品的途径主要有环境污染，食品容器、包装材料和生产设备、工具的污染，食品运输过程的污染等。其中环境污染是造成动植物化学污染的主要来源。

3. 食品物理性污染

食品物理性污染是指食品生产加工过程中混入食品中的杂质超过规定的含量，或食品吸附、吸收外来的放射性核素所引起的食品卫生问题。食品物理性污染的检测是食品企业卫生管理的重要内容，如小麦粉加工中对磁性金属物质的检测，鱼虾贝等水产原料中放射性核素的检测等。

二、 食物中毒及其预防

一些动植物具有天然毒素，如河豚毒素、贝类毒素、秋水仙碱、蓖麻毒素、龙葵素等，而真菌毒素，如黄曲霉毒素、麦角毒素和赭曲霉毒素也造成广泛的食品污染。食源性致病菌、病毒和寄生虫，如食品中污染的沙门菌、大肠杆菌 O157：H7、猪链球菌、甲型肝炎、轮状病毒等更是引发食物中毒的元凶。

目前，只有通过对这些污染物的生物学作用（如致癌、神经毒性等）或机体结构和功能受损的生物学标志物（Biomarker）作为中间终点（Intermediate end - point）的流行病学研究，才能加深对这些污染物危害的认识，进而制定出比较科学的限量标准及相应控制措施。近年来，对许多污染物研究均已分别取得了可喜的进展。

三、 食品添加剂及其管理

食品添加剂是指食品在加工、贮藏、运输过程中，为了保存食品免于腐败或增加食品的营养及其色、香、味等，采用添加、混合或浸渍的方式加入食品中的物质，此类物质不以食用为目的。我国允许使用的食品添加剂有22个类别、2600个品种，如防腐剂、甜味剂、乳化剂和发色剂等。

这些食品添加剂基本上无营养价值，而且大剂量使用时大部分对人体有不良效应。如亚硝酸盐可以引起高铁血红蛋白症而使血红蛋白失去携氧功能，也可以在体内转变为亚硝胺具有致癌作用等。但是食品添加剂对改善食品加工性状以及食品保存方面有很大作用。因此，不会因为食品添加剂的某些不良效应而禁止使用。食品卫生学的任务不仅是发现哪些食品添加剂对人体有不良效应，还应该对这些不良效应提出正确评价，规定其使用范围和最大使用量等。

食品添加剂必须经过严格的食品安全毒理学评价程序的评价，确定其是否可用、许可使用的范围、最大使用量与残留量，以及其质量标准、分析检验方法等。食品添加剂对人体的危害除存在急性和慢性毒性外，还有致癌性、致畸性、致突变性，这些毒性的共同特点是要经历较长时间才能暴露出来，即对人体产生潜在的危害，故人们对食品添加剂的安全性应予以高度重视。遵守严格的毒理学试验和安全性评价，在规定的添加量和使用范围内，可将食品添加剂的危害降到最低水平。因此，按照GB 2760—2014《食品安全国家标准　食品添加剂使用标准》规定使用食品添加剂的品种、使用范围和最大使用量范围，食品添加剂是安全无害的。

四、 各类食品的卫生及其管理

主要包括粮食类食品、豆类食品、果蔬食品、肉及肉制品、蛋及蛋制品、乳品、水产品、食用油脂、调味品、冷饮食品和方便食品等的卫生及其管理。大宗类食品的卫生管理参照国家食品卫生标准。

五、 特殊食品的卫生及其管理

随着消费者自我保健意识的日益增强，保健食品在全世界的市场竞争异常激烈。然而，要使保健食品确定有效和具有较长的市场寿命，必须把产品的研究开发建立在可靠的科学依据上，必须建立在扎实的实验研究数据和临床观察结果的基础上。因此，生物学标志物的选用是一个至关重要的技术关键，采用恰当和先进的生物学标志物不但可使保健食品的开发具有可靠的依据，而且可以推动相关学科的发展。

转基因食品一直以来备受争议，基因工程使食物原料的产量更高、抗病能力更强、营养更丰富，但转基因食品的安全性尚无定论。同样，辐射食品有着长期的生产历史，曾经在一些食品的防腐保鲜领域应用，但其食物成分，尤其是基因成分在辐射下发生的变化机理，及产物对人类健康的危害也没有资料确证。因此，对于一些特殊食品，如保健食品，转基因食品，辐照食品等要采取特殊的管理。

六、 食品的安全性评价

随着食品添加剂和食品新资源的不断涌现，对食品的安全性评价越来越重要，原来认为无害的食品添加剂，可能存在慢性毒性、致癌作用、致畸作用及致突变作用等潜在危害，食品的消费量大，食用人群也广泛，如果存在潜在危害因素，不经过毒理学评价而贸然将这些食品添加剂投入市场，可能会经过较长的时期后，对消费者带来不可弥补的伤害。

因此，经过一定时期的毒理学评价，发现这些潜在危害，及时淘汰这些食品添加剂，或制定其最大使用量的卫生标准，将有效地保证人类的健康。

七、 食品卫生监督管理

随着经济的高速发展，消费者对食品的需求发生根本性转变，食品卫生安全逐渐成为人们关注的焦点。在食品工业发展的新形势下，为保证食品卫生，防止食品污染和有害因素对人体的危害，保障人民身体健康，增强体质，由食品卫生监督管理部门在管辖范围内，依据食品卫生法及其相应的法规对食品生产、贮存、运输、销售等过程的卫生进行执法活动。食品卫生监督管理是政府依法行政、严把食品质量关的职责。

只有具备完善严格的食品卫生管理制度，各部门积极有效地合作，才能建立良好的食品市场秩序。

第三节　食品卫生学的研究方法和任务

一、 研究方法

随着食品卫生与安全问题日益被广大消费者和各国政府重视，以及国际食品贸易的不断发展，食品卫生学的研究方法也在不断地发展完善。主要包括三类方法。

1. 食品卫生与安全的检测方法

食品卫生与安全检测方法主要是指对食品在生产、加工、贮运、销售中，食品组分中存在的或者环境中引入或产生的有毒有害物质的分析检测方法。物理性危害中的砂石、毛发、金属异物等通过过筛、磁铁作用及金属探测、X 影像等物理方法即可检出；放射性物质可采用放射性检测仪定量检测；化学性危害物的检测主要有化学分析、仪器分析和免疫分析三类方法；致病微生物的检测，主要是传统的培养检测及生物化学检测、免疫学检测、分子生物学检测等。

2. 食品安全管理体系的建立

食品安全管理是一个复杂的体系，国际上目前主要集中在针对危害因素进行控制的 HACCP 体系，而 ISO9000 质量认证体系已作为我国强制性出口食品卫生注册的前提。

3. 方法学

将在食品卫生学的研究中采用：①系统研究法；②比较研究法；③归纳与演绎结合法；④实际调查与实证分析法；⑤简化研究体系等方法。

二、研究任务

食品卫生学的任务之一就是研究环境中的有害物质污染食品的途径，以采取有效的预防措施，保障食品的安全，保护消费者的健康。政府为改善我国的食品卫生质量，保障消费者的健康，进行了不断的努力，但由于我国食品卫生研究工作开展时间较短，技术力量也较薄弱，因此还存在着大量的问题，如检测手段落后甚至在某些地区不能开展，因此无法全面监管食品卫生。随着我国居民食品卫生意识的提高和我国加入 WTO，我国的食品卫生工作面临着巨大的挑战。因此迫切需要完成的任务主要有以下几个方面。

（1）以现代食品卫生监督管理最新理论和技术成就不断制定和修订各项食品卫生技术规范，并落实执行。

（2）发展我国的食品卫生检验技术，提高检测的准确性和灵敏性，并大力发展食品的快速检测技术和在线检测技术。

（3）不断完善法律法规，加强法制建设，明确执行机构人员的职责。

（4）研究食物中毒的新病原物质，提高食物中毒的科学管理水平，提高食品卫生合格率。

（5）加强食品中有害物质的含量、人群暴露水平和危害风险的评估，为食品卫生质量的控制提供理论依据。

（6）完善各种食品污染物、食品添加剂、保健食品、转基因食品等的安全性评价方法和程序。

（7）进一步扩大对新的食品污染因素、各种食物致癌原、新的食品及加工过程中食品卫生问题等的研究。

（8）推广采用良好生产工艺（GMP）和危害分析关键控制点（HACCP）管理体系。

（9）提高食品毒理、食品微生物、食品化学等各种检测分析方法水平。

（10）与国际接轨，不断用食品卫生科学和法制教育人民群众，提高自我保护意识，根据 WTO 规定的要求，不断提高食品安全与质量水平。

第四节　食品安全与卫生学展望

目前，食品卫生学正面临着严峻的挑战，解决目前十分复杂而又严重的食品安全问题需要全社会的共同努力。在今后一段时间内，我国在保证食品安全的主要工作包括以下几个方面。

（1）加大人力和物力的投入力度，进行相关理论的研究和技术的开发。

（2）以现代食品安全控制的最新理论和技术，不断制定和修订各项食品安全与卫生技术规范，并加以落实。

（3）不断完善相应的法律法规，加强法制管理，明确执法机构人员的职责。

（4）对食品生产的环境开展有害物的背景值调查，对各种食品中的危害因子进行系统地检测与分析，为食品安全的有效控制提供基础数据和信息。

（5）研究食物中毒的新病原物质，提高食物中毒的科学评价水平和管理水平。

（6）进一步推广良好操作规范（GMP）和危害分析与关键控制点（HACCP）等有效的现

代管理与控制系统。

（7）提高食品毒理学、食品微生物、食品化学等学科的研究水平，并将这些研究领域的成果不失时机地应用于食品安全保障工作之中。

（8）对全体国民加强新知识、现代技术和食品安全基本常识的宣传与教育，加强相关法制法规的教育，提高广大民众自我保护意识。

（9）研究 WTO 规则中有关食品安全的条例，充分应用和有效应对国际食品贸易中与食品安全相关的技术壁垒，以保护我国的经济利益和广大民众的生命安全。

（10）加强国际合作，同 FAO、WHO 等国际专门机构或组织进行经常性的沟通与合作，不断就世界范围的食品污染物和添加剂的评价、制定 ADI 值、食品规格、监督管理措施等问题提出意见或建议，维护我国在处理有关食品安全国际事务中的权力和利益。

思考题

1. 什么是食品卫生学？
2. 食品卫生学与食品安全学的区别是什么？

第二章

CHAPTER 2

食品污染及其预防

[学习目标]

1. 了解食品污染物的分类、来源及其对健康的危害。

2. 熟悉细菌、霉菌及其毒素、农药、兽药、有毒金属、放射性污染等污染食品的途径、对人体的危害及其预防措施。

3. 掌握食品细菌污染的指标及其食品卫生学意义。

4. 熟悉黄曲霉毒素、*N*－亚硝基化合物、多环芳族化合物、二噁英等化学污染物的来源、毒性及其预防措施。

第一节 概 述

一、 食品污染的概念与分类

食品污染是指在各种条件下，导致有毒有害物质进入到食物，造成食品安全性、营养性和/或感官性状发生改变的过程。

食品在生产、加工、贮存、运输及销售过程中均会受到污染，污染后有可能引起具有急性短期效应和慢性长期效应的食源性疾病。从近 10 多年来国际上接连不断地发生的食品污染事件，就可以看出污染物对食品卫生危害的严重性。如发生在比利时的二噁英污染畜禽饲料事件，比利时可口可乐污染事件，法国的李斯特菌污染熟肉罐头事件，日本的 O157：H7 大肠杆菌污染生拌色拉蔬菜事件，发生在我国台湾的塑化剂污染食品事件等。这一系列食品污染事件对人类的健康构成了严重威胁，引起了各国政府和国际组织的高度重视，一些国际组织和不少国家迅速采取措施以控制食品污染。

随着工业化的发展，新技术、新材料被不断应用，致使食品受污染的因素日趋多样化和复杂化。根据污染食品有害因素的性质，食品污染可分成三类。

（一）生物性污染

食品的生物性污染包括微生物、病毒、寄生虫及昆虫的污染。微生物污染主要有细菌与细菌毒素、霉菌与霉菌毒素。

1. 细菌与细菌毒素

细菌性污染是涉及面最广、影响最大、问题最多的一种污染，出现在食品中的细菌除包括可引起食物中毒、人畜共患传染病等的致病菌外，还包括能引起食品腐败变质并可作为食品受到污染标志的非致病菌。常见的细菌性食物中毒，如沙门菌、金黄色葡萄球菌、肉毒杆菌等，近年来又出现新的细菌性食物中毒，如大肠杆菌 O157：H7、李斯特菌等。因此，控制细菌性污染仍然是解决食品污染问题的主要内容。

2. 霉菌与霉菌毒素

在自然界中霉菌分布广泛，有病害的农作物、空气、土壤及容器都可使食品受到霉菌污染。其产生的毒素致病性强，因而随时都有可能污染食品从而给食品带来安全问题，如常见的霉变花生、大豆、谷物等易检出黄曲霉毒素 B_1。

3. 病毒

虽然病毒不能在食品中增殖，但是与食品的细菌或霉菌污染不同，很少数量的病毒就可能引发感染（一般 $<10^3$ 个粒子），而且由于病毒具有很高的环境稳定性和组织亲和力，使得任何食物都可以成为病毒的载体。所以，食品一旦被病毒污染，可能会给人体健康带来严重威胁，如甲型肝炎病毒、禽流感病毒、轮状病毒、口蹄疫病毒、诺沃克病毒、朊病毒（引起疯牛病）等。

4. 寄生虫

寄生虫和虫卵主要是病人、病畜的粪便通过水体或土壤污染食品或直接污染食品，如蛔虫、绦虫、中华枝睾吸虫以及旋毛虫等。不生吃食品，尤其是生肉、生海产品等，可起到积极的预防作用。

5. 昆虫

昆虫污染主要包括粮食中的甲虫类、螨类、蛾类以及动物食品和发酵食品中的蝇、蛆等。

（二）化学性污染

1. 重金属

重金属主要来源于工业“三废”，随着环保意识的提高及对环境污染的控制，重金属污染问题已得到逐步改善。

2. 农药、兽药、植物激素

随着高效、低毒、低残留农药的研制和一些高毒高残留农药的禁止使用，农药在食品中的残留问题也将得到改善。但由于有机氯类农药的特点，在今后的一段时间内该类农药的污染问题仍继续存在。由于广泛使用以及有时出现的滥用现象，进而使兽药和植物激素在食品中的残留成为食品污染的新焦点。兽药和植物激素给食品卫生带来的问题将成为食品卫生工作的重点之一，如浙江、广东、北京相继出现因食用含有“瘦肉精”的猪肉、猪肝中毒。

3. 其他化学污染物

随着我国食品工业的飞速发展，食品产量、品种增加和质量的改进使大量化学物质进入食用范围，直接应用于食品的化学物质以及间接与食品接触的化学物质日益增多。带来的污染主要包括：

（1）滥用食品添加剂；

（2）掺假、制假过程中加入的物质；

（3）食品容器、包装材料、运输工具等接触食品时溶入食品中的有害物质；

（4）在食品加工、贮存过程中产生的物质，如酒中有害的醇类、醛类等。

（三）物理性污染

物理性污染主要来源于复杂的多种非化学性的杂物，虽然有的污染物可能并不威胁消费者的健康，但是严重影响了食品应有的感官性状和（或）营养价值，食品质量得不到保证，主要有：

（1）来自食品产、贮、运、销的污染物，如粮食收割时混入的草籽、液体食品容器池中的杂物、食品运销过程中的灰尘及苍蝇等；

（2）食品的掺假使假，如粮食中掺入的砂石、肉中注入的水、乳粉中掺入大量的糖等；

（3）食品的放射性污染，主要来自放射性物质的开采、冶炼、生产、应用及意外事故造成的污染。

二、食品污染的途径

食品来自动物、植物和微生物，受各种污染的机会很多，其污染的方式、来源及途径也是多方面的。总的来说可分为两方面，即内源性污染和外源性污染。

（一）内源性污染

内源性污染是动、植物在生长发育过程中，由于本身带有的生物性的或从环境中吸收的化学性的和放射性的污染物所造成食品的污染，又称一次污染。内源性污染大致有三类。

1. 内源性生物性污染

内源性生物性污染是指生物在生长、生活过程中，由本身携带的微生物或寄生虫而造成的食品污染，其中微生物包括非致病性、条件致病性、致病性三种。非致病性和条件致病性微生物如动物消化道中常存在的微生物有大肠杆菌、变形杆菌、枯草杆菌、肠球菌、梭状芽孢杆菌等，当机体受到不良因素影响时，自身抵抗力下降，这些微生物可侵入组织内部造成肉品的污染，成为肉品腐败变质或食物中毒的重要原因。致病性微生物如炭疽、布氏杆菌、结核杆菌等，动物被感染后，自身携带这些致病菌（或病毒）而造成食品的污染。动植物性食品原料在种植和养殖过程中，会通过各种途径感染寄生虫，如人畜共患寄生虫旋毛虫、弓形虫、棘球蚴等，也可能造成食品的内源性污染。

2. 内源性化学性污染

畜禽食用受化学污染的饲料而使污染物富集，富集浓度可达饲料或环境浓度的许多倍。如“垃圾猪”的问题，这种垃圾猪体内含有害成分严重超标。经检测发现，“垃圾猪”脂肪中砷的含量比对照猪高出 13 倍，铅高出 8 倍；猪肝中铜较对照猪高出 1 倍。又如日本的水俣病，就是农药厂排放到海水中的无机汞，被水生生物经过甲基化转化为甲基汞，再通过浮游生物、小鱼、大鱼这条食物链，使大鱼体内富集了高浓度的甲基汞，人吃了这种大鱼，就会得水俣病（是一种损害神经系统的疾病）。

3. 内源性放射性污染

环境中的放射性物质可通过多种途径进入水生生物和畜禽体内，使食品受到放射性污染。

如半衰期较长的^{90}Sr和^{137}Cs，以及半衰期较短的^{89}Sr、^{131}I、^{140}Ba不仅可以在动物组织器官中蓄积，而且能随乳汁排出；其中I、Cs和Sr还可进入蛋中，对动物的污染作用效果明显。一旦这些放射性物质进入食品类生物体内，将严重危害人类的健康。

（二）外源性污染

外源性污染又称第二次污染，它是指动物性食品在生产、加工、贮运、销售过程中发生的污染。外源性污染是动物性食品污染的主要途径。

1. 外源性生物性污染

外源性生物性污染包括微生物、寄生虫及昆虫的污染。微生物污染主要有细菌与细菌毒素、真菌与真菌毒素以及病毒等的污染。污染食品的细菌除包括可引起食物中毒、人畜共患传染病等的致病菌外，还包括引起食品腐败变质的非致病菌（统称为腐败菌）。寄生虫及其虫卵主要是通过患者、病畜的粪便直接污染食品或通过水体和土壤间接污染食品。昆虫污染主要包括粮食中的甲虫、螨类、蛾类以及动物食品和发酵食品中的蝇、蛆等污染。

2. 外源性化学性污染

外源性化学性污染指食品在加工、运输、贮藏、销售和烹饪过程中受到的有毒有害化学物质的污染，涉及范围较广，污染的有毒化学物质的种类繁多，主要包括：空气、水、土壤中有毒化学物质对食品的污染，以及运输和生产加工过程造成的有毒化学物质对食品的污染。

3. 外源性物理性污染

有的物理性污染物可能并不威胁消费者的健康，但是严重影响食品应有的感官性状和（或）营养价值，如粮食收割时混入的草籽、液体食品容器中的杂物、食品运销过程中的灰尘等；肉中注入的水、乳粉中掺入大量的糖等。

此外，还有食品的放射性污染，主要来自放射性物质的开采、冶炼、生产、应用及意外事故造成的污染。

三、食品污染对健康的影响

食品污染对人体健康的影响，取决于污染的种类、数量、性质及人体的摄入量等因素。一般对人体的危害分为以下几类。

1. 急性中毒

食品被大量的病原微生物及其毒素或有毒化学物质污染，进入人体后引起急性中毒。

2. 慢性中毒

食品被某些有害物质污染，其含量虽少，但由于长期连续地随食物进入人体，也可引起机体的慢性损害。

3. 致突变作用

食品中的某些污染物质能引起生殖细胞和体细胞的突变，如赭曲霉毒素污染粮食，随摄食进入人体，不论其突变的性质如何，一般认为都是这些物质毒性的一种表现。

4. 致畸作用

某些食品污染物，在胚胎的细胞分化和器官形成过程中，可使胚胎发育异常。

5. 致癌作用

目前具有或怀疑有致癌作用的物质约数百种，其中与食品污染有关的化学物质，如多环芳烃、亚硝基化合物、黄曲霉毒素、二噁英、农药、除草剂等。

四、 污染食品的一般处理原则

若食品被污染，就要把未污染和受污染部分分开，前者可供食用，后者按查明情况，再分别做如下处理。

1. 毒性不大，无明显蓄积作用的受污食物

可采用通风、晾晒、水洗、碾磨等方法除去污染物，达到国家食品安全标准后再销售。

2. 易变质的食品

在保质期前可考虑一次销售或限定范围内销售。

3. 污染食品有毒

能销毁就应该销毁、坑埋，如果可能也可改作非食品工业原料。

4. 腐败变质

腐败变质的污染食物不能用作饲料或工业原料，可考虑做肥料或销毁处理。

第二节 食品的生物污染及其预防

一、 细菌对食品的污染及其预防

食品的周围环境中，到处都有微生物的活动，食品在生产、加工、贮藏、运输、销售及消费过程中，随时都有被微生物污染的可能。其中，细菌对食品的污染是最常见的生物性污染，是食品最主要的卫生问题。引起食品污染的细菌有多种，主要分为两类：一类为致病菌和条件致病菌，它们在一定的条件下可以以食品为媒介引起人类感染性疾病或食物中毒；另一类虽非致病菌，但它们可以在食品中生长繁殖，致使食品的色、香、味、形等感官性状发生改变，甚至导致食品腐败变质。2016 年 5 月 6 日，加拿大食品检验署发布消息称，Webbersfood Ltd. 公司正在召回 2 款萨拉米肉肠（salamis），因为产品疑含肉毒杆菌。受肉毒杆菌污染的食品看起来或闻起来无异常，但仍可致病，中毒症状包括恶心、呕吐、乏力、头晕、视力模糊或复视、口干、呼吸衰竭及瘫痪等。

（一） 食品中常见的细菌

1. 假单胞菌属（*Pseudomonas*）

这是食品腐败性细菌的代表，多具有分解蛋白质和脂肪的能力，其中有些分解能力很强，增殖速度快。广泛分布于食品中，特别是蔬菜、肉、家禽和海产品中，并可引起腐败变质，是导致新鲜的冷冻食物腐败的重要细菌。

2. 微球菌属（*Micrococcus*）和葡萄球菌属（*Staphylococcus*）

食品中极为常见的菌属，均为革兰阳性、过氧化氢酶阳性球菌，嗜中温，前者需氧，后者厌氧，营养要求较低，可分解食品中的糖类并产生色素。

3. 芽孢杆菌属（*Bacillus*）和梭状芽孢杆菌（*Clostridium*）

肉类食品中常见的腐败菌，为革兰阳性菌，前者需氧或兼性厌氧，后者厌氧。它们均属嗜中温菌，兼或有嗜热菌，在自然界分布广泛。

4. 肠杆菌科（*Enterobacter*）

多与水产品、肉及蛋的腐败有关，为革兰阴性无芽孢杆菌，需氧或兼性厌氧，为嗜中温杆菌，其中变形杆菌分解蛋白质能力非常强，是需氧腐败菌的代表；而沙门菌可使食物发生表面变红、变黏等改变。大肠杆菌是食品中常见的腐败菌，也是食品和饮用水的粪便污染指示菌之一。

5. 弧菌属（*Vibrio*）和黄杆菌属（*Flavobacterium*）

在鱼类及水产品中多见，均为革兰阴性直型或弯曲型杆菌，兼性厌氧，主要来自海水或淡水，可在低温和5%食盐浓度食品中生长。黄杆菌属与冷冻肉制品及冷冻蔬菜的腐败有关，并以其可利用植物中糖类生成黄、红色素而著称。

6. 嗜盐杆菌属（*Halobacterium*）和嗜盐球菌属（*Halococcus*）

多见于咸鱼上，均为革兰阴性需氧菌，嗜盐，在高浓度食盐（至少为12%）中生长，可产生橙红色素。盐杆菌和盐球菌可在鲜肉和盐渍食品上生长，引起食物变质。

7. 乳杆菌属（*Lactobacillus*）

经常与乳酸菌同时出现，可发酵乳糖产生乳酸，主要见于乳品中，可使其腐败变质。该属中的许多菌可用于生产乳酸或发酵食品，污染食品后也可引起食品变质。

（二）食品中细菌污染的危害

食品细菌污染的危害性质与程度取决于污染食品的细菌种类和数量。食品细菌污染的危害可概括为：

1. 降低食品的营养价值

以杂菌为主的食品污染，主要引起食品变质，使食品的营养价值、感官品质和商品价值降低。

2. 对机体存在毒性

当肠道致病菌污染食品时可引起借食品传播的传染病或食物中毒。

（三）评价食品卫生质量的细菌污染指标及卫生学意义

评价食品卫生质量的细菌污染指标是根据食品卫生的要求，从微生物学的角度，对各种食品提出的具体指标要求。我国原卫生部颁布的细菌污染指标主要包括菌落总数、大肠菌群和致病菌。

1. 菌落总数

（1）定义　菌落总数（Colony amount）是指每克、每毫升或每平方厘米食品在严格规定的条件下（样品处理、培养基及其pH、培养温度与时间、计数方法）培养，使适应这些条件的每一个活菌细胞都生成一个个肉眼可见的菌落，其结果称为该食品的菌落总数。以菌落形成单位（Colony forming unit，cfu）表示。在许多国家（包括我国）的食品卫生标准中，都采用这一项指标，并规定了各类食品菌落总数的最高允许限量。

（2）食品菌落总数在食品中的卫生学意义

①食品清洁状态的标志：因为食品中细菌污染数量不一定代表食品对人体健康的危害程度，但它却反映食品的卫生质量，以及食品在生产、贮存、运输、销售过程中的卫生措施和管理情况。

②作为评定食品腐败变质的程度（新鲜度）的指标：因为食品中细菌在繁殖过程中可分解食品成分，所以食品细菌数量越多越能加速食品腐败变质。如菌落总数为10^5cfu/cm^2的牛肉

在0℃时可保存7d，而当菌落总数为10^3cfu/cm^{2}时，同样条件下可保存18d。但是由于食品性质、细菌种类以及所处环境条件较复杂，从生态学上分析，细菌存在着相互制约与菌丛平衡的现象，当细菌数量少时，有时菌丛平衡被破坏，某种腐败菌反而出现优势，因此关于食品细菌菌落总数与食品腐败程度之间对应关系的研究仍待进一步探讨。

2. 大肠菌群

（1）定义　大肠菌群（Coliforill group）指在一定培养条件下能够发酵乳糖、产酸产气的需氧或兼性厌氧革兰阴性无芽孢杆菌。

大肠菌群包括肠杆菌科的埃希菌属（*Escherichia*）、柠檬酸杆菌属（*Citrobacter*）、肠杆菌属（*Enterobacter*）和克雷伯菌属（*Klebsiella*）。大肠菌群中以埃希菌属为主，埃希菌属俗称为典型大肠杆菌，大肠菌群已被许多国家用作食品生产上卫生质量鉴定的指标。我国目前对很多种食品，如冷饮食品、熟肉制品、冰蛋、蛋粉、牛乳及乳制品等规定了大肠菌群的数量，通常以每100g或100mL食品中的可能数来表示，简称为大肠菌群最近似数（Maximum pmbable number，MPN），这是按一定方案检验结果的统计数值。

（2）大肠菌群在食品中的卫生学意义　一般认为，大肠菌群都是直接或间接来自人与温血动物粪便。有人对大肠菌群6577株来源进行研究，认为来自粪便以外者极为罕见。国内曾有人研究来自人、畜、禽类共104份粪便，结果大肠菌群检出率为88.8%～100%。本群中典型大肠杆菌以外的柠檬酸杆菌属、肠杆菌属和克雷伯菌属，除直接来自粪便外，也可能来自典型大肠杆菌排出体外7d～1个月后在环境中的变异，所以食品中检出大肠菌群其卫生意义如下：

①表示食品曾受到人与温血动物的粪便污染：其中典型大肠杆菌说明粪便近期污染，其他菌属可能为粪便的陈旧污染。一般认为作为食品粪便污染的指示菌应具有以下特点：仅来自于肠道；在肠道中数量较多，易于检出；在外界环境中有足够抵抗力；食品细菌学检验敏感，简易。大肠菌群比较符合要求，所以是较理想的粪便污染指示菌。

②作为肠道致病菌污染食品的指示菌：这是由于大肠菌群与肠道致病菌来源相同，而且在一般条件下大肠菌群在外界生存的时间与主要肠道致病菌也是一致的。当然，食品中检出大肠菌群，只能说明有肠道致病菌存在的可能，两者并非一定同时存在。有研究提出将肠球菌也列为反映粪便污染的指示菌，因为大肠菌群是嗜中温菌，在5℃以下的温度，基本不能生长，因此不适合作为低温水产食品粪便污染的指示菌，尤其是冷冻食品。而用肠球菌，则可克服以上不足。肠球菌是链球菌科，链球菌属的一些细菌，是革兰阳性菌，对外界抵抗力较强，其自然宿主是人和其他动物的肠道。在人的肠道内，粪链球菌尤其多见，因此肠球菌的代表是粪肠球菌。

3. 致病菌

致病菌随食物进入人体后，能引起食源性疾病，主要包括沙门菌、金黄色葡萄球菌、大肠杆菌O157：H7、副溶血性弧菌、单核细胞增生李斯特菌等。当然不同食品微生物所污染食品的种类、风险程度等不尽相同，在实际应用时需选择一定的参考菌群进行检验。我国大多数食品的国家标准中都要求检测沙门菌、金黄色葡萄球菌和志贺菌。但也有一些检测其他致病菌，例如，水产品以副溶性弧菌、沙门菌、单核细胞增生李斯特菌作为参考菌群。

（四）预防细菌污染的措施

1. 建立健全卫生管理机构和管理制度

严格贯彻执行生产加工过程中的各项卫生制度和措施，故工厂必须建立健全有关卫生组织和管理制度。

2. 提高原辅料的卫生质量

对原辅料要严格选择、妥善保存。禁止采购、使用腐烂变质的原料。

3. 遵守生产经营过程的卫生要求

在生产、销售过程中，做到内外环境整洁；生产布局和工艺流程合理；使设备保持良好状态，并经常清洁和消毒；做到生、熟食品隔离，半成品、成品与原料分开，防止交叉污染；有防尘、防鼠、防蝇设备；采取冷藏、冷冻措施贮藏食品。

4. 搞好从业人员个人卫生

从业人员必须经过健康检查方可上岗。传染病患者及病源携带者须调离接触直接入口食品的工作。从业人员应养成良好的个人卫生习惯，上班前、便后洗手消毒，工作时穿戴整洁的工作衣、帽，不戴戒指，不留长指甲，不化妆。

5. 彻底杀灭食品中污染的细菌

在食品加工中，严格遵守杀菌规程，控制灭菌温度和时间。在食物烹调过程中，应做到烧熟煮透，烹调加工大块食品时，应注意使其内部温度达到杀灭细菌所需的温度。菜肴烹调后，存放一段时间后再食用，食前必须再加热。

二、 霉菌及其毒素对食品的污染及其预防

（一） 霉菌与霉菌毒素概述

霉菌（Molds）是菌丝体比较发达而又没有较大子实体的那一部分真菌。在自然界中分布极广，有45000多种，它不像细菌那样需要较高的营养条件，在各种食物中极易繁殖。

与食品卫生关系密切的霉菌大部分属于半知菌纲（*Fungi imper fecti*）中的曲霉菌属（*Aspergillus Micheli*）、青霉菌属（*Penicillium link*）和镰刀菌属（*Fusarium link*）。此外在食品中常见的霉菌还有毛霉属（*Mucor*）、根霉属（*Rhizopus*）、木霉属（*Trichoderma*）、交链孢霉属（*Alternaria*）和芽枝霉属（*Cladosporium*）。霉菌毒素（Mycotoxin）主要是指霉菌在其所污染的食品中产生的有毒的代谢产物。

1. 霉菌产毒的特点

（1）霉菌产毒只限于少数的产毒霉菌，而产毒菌种中也只有一部分菌株产毒。同一菌种中存在产毒能力不同的菌株可能是取决于菌株本身的生物学特性、外界环境的不同，或两者兼有之。

（2）产毒菌株的产毒能力存在可变性和易变性，如产毒菌株经过累代培养可完全失去产毒能力，而非产毒菌株在一定条件下可出现产毒能力。

（3）一种菌种或菌株可以产生几种不同的毒素，而同一霉菌毒素也可由几种霉菌产生，如杂色曲霉毒素可由杂色曲霉、黄曲毒和构巢曲霉产生，又如岛青霉可以产生黄天精、红天精、岛青霉毒素以及环青霉等几种毒素。

（4）产毒霉菌产生毒素需要一定的条件，主要是基质种类、水分、温度、湿度及空气流通情况。粮食水分为17%～18%是霉菌繁殖产毒的最适宜条件。

2. 霉菌产毒的条件

霉菌的产毒条件主要是指基质（食品）、水分、相对湿度、温度以及空气流通情况等。

（1）基质　霉菌在天然食品上比在人工合成的培养基上更易繁殖，它的营养来源主要是碳水化合物和少量氮、矿物质。各种食品中出现的霉菌以一定的菌种为主，如玉米与花生中黄曲霉及其毒素检出率高，小麦和玉米以镰刀菌及其毒素污染为主，青霉及其毒素主要在大米中出现。

（2）水分　食品中水分含量是影响微生物生长及其增殖以及食品腐败变质的重要因素，但在这方面起作用的并非食品中全部水分的含量，而仅限于能供微生物利用的一部分水分，可用水分活度 A_w 来度量。食品的 A_w 越小，能提供微生物生长所需的水分越少，越不利于微生物的繁殖。针对粮食而言，A_w 降至0.7以下时，一般的霉菌均不能生长。

（3）相对湿度　在不同的相对湿度中，易于繁殖的霉菌也不同。例如相对湿度在80%以下时，主要是干生性霉菌（灰绿曲霉、局限青霉、白曲霉）繁殖；相对湿度在80%～90%时，主要是中生性霉菌（大部分曲霉、青霉、镰刀菌属）繁殖；而相对湿度在90%以上时，主要为湿生性霉菌（毛霉、酵母属）繁殖。一般在非密闭状态下，粮食中水分与环境相对湿度可逐渐达到平衡，在相对湿度为70%时粮食达到平衡水分的条件，霉菌即不能产毒。

（4）温度　外界温度对霉菌的繁殖与产毒也有重要影响。大多数霉菌繁殖最适宜的温度为25～30℃，在0℃以下或30℃以上时，不能产毒或产毒能力减弱。

（5）空气流通情况　大部分霉菌繁殖和产毒需要有氧条件，但毛霉、庆绿曲霉是厌氧菌并可耐受高浓度的二氧化碳。

3. 主要产毒霉菌及主要霉菌毒素

目前已知的产毒霉菌主要有以下几种。

（1）曲霉菌属　包括黄曲霉（*Aspergillus flavus*）、赭曲霉（*A. ochraceus*）、杂色曲霉（*A. versicolor*）、烟曲霉（*A. fumigatus*）、构巢曲霉（*A. nidulans*）和寄生曲霉（*A. parasiticus*）等。

（2）青霉菌属　包括岛青霉（*Penicillium islandicum*）、橘青霉（*P. citrinum*）、黄绿青霉（*P. citreoviride*）、扩展青霉（*P. expansum*）、圆弧青霉（*P. cyclopium*）、皱褶青霉（*P. rugulosum*）和荨麻青霉（*P. urticae*）等。

（3）镰刀菌属　包括梨孢镰刀菌（*Fusarium poae*）、拟枝孢镰刀菌（*F. sporotrichioides*）、三线镰刀菌（*F. tricincturn*）、雪腐镰刀菌（*F. nivale*）、粉红镰刀菌（*F. roseum*）和禾谷镰刀菌（*F. graminearum*）等。

（4）其他菌属　如绿色木霉（*Trichoderma viride*）、漆斑菌属（*Myrothecium toda*）和黑色葡萄状穗霉（*Stachybotus corda*）等。

目前已知的霉菌毒素约有200种。比较重要的有黄曲霉毒素、赭曲霉素、杂色曲霉素、岛青霉素、黄天精、环氯素、展青霉素、橘青霉素、皱褶青霉素、青霉酸、圆弧青霉偶氮酸、二氢雪腐镰刀菌烯酮、F-2毒素、T-2毒素等。由于一种毒素可能表现出多种毒性，而且霉菌毒素对人体的毒性作用尚未完全明确，所以目前仍主张按毒素产生的来源对霉菌毒素进行分类。

4. 霉菌和霉菌毒素的食品卫生学意义

霉菌和霉菌毒素污染食品后，从食品卫生学角度应该考虑两个方面的问题。

（1）霉菌污染引起食品变质　霉菌最初污染食品后，在基质及环境条件适宜时，首先引起食品的腐败变质，不仅可使食品呈现异样颜色、产生霉味等异味，食用价值降低，甚至完全不能食用，而且还可使食品原料的加工工艺品质下降，如出粉率、出米率、黏度等降低。粮食类及其制品被霉菌污染而造成的损失最为严重，据估算，每年全世界平均至少有2%的粮食因污染霉菌发生霉变而不能食用。霉菌污染食品的程度以及被污染食品卫生质量的评定可从霉菌污染度和霉菌菌相构成两个方面进行。

（2）霉菌毒素引起人畜中毒　早在19世纪即有人类食用面粉引起麦角中毒的报道，20世纪60年代又发现被黄曲霉污染并含有黄曲霉毒素的饲料引起畜禽中毒。霉菌毒素中毒的临床症状表现多种多样，较为复杂。有因短时间内食入大量霉菌毒素引起的急性中毒，也有因长期低剂量食入含有霉菌毒素的食品而引起的慢性中毒，表现为诱发肿瘤、造成胎儿畸形和引起体内遗传物质发生突变等。

5. 霉菌污染食品的评定指标

霉菌污染食品的指标主要有两方面。

（1）霉菌污染度　霉菌污染度以单位质量（g）或体积（mL）的食品中霉菌菌落总数表示。目前我国已制定的一些食品中霉菌菌落总数的国家标准见表2-1。

表2-1　几类食品中霉菌菌落总数国家标准

标准号	标准名称	项目	指标
GB 5420—2010	食品安全国家标准　干酪	霉菌，cfu/g	≤50
GB 7101—2015	食品安全国家标准　饮料	霉菌，cfu/g	≤20
GB 14884—2016	食品安全国家标准　蜜饯	霉菌，cfu/g	≤50
GB 14891. 2—1994	辐照花粉卫生标准	霉菌，cfu/g	≤100
GB 14891. 4—1997	辐照香辛料卫生标准	霉菌，cfu/g	≤100
GB 14963—2011	食品安全国家标准　蜂蜜	霉菌，cfu/g	≤200
GB 17325—2015	食品安全国家标准　食品工业用浓缩液（汁、浆）	霉菌和酵母，cfu/mL	≤100
GB 7099—2015	食品安全国家标准　糕点、面包	霉菌，cfu/g，热加工	≤150

（2）霉菌菌相的构成　食品中曲霉和青霉较多，预示食品即将霉变；根霉和毛霉的出现，常表示食品已经霉变。

（二）黄曲霉毒素

黄曲霉毒素（Aspergillus flavus toxin，AFT）是寄生曲霉和模式曲霉（*A. nominus*）的代谢产物。寄生曲霉的所有菌株都能产生黄曲霉毒素，但我国寄生曲霉罕见。黄曲霉是我国粮食和饲料中常见的真菌，由于AFT的致癌力强，因而受到重视。

1. 黄曲霉毒素的化学结构及性质

黄曲霉毒素是一类结构相似的化合物，其基本结构都有二呋喃环和香豆素（氧杂萘邻酮），在波长365nm紫外线照射下，可以发出荧光，根据荧光颜色及其结构分别命名为B_1、B_2、G_1、G_2、M_1、M_2、P_1、Q_1、H_1、毒醇、GM等，在紫外光下观察时，可见到这些毒素的荧光颜色：B_1、B_2——蓝色，G_1——绿色，G_2——绿-蓝色，M_1——蓝-紫色，M_2——紫色。目前已分离鉴定出20余种，其中毒性最强的有6种，化学结构式见图2-1。黄曲霉毒素的毒性顺序如下：$B_1 > M_1 > G_1 > B_2 > M_2$，其毒性与结构有关，凡二呋喃环末端有双链者毒性较强并有致癌性。

黄曲霉毒素耐热性很强，加热到280℃才能完全破坏，故一般烹调加工方法不能把它们消除。黄曲霉毒素在中性、酸性溶液中很稳定，在pH9~10的强碱性溶液中，能迅速分解，产生钠盐，但此反应是可逆的，在酸性条件下又能形成带有荧光的黄曲霉毒素。它们能溶于氯仿、甲醇等有机溶剂，而不溶于水、正己烷、石油醚及乙醚中。低浓度的毒素易被紫外线破坏。

2. 黄曲霉毒素在体内的代谢

一些试验动物在食用含黄曲霉毒素饲料或经口或经注射纯毒素制剂后，除了使用大剂量的

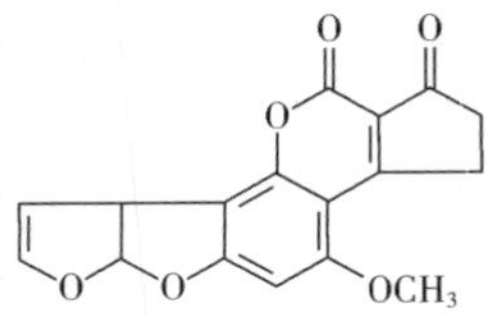

黄曲霉毒素B_1 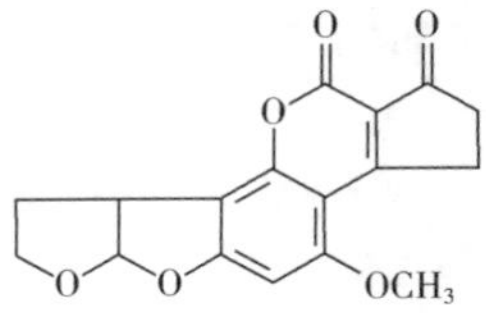　　黄曲霉毒素B_2

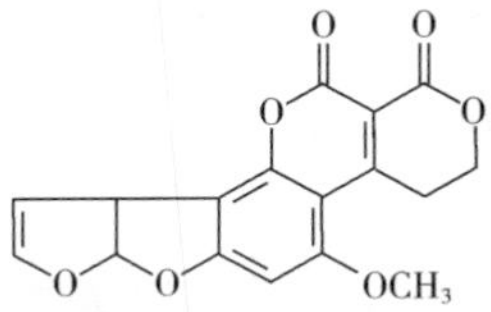

黄曲霉毒素G_1 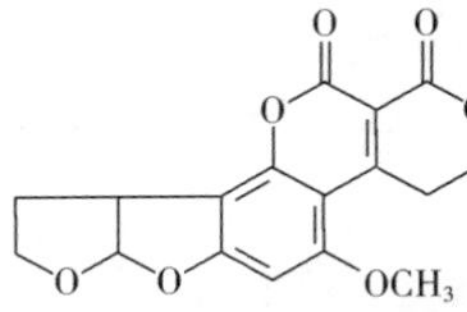　　黄曲霉毒素G_2

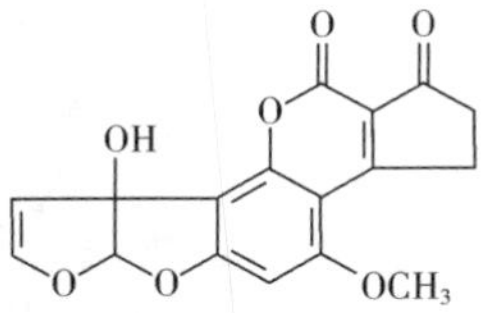

黄曲霉毒素M_1 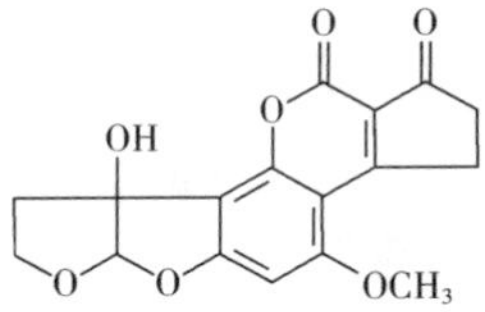　　黄曲霉毒素M_2

图 2－1　主要的黄曲霉毒素的结构式

情况下，往往在尿中只能查出很少量没有改变的毒素，黄曲霉毒素在新陈代谢过程中主要发生羟基化作用和去甲基化作用，此外也发生环氧化作用，生成相应代谢产物。黄曲霉毒素发生环氧化后由前致癌物转变为终末致癌物。

黄曲霉毒素以肝脏含量最高，肾、脾、肾上腺也可检出。有极微量存在于血液中，肌肉中一般不能检出。黄曲霉毒素如不连续摄入，一般不在体内蓄积，一次摄入后约经 1 周即可经呼吸或由尿粪等将大部分排出。

3. 毒性及对人体的危害

（1）急性毒性　黄曲霉毒素是一种毒性极强的剧毒物，其毒性为氰化钾的 10 倍，表 2－2 所示为黄曲霉毒素与其他毒物半致死量 LD_{50} 的比较。对鱼、鸡、鸭、大鼠、豚鼠、兔、猫、狗、猪、牛、猴及人均有强烈毒性，最敏感的动物是鸭雏，其半致死量 LD_{50} 为 0.24mg/kg。黄曲霉毒素属于肝脏毒，除抑制肝细胞 DNA、RNA 的合成外，也抑制肝脏蛋白质的合成。一次大量口服后，可出现肝细胞坏死、胆管上皮细胞增生、肝脂肪浸润及肝出血等急性损伤。人体组织的体外试验证明 1mg/L 黄曲霉毒素即可阻止干细胞 DNA 及 RNA 的合成。

表 2－2　黄曲霉毒素与其他毒物半致死量 LD_{50} 的比较

名称	LD_{50}/（mg/kg）	倍数	名称	LD_{50}/（mg/kg）	倍数
黄曲霉毒素 B_1	0.335	1	CDT	59	201
六六六	300	1360	As_2O_3	30	63
DDT	200	630	KCN	3	10

黄曲霉毒素引起人急性中毒，世界范围内曾报道数起人类的黄曲霉毒素急性中毒，如非洲的霉木薯饼中毒，印度的霉玉米中毒等。2004—2005 年肯尼亚暴发了迄今史上最大规模的黄曲霉毒素急性中毒事件，中毒千余人，死亡 125 人，中毒玉米中检出黄曲霉毒素 B_1 的含量高达 4400μg/kg，是罕见的黄曲霉毒素中毒事件。中国台湾地区也曾发生一起霉变大米引起的急性中毒，25 人中毒死亡，霉变大米中黄曲霉毒素含量为 22.59mg/kg。黄曲霉毒素中毒的症状一般为一过性发烧、呕吐、厌食、黄疸、腹水、下肢浮肿等肝中毒症状，严重者出现暴发性肝功能衰竭、死亡。

另外，黄曲霉毒素可引起中毒性脑病。1971 年，泰国一名 3 岁小孩，摄入带有黄曲霉毒素的食物 12h 后，发现发烧、呕吐、昏迷和痉挛症状，6h 后死亡。尸检发现，死者发生明显的脑水肿并伴有神经衰退，肝脏、肾脏和心脏有严重的脂肪变性。

（2）慢性毒性　黄曲霉毒素持续摄入所造成的慢性毒性，其主要表现是动物生长障碍，肝脏出现亚急性或慢性损伤，具体表现如下。①肝功能变化：血中谷丙转氨酶（GPT）、肌酸激酶（CPK）、异柠檬酸脱氢酶的活力升高，球蛋白、白蛋白、非蛋白氮、肝糖原和维生素 A 的含量降低。②肝胆组织学变化：肝实质细胞坏死、变性，胆管上皮增生，纤维细胞增生，形成再生结节。③其他症状：如食物利用率下降、体重减轻、生长发育缓慢、母畜不孕或产仔少。慢性中毒主要发生在高温高湿黄曲霉毒素污染严重的地区。

（3）致癌性　黄曲霉毒素可使鱼类、禽类、大鼠、猴及家禽等多种动物诱发试验性肝癌，不同动物的致癌剂量差别很大，其中以大白鼠最为敏感。试验证明，用含黄曲霉毒素 B_1 15μg/kg 的饲料喂大鼠，经 68 周，12 只雄性大鼠全部出现肝癌；经 80 周，13 只雌性大鼠全部出现肝癌。因此黄曲霉毒素属于极强的化学致癌物质。它不仅致动物肝脏出现癌变，在其他部位也可致肿瘤，如胃腺瘤、肾癌、直肠癌及乳腺癌等。

在肯尼亚、泰国、斯威士兰、莫桑比克等国的大量流行病学调查表明，人群膳食中黄曲霉毒素水平与人类原发性肝癌的发病率呈很强的正相关。我国肝癌高发区的广西扶绥县调查后发现，1972—1980 年该县居民主粮中黄曲霉毒素 B_1 的污染水平与肝癌死亡率呈平行关系。在中国，原发性肝细胞癌年发病人数为 110200 人，占世界总病例数的 45%，其地理分布资料显示，高发区位于江苏、浙江、福建、广东及广西等气候条件适于黄曲霉生长繁殖，具有亚热带气候特点的东南地区。

4. 对食品的污染

我国于 1972—1974 年进行全国食品中黄曲霉素 B_1 的普查工作，发现黄曲霉毒素的污染有地区和食品种类的差别。长江沿岸以及长江以南地区黄曲霉毒素污染严重，北方各省污染较轻。各类食品中，花生、花生油、玉米污染严重，大米、小麦、面粉污染较轻，豆类很少受到污染。1992 年对我国部分省市（广西、江苏、河北、北京）的粮油食品黄曲霉毒素 B_1 进行调查，结果显示花生样品污染率较高，为 55.6%，玉米污染率为 15.6%。2008 年对全国 18 个大城市的主要粮食类 486 个样品、植物油类 146 个样品中黄曲霉毒素 B_1 的含量进行了检测，结果表明黄曲霉毒素 B_1 在全国粮食类、植物油产品中的检出阳性率分别为 0.41%、2.06%，其中有 2 个花生样品、3 个花生油样品的黄曲霉毒素 B_1 的含量超过了国家标准。

除粮油食品外，我国还有干果类食品，如胡桃、杏仁、榛子；动物性食品，如乳及乳制品、肝、干咸鱼等以及干辣椒中也有黄曲霉毒素污染的报道。大规模工业生产的发酵制品，如酱、酱油中一般无污染，但家庭自制发酵食品曾报道有黄曲霉毒素产生。

世界各国的农产品中也普遍受到黄曲霉毒素的污染，一般说热带和亚热带地区食品污染较重，其中以花生和玉米的污染最为严重。目前有60多个国家制定了食品和饲料中黄曲霉毒素限量标准和法规。实际或建议的限量标准为：食品中黄曲霉毒素B_1小于5μg/kg；食品中黄曲霉毒素B_1、黄曲霉毒素G_1、黄曲霉毒素B_2、黄曲霉毒素G_2总和应小于10～20μg/kg。乳及乳制品中的黄曲霉毒素M_1小于0.5μg/kg；乳牛饲料中的黄曲霉毒素B_1小于10μg/kg。

5. 预防措施

预防AFT危害人类健康的主要措施是防止食品受黄曲霉菌及其毒素的污染，并尽量减少AFT随同食品进入人体的可能。具体措施如下。

（1）防霉　防霉是预防食品被黄曲霉毒素及其他霉菌毒素污染的最根本措施。霉菌的生长需要一定的温度、湿度、水分和氧气，其中湿度尤为重要，因此要注意控制食品的水分。要控制粮粒的水分在13%以下，通常玉米在12.5%以下，花生仁在8%以下，霉菌即不易繁殖。要注意低温保藏，例如用地下库保藏效果较好。另外保藏时还要注意通风，有人使用惰性气体代替空气或采用充氮气方法防霉，效果尚可。有些地区使用各种防霉剂来保存粮食，但要注意其在食品中的残留及其本身的毒性。选用和培育抗霉的粮豆新品种将是今后防霉工作的一个重要方面。

（2）去除毒素　主要是用物理、化学或生物学方法将毒素去除，或者采用各种方法来破坏毒素，具体可用如下方法。

①挑选霉粒法：适用于花生仁及玉米粒，主要挑除霉坏、破损、皱皮、变色及虫蛀等粮粒，在家庭或小规模生产中应用效果很好。

②碾轧加工法：主要适用于受污染的大米。毒素主要存在于米糠及大米表层，因此碾轧加工可降低米粒中毒素含量，但其缺点是营养素损失较多，粮食损耗量较大。

③植物油加碱去毒法：适用于食用油，去毒效果好。碱炼是油脂精炼的一种加工方法，在碱性条件下，黄曲霉毒素结构中的内酯环被破坏形成香豆素钠盐，后者溶于水，可水洗除去。

④物理去除法：含毒素的植物油可加入活性白陶土或活性炭等吸附剂，然后搅拌静置，毒素可被吸附除去。

⑤加水搓洗法：适用于家庭中大米去毒。在淘米时用水搓洗，随水倾去悬浮物，反复洗搓几次直至水洗液澄清为止，可去除大部分毒素，但维生素B_1损失很多。

⑥微生物去毒法：某些霉菌、细菌等能将毒素去除，但食品中营养素也随之消耗，实际应用尚有距离。

此外，利用日光晒或紫外线照射可破坏毒素；将污染的粮食酿制成蒸馏酒等也可去除毒素。国外尚有用有机溶剂抽提毒素、用化学药物破坏毒素或用高温破坏毒素等方法，均取得一定效果。

（3）制定食品中AFT最高允许量标准　限定各种食品中黄曲霉毒素含量也是减少毒素对人体危害的重要措施。

（三）赭曲霉毒素

赭曲霉毒素（Ochratoxin）是L－β－苯基丙氨酸与异香豆素的联合，有A、B、C、D四种化合物，此外还有赭曲霉毒素A的甲酯、赭曲霉毒素B的甲酯或乙酯化合物。赭曲霉毒素A（Och－ratoxin A，OA）的化学结构式如图2－2所示，其在谷物中的污染率和污染水平最高。OA为无色结晶的化学物，从苯中结晶，大约含1分子苯，熔点为90℃，于60℃干燥1h后熔点范围为 168 ~ 170°C。OA 溶于水、稀碳酸氢钠溶液，在极性有机溶剂中稳定。

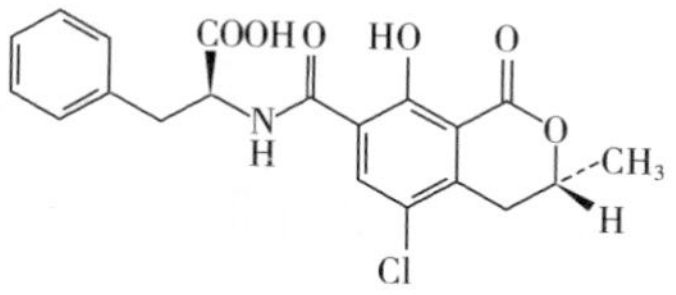

图 2 -2　赭曲霉毒素 A 的化学结构

1. 产毒及自然分布

（1）赭曲霉毒素 A 的产毒菌及条件　自然界中产生 OA 的真菌种类繁多，但以纯绿青霉、赭曲霉和炭黑曲霉三种菌为主。OA 在 30℃ 和 A_w 为 0.95 条件下生成量最多，但不同的菌种产毒条件也有一定差异。

（2）赭曲霉毒素 A 的自然分布　由于 OA 产生菌广泛分布于自然界，因此包括粮谷类、干果、葡萄及葡萄酒、咖啡、可可、巧克力、中草药、调味料、罐头食品、油、橄榄、豆制品、啤酒、茶叶等多种农作物和食品以及动物内脏均可被 OA 污染。动物饲料中 OA 的污染也非常严重，在以粮食为动物饲料主要成分的地区，如欧洲，动物进食被 OA 污染的饲料后导致体内 OA 的蓄积，由于 OA 在动物体内非常稳定，不易被代谢降解，因此动物性食品，尤其是猪的肾脏、肝脏、肌肉、血液、乳和乳制品等中常有 OA 检出。

2. 毒性

（1）急性毒性与慢性毒性　赭曲霉毒素具有烈性的肾脏毒和肝脏毒，当人畜摄入被这种毒素污染的食品和饲料后，就会发生急性或慢性中毒，如大鼠经口喂 20mg/kg 的赭曲霉毒素，就会产生急性中毒；赭曲霉 B 菌素通常较少，毒性比 A 菌素低。鸡食入含有赭曲霉毒素 1 ~ 2mg/kg 的饲料，种蛋孵化率会降低。赭曲霉毒素的毒性特点是造成肾小管间质纤维结构和功能异常而引起的肾营养不良性疾病以及肾小管炎症、免疫抑制。保加利亚和罗马尼亚等巴尔干半岛国家部分地区居民膳食中 OA 的污染被认为与地方性肾病有关。在巴尔干地方性肾病流行区，6% ~ 18% 人群的血液中能检出 OA。

（2）致癌性　赭曲霉毒素能引起肾脏的严重病变、肝脏的急性功能障碍、脂肪变性、透明变性及局部性坏死，长期摄入也有致癌作用。用小白鼠做实验，结果发现赭曲霉毒素可使肝脏出现癌变，持续摄入 248 ~ 276μg/d，15 周后即有肾细胞癌的发生。此外，赭曲霉毒素还具有致畸和致突变性。

3. 对食品的污染

赭曲霉毒素主要污染玉米、小麦、大豆、燕麦、大麦、花生、火腿、水果等。在发热霉变的粮食和饲料中赭曲霉毒素含量较高，主要是 OA。粮食中的产毒菌株在 28℃ 下，产生的 OA 含量最高；在温度低于 15℃ 或高于 37℃ 时产生的 OA 极低。

西北农林科技大学杨家玲于 2008 年对我国 18 个城市的主要粮食类 486 个样品进行了 OA 的测定。赭曲霉毒素 A 在全国粮食类食品中的检出阳性率为 2.47%，其中有 6 个城市出现了阳性样本（其赭曲霉毒素 A 含量高于我国国家标准、CAC 与美国、欧盟的最高限量 5μg/kg）。此次调查的粮食类食品中污染最重的是挂面样本，超过国家标准限量的样品约占样本量的 11.8%。

世界范围内对 OA 污染基质调查研究最多的是谷物（小麦、大麦、玉米、大米等）、咖啡、葡萄酒和啤酒、调味料等。虽然世界各国均有从粮食中检出 OA 的报道，但其污染分布很不均匀，以欧洲国家如丹麦、比利时、芬兰等最重。

4. 预防措施

对赭曲霉毒素污染食品的预防除了要对食品采取防霉去毒措施外，还要限制食品中赭曲霉毒素 A 的含量。1995 年 FAO/WHO 的食品添加剂与污染物法典委员会（Codex Committee on Food Additives and Contaminants，CCFAC）第 44 次会议上，确定了 OA 暂定的每周耐受摄入量（Provisional Tolerable Weekly Intake，PTWI）为 100ng/（kg·体重），相当于每日 14ng/（kg·体重）。食品添加剂联合专家委员会（Joint FAO/WHO Expert Committee on Food Additives，JECFA）第 56 次会议上再一次评价了 OA，委员会根据新提出的资料认为，OA 引起肾毒性以及肾癌的机制还未解决，因此委员会保留 PTWI 为 100ng/（kg·体重）。GB 2761—2017《食品中真菌毒素限量》规定 OA 在谷物及其制品、豆类及其制品中的限量为 5μg/kg。

（四）展青霉素

展青霉素（Patulin，Pat）是由真菌产生的一种有毒代谢产物，Glister 在 1941 年首次发现并分离纯化。

1. 结构及物理化学性质

展青霉素是一种内酯类化合物，分子式 $C_7H_6O_4$，无色晶体，熔点为 112℃，溶于水、乙醇、丙酮、乙酸乙酯和氯仿，微溶于乙醚和苯，不溶于石油醚。展青霉素是一种中性物质，在碱性溶液中不稳定，其生物活性被破坏。

2. 产毒菌株

可产生展青霉素的真菌有十几种，浸染食品和饲料的主要有青霉、曲霉；浸染水果的主要有雪白丝衣霉。贺玉梅等（2001）选择了比较常见的扩展青霉、展青霉、圆弧青霉、产黄青霉、娄地青霉、棒曲霉、巨大曲霉、土曲霉共 8 种 49 株进行了产展青霉素的测定，以了解它们的产毒性能。这 8 种菌的产毒能力由强到弱依次为：棒曲霉 > 展青霉 > 娄地青霉 > 圆弧青霉 > 扩展青霉 > 土曲霉 > 产黄青霉 > 巨大曲霉，特别是前 5 种菌的产毒阳性率均在 50% 以上，产毒量也较大，棒曲霉、展青霉、娄地青霉、扩展青霉均有产毒量大于 10mg/L 的菌株。

3. 毒性

展青霉素的毒性以神经中毒症状为主要特征，表现为全身肌肉震颤痉挛、对外界刺激敏感性增强、狂躁、后躯麻痹、跛行、心跳加快、粪便较稀、溶血检查阳性等。

（1）急性毒性　啮齿动物的急性中毒常伴有痉挛、肺出血、皮下组织水肿、无尿直至死亡。但有的试验动物并不一定表现出神经系统的中毒症状，如小鼠注射展青霉素后出现皮下组织水肿，腹腔和胸腔积液，肾淤血及变性，明显的肺水肿，呼吸困难，尿量减少，且注射处出现水肿、感染、组织坏死的现象。

（2）亚急性毒性　据实验结果表明，高剂量的展青霉素对大鼠的肾及胃肠系统有毒性作用。但肾上腺的相对重量和组织病理学没有明显变化，表明胃部基底溃疡是由 Pat 的直接作用而非间接作用引起的。

（3）致癌性　Dickens 等在做内酯类化合物致癌实验时发现展青霉素具有致癌性，将展青霉素溶解在生油中，给两个月的雄性大鼠皮下注射，每次 0.2mg，每周 2 次，从 58 周起在皮下注射部位发生了局部肉瘤。

（4）致畸、致突变性 展青霉素是一种神经毒素，有致畸性和致癌性。动物实验表明，展青霉素能诱发实验动物肿瘤，并对消化系统和皮肤组织具有损害作用。

4. 展青霉素在食品中的污染

展青霉素的产毒菌在21℃和 A_w 为0.81左右的条件下生成毒素最多，主要污染大麦、小麦、面包、香肠、水果（香蕉、梨、菠萝、葡萄）等，尤其是在腐烂的苹果中含量高，苹果原汁、各种稀释过的苹果浓缩汁及苹果酒里都极有可能含有展青霉素。我国对水果制品中展青霉素的污染情况进行调查，结果显示水果制品的半成品（原汁、原酱）阳性检出率为76.9%，平均含量为214μg/kg；而水果制品的阳性检出率为19.6%，平均含量为28μg/kg。

5. 预防措施

展青霉素预防的首要措施仍然是防霉，并制定食品限量标准。GB 2761—2017《食品中真菌毒素限量》规定水果及其制品、饮料类、酒类中的展青霉素限量为50μg/kg。JECFA已将其最大日可食入量从1μg/（kg·体重）降为0.4μg/（kg·体重）。

三、寄生虫对食品的污染及其预防

寄生虫是指营寄生生活的动物，能通过多种途径污染食品和饮水，经口进入人体，引起人的食源性寄生虫病的发生和流行。特别是能在脊椎动物与人之间自然传播和感染，发生人畜共患寄生虫病，对人类健康危害很大。按照来源可分为肉源性寄生虫、水生动物源性寄生虫、水生植物源性寄生虫和蔬菜水果源性寄生虫。寄生虫传播途径多样，可经水、食物、土壤、空气、节肢动物、人体进行传播。下面介绍几种常见的寄生虫对食品的污染。

（一）囊虫对食品的污染

囊虫即囊尾蚴，指有钩绦虫即猪肉绦虫（*Taenia solium*）和无钩绦虫即牛肉绦虫（*Taenia saginatus*）的幼虫。人可被成虫寄生，也可以被猪肉绦虫的幼虫（猪囊尾蚴）寄生，特别是后者对人类的危害更为严重。

1. 病原体

引起人类囊虫病的病原体有猪肉绦虫和牛肉绦虫。猪肉绦虫属于带科，带属。成熟的猪囊虫呈椭圆形，乳白色，半透明，囊内充满液体，大小为（6～10）mm×5mm，位于肌纤维间的结缔组织内，其长径与肌纤维平行；囊壁为一层薄膜，肉眼隔囊壁可见绿豆大小乳白色小点，向囊腔凹入，为内翻的头节，头节有4个吸盘和1个顶突，顶突上有11～16对小钩。猪囊尾蚴主要寄生在股内侧肌肉、深腰肌、肩胛肌、咬肌、腹内斜肌、膈肌和心肌中，还可寄生于脑、眼、胸膜和肋间肌膜之间等。在肌肉中的囊尾蚴呈米粒或豆粒大小，习惯称为“米猪肉”或“豆猪肉”。

猪肉绦虫成虫呈带状，长达2～8m，可分为头节、颈节与体节，有700～1000个节片。其头节与囊尾蚴相同，可牢固地吸附于小肠壁上，以吸取营养物质。颈节纤细，紧连在头节的后面，为其生长部分。体节分未成熟、成熟及妊娠体节三部分。虫卵呈深黄色，内含3对小钩的胚胎，称六钩蚴。成虫主要寄生于人的小肠。

牛肉绦虫的幼虫和成虫与猪肉绦虫的幼虫和成虫相似，但其头节无钩，通过吸盘固定在肠壁。

2. 发病原因及临床症状

人因生吃或食用未煮熟的“米猪肉”而被感染，在胃液和胆汁的作用下，于小肠内翻出头节，然后吸附于肠壁上。从颈部逐渐长出节片，经2~3个月发育为成虫，开始有孕节随粪便排出。一条成虫的寿命可达25年以上。一般一个人可感染1~2条，偶有3~4条。患者表现食欲减退、体重减轻、慢性消化不良、腹泻或腹泻与便秘交替发生。

人除了是绦虫的终宿主外，还可以是中间宿主。此外，还有猪、野猪、犬、羊也是中间宿主。绦虫的虫卵必须经胃在胃酸的作用下脱囊，才可以发育为囊尾蚴而感染人类，因此，人感染囊虫的途径有以下几种。

（1）异体感染　是由于食入受虫卵污染的食物而引起的囊虫感染。

（2）自体体外感染　当自体体内感染绦虫时，由于不良的个人卫生习惯，通过手或食物食入虫卵而引起的囊虫感染。

（3）自体体内感染　人体本身有成虫寄生在肠道内，由于某种原因发生呕吐，使肠道内的孕节逆蠕动而进入胃内，这无异于从口里吃下大量虫卵而造成自身感染。虫卵在人体的十二指肠孵出后，进入肠系膜小静脉及淋巴管，后随血流沉着于全身组织，形成囊尾蚴。

其症状如下。

①皮下及肌肉囊尾蚴病：患者局部肌肉酸痛、发胀。

②脑囊尾蚴病：患者可因脑组织受压迫而出现癫痫、脑膜炎、颅内压增高、痴呆，还可引起抽搐、瘫痪以致死亡。

③眼囊尾蚴病：寄生于眼部可导致视力减退，甚至失明，还可出现运动、感觉、反射改变，头痛、头晕、恶心及其他症状。

3. 猪囊尾蚴病的鉴定与处理

根据囊尾蚴寄生的部位、包囊形态、镜检其头节结构等进行鉴定。

猪在可检部位40cm^2面积内发现囊尾蚴及钙化虫体在3个（含3个）以下，整个肉尸经冷冻或盐腌等处理后出厂；在4~5个虫体者高温处理后出厂；6~10个虫体者作工业用或销毁，如能清除虫体可作为复制品原料；在11个以上者作工业用或销毁；胃肠、皮张不受限制出厂，其他内脏检验无囊尾蚴者不受限制出厂；皮下脂肪炼食用油或作为复制品原料，体腔脂肪经检验无虫体者，不受限制出厂。

经冷冻或盐腌处理的猪囊虫肉，肉中的猪囊虫是否死亡，需作猪囊虫活力测定。方法为胆汁刺激法：取被检猪囊虫虫体10个于盛有80%胆汁生理盐水的培养皿中，置于38℃温箱中培养1~3h。若头节自动翻出，并能运动，表明猪囊虫有活力，处理后的猪囊虫未致死，必须再进行冷冻或高温处理。

4. 预防措施

加强肉品卫生检验和处理制度，对生猪实行“定点屠宰、集中检疫”；在疫区加强卫生宣传教育工作，使人们了解绦（囊）虫病的危害，不食生猪肉和没有完全烧烤熟透的肉类食品，对切肉用的刀、砧板、抹布、盛具要生熟分开并及时消毒，猪要圈养防止猪食人粪而感染；讲卫生并养成良好的卫生习惯，加强粪便无害化处理；生食的蔬菜、瓜果要洗净消毒，饮用水要消毒，严禁喝生水。

（二）旋毛虫对食品的污染

旋毛虫即旋毛形线虫（*Trichinella spiralis*），其成虫寄生于肠管，称为肠旋毛虫，幼虫寄生于横纹肌中，且形成包囊，称为肌旋毛虫。人和几乎所有的哺乳动物（如猪、犬、猫、鼠、野猪等）均能感染。由其引起的旋毛虫病是一种重要的人兽共患寄生虫病，危害很大。

1. 病原体

旋毛虫属于线虫纲，毛尾目，毛形科，是雌雄异体的小线虫。雄虫大小为（1.4～1.6）mm×（0.04～0.05）mm，雌虫大小为（3～4）mm×0.06mm。肉眼观察成虫为短白绒丝状的线虫。幼虫刚产出时呈细长圆柱形，寄生于横纹肌内的虫体呈螺旋状弯曲，外披有与肌纤维平行的椭圆形包囊，内有囊液，可含有1～2条幼虫。肌肉中的包囊一般为（0.25～0.3）mm×（0.4～0.7）mm，肉眼观察呈白色针尖状。主要寄生的部位有膈肌、舌肌、心肌、胸大肌和肋间肌等，以膈肌最为常见。包囊对外界环境的抵抗力较强，能耐低温，猪肉中的包囊在－15℃下贮藏20d才死亡；在－12℃可保持活力达57d；包囊在腐肉中也可存活100d以上。熏烤、腌制及暴晒等加工方法不能杀死包囊，但加热至70℃可杀死。旋毛虫是永久性寄生虫，同一个动物既是它的终宿主，又是它的中间宿主，它不需要在外界环境或中间宿主内发育。

2. 发病原因及临床症状

人感染旋毛虫是由于吃了生的或未煮熟的猪肉或野猪肉，少数也有食入其他肉类（如犬、羊、马等）而感染。感染原因一是与食肉习惯有关，调查表明发病人数中90%以上与吃生猪肉有关；二是通过肉屑污染餐具、手指和食品等引起感染，尤其是烹调加工时生熟不分造成污染；三是粪便中、土壤中和昆虫体内的旋毛虫幼虫也可能成为人类感染的来源。

当人摄入含有幼虫包囊的动物肌肉后，包囊被消化，幼虫逸出，钻入十二指肠和空肠的黏膜内，在2d内发育为成虫。经交配后7～10d开始产幼虫，每条雌虫可产幼虫1000～10000条，寿命为4～6周。幼虫穿过肠壁随血液循环到达人体各部的横纹肌，一般在感染后1个月内形成包囊。包囊在数月至1～2年内开始钙化，包囊钙化后并不影响虫的生命（如虫体死亡则也被钙化）。肌旋毛虫的寿命可达数年。

人体感染旋毛虫初期（成虫寄生期，约1周）会引起肠炎，多数患者出现恶心、呕吐、腹痛和粪便中带血等症状。中期（幼虫移行期，2～3周）会引起急性血管炎和肌肉炎症，表现头痛、高热、怕冷，全身肌肉痛痒，尤以四肢和腰部明显；疼痛出现后，发生眼睑、颜面、四肢或下肢水肿，水肿部位皮肤发红亮。此外，实质器官如心、肝、肺、肾等可引起不同程度的功能损害，并伴有周围神经炎，视力、听力障碍，半身瘫痪等。末期（成囊期，4～16周）表现有肌肉隐痛，重症者可因毒血症或合并症而死亡。

3. 猪旋毛虫病的鉴定与处理

取猪的膈肌脚肉眼丝膜检查有无针尖大的小白点以及坏死灶。压片镜检24个肉粒中有无旋毛虫包囊及虫体。也可用集样消化法进行检验。

在24个肉片标本内，发现包囊的或钙化的旋毛虫不超过5个者，横纹肌、心脏高温处理后出厂；超过5个以上者横纹肌和心脏工业用或销毁。但皮下及肌间脂肪可炼食用油，体腔脂肪不受限制出厂。

4. 预防措施

加强卫生宣传，普及有关旋毛虫方面的知识，改变饮食习惯，不食生的或半生的猪肉和其他动物肉，以杜绝感染；加强肉品卫生检验和处理制度；加强猪的饲养管理，猪要圈养，不以生的或混有肉屑的泔水喂猪；消灭鼠类，以减少感染来源。

（三）蛔虫对食品的污染

蛔虫属中的似蚓蛔线虫（*Ascarids lumbricoides*）寄生于人体小肠内，也可寄生于猪、犬、猫等动物。蛔虫病是一种常见寄生虫病，呈世界性分布。据估计，我国感染人数有5亿左右，农村人群感染率高于城市，儿童高于成人。

1. 病原体

蛔虫属于线虫纲蛔科蛔属。成虫呈圆柱形，似蚯蚓状，活的呈粉红色，死后为黄白色。雄虫（15～25）cm×（0.2～0.4）cm，雌虫（20～35）cm×（0.3～0.6）cm。受精卵为椭圆形，大小为（45～75）μm×（35～50）μm，卵壳表面常附有一层粗糙不平的蛋白质膜，因受胆汁染色而呈棕黄色，卵内有一圆形的卵细胞。未受精的卵大小为（88～94）μm×（39～44）μm，形状不规则，一般为长椭圆形，卵内含有许多折光性较强的卵黄粒，只有受精卵才能发育。虫卵在土壤中能生存4～5年，在粪坑中生存6～12个月，在污水中生存5～8个月，在-10～-5℃生存2年。蛔虫卵对各种环境因素的抵抗力很强，在2%的甲醛溶液中可以正常发育；用100g/L的漂白粉溶液、20g/L NaOH溶液均不能杀死虫卵；但是阳光直射、高温、干燥处理及200～300g/L热草木灰水、新鲜石灰水或60℃以上的35g/L碱水均可杀死蛔虫卵。

2. 发病原因及临床症状

虫卵随粪便排出体外，在适宜温度、湿度和氧气充足的环境中经10d左右，发育为第一期幼虫；再经过一段时间的生长和一次蜕化，变为第二期幼虫；再经过一段时间才发育为感染性虫卵。感染虫卵一旦与食品、水、尘埃等一起经口摄入，则在人体肠道内孵化，钻进肠壁，随血流经肝脏和心脏而至肺，再穿过微血管壁进入肺泡，然后再沿支气管、气管至会厌部，被咽下又经食道、胃而入小肠内发育为成虫。人从食入感染性虫卵到粪便中有虫卵排出，约需2.5个月。成虫每天排卵可达20万个，蛔虫的寿命一般为1年。

蛔虫卵通过灰尘、水、土壤或蝇、鼠及带虫卵的手等污染食物，如蔬菜、水果及水生生物，人可因生食未洗净的这类食物而感染。肠蛔虫患者可有腹部不适或上腹部或脐部周围疼痛，食欲减退、易饿、便秘或腹泻、呕吐、烦躁、夜间磨牙、低热、哮喘、荨麻疹等症状。若成虫钻入胆道可发生胆管蛔虫症，钻入胆囊、肝脏、阑尾、胰腺等部位而引起合并症，若造成肠穿孔可导致腹膜炎。成虫可互相扭结成团，造成肠梗阻。

3. 预防措施

开展卫生宣传教育工作，使人人养成良好的卫生习惯，不饮生水，不吃不洁净的食物，不随地大小便，饭前便后要洗手等；改善环境卫生，粪便要无害化处理，以达到彻底杀死虫卵的目的。

四、 加拿大食源性污染谁之过

（一） 案例综述

加拿大联邦政府于2015年12月18日公布了一份报告：通过与省级卫生机构合作调查发现，自2015年3月至11月，沙门菌感染事件共报告有91例感染案例、波及多个省份。其中，魁北克省13例，安大略省53例，阿尔伯达省11例，不列颠哥伦比亚省6例，萨斯喀彻温省2例，新斯科舍省2例，曼尼托巴省2例，新不伦瑞克省1例，爱德华王子岛省1例，至今未出现死亡病例。

2015年3月，加拿大食品检验局（CFIA）宣布Shah Brothers公司进口的香料食品由于沙门菌污染被召回；6月，该国境内发生44起因冷冻鸡肉产品引发的沙门菌感染症；9月，因美国黄瓜感染沙门菌事件影响，加拿大多家超市受污染黄瓜被召回；同月，加拿大Future Seafoods Inc. 公司宣布召回疑似感染沙门菌的生蚝。

（二）生产企业及供应商环节产生食品污染事件主要原因

1. 生产过程中食品安全意识淡薄

许多食品生产企业并没有针对食品安全进行专门训练，甚至不知道其中所存在的风险，更不必说掌握控制风险的方法。曾有记者深入加拿大一家巧克力生产工厂，发现许多违规操作行为。操作人员使用纸板和胶带固定有故障的生产线，而这些都是生产设备中不允许使用的材料。在搅拌巧克力时，搅拌桶里使用的是胶带缠裹的旧曲棍球棒（木制品及胶带根据规定都不能与食品直接接触）。在生产车间，操作员甚至会坐在运转中的巧克力生产线旁吃三明治，殊不知三明治上面可能掉落的芝麻会对生产线上的食品带来交叉感染的风险。

2. 食品生产企业对监管的欺瞒行为

与食品生产线的操作者进行交流可以了解到，他们只会在审计时段关注食品安全。巡视员通常喜欢检视高风险产品的生产过程，并提前一天进行审计，以便在这类产品进行生产时可以有时间进行巡视检查。问题在于，生产企业会提前一个月甚至六周的时间对生产线进行清洁，保证巡视员检查时看到的是一尘不染的生产环境，而一旦审计结束则一切如旧。加拿大不列颠哥伦比亚省的各类超市由三个主要经销商控制，其中一家拥有全面的检查组项目；另一家正开始着手、并保证八成供应商已具备良好的检查组项目，但剩下的两成供应商产品质量却无法保证；而第三家对于供应商的产品则根本没有监督。

3. 管理层对食品安全的漠视

食品安全协调员坚持不懈的工作被生产商认为是在妨碍生产，因而他们对于检查设备的要求经常被拒。举例来说，几乎每个食品生产商都应当配备金属探测器，以避免机器的金属碎末混入食品中，这对于一家从豆类中提取原料专业制作巧克力的公司来说尤为重要，因为其中有使用机器研磨豆类的环节。食品安全协调员一直要求添加金属探测器，却无法得到管理层拨款，认为这样会增加成本，因此他们不得不选择更加低廉的磁铁替代。问题在于生产设备是铜制品，与磁铁不发生反应。这令金属检测形同虚设，青铜碎屑混入食品中，致使公司受到客户投诉。

4. 政府监管力不从心

近年来加拿大联邦和各省政府正试图通过立法改变食品安全现状（类似的变化也发生在美国，食品安全现代化法案中随机抽查等制度几经修改）。然而监管机构却缺乏相应的实施和执行资源。省政府在人员和监管上陷入困境，与地方卫生部门合作的巡查员也缺乏相关培训。譬如，尽管温哥华政府近期颁布了食药安全禁令，但由于政府的宣传和解释不力，相关胶囊产品依然在本地流通。生产商表示他们根本不知道该禁令也同样适用于药品行业。

（三）预防措施

本次事件中，加拿大公共卫生厅表示，虽然目前致病来源未知、且致病风险较低，但根据持续的调查显示，家禽被认为是最可能的致病感染源。为避免公众感染沙门菌，加拿大公共卫生厅提示民众在烹制食物时应遵循以下安全规范。

（1）在接触食物前后须使用肥皂及温水对手掌彻底清洗。

（2）为使食物内温达到安全标准，建议使用数字温度计测量烹制温度，生禽类禽肉需达到 74℃，整只则需内温达到 82℃以上。

（3）蛋类及其制品应熟透保证杀菌。

（4）在购买、贮藏、制备以及上菜等各阶段应保证生肉食品与其他食物分开。

（5）家禽类食品在制备之前严禁清洗，以免水滴飞溅造成细菌传播。

（6）仔细阅读生鲜、半成品、熟食及微波等冷冻类家禽制品包装上的烹饪说明。

（7）任何接触过食物的刀具、案板、器具及身体皮肤、手掌都需用温肥皂水清洗。

（8）若确诊患有沙门菌疾病或其他消化道疾病，请勿为他人准备饭食。

第三节　食品的化学性污染及其预防

食品的化学性污染主要有以下几方面：来自生产、生活和环境中的污染物，例如农药和兽药残留、工业污染；来自食品加工烹调过程中的 N－亚硝基化合物污染、多环芳烃化合物污染、杂环胺污染、二噁英污染等；食品容器包装材料污染；滥用食品添加剂；在食品加工、贮存过程中产生的物质，如酒中有害的醇类、醛类；掺假、制假过程加入的物质等。

一、农兽药对食品的污染及其预防

（一）农药对食品的污染

1. 定义

农药是指用于防治农林牧业生产中的有害生物和调节植物生长的人工合成或者天然物质。根据《中华人民共和国农药管理条例》（2001）的定义，农药是指用于预防、消灭或者控制危害农业、林业的病、虫、草和其他有害生物以及有目的地调节植物、昆虫生长的化学合成的或者来源于生物、其他天然物质的一种物质或者几种物质的混合物及其制剂。

由于使用农药而对环境和食品造成的污染（包括农药本体物及其有毒衍生物的污染）称之为环境农药残留或食品农药残留。

2. 农药的分类

（1）按来源分类

①有机合成农药：由人工研制合成，并由有机化学工业生产的一类农药。按其化学结构可分为有机氯、有机磷、氨基甲酸酯、拟除虫菊酯等。有机农药应用最广，但毒性较大。

②生物源农药：指直接用生物活体或生物代谢过程中产生的具有生物活性的物质或从生物体提取的物质作为防治病虫草害的农药，包括微生物农药、动物源农药和植物源农药三类。

③矿物源农药：有效成分起源于矿物的无机化合物和石油类农药，包括硫制剂、铜制剂和矿物油乳剂等。

（2）按用途分类

可分为杀虫剂（Insecticide）、杀螨剂（Mitecide）、杀真菌剂（Fungicide）、杀细菌剂（Bacle－dcide）、杀线虫剂（Nematicide）、杀鼠剂（Rodenticide）、除草剂（Hebicide）、杀螺剂（Molluscides）、熏蒸剂（Furnigants）和植物生长调节剂（Plant growth regtllators）等。其中使用最多的是杀虫剂、杀菌剂、除草剂三大类。

3. 食品中农药残留的来源

进入环境中的农药，可通过多种途径污染食品。进入人体的农药据估计约90%是通过食物摄入的。食品中农药残留的主要来源如下：

（1）施用农药对农作物的直接污染　包括表面黏附污染和内吸性污染。其污染程度主要取决于：①农药性质；②剂型及施用方法；③施药浓度和时间及次数；④气象条件。

（2）农作物从污染的环境中吸收农药　由于施用农药和工业“三废”的污染，大量农药进入空气、水和土壤，成为环境污染物。农作物便可长期从污染的环境中吸收农药，尤其是从土壤和灌溉水中吸收农药。

（3）食物链污染食品　如饲料污染了农药而导致肉、乳、蛋的污染；含农药的工业废水污染江河湖海，进而污染水产品等。

（4）其他来源的污染

①粮食使用熏蒸剂等对粮食造成的污染；

②禽畜饲养场所及禽畜身上施用农药对动物性食品的污染；

③粮食贮存加工、运输销售过程中的污染，如混装、混放、容器及车船污染等；

④事故性污染，如将拌过农药的种子误当粮食吃，误将农药加入或掺入食品中，施用时用错品种或剂量而致农药高残留等。

4. 食品中农药残留的危害

2016 年 2 月 26 日，德国慕尼黑环境研究所公布了一份实验室检测报告，报告显示，德国最受欢迎的 14 种啤酒中被检测出含有不同程度的农药残留物草甘膦，草甘膦已被世界卫生组织列入“可能对人类致癌”行列，可能会对人类健康造成负面影响。

环境中的农药被生物摄取或通过其他方式进入生物体，蓄积于体内，通过食物链传递并富集，使进入食物链顶端——人体内的农药不断增加，严重威胁人类健康。大量流行病学调查和动物实验研究结果表明，农药对人体的危害可概括为以下三方面。

（1）急性毒性　急性中毒主要是由于职业性（生产和使用）中毒、自杀或他杀以及误食、误服农药，或者食用刚喷洒高毒农药的蔬菜和瓜果，或者食用因农药中毒而死亡的畜禽肉和水产品而引起。中毒后常出现神经系统功能紊乱和胃肠道症状，严重时会危及生命。

（2）慢性毒性　目前使用的绝大多数有机合成农药都是脂溶性的，易残留于食品原料中。若长期食用农药残留量较高的食品，农药会在人体内逐渐蓄积，可损害人体的神经系统、内分泌系统、生殖系统、肝脏和肾脏，引起结膜炎、皮肤病、不育、贫血等疾病。这种中毒过程较为缓慢，症状短时间内不很明显，容易被人们所忽视，其潜在的危害性很大。

（3）特殊毒性　目前通过动物实验已证明，有些农药具有致癌、致畸和致突变作用，或者具有潜在“三致”作用。

（二）兽药对食品的污染

1. 定义

兽药是指用于预防、治疗、诊断动物疾病或者有目的地调节动物生理功能的物质（含药物饲料添加剂），主要包括：血清制品、疫苗、诊断制品、微生态制品、中药材、中成药、化学药品、抗生素、生化药品、放射性药品及外用杀虫剂、消毒剂等（《兽药管理条例》，2016 年）。

兽药残留（Animal drug residues）是指给动物使用药物后蓄积或贮存在细胞、组织或器官内的药物原形、代谢产物和药物杂质。主要残留兽药有抗生素类、磺胺药类、呋喃药类、抗球虫药、激素药类和驱虫药类。兽药残留是动物用药普遍存在的问题，又是一个特殊的问题。食品动物疾病的治疗有两个原则：一是保证动物健康；二是防止残留污染食品。这就是所谓兽医工作者的双重责任的含义，但实际治疗中平衡两者往往非常困难。

2. 兽药残留的分类

主要残留药物有以下几类。

（1）抗生素类　包括青霉素、链霉素、金霉素、土霉素、四环素、泰乐菌素等。

（2）抗球虫药、抗原虫药类　磺胺药等。

（3）镇静剂类　安定等。

（4）激素药、呋喃药类。

（5）灭虫类　消灭寄生虫等。

（6）生长促进剂　乙烯等。

（7）驱虫药类　甲硝唑等。

3. 兽药残留的来源

在食品动物体内或动物性食品中发现的违规残留，大都是由用药错误造成的，其原因主要有：

（1）不正确使用药物，如用药剂量、给药途径、用药部位和用药动物的种类等不符合用药指示，这些因素有可能延长药物残留在体内的时间，从而需要增加休药的天数。

（2）在休药期结束前屠宰动物。

（3）屠宰前用药掩饰临床症状，以逃避屠宰前检查。

（4）以未经批准药物作为添加剂饲喂动物。

（5）药物标签上的用法指示不当。

（6）饲料粉碎设备受污染或将盛过抗菌药物的容器用于贮藏饲料。

（7）接触厩舍粪尿池中含有抗生素等药物的废水和排放的污水。

（8）任意以抗生素药渣喂猪或其他食用动物等。

4. 食品中兽药残留的危害性

食品中的兽药残留对人体的健康危害极大，具体有以下表现。

（1）若一次摄入残留物的量过大，会出现急性中毒反应　如 2001 年 11 月 7 日广东信宜市 484 人因食用残留有盐酸克伦特罗的猪肉而导致食物中毒。人长期摄入含兽药残留的动物性食品后药物不断在体内蓄积，当浓度达到一定量后就对人体产生毒性作用。如磺胺类药物可引起肾损害，特别是乙酰化磺胺在酸性尿中溶解度降低，析出结晶后损害内脏；链霉素对听神经有明显的毒性作用能造成耳聋，对过敏胎儿更为严重。

（2）食用一些含有低剂量抗菌药物残留的食品能使易感的个体出现过敏反应或变态反应　这些药物包括青霉素类、磺胺类、四环素类和某些氨基糖苷类药物，其中以青霉素及其代谢物引起的过敏反应最为常见，也最为严重。据统计，对青霉素有过敏反应的人为 0.7% ~10%，过敏休克的人达 0.004% ~0.015%，严重者可致死，同时对神经系统也有很大影响。

（3）致畸、致癌作用　苯丙咪唑类药物是一种广谱抗寄生虫药物，通过抑制细胞活性，可杀灭蠕虫及虫卵。这类药物干扰细胞的有丝分裂，具有明显的致畸作用和潜在的致癌、致突变效应。雌激素、砷制剂、喹恶啉类、硝基呋喃类和硝基咪唑类药物等都已证明有“三致”作用，许多国家都已禁止这些药物用于食用动物。

（4）破坏人体微生态平衡　在正常情况下，人体的胃肠道存在大量菌群，且互相拮抗、制约以平衡。如果长期接触有抗微生物药物残留的动物性食品，部分敏感菌群受到抑制或杀死，耐药菌或条件性致病菌大量繁殖，微生物平衡遭到破坏，引起疾病的发生，损害人类健康。

（5）使人产生抗药性　近年来，由于抗菌药物的广泛使用，细菌耐药性不断加强，而且很多细菌已由单药耐药发展到多重耐药。饲料中添加抗菌药物，实际上等于持续低剂量用药，动物机体长期与药物接触，造成耐药菌不断增多，耐药性也不断增强。抗菌药物残留于动物性食品中，同样使人也长期与药物接触，导致人体内耐药菌的增加。当人体发生疾病时，就给临床上感染性疾病的治疗带来一定的困难，耐药菌株往往会延误正常的治疗过程。

（6）人们长期食用含低剂量激素的动物性食品　由于积累效应，有可能干扰人体的激素分泌体系和身体正常机能，特别是类固醇类和兴奋剂类在体内不易被代谢破坏，其残留对食品安全威胁很大。

（三）食品中常见的农兽药残留及其毒性

1. 有机磷

有机磷是目前使用量最大的杀虫剂，常用的有敌百虫、敌敌畏、乐果、马拉硫磷等。部分品种可用作杀菌剂（如稻瘟净、异稻瘟净、敌瘟灵）或杀线虫剂（如克线丹、丙线磷、苯线磷）。此农药的化学性质较不稳定，易于降解而失去毒性，故不易长期残留，在生物体的蓄积性也较低。有机磷属于神经毒剂，主要抑制生物体内胆碱酯酶活性，部分品种有迟发性神经毒作用。慢性中毒主要是神经系统、血液系统和视觉损伤的表现。多数有机磷农药无明显的致癌、致畸、致突变作用。

2. 氨基甲酸酯类

此类农药可用作杀虫剂（常用品种有西维因、涕灭威、混戊威、克百威、灭多威、残杀威等）或除草剂（如禾大壮、哌草丹、丁草特、野麦畏等），某些品种（如涕灭威、克百威）还兼有杀线虫活性。氨基甲酸酯类农药的优点是药效快，选择性较高，对温血动物、鱼类和人的毒性较低，易被土壤微生物分解，且不易在生物体内蓄积。其毒作用机制与有机磷类似，也是胆碱酯酶抑制剂，但其抑制作用有较大的可逆性，水解后酶的活性可不同程度恢复。其急性中毒也主要表现为胆碱能神经兴奋症状。有研究表明此类农药在弱酸条件下可与亚硝酸盐生成亚硝胺，可能有一定的致癌作用。

3. 拟除虫菊酯类

此类农药属于高效低残留类农药，可作为杀虫剂和杀螨剂。80 年代以来开发的产品如溴氰菊酯（敌杀死，凯素灵）、丙炔菊酯、苯氰菊酯、三氟氯氰菊酯等的有效使用量甚至低于 $10g/hm^2$。在环境中的降解以光解（异构、酯键断裂、脱卤等）为主，其次是水解和氧化反应。拟除虫菊酯类农药的缺点是高抗性，即昆虫在较短时间内可对其产生抗药性而使其杀虫活性降低甚至完全丧失。多种农药复配使用可延缓其抗性的发生。

拟除虫菊酯类农药多属中等毒性或低毒性，其 LD_{50} 为数十到数百 mg/（kg · 体重），对胆碱酯酶无抑制作用。急性中毒多为误服或生产性接触引起，主要是神经系统症状，如流涎、多汗、意识障碍、言语不清、反应迟钝、视物模糊、肌肉震颤、呼吸困难等，重者可致昏迷、抽搐、心动过速、瞳孔缩小、对光反射消失、大小便失禁，可因心衰和呼吸困难而死亡。安定剂、中枢性肌肉松弛剂及阿托品类可缓解症状。

拟除虫菊酯类农药对皮肤有刺激和致敏作用，可致感觉异常（麻木、瘙痒）和迟发性变态反应。因其蓄积性及残留量低，慢性中毒较少见。

4. 有机氯

有机氯是早期使用的最主要杀虫剂。在环境中很稳定，不易降解；如滴滴涕（DDT）在土壤中消失95%的时间为3～30年（平均为10年），脂溶性强，故在生物体内主要蓄积于脂肪组织。有机氯多属低毒或中等毒。急性中毒主要是神经系统和肝、肾损害的表现。实验动物长期低剂量摄入有机氯农药，可致慢性中毒，主要表现为肝脏病变、血液和神经系统损害。有机氯可通过胎盘屏障进入胎儿体内，部分品种及其代谢产物有一定致畸性。某些有机氯农药在动物实验中有一定致癌作用，据报道，较大剂量的DDT可使小鼠、兔和豚鼠等动物的肝癌发生率明显增高。

由于有机氯农药易于在环境中长期蓄积，并可通过食物链而逐级浓缩，还有一定的潜在危害和“三致”作用，故在许多国家已停止使用。我国于1983年停止生产，1984年停止使用六六六和DDT等有机氯农药。

5. 杀菌剂

有机汞类杀菌剂，如西力生（氯化乙基汞）、赛力散（醋酸苯汞）等，因其毒性大且不易降解，我国于1972年起已停止使用。有机砷类杀菌剂（稻脚青、福美砷、田安等）在体内可转变为毒性很大的As^{3+}，导致中毒和肿瘤。乙撑双二硫代氨基甲酸酯类杀菌剂（代森锌、代森铵、代森锰锌等）在环境中和生物体内可转变为致癌物乙烯硫脲。苯丙咪唑类杀菌剂（多菌灵、噻菌灵、以及在植物体内可转变为苯丙咪唑的托布津和甲基托布津等）对小麦赤霉病、黑穗病、水稻纹枯病、稻瘟病和甘薯黑斑病等多种农作物病害有较好的防治效果。此类农药在高剂量下可致大鼠生殖功能异常，并有一定致畸、致癌作用。

6. 除草剂

大多数除草剂对动物和人的毒性较低，且由于多在农作物生长早期使用，故收获后的残留量通常很低，其危害性相对较小。但部分品种有不同程度的“三致”活性，应给予足够的重视。

（四）食品贮藏和加工过程对农兽药残留量的影响

1. 贮藏

谷物在仓储过程中农药残留量缓慢降低，但部分农药可逐渐渗入内部而致谷粒内部残留量增高。蔬菜水果在低温贮藏时农药残留量降低十分缓慢。如0～1℃贮藏3个月，大多数农药残留量降低不到20%。贮藏温度对易挥发的农药残留量影响很大，如硫双灭多威在－10℃很稳定，在4～5℃时则很快挥发；易挥发的敌敌畏等在温度较高时其残留量降低更快。但水果表皮残留的农药在贮藏过程中也有向果肉渗入的趋势。

2. 加工

常用的食品加工过程一般可不同程度降低农药残留量，但特殊情况下也可使农药浓缩、重新分布或生成毒性更大的物质。

（1）洗涤　可除去农作物表面的大部分农药残留，其残留量减少程度与施药后的天数有关。高极性、高水溶性者容易除去；热水洗、碱水洗、洗涤剂洗、烫漂等能更有效地降低农药残留量。

（2）去壳、剥皮、碾磨、清理　通常能除去大部分农药残留。谷物经碾磨加工、去除谷皮后，大多数农药残留量可减少70%～99%。内吸性的农药经此类处理后减少不显著，如马铃薯去皮后，其甲拌磷和乙拌磷分别减少50%和35%，而非内吸性的毒死蜱和马拉硫磷几乎可完全去除。蔬菜清理（拣拆）后农药残留量也可大幅度减少，但应注意剔除的外层叶片等用作饲料而引起动物性食品的农药残留问题。

（3）水果加工　对农药残留量的影响取决于加工工艺和农药的性质。带皮加工的果酱、干果、果脯等农药残留量较高，而果汁中的残留量一般较低，但果渣中含量较高。

（4）粉碎、混合、搅拌　由于组织和细胞破坏而释放出的酶和酸的作用可增加农药代谢和降解，但也可产生较大毒性的代谢物。

（5）罐装　农药残留量的降低程度主要受农药热稳定性的影响，如对硫磷仅降低13%～14%，而马拉硫磷几乎可完全破坏。

（6）油脂加工　高脂溶性农药可大量进入油脂，如橘子精油中对硫磷浓度为柑橘整体的100～300倍。植物油精炼工艺尤其是脱臭处理，能不同程度地减少农药残留量，如林丹、DDT、敌敌畏、马拉硫磷、毒死蜱等农药残留量均可减少70%～100%。

（7）发酵酒　生产啤酒的原料大麦，啤酒花等常有草甘磷等农药的残留，但生产过程中的过滤、稀释、澄清等工艺可除去大部分农药，故啤酒中农药残留量较低。葡萄酒生产中因无稀释工艺，故其农药残留量较高，尤其是带皮发酵的红葡萄酒。

（8）烹调　烹调对农药残留量的影响与农药性质、时间、温度、失水量、密闭情况等有关。如白菌清在开放式烹调过程中85%～98%可挥发，而密闭烹调则50%水解进入汤中。蔬菜中农药残留量在烹调后可减少15%～70%，煮饭、烘烤面包等也可不同程度地减少农药残留量。

与农残不同，食品中的兽药残留大多不能通过加工生产和加热烹调等过程有效去除。

（五）控制食品中农兽药残留量的措施

1. 加强对农兽药生产和经营的管理

我国已颁布GB 15670—1995《农药登记毒理学试验方法》和GB 15193.1—2014《食品安全性毒理学评价程序》，对农药及食品中农药残留的毒性试验方法和结果评价做了具体的规定和说明。

2016年，国务院颁布新的《兽药管理条例》对兽药的研制、生产、经营、进出口、使用和监督管理等做出了明确的规定。农业部在此基础上制定的《兽药生产质量管理规范》是兽药生产和质量管理的基本准则。此外，国务院1999年颁布，2016年修订的《饲料和饲料添加剂管理条例》对饲料添加剂的管理也做出了相应的规定，应严格执行这些法规。

2. 安全合理使用农兽药

我国已颁布GB 4285—1989《农药安全使用标准》和GB 8321.9—2009《农药合理使用准则》对主要作物和常用农药规定了最高用药量或最低稀释倍数，最多使用次数和安全间隔期（最后一次施药距收获期的天数），以保证食品中农药残留不致超过最大允许限量标准。同时也应注意对农民的宣传和指导，加强安全防护工作，防止农药污染环境和农药中毒事故。

对畜禽养殖户也应加强合理使用兽药的宣传和指导，禁止随意使用兽药。对允许使用的兽药也必须严格遵守使用剂量和休药期（屠宰前停药期）的有关规定，以防止动物性食品中兽药残留对人体的危害。

3. 制定和严格执行食品中农药和兽药残留限量标准

至1999年我国已制定126种农药的残留限量标准（其中34种评审通过，未正式颁发），2016年修订的GB 2763—2016《食品中农药最大残留限量标准》包括了417种农药的最大残留限量（MRLs）。此外，我国农业部1997年首次颁布，2002年修订的《动物性食品中兽药最高残留限量》中规定了兽药在牛、羊、猪、家禽、马、鱼中的残留限量。

在国际上，FAO/WHO 农药残留联席会议（Joint FAO/WHO Meeting on Pesticide Residues，JMPR）每年都对毒性及相关资料较全面的农药进行评价并制定 ADI 值。FAO/WHO 食品法典委员会（CAC）下属的农药残留分委会（Codex Committee on Pesticide Residues，CCPR）则在此基础上制定农药在各类食品中的最大残留限量（Maximum Residue Limits，MRLs）标准。

4. 制定适合我国的农药兽药政策，开发高效、低毒、低残留的新品种

及时淘汰或停用高毒、高残留、长期污染环境的品种，推广先进的施用技术和喷洒器具，大力提倡作物病虫害的综合防治，整治农药生产和使用对环境造成的污染，搞好优质畜禽品种的选育和普及，积极推行动物疫病综合防治等。

二、 有害金属对食品的污染

（一） 有害金属污染食品的途径、 毒作用特点和控制措施

2008 年以来，全国已发生百余起重大污染事故，砷、镉、铅等重金属事故达 30 多起。金属对食品的污染也不可忽视，人们较早就对金属对人的危害问题进行了研究。金属在人体内有较强的蓄积性，并可通过食物链的生物富集作用而在生物体及人体内达到很高的浓度。有毒有害金属对人体造成的危害常以慢性中毒和远期效应为主。污染食品的有害金属主要有汞、镉、铅、砷等。

1. 有害金属污染食品的途径

（1）来自高本底值的自然环境　由于不同地区环境中元素分布的不均一性，可造成某些地区某种和某些金属元素的本底值相对高于或明显高于其他地区，而使这些地区生产的食用动植物中有害金属元素含量较高。

（2）环境污染造成有毒有害金属元素对食品的污染　随着工农业生产的发展，使用的化学物，包括含有毒有害金属元素的物质日益增多，对环境造成的污染也日趋严重，对食品可造成直接或间接的污染，特别是通过水污染最为多见。

（3）食品生产加工过程的污染　食品在加工、贮存、运输和销售过程中使用或接触的机械、管道、容器或包装材料中的有害金属有可能溶出而污染食品；食用含有金属杂质的食品添加剂也可导致食品的污染。

2. 食品中有害金属污染的毒作用特点

（1）强蓄积毒性，进入人体后排出缓慢，生物半衰期多较长。

（2）可通过食物链的生物富集作用而在生物体及人体内达到很高的浓度，如鱼、虾等水产品中汞和镉等金属毒物的含量，可能高达其生存环境浓度的数百甚至数千倍。

（3）有毒有害金属污染食品对人体造成的危害，常以慢性中毒和远期效应（如致癌、致畸、致突变作用）为主。由于食品中有毒有害金属的污染量通常较微少，常导致不易及时发现的大范围人群慢性中毒和对健康的远期或潜在危害，但也可由于意外事故污染或故意投毒等引起急性中毒。

3. 预防金属毒物污染食品及其对人体危害的一般措施

（1）消除污染源　这是降低有毒有害金属元素对食品污染的主要措施。如控制工业“三废”排放，加强污水处理和水质检验；禁用含汞、砷、铅的农药和劣质食品添加剂；金属和陶瓷管道、容器表面应做必要的处理；发展并推广使用无毒或低毒食品包装材料等。

（2）制定各类食品中有毒有害金属的最高允许限量标准，并加强经常性的监督检测工作。

（3）加强管理 妥善保管有毒有害金属及其化合物，防止误食误用以及意外或人为污染食品。

（4）加强污染食品的处理 应根据污染物种类、来源、毒性大小、污染方式、程度和范围、受污染食品的种类和数量等不同情况作不同的处理。处理原则是在确保食用人群安全性的基础上尽可能减少损失。可用的处理方法有剔除污染部分；使用特殊理化或食品加工方法破坏或去除污染物；限制性暂时食用；稀释；改作他用；销毁等。

（二）几种主要有害金属对食品的污染及毒性

1. 汞（Hg）

（1）食品中汞污染对人体的危害 汞对人体的毒性主要取决于它的吸收率，金属汞的吸收率仅为0.01%，90%以上随粪便排出，一般不构成危害。无机汞的吸收率平均为7%，而甲基汞吸收率可达90%以上，故甲基汞的毒性最大。甲基汞脂溶性较高，容易进入组织细胞，主要蓄积于肾和肝，并能通过血脑屏障进入脑组织，导致脑和神经系统损伤，并可致胎儿和新生儿汞中毒。

汞是强蓄积性毒物，在人体内的生物半衰期平均为70d左右，在脑内的贮留时间更长，其半衰期为180～250d。体内的汞可通过尿、粪和毛发排出，故毛发中的汞含量可反映体内汞储留的情况。

长期摄入被甲基汞污染的食品可致甲基汞中毒。20世纪50年代日本发生的典型公害病——水俣病，就是由于含汞工业废水严重污染了水俣湾，当地居民长期大量食用该水域捕获的鱼类而引起的急性、亚急性和慢性甲基汞中毒。

甲基汞中毒的主要表现是神经系统损害的症状，如运动失调、语言障碍、视野缩小、听力障碍、感觉障碍及精神症状等，严重者可致瘫痪、肢体变形、吞咽困难甚至死亡。血汞在200μg/L以上，发汞在50μg/g以上，尿汞在2μg/L以上，即表明有汞中毒的可能。血汞>1mg/L，发汞>100μg/g可出现明显的中毒症状。甲基汞还有致畸作用和胚胎毒性。

（2）食物来源 食品中的汞除来源于农业上使用的含汞农药外，主要来自工业生产和医药卫生行业“三废”的污染。含汞的废水排入江河湖海后，吸附在悬浮的固体微粒上而沉降于水底。水生动植物对汞有很强的富集能力，尤其以鱼体中甲基汞的蓄积量更高。日本的“水俣病”就是甲基汞中毒的典型案例。用含汞废水灌溉农田，则农作物会从土壤和污水中吸收汞并蓄积在内部，牲畜、禽类食用含汞饲料后，其肉、蛋、乳等食品中也会受到汞污染。

除水产品外，汞也可通过含汞农药的使用和废水灌溉农田等途径污染农作物和饲料，造成谷类、蔬菜水果和动物性食品的汞污染。

（3）预防措施

①严格监管工业生产中的含汞“三废”排放。

②农田灌溉用水和渔业养殖用水应符合GB 5084—2005《农田灌溉水质标准》和GB 11607—1989《渔业水质标准》。

③禁止使用有机汞农药，并严格控制汞和高毒性汞化合物的使用。

④制定食品中汞的允许限量标准并加强监督检验。FAO/WHO提出的暂定每周可耐受摄入量（Provisional Tolerable Weekly Intake，PTWI）为0.3mg（其中甲基汞<0.2mg），相当于0.005mg/kg（甲基汞相当于0.0033mg/kg）。

我国现行的食品安全国家标准 GB 2762—2012《食品中污染物限量》中规定的食品中汞限量见表 2-3。

表 2-3 食品中汞限量标准

食品	限量（MLs）/（mg/kg）	
	总汞（以 Hg 计）	甲基汞
谷物及其制品	0.02	—
蔬菜及其制品	0.01	—
乳及其制品	0.01	—
肉、蛋及其制品	0.05	—
饮料类	0.001mg/L	—
水产动物及其制品（肉食性鱼类及其制品除外）	—	0.5
肉食性鱼类及其制品	—	1.0

2. 镉（Cd）

（1）食品中镉污染对人体的危害　镉进入人体主要是通过食物摄入的。镉的蓄积作用很强，进入人体内的镉一般排出很慢，其生物半衰期可长达 10～40 年。长期摄入含镉量较高的食品，可发生慢性镉中毒。日本出现的“骨痛病”就是由于环境污染通过食物链污染大米而引起的人体慢性镉中毒。

据估计，每人每日摄入镉一般在 10～80μg 范围内，但镉污染区人群的镉摄入量可达数百微克。进入人体的镉大部分与低分子硫蛋白结合，形成金属硫蛋白，主要蓄积于肾脏（约占全身蓄积量的 1/2），其次是肝脏（约占全身蓄积量的 1/6）。镉对体内巯基酶有较强的抑制作用。镉中毒主要损害肾脏、骨骼和消化系统，尤其是损害肾近曲小管上皮细胞，使其重吸收功能出现障碍，临床上出现蛋白尿、氨基酸尿、糖尿和高钙尿，导致体内出现负钙平衡，并由于骨钙析出而发生骨质疏松和病理性骨折。

（2）食物来源　食品中的镉主要是电镀、化工、含镉涂料、陶瓷、蓄电池等工业生产排放的废水经水体和土壤污染而来，含镉肥料、农药也会对食品产生污染。一般食品中均能检出镉，含量范围在 0.04～5mg/kg。但镉也可通过食物链的富集作用而在某些食品中达到很高的浓度，如日本镉污染区稻米平均镉含量为 1.41mg/kg（非污染区为 0.08mg/kg）；污染区的贝类含镉量可高达 420mg/kg（非污染区为 0.05mg/kg）。我国报告镉污染区生产的稻米含镉量也可达 5.43mg/kg。海产食品、动物性食品（尤其是肾脏）含镉量通常高于植物性食品。

有些食品包装材料和容器也含镉，如有些玻璃、陶瓷类容器用含镉颜料上色，有些金属容器表面镀镉，还有些塑料容器和包装材料添加的稳定剂中含镉。当这些容器盛装酸性食品或饮料时，在一定的条件下镉就会溶解出来污染食品。

（3）预防措施

①严格监管工业“三废”排放、农田灌溉用水和渔业养殖用水。

②限制食品加工设备、管道、包装材料和容器、颜料等的镉含量。

③制定食品中镉的允许限量标准并加强监督检验。FAO/WHO 提出镉的 PTWI 为 0.007mg/kg。我国现行的食品安全国家标准 GB 2762—2017《食品中污染物限量》中规定的部分食品中

镉限量见表2－4。

表2－4　食品中镉限量标准

食品	限量（MLs，以Cd计）/（mg/kg）
谷物（稻谷除外）	0.1
谷物碾磨加工品（糙米、大米除外）	0.1
稻谷、糙米、大米	0.2
新鲜蔬菜（叶类蔬菜、豆类蔬菜、块根和块茎蔬菜、茎类蔬菜除外）	0.05
叶类蔬菜	0.2
豆类蔬菜、块根和块茎蔬菜、茎类蔬菜（芹菜除外）	0.1
芹菜	0.2
水果及其制品	0.05
新鲜食用菇	0.2
豆类及其制品	0.2
肉类（畜禽内脏除外）	0.1
畜禽肝脏及其制品	0.5
畜禽肾脏及其制品	1.0
鱼类	0.1
蛋及其制品	0.05

3. 铅（Pb）

（1）食品中铅污染对人体的危害　非职业性接触人群体内的铅主要来自于食物。进入消化道的铅5%～10%被吸收，吸收率受膳食中蛋白质、钙和植酸等因素的影响。吸收进入血液的铅大部分（90%以上）与红细胞结合，随后逐渐以磷酸铅盐的形式沉积于骨中。在肝、肾、脑等组织中也有一定的分布并产生毒性作用。体内的铅主要经尿和粪排出，但生物半衰期较长，故可长期在体内蓄积。尿铅、血铅和发铅是反映体内铅负荷的常用指标。我国规定血铅的正常值上限为2.4μmol/L，尿铅的正常值上限定为0.39μmol/L（0.08mg/L）。

食用被铅污染的食品后，铅可在人体内蓄积，达一定数量时可引起慢性中毒，主要引起神经系统、造血系统和消化系统的损伤。表现为食欲不振、面色苍白、头昏、头痛、乏力、失眠、肌无力、肌肉关节疼痛、腹痛、腹泻或便秘、贫血等症状。儿童对铅的吸收率高于成人，所以铅对儿童危害更大，过量铅的摄入会导致儿童生长发育迟缓、智力低下。孕妇接触低浓度的铅，会影响胎儿的生长发育；接触铅的男子会出现精子活力降低和畸形等。

（2）食物来源　铅及其化合物广泛存在于自然界。植物可通过根部吸收土壤中的铅，动物性食品一般含铅较少。食品的铅污染主要来源于：

①工业“三废”可造成环境的污染，进而污染食品。烟尘和废气含有铅，可污染大气，大气中的铅沉降到地面，再污染农作物；汽油中常加入铅作为防爆剂，汽车等排出的废气含有大量的铅，可造成环境污染；含铅废水、废渣的排放可污染土壤和水体，污染水体的铅会通过

食物链污染水产品。

②食品加工用的机械设备和管道含铅，在一定的条件下会污染食品。

③食品容器和包装材料，如陶瓷食具的釉彩、马口铁和焊锡含铅，印刷食品装潢的油墨和颜料通常含铅。用这些容器盛酸性食品，铅易溶出污染食品；用铁桶或锡壶盛酒可将铅溶出。

④某些食品添加剂含铅，如加工皮蛋时加入的黄丹粉（氧化铅）和某些劣质食品添加剂等也可造成食品的铅污染。

（3）预防措施

①严格监管工业“三废”排放、农田灌溉用水和渔业养殖用水。

②限制食品加工工具设备、管道、包装材料和容器的铅含量。

③限制含铅农药的使用，推广使用无铅汽油。

④制定食品中铅的允许限量标准并加强监督检验。FAO/WHO1993 年提出铅的 PTWI 为 0.025mg/kg。我国现行的食品安全国家标准 GB 2762—2017《食品中污染物限量》中规定的部分食品中铅限量见表 2-5。

表 2-5 食品中铅限量标准

食品	限量（MLs，以 Pb 计）/（mg/kg）
谷物及其制品［麦片、面筋、八宝粥罐头、带馅（料）面米制品除外］	0.2
麦片、面筋、八宝粥罐头、带馅（料）面米制品	0.5
肉类（畜禽内脏除外）	0.2
畜禽内脏、肉制品	0.5
鱼类、甲壳类	0.5
新鲜水果（浆果和其他小粒水果除外）	0.1
浆果和其他小粒水果	0.2
新鲜蔬菜（芸薹类蔬菜、叶类蔬菜、豆类蔬菜、薯类除外）	0.1
芸薹类蔬菜、叶类蔬菜	0.3
生乳、巴氏杀菌乳、灭菌乳、发酵乳、调制乳	0.05
乳粉、非脱盐乳清粉	0.5
蛋及其蛋制品（皮蛋、皮蛋肠除外）	0.2
皮蛋、皮蛋肠	0.5
酒类（蒸馏酒、黄酒除外）	0.2
果蔬汁类［浓缩果蔬汁（浆）除外］	0.05mg/L
茶叶	5.0

4. 砷（As）

（1）食品中砷污染对人体的危害　食品中砷的毒性与其存在的形式和价态有关。元素砷几乎无毒，砷的硫化物毒性也很低，而砷的氧化物和盐类毒性较大，如 As_2O_3（砒霜）是一种古老的毒物。As^{3+} 的毒性大于 As^{5+}，无机砷的毒性大于有机砷。食物和饮水中的砷经消化道吸收进入血液后主要与血红蛋白（Hb）中的球蛋白结合，24h内即可分布于全身组织，以肝、肾、脾、肺、皮肤、毛发、指甲和骨骼等器官和组织中蓄积量较多。砷的生物半衰期为80～90d，主要经粪和尿排出。砷与头发和指甲中角蛋白的巯基有很强的结合力，这也是其排泄途径之一，故测定发砷和指甲砷可反映体内砷水平。正常人血砷含量为60～70μg/L，尿砷<0.5mg/L，发砷<5μg/g。

砷可引起人体急性中毒，表现为胃肠炎症状、中枢神经系统麻痹、四肢疼痛，甚至丧失意识及死亡。但大多数砷污染引起的中毒是慢性中毒，表现为神经衰竭、多发性神经炎、皮肤色素沉着以及消化系统障碍。砷化合物还具有“三致”作用，已证实多种砷化物具有致突变性，可导致基因突变、染色体畸变并抑制DNA损伤的修复。砷酸钠可透过胎盘屏障，对小鼠和仓鼠有一定致畸性。流行病学调查也表明，无机砷化合物与人类皮肤癌和肺癌的发生有关。

（2）食物来源　砷及其化合物广泛存在于自然界，并大量用于工农业生产中，故食品中通常含有微量的砷。食品中的砷污染主要来源于：

①含砷农药的使用：无机砷农药如砷酸铅、砷酸钙、亚砷酸钠等由于毒性大，已很少使用。有机砷类杀菌剂甲基砷酸锌（稻脚青）、甲基砷酸钙、甲基砷酸铁胺（田安）和二甲基二硫代氨基甲酸砷（福美砷）等用于防治水稻纹枯病有较好的效果，但由于使用过量或使用时间距收获期太近等原因，可致农作物中砷含量明显增加。

②工业“三废”的污染：尤其是含砷废水对江河湖海的污染以及灌溉农田后对土壤的污染，均可造成对水生生物和农作物的砷污染。水生生物，尤其是甲壳类和某些鱼类对砷有很强的富集能力，其体内砷含量可高出生活水体数千倍，但其中大部分是毒性较低的有机砷。

③食品加工过程中原料、添加剂及容器、包装材料等的污染：由于食品加工过程中使用的原料、化学物和添加剂的砷污染和误用等原因可造成加工食品的砷污染。

（3）预防措施

①严格监管工业“三废”排放、农田灌溉用水和渔业养殖用水。

②限制含砷农药的使用。

③控制食品生产加工过程的砷污染。

④制定食品中砷的允许限量标准并加强监督检验。我国食品安全国家标准GB 2762—2017《食品中污染物限量》规定的部分食品中砷限量见表2－6。

表2－6　食品中砷限量标准

食品	限量（MLs，以As计）/（mg/kg）	
	总砷	无机砷
谷物（稻谷除外）	0.5	—
谷物碾磨加工品（糙米、大米除外）	0.5	—
稻谷、糙米、大米	—	0.2
水产动物及其制品（鱼类及其制品除外）	—	0.5
鱼类及其制品	—	0.1
新鲜蔬菜	0.5	—
食用菌及其制品	0.5	—

续表

食品	限量（MLs，以As计）/（mg/kg）	
	总砷	无机砷
肉及其制品	0.5	—
生乳、巴氏杀菌乳、灭菌乳、调制乳、发酵乳	0.1	—
乳粉	0.5	—
油脂及其制品	0.1	—
食糖及淀粉糖	0.5	—
包装饮用水	0.01mg/L	—
可可制品、巧克力和巧克力制品	0.5	—
婴幼儿谷类辅助食品（添加藻类的产品除外）	—	0.2

三、*N*－亚硝基化合物对食品的污染及预防

N－亚硝基化合物（*N*－nitroso compounds）可分成*N*－亚硝胺和*N*－亚硝酰胺二大类，是一类对动物有较强致癌作用的化学物。迄今已研究过的300多种亚硝基化合物中，90%以上对动物有不同程度的致癌性，能诱发胃癌、食道癌、肝癌等多种疾病。

（一）*N*－亚硝基化合物对健康的危害

亚硝基化合物进入体内后，主要经肝微粒体细胞色素P450的代谢活化，生成烷基偶氮羟基化物，此类代谢产物具有很强的致癌和致突变活性。而亚硝酰胺类化合物为直接致癌物和致突变物，不需要经过体内代谢活化。

1. 急性毒性

各种*N*－亚硝基化合物的急性毒性有较大差异，对于对称性烷基亚硝胺而言，其碳链越长，急性毒性越低。

2. 致癌作用

其致癌作用的特点如下：

（1）能诱发各种实验动物的肿瘤　包括大鼠、小鼠、地鼠、豚鼠、兔、猪、狗、貂、蛙类、鱼类、鸟类及灵长类等，都对*N*－亚硝基化合物的致癌作用没有抵抗力。

（2）能诱发多种组织器官的肿瘤　*N*－亚硝基化合物致癌的靶器官以肝、食管和胃为主，同种化合物对不同动物致癌的主要靶器官可有所不同，但总体上说，*N*－亚硝基化合物可诱发动物几乎所有组织和器官的肿瘤。

（3）多种途径摄入均可诱发肿瘤　呼吸道吸入，消化道摄入，皮下肌肉注射，甚至皮肤接触*N*－亚硝基化合物都可诱发肿瘤。

（4）一次大量给药或长期少量接触均有致癌作用　反复多次给药，或一次大剂量给药都能诱发肿瘤，且有明显的剂量效应关系。

（5）可通过胎盘对仔代有致癌作用　*N*－亚硝基化合物可通过胎盘对仔代致癌，且动物在胚胎期对其致癌作用的敏感性明显高于出生后或成年期。动物在妊娠期间接触*N*－亚硝基化合物，不仅累及母代和第二代（F1），甚至可影响到第三代（F2）和第四代（F3）。

亚硝酰胺是直接致癌物，而亚硝胺为间接致癌物。亚硝酰胺类化合物能水解直接生成烷基偶氮羟基化物（R—N ═N—OH），对接触部位有直接致癌作用，这对于胃癌病因的研究有较大意义。亚硝胺在注射动物后通常并不在注射部位引起肿瘤，而是经体内代谢活化后对肝脏等器官有致癌作用。

3. 致畸作用

亚硝酰胺对动物有一定的致畸性，如甲基（或乙基）亚硝基脲可诱发胎鼠的脑、眼、肋骨和脊柱等出现畸形，并存在剂量－效应关系，而亚硝胺的致畸作用很弱。

4. 致突变作用

亚硝酰胺也是直接致突变物，能引起细菌、真菌、果蝇和哺乳类动物细胞发生突变。

（二）食物来源

1. *N*－亚硝基化合物的前体物

N－亚硝基化合物前体物包括硝酸盐、亚硝酸盐和胺类物质，广泛存在于环境中。环境和食品中的 *N*－亚硝基化合物是亚硝酸盐和胺类在一定的条件下合成的。

（1）蔬菜中的硝酸盐和亚硝酸盐　蔬菜等农作物在生长过程中，从土壤中吸收硝酸盐等营养成分，在植物体内酶的作用下硝酸盐还原为氨，并进一步与光合作用合成的有机酸生成氨基酸和蛋白质。当光合作用不充分时，植物体内可积蓄较多的硝酸盐。新鲜蔬菜中硝酸盐含量主要与作物种类、栽培条件（如土壤和肥料的种类）以及环境因素（如光照等）有关。蔬菜的保存和处理过程对其硝酸盐和亚硝酸盐含量有很大影响，例如，在蔬菜的腌制过程中，亚硝酸盐含量明显增高，不新鲜的蔬菜中亚硝酸盐含量也可明显增高。

（2）动物性食物中的硝酸盐和亚硝酸盐　用硝酸盐腌制鱼、肉等动物性食品是许多国家和地区的一种古老和传统的方法，其作用机制是通过细菌将硝酸盐还原为亚硝酸盐，亚硝酸盐与肌肉中的乳酸作用生成游离的亚硝酸，亚硝酸能抑制许多腐败菌的生长，从而可达到防腐的目的。此外，亚硝酸分解产生的一氧化氮可与肌红蛋白结合，形成亚硝基肌红蛋白，可使腌肉、腌鱼等保持稳定的红色，从而改善此类食品的感官形状。之后，人们发现只需用很少量的亚硝酸盐处理食品，就能达到较大量硝酸盐的效果，于是亚硝酸盐逐步取代硝酸盐用作防腐剂和护色剂。目前尚无更好的替代品。GB 2760—2014《食品添加剂使用标准》规定腌腊肉制品类，酱卤肉制品类，熏、烧、烤肉类，油炸肉类，肉灌肠类，肉罐头类，西式火腿类中亚硝酸盐最大使用量为0. 15g/kg，亚硝酸盐残留量（以亚硝酸钠计）：西式火腿中不得超过70mg/kg、肉罐头不得超过50mg/kg、上述其他类肉制品不得超过30mg/kg。

（3）环境和食品中的胺类　*N*－亚硝基化合物的另一类前体物，即有机胺类化合物，广泛存在于环境和食物中。胺类化合物是蛋白质、氨基酸、磷脂等生物大分子合成的必需原料，故也是各种天然动物性和植物性食品的成分。另外，大量的胺类物质也是药物、农药和许多化工产品的原料。

2. 食品中的 *N*－亚硝基化合物

（1）鱼、肉制品　肉、鱼等动物性食品中含有丰富的蛋白质、脂肪和少量的胺类物质。在其腌制、烘烤等加工处理过程中，尤其是在油煎、油炸等烹调过程中，可产生较多的胺类化合物。腐烂变质的鱼、肉制品，也可产生大量的胺类，包括二甲胺、三甲胺、腐胺、脂肪族聚胺、亚精胺、精胺、吡咯烷、氨基乙酰－L－甘氨酸和胶原蛋白等。

（2）乳制品　某些乳制品（如干酪、乳粉、乳酒等）含有微量的挥发性亚硝胺，其含量多在0.5～5.0μg/kg 范围内。

（3）蔬菜和水果　蔬菜和水果中所含有的硝酸盐、亚硝酸盐和胺类在长期贮藏和加工处理过程中，可发生反应，生成微量的亚硝胺，其含量在0.01～6.0μg/kg 范围内。

（4）啤酒　啤酒中二甲基亚硝胺的含量多在0.5～5.0μg/kg 范围内，其主要来源是在啤酒生产过程中，大麦芽在窑内加热干燥时，其所含大麦芽碱和仲胺等能与空气中的氮氧化物（NO_x）发生反应，生成二甲基亚硝胺。

3. 亚硝胺的体内合成

除食品中所含有的 *N*－亚硝基化合物外，人体内也能合成一定量的 *N*－亚硝基化合物。由于在 pH＜3 的酸性环境中合成亚硝胺的反应较强，因此胃可能是人体内合成亚硝胺的主要场所。此外，在唾液中及膀胱内（尤其是尿路感染时）也可能合成一定量的亚硝胺。

（三） 预防措施

1. 防止食物霉变或被其他微生物污染

由于某些细菌或霉菌等微生物可还原硝酸盐为亚硝基盐，而且许多微生物可分解蛋白质，生成胺类化合物，或有酶促亚硝基化作用，因此，防止食品霉变或被细菌污染对降低食物中亚硝基化合物含量至为重要。

2. 控制食品加工中硝酸盐或亚硝酸盐用量

这可以减少亚硝基化前体的量从而减少亚硝胺的合成，同时应尽可能使用亚硝酸盐的替代品。

3. 施用钼肥

农业用肥及用水与蔬菜中亚硝酸盐和硝酸盐含量有密切关系。例如，白萝卜和大白菜等施用钼肥后，亚硝酸盐含量平均降低 1/4 以上。

4. 增加维生素 C 等亚硝基化阻断剂的摄入量

除维生素 C 外，许多食物成分也有较强的阻断亚硝基化的活性，故对防止亚硝基化合物的危害有一定作用。大蒜和大蒜素可抑制胃内硝酸盐还原菌的活性，使胃内亚硝酸盐含量明显降低。茶叶和茶多酚、猕猴桃、沙棘果汁等对亚硝胺的生成也有较强阻断作用。

5. 制定标准并加强监测

我国现行的食品安全国家标准 GB 2762—2017《食品中污染物限量》中规定的限量标准为：肉制品（肉类罐头除外）中 *N*－二甲基亚硝胺≤3.0μg/kg，水产制品（水产品罐头除外）中 *N*－二甲基亚硝胺≤4.0μg/kg。在制定标准的基础上，还应加强对食品中 *N*－亚硝基化合物含量的监测，严禁食用 *N*－亚硝基化合物含量超过标准的食物。

四、 杂环胺类化合物对食品的污染及其预防

20 世纪 70 年代，日本学者 Sugimura 首次从烤鱼和烤肉中分离出具有强致突变性和致癌性的杂环胺类（Heterocyclic Amines，HCAs）化合物。至今，已从烹调的食品中分离鉴定出了近 20 种杂环胺类化合物。

杂环胺类化合物包括氨基咪唑氮杂芳烃（Amino－imidazoaza－arenes，AIAs）和氨基咔啉（Amino－carbolines）两类。AIAs 包括喹啉类（IQ）、喹噁啉类（IQ_x）和吡啶类（IP）。AIAs 咪唑环的 α 氨基在体内可转化为 *N*－羟基化合物而具有致癌和致突变活性。AIAs 也称为 IQ 型杂环胺，其胍基上的氨基不易被亚硝酸钠处理而脱去。氨基咔啉类包括 α 咔啉、γ 咔啉和 δ 咔啉，其吡啶环上的氨基易被亚硝酸钠脱去而丧失活性。大多数杂环胺类化合物来自烤牛肉或烤

沙丁鱼，色氨酸或谷氨酸热解以及苏氨酸、甘氨酸、肌酐与葡萄糖混合热解。

（一）杂环胺类化合物对健康的危害

1. 致突变作用

杂环胺类化合物的主要危害之一是具有致突变性。但杂环胺是间接致突变物，在细胞色素P450作用下代谢活化才具有致突变性。杂环胺的活性代谢物是*N*－羟基化合物，后经乙酰转移酶和硫转移酶作用，将*N*－羟基代谢物转变成终致突变物。Ames试验表明，杂环胺在S9代谢活化系统中有较强的致突变性，其中TA98比TAl00更敏感。提示杂环胺是移码突变物。除诱导细菌基因突变外，杂环胺类化合物还可经S9活化系统诱导哺乳动物细胞的DNA损害，包括基因突变、染色体畸变、姐妹染色体交换、DNA断裂、DNA修复合成和癌基因活化。但杂环胺在哺乳动物细胞体系中致突变性较细菌体系弱。

2. 致癌作用

杂环胺类化合物的另一个重要危害是致癌作用。杂环胺化合物对啮齿动物均具有不同程度的致癌性，致癌的主要靶器官为肝脏，其次是血管、肠道、前胃、乳腺、阴蒂腺、淋巴组织、皮肤和口腔等。最近发现IQ对灵长类也具有致癌性。

3. 心肌毒作用

杂环胺化合物除了具有致突变和致癌作用外，一些杂环胺如IQ和2－氨基－1－甲基－6－苯基－咪唑并［4，5－b］吡啶（PhIP）可在非致癌靶器官——心脏形成高水平的加合物。研究发现，8只大鼠经口摄入IQ和PhIP 2周，其中有7只出现心肌组织镜下改变，包括灶性心肌细胞坏死伴慢性炎症、肌原纤维融化和排列不齐以及T小管扩张等。另一项研究报告了对10只做IQ慢性致癌实验的猴的心脏病理组织学检查的结果，这些猴分别摄入10mg/kg或20mg/kg IQ，40～80个月后诊断为肝肿瘤。所有动物的心脏在外观上均无改变，但有8只猴的心脏在镜下呈局灶性损伤。光镜下损伤表现为肌细胞坏死伴或不伴炎性浸润、间质纤维化伴肌细胞肥大或萎缩以及脉管炎。电镜下可见线粒体水肿和脊的密度消失、肌原纤维消失、肌节排列紊乱等。心肌损伤的严重程度与IQ的累积剂量有关。

（二）杂环胺的来源

食品中的杂环胺类化合物主要产生于高温烹调加工过程，尤其是蛋白质含量丰富的鱼、肉类食品在高温烹调过程中更易产生。影响因素主要有以下两方面。

1. 烹调方式

肌酸/肌酸酐、游离氨基酸和糖类是杂环胺的主要前体物质，它们是水溶性的，经过加热反应主要产生AIAs类杂环胺。

影响烹调中生成的杂环胺的关键因素是烹调的温度和时间，随着反应温度和时间的增加，食品中杂环胺的含量将增加。加热温度是杂环胺形成的重要影响因素，当烹饪温度大于100℃时，杂环胺开始生成；当温度从200℃升至300℃时，杂环胺的生成量可增加5倍。一般来说，温度在100℃左右的烹饪方式如水中的煮、蒸等，生成的杂环胺较少。烹调时间对杂环胺的生成也有一定影响，在200℃油炸时，杂环胺主要在前5min生成，在5～10min生成减慢，进一步延长烹调时间则杂环胺的生成量不再明显增加。

而食品中的水分是杂环胺形成的抑制因素。因此，加热温度越高、时间越长、水分含量越低，产生的杂环胺越多。故烧、烤、煎、炸等直接与火接触或与灼热的金属表面接触的烹调方法，由于可使水分很快丧失且温度较高，产生杂环胺的数量远远大于炖、焖、煨、煮及微波炉烹调等温度较低、水分较多的烹调方法。

2. 食物成分

在烹调温度、时间和水分相同的情况下，营养成分不同的食物产生的杂环胺种类和数量有很大差异。一般而言，蛋白质含量较高的食物产生杂环胺较多，但对于同样富含蛋白质的不同种类食物来说，产生的致突变性也有差别，如肉、鱼的汤汁和牛肉调味品中可检测到最强的致突变性，而在用蔬菜产品制成的粒状汤料和以水解植物蛋白质为主要成分的调味品中却没有检测到 HCAs。

肌酸/肌酸酐、游离氨基酸和糖类是 AIAs 的主要前体物质。在肉和鱼中加入肌酸或肌酸酐可导致 IQ 类致突变物的增加；在肌酸含量极低或没有的食物中检测不到致突变物。肌酸或肌酐是杂环胺中 α－氨基－3－甲基咪唑部分的主要来源，故含有肌肉组织的食品可大量产生 AIAs类（IQ 型）杂环胺。

脂对于杂环胺的生成可能起着很重要的作用，如油脂（黄油或植物油）在高温下（>200℃）会极大地增加致突变物的生成。因此，有人认为食物中适度的脂含量会导致最大的致突变物的生成。推测其原因可能是因为食物中的脂有利于热的传导。实验观察发现，高脂肪的肉类比低脂肪的肉类加热后产生的杂环胺要少，如汉堡包中的肉饼，含油脂 5% 的肉煎后其杂环胺的含量，差不多是含油脂 15% 的肉的 5 倍。

美拉德反应与杂环胺的产生有很大关系，该反应可产生大量杂环物质（可多达 160 余种），其中一些可进一步反应生成杂环胺。正常烹调食品中多含有一定量的杂环胺，但不同食品中检出的各种杂环胺含量并不完全一致。在油炸牛肉（300℃、10min）中检出的杂环胺含量为 PhIP15ng/g、IQ0. 02ng/g、8－$MeIQ_x$10ng/g、4，8－$DiMeIQ_x$0. 6ng/g，分别占其 AIAs 总量的 93%、0. 12%、6. 2% 和 0. 37%。

（三）预防措施

（1）改变不良烹调方式和饮食习惯　杂环胺化合物的生成与不良烹调加工方式有关，特别是过高温度烹调食物可以产生较多的杂环胺化合物。因此，应注意不要使烹调温度过高，不要烧焦食物，并应避免过多食用烧烤煎炸的食物。采用一些能够减少杂环胺生成的烹饪加工方式，如水煮、蒸汽及微波炉烹调等。肉类烹调前先用微波炉处理，可以显著降低杂环胺的前体物肌酸的生成，从而减少杂环胺的产生；煎炸的鱼外面挂上一层淀粉再炸，也能预防杂环胺的形成。

（2）增加蔬菜、水果的摄入量　膳食纤维有吸附杂环胺并降低其活性的作用。蔬菜、水果中的某些物质如酚类、黄酮类等活性成分有抑制杂环胺的致突变性和致癌性的作用。因此，增加蔬菜、水果的摄入量对于防止杂环胺的危害有积极作用。

（3）灭活处理　次氯酸、过氧化酶等处理可使杂环胺氧化失活，亚油酸可降低杂环胺的诱变性。

（4）加强监测　一方面，要建立和完善杂环胺的检测方法，加强食物中杂环胺含量监测；同时，还需要进一步研究杂环胺的生成及其影响因素、体内代谢、毒性作用及其阈剂量等，尽快制定食品中杂环胺的允许限量标准。

五、多环芳烃化合物对食品的污染及其预防

多环芳烃（Polycyclic Aromatic Hydrocarbons，PAH）化合物是一类具有较强致癌作用的食

品化学污染物，目前已鉴定出数百种，其中苯并（a）芘［Benzo（a）pyrene，B(a)P］是多环芳烃的典型代表，对其研究也最为充分，故在此仅以其作为代表重点阐述。

（一）多环芳烃化合物对健康的危害

大量研究资料表明，B(a)P对多种动物有肯定的致癌性。小鼠一次灌胃0.2mg B(a)P可诱发前胃肿瘤，并有剂量反应关系。长期饲喂含B(a)P的饲料不仅可诱发前胃肿瘤，还可诱发肺肿瘤及白血病。此外，B(a)P还可致大鼠、地鼠、豚鼠、兔、鸭及猴等动物的多种肿瘤，并可经胎盘使子代发生肿瘤，可致胚胎死亡，或导致仔鼠免疫功能下降。

B(a)P常用作短期致突变实验的阳性对照物，但由于它是间接致突变物，需要S9的代谢活化。在Ames试验及其他细菌突变、噬菌体诱发果蝇突变、DNA修复、姐妹染色单体交换、染色体畸变、哺乳类培养细胞基因突变以及哺乳类动物精子畸变等实验中均呈阳性反应。此外，在人组织培养试验中也发现B(a)P有组织和细胞毒性作用，可导致上皮分化不良、细胞损伤、柱状上皮细胞变形等。

人群流行病学研究表明，食品中B(a)P含量与胃癌等多种肿瘤的发生有一定关系。如在匈牙利西部一个胃癌高发地区的调查表明，该地区居民经常食用家庭自制的含B(a)P较高的熏肉是胃癌发生的主要危险性因素之一。拉脱维亚某沿海地区的胃癌高发被认为与当地居民吃熏鱼较多有关。冰岛也是胃癌高发国家，其胃癌死亡率也较高，据调查当地居民食用自己熏制的食品较多，其中所含多环芳烃或B(a)P明显高于市售同类制品。用当地农民自己熏制的羊肉喂大鼠，也可诱发胃癌等恶性肿瘤。

（二）多环芳烃的来源

多环芳烃主要由各种有机物，如煤、柴油、汽油及香烟的不完全燃烧产生。食品中的B(a)P和其他多环芳烃主要来源有：

（1）食品在烘烤或熏制时直接受到污染。烘烤和熏制时，食品与燃料产物直接接触，可受到B(a)P的污染。

（2）食品成分在烹调加工时经高温裂解或热聚形成，是食品中多环芳烃的主要来源。烹调时如果温度较高，使有机物分解，经环化、聚合而成B(a)P。

（3）植物性食品可吸收土壤、水和大气中污染的多环芳烃。

（4）食品加工中受机油和食品包装材料等的污染，在柏油路上晒粮食使粮食受到污染。

（5）污染的水可使水产品受到污染。

（6）食物链的生物浓缩。B(a)P可通过食物链进行浓缩，水生食物链有较强的浓缩能力，如海鱼含B(a)P为2～65μg/kg，较海水高出许多倍。

（7）饲料对动物性食品的污染。当用含B(a)P污染的饲料饲喂动物时，其生产的肉、蛋、乳中也会含有这类物质，并随着污染的程度而升高。

由于食品种类、生产加工、烹调方法的差异以及距离污染源的远近等因素的不同，食品中B(a)P的含量相差很大。其中含量较高的主要是烘烤和熏制食品。烤肉、烤香肠中B(a)P含量一般为0.68～0.7μg/kg，炭火烤的肉可达2.6～11.2μg/kg。广东的调查表明，用柴炉加工的叉烧肉和烧腊肠中B(a)P含量很高。而新疆的调查表明，烤羊肉时如滴落油着火燃烧者，其烤肉中B(a)P含量为100μg/kg左右。冰岛家庭自制熏肉中B(a)P含量为23μg/kg，但如将肉熏制后挂于厨房，则可高达107μg/kg。部分食品中B(a)P含量测定结果表明，油脂为0.2～62μg/kg，谷类为0.2～6.9μg/kg，熏鱼为0.2～78μg/kg，熏肉及制品为0.05～95.5μg/kg，蔬菜、水果为0.1～48.1μg/kg。由于B(a)P的水溶性很低，清洗蔬菜只能去除微量。

（三）预防措施

1. 防止污染、改进食品加工烹调方法

（1）加强环境治理，减少环境B(a)P的污染从而减少其对食品的污染。

（2）熏制、烘烤食品及烘干粮食等加工应改进燃烧过程，避免使食品直接接触炭火，使用熏烟洗净器或冷熏液。

（3）不在柏油路上晾晒粮食和油料种子等，以防沥青污染。

（4）食品生产加工过程中要防止润滑油污染食品，要使用食品级润滑剂。

2. 去毒

用吸附法可去除食品中的一部分B(a)P。活性炭是从油脂中去除B(a)P的优良吸附剂，在浸出法生产的菜子油中加入0.3%～0.5%活性炭，90℃下搅拌30min，并在140℃、93.1kPa真空条件下处理4h，其所含B(a)P即可去除89%～95%。此外，用日光或紫外线照射食品也能降低其B(a)P含量。

3. 制定食品中允许含量标准

目前FAO/WHO尚未制定其ADI或PTWI。一般认为人体每日B(a)P摄入量不应超过10μg。我国现行的食品安全国家标准GB 2762—2012《食品中污染物限量》规定，烧烤或熏制的动物性食品，以及稻谷、小麦、大麦中B(a)P含量应≤5μg/kg，食用植物油中B(a)P含量应≤10μg/kg。

六、三聚氰胺事件

1. 案例综述

2008年9月8日，位于甘肃省兰州市的中国人民解放军第一医院泌尿科又接收了一名8个月大，来自该省岷县的患有“双肾多发性结石”和“输尿管结石”病症的婴儿，这是该院三个多月来接收的第14名患有同样疾病的病例。到同年9月11日，甘肃省即已确诊59位尿路结石患儿，且出现1人死亡。经调查发现，导致大量婴幼儿患泌尿系统疾病的罪魁祸首是含有三聚氰胺的乳粉。国家质检总局9月16日晚通报了全国婴幼儿乳粉三聚氰胺含量抽检的阶段性结果，对109家婴幼儿乳粉生产厂家进行了排查，共检验了这些企业的491批次产品，结果显示，有22家企业69批次产品检出了不同含量的三聚氰胺，其中内蒙古伊利、蒙牛集团、江西光明英雄、青岛圣源、上海熊猫、河北三鹿、广东雅士利、湖南南山等知名乳品企业的名字赫然在内，国产乳粉爆发全行业危机。三聚氰胺事件作为近10年来国内影响最大、性质最恶劣、波及范围最广的食品安全事件，其对社会、乳制品产业等各方面影响十分深远。

2. 污染源分析

同某些有害物质不同，三聚氰胺并不属于牛乳本底物质，天然牛乳中并不含有三聚氰胺。2008年由三鹿乳粉事件引发的三聚氰胺行业性问题均为奶农等不法商贩为追求利润人工添加的。三聚氰胺的发生原因除时代背景原因外，主要是由于原料收购时检测方法缺陷导致。蛋白质含量是生鲜牛乳的最重要的检测指标之一，传统的经典的食物蛋白质检测方法是凯氏定氮法，这一方法也是食品行业通用的检测方法，其弊端在于其对于样品中的氮元素缺乏有机氮和无机氮的判定，而将样品中的氮元素均默认为是有机氮。三聚氰胺尽管在水溶液中的溶解度很小，但由于其氮元素含量很高，从其化学式中可推算出其氮元素含量约为66%，因此在生鲜牛乳中添加少量三聚氰胺，即可以使不达标的原料乳达到蛋白质含量标准，最终造成不合格产品顺利通过检测，进入生产环节。

3. 预防措施

（1）强化企业的社会责任感。

（2）完善食品安全机制，健全检测标准更新　2008 年之前，我国乳制品产品标准检测中没有三聚氰胺的国家标准，这一现象同 1999 年我国输出欧盟的“氯丙醇酱油”事件相似。1997 年制定的 BN/T 5413. 1—1997《婴幼儿配方食品和乳粉蛋白质的测定》以及 2003 年制定的 GB/T 5009. 5—2003《食品中蛋白质的测定》这两项国家标准中对蛋白质的测定的推荐方法均为凯氏定氮法，将样品中所有的氮元素均默认是有机氮，使得三聚氰胺中的氮元素也被认为是样品中的蛋白质的氮元素。三聚氰胺事件爆发后，相关部委迅速作出回应，及时出台了乳品中三聚氰胺的限量标准和 GB/T 22388—2008《原料乳与乳制品中三聚氰胺检测方法》和 GB/T 22400—2008《原料乳中三聚氰胺快速检测液相色谱法》两项三聚氰胺检测标准，这对于预防三聚氰胺事件的再次发生起到了积极作用。相关国家标准指定机构应该积极开展当前及未来食品中风险物质检测标准的储备工作，做到未雨绸缪。

（3）加强相关法制建设，真正实现依法治国、依法制业　欧美发达国家目前食品安全环境总体较好的原因有很多，但最重要的原因之一就是其企业违法成本高。对于企业而言，追求经济效益是其天性，单纯靠道德的力量去约束一个企业是没有任何约束力的，必须通过健全的法制才能在根本上避免食品安全事件的发生。2015 年 10 月 1 日起，有“史上最严食品安全法”的新的《食品安全法》正式实施，新安全法中规定：①对无证从事食品生产经营、食品添加剂生产活动的，最低罚款额度由原来的 2000 元修改为 5 万元，最高可处货值金额罚款由原来的 10 倍修改为 20 倍；②对使用非食品原料生产食品，经营病死、毒死动物肉类的行为，罚款额度由原来的最高可处货值金额 10 倍罚款修改为最高可处货值金额 30 倍罚款。③大部分违法行为的处罚起点由过去的 2000 元提升到 5 万元，较严重的违法行为起点为 10 万元。情节严重的，将吊销许可证。同旧版本《食品安全法》相比，新办法法律已经将违法成本进行了显著提高。进一步制定完善法律制度，是进一步减少食品安全事件发生的重要措施。

第四节　食品放射性污染及其预防

一、食品放射性污染的来源

（一）放射性核素的概述

核素（Nuclein）是具有确定质子数和中子数的一类原子或原子核。质子数相同而中子数不同者称为同位素（Isotope）。能放出射线的核素称为放射性核素（Radionuclide）或放射性同位素。放射性核素释放射线的现象称作核素的衰变（Decay）或蜕变，衰变是一种原子核转变为另一种原子核的过程。特定能态核素的核数目减少一半所需的时间称作该核素的半衰期。不同的放射性核素半衰期不同，如 ^{209}Bi（铋）的半衰期长达 2.7×10^{17} 年，而 ^{135}Cs（铯）的半衰期只有 $2.8\times10^{-10}s$。由于半衰期长的放射性核素在食物和人体内的存在时间长，因此，从安全性角度出发应关注半衰期长的放射性核素对食品的污染。

放射性核素释放出能使物质发生电离的射线称作电离辐射，电离辐射包括 α 射线、β 射线、γ 射线、X 射线等。α 射线带正电，电离能力强，穿透物质的能力差；β 射线带负电，其带电量比 α 射线少，电离能力也小，穿透物质的能力强；γ 射线是高能光子，不带电荷，穿透物质的能力最强，比 β 射线大 50～100 倍，比 α 射线大 1 万倍。

（二）食品中的天然放射性核素

环境天然放射性本底是指自然界本身固有的，未受人类活动影响的电离辐射水平。它主要来源于宇宙线和环境中的放射性核素，后者主要有地壳（土壤、岩石等）中含有的 ^{40}K（钾）、^{226}Ra（镭）、^{87}Rb（铷）、^{232}Th（钍）、^{238}U（铀）及其衰变产物和扩散到大气中的氡（Radon，Rn）和钍射气（Thoron，Tn）。环境天然放射性本底辐射剂量平均为 1.05×10^{-3} Gy/年。

由于生物体与其生存的环境之间存在物质交换过程，因此，绝大多数的动物性、植物性食品中都含有不同量的天然放射性物质，即食品的天然放射性本底。但由于不同地区环境的放射性本底值不同，不同的动植物以及生物体的不同组织对某些放射性物质的亲和力有较大差异，因此，不同食品中的天然放射性本底值可能有很大差异。

食品中的天然放射性核素主要是 ^{40}K 和少量 ^{226}Ra（镭）、^{228}Ra、^{210}Po（钋）以及天然钍和天然铀等。

1. ^{40}K

^{40}K 是食品中含量最多的天然放射性核素，其半衰期为 1.28×10^{9} 年。^{40}K 在环境和食品总钾含量中所占比例是比较恒定的，约为 0.0119%，其放射活性为每克天然钾中含 32.2Bq 的 ^{40}K，故可根据食品的总钾含量估算 ^{40}K 的含量及其放射活性。成人每日摄入钾为 2～3g，即摄入的 K 为 65～100Bq。根据我国的调查资料，成年男女体内的 ^{40}K 含量分别为 69.9Bq/kg · 体重和 51.4Bq/kg · 体重，其内照射剂量分别为 0.212×10^{-3} Gy/年和 0.156×10^{-9} Gy/年。

2. ^{226}Ra

^{226}Ra 的半衰期为 1.6×10^{3} 年。镭可通过饮水和食物进入人体。不同食物中的镭含量差异较大（10^{-4}～10Bq/kg），一般地区平均每人每日摄入 ^{226}Ra 0.02～0.2Bq。动物和人体内的镭主要集中于骨组织中，^{226}Ra 的含量平均为 5.2×10^{-4} Bq/g。

3. ^{210}Po

^{210}Po 的母体为 ^{238}U，前身有 ^{226}Ra、^{222}Rn、^{210}Pb（铅）、^{210}Bi（铋）等。自然环境中的 ^{210}Po 和 ^{210}Pb 处于平衡状态，广泛存在于植物和一些海产品中，^{210}Po 寿命较短（半衰期 138.4d），但 ^{210}Pb 的半衰期长达 22 年。动物及人体内的 ^{210}Po 除来自食物外，还来源于摄入的 ^{210}Pb 在体内的衰变。动物骨骼和肝肾组织的 ^{210}Po 含量远高于肌肉。浮游生物从水中浓集 ^{210}Po 的能力较强，其 $^{210}Po/^{210}Pb$ 比率可大于 1，故以浮游生物为食的鱼类 ^{210}Po 含量较高，尤以肝组织和精、卵细胞为甚。不同食物中 ^{210}Po 含量差异较大，如谷物为 0.04～0.37Bq/kg，根菜类 0.04～0.11Bq/kg，某些地区茶叶的 ^{210}Po 含量可高达 178Bq/kg。以海产品为主食的居民摄入 ^{210}Po 的量较大。^{210}Po 还可通过特殊的食物链进入人体，如居住在北极附近地区的牧民以驯鹿为主要食品，驯鹿在冬季主要以地衣为饲料，而地衣对 ^{210}Po 有很强的富集作用，故此类人群体内，尤其是骨、牙中的 ^{210}Po 负荷量远高于一般人群。

二、放射性核素向食品转移的途径

（一）环境中人为的放射性核素污染

1. 环境中人为的放射性核素污染

环境中人为的放射性核素污染主要来源于几方面：

（1）原子弹和氢弹爆炸时可产生大量的放射性物质，对环境可造成严重的放射性核素污染。

（2）核工业生产中的采矿、冶炼、燃料精制、浓缩、反应堆组件生产和核燃料再处理等过程均可通过“三废”排放等途径污染环境。

（3）使用人工放射性同位素的科研、生产和医疗单位排放的废水中含有^{125}I（碘）、^{131}I、^{32}P（磷）、^{3}H（氢）和^{14}C（碳）等，也可造成水和环境的污染。

（4）意外事故造成的放射性核素泄露主要引起局部性环境污染，如2011年日本因海啸引发的福岛核电站泄漏事故，导致数十万居民撤离或转移，并在福岛县周边地区蔬菜和原乳等农畜产品中查出放射性物质含量超标。

2. 人为污染食品的放射性核素

（1）^{131}I　^{131}I是核爆炸早期及核反应堆运转过程中产生的主要裂变物，进入消化道可完全被吸收，浓集于甲状腺内。通过膳食摄入稳定性碘的量可以影响甲状腺放射性碘的浓集量。奶牛食用了被^{131}I污染的牧草而使牛乳受到污染，故在食用乳类较多的地区，牛乳是^{131}I的主要污染食品。此外，新鲜蔬菜也含有较大量^{131}I。^{131}I半衰期约为8d，对食品的长期污染较轻。

（2）^{90}Sr（锶）　^{90}Sr在核爆炸中大量产生，因为其半衰期很长（约29年），所以可在环境中长期存在。^{90}Sr广泛存在于土壤中，是食品放射性的主要来源。据欧美国家调查，通过膳食每年摄入^{90}Sr可达0.148～0.185Bq，其中主要为乳制品，其次是蔬菜水果、谷类和面制品。^{90}Sr进入人体后大部分沉积于骨骼，其代谢与钙相似。

（3）^{89}Sr　^{89}Sr也是核爆炸的产物，虽然其产量比^{90}Sr更高，但是^{89}Sr的半衰期短（约50d），同^{90}Sr相比，^{89}Sr对食品的污染较轻。

（4）^{137}Cs（铯）　^{137}Cs半衰期长达30年，化学性质与钾相似，易被机体充分吸收并可参与钾的代谢过程。^{137}Cs主要通过肾脏排出，部分通过粪便排出。^{137}Cs也可通过地衣（一种植物）—驯鹿—人的特殊食物链进入人体。

（二）放射性核素向食品转移的途径

环境中的放射性核素可通过水、土壤、空气向植物性食品转移，通过与外环境接触和食物链向动物性食品转移，其主要转移途径有如下几种。

1. 向植物性食品的转移

人为的放射性核素污染了水、土壤、空气以后，含有放射性核素的雨水和水源可直接渗透入植物组织或被植物的根系吸收，植物的根系也可从土壤中吸收放射性核素。空气中的放射性核素以降水或降尘直接进入植物体，也可以通过污染土壤后进入植物体。放射性核素向植物转移的量与气象条件、放射性核素和土壤的理化性质、土壤pH、植物种类和使用化肥的类型等因素有关。

2. 向动物性食品的转移

动物饮用被人为的放射性核素污染了的水、呼吸被污染的空气、接触污染的土地都会使放射性核素进入体内。草食动物通过食物链富集植物中的放射性核素，以草食动物为食的动物会富集草食动物体内的放射性核素。因此，放射性核素向动物的转移过程中常表现出生物富集效应。

3. 向水生生物体内转移

进入水体的放射性核素可溶解于水或以悬浮状态存在。水生植物和藻类对放射性核素有很强的浓集能力，如^{137}Cs 在藻类的浓度可高于周围水域浓度的 100～500 倍。鱼体内的放射性核素可通过鳃和口腔进入，也可由附着于其体表的放射性核素逐渐渗透进入体内。鱼及水生动物还可通过摄入低等水生植物或动物而富集放射性物质，表现出经食物链的生物富集效应，其浓集系数为生物体内放射性核素浓度与水中放射性核素浓度的比值。

（三）食品放射性污染对人体的危害

一般来说，放射性物质主要经消化道进入人体（其中食物占 94%～95%，饮用水占 4%～5%），通过呼吸道和皮肤进入的较少。进入人体的放射性物质，在人体内继续发射多种射线引起内照射。当放射性物质达到一定浓度时，便能对人体产生损害，其危害性因放射性物质的种类、人体差异、浓集量等因素而有所不同。

食品放射性污染对人体的危害主要是由于摄入食品中放射性物质对体内各种组织、器官和细胞产生的低剂量长期内照射效应。主要表现为对免疫系统、生殖系统的损伤和致癌、致畸、致突变作用。一般剂量和小剂量照射，均能引起慢性放射病和长期效应，如血液学变化，性欲减退，生育能力障碍，以及诱发肿瘤等。通过食物链蓄积在人体内的放射性核素所产生的潜在危害，主要是小剂量的内照射，它取决于食品中核素含量、该食品在膳食中的比例及其加工方法等。通过饮食摄入小剂量放射性核素引起的放射病，潜伏期较长，且以肿瘤形式呈现者较多。如肝中贮留的^{144}Ce、^{60}Co 主要引起肝硬化及肝癌，嗜骨性的^{90}Sr、^{226}Ra 等主要引起骨癌及白血病；^{137}Cs 及^{216}Po 主要引起软组织肿瘤。^{90}Sr 和^{238}U 的裂变产物可引起雄性动物性功能改变，使畸形精子数增加，精子生成障碍，精子数减少，以及睾丸体重比值下降等；雌性动物则发生胎仔少、死胎及子代生活力减弱等；X 射线可引起皮肤癌。此外，放射性核素还可引起动物多种基因突变及染色体畸变。即使是小剂量也能对动物的遗传过程发生影响。人在大剂量照射的情况下，可以发生放射病，并可致死。

三、控制食品放射性核素污染的措施

应严格执行国家卫生标准，使食品中放射性物质的含量控制在允许浓度范围以内。我国于 1994 年颁布的 GB 14882—1994《食品中放射性物质限制浓度标准》中规定了粮食、薯类、蔬菜及水果、肉、鱼虾类和鲜乳等食品中人工放射性核素^{3}H、^{89}Sr、^{90}Sr、^{131}I、^{137}Cs、^{147}Pm（钷）、^{239}Pu 和天然放射性核素^{210}Po、^{226}Ra、^{228}Ra、天然钍和天然铀的限制浓度，并同时颁布了相应的检验方法标准，2016 年 GB 14883—2016 对食品中放射性物质的测定方法进行了更新。

预防食品放射性污染及其对人体危害的主要措施分为两方面：一方面防止食品受到放射性物质的污染，即加强对放射性污染源的管理；另一方面防止已经污染的食品进入体内，应加强对食品中放射性污染的监督。

当食品和饮水中的放射性核素的浓度超过国家、国际标准规定的水平时应禁止或限制使用这些受污染的食物和饮水。对受到放射性核素污染的食物，可考虑采用多种方案来降低食品污染水平，并在食品生产和分配的不同阶段进行控制。许多食品在出售前进行适当处理，可明显降低其污染水平。受污染的食品可采取加工、洗涤、去皮等方法去污，也可在低温下保存，使短寿命的放射性核素自行衰变，以达到可食用的水平。对受污染的水，可用混凝、沉淀、过滤及离子交换等方法消除污染。如这些措施仍未能达到要求时，应完全禁止销售。

在涉及放射性碘的核素与辐射突发事件的早期和中期，有可能摄入放射性碘并浓集于颈前部的甲状腺内，使这个器官受到较大剂量的照射，此时，服用稳定性碘是减少甲状腺对吸入或食入的放射性碘吸收的一种有效的预防性措施。

去除放射性污染既是防护措施，也是恢复措施。去污的目的是减少来自地面沉积物的外照射，减少放射性物质向动物体及食品的转移，降低放射性物质再悬浮和扩散的可能性。

四、 日本福岛核事故后北京地区食品放射性污染的监测与分析

福岛核事故后释放到大气中的放射性核素随着大气运动快速扩散，能对北京公众造成内、外照射剂量影响较大的核素以^{131}I、^{137}Cs和^{134}Cs为主，在核事故发生时可作为监测本地区环境早期受到污染的信号核素。气载放射性污染物除通过吸入进入人体外，还可能通过食物链等途径被人体所吸收，事故后对食品类样品进行放射性污染监测是非常必要的。分析北京地区蔬菜和原乳样品受日本福岛核事故放射性核素污染的监测结果，评价此次核事故对北京地区食品造成的放射性污染程度。结果显示出露天种植的各种大叶蔬菜受到^{131}I污染与大气受污染的时期一致，这是由于放射性核素^{131}I随大气沉降到北京地区地表所致。^{131}I污染的最高值为3.03Bq/kg，与全国其他省市的蔬菜监测结果一致（最高为济南菠菜3.10Bq/kg），远低于苏联切尔诺贝利核事故时北京地区监测到的蔬菜结果（最高为莴苣叶112.5Bq/kg）。受到^{131}I轻微污染的蔬菜经清洗后可去除^{131}I放射性核素污染，即使有少量残留也不足以对人体造成损伤。原乳中未发现^{131}I、^{137}Cs等人工放射性核素的污染，通过食物链等途径被人体所吸收后，不会对人体的健康产生放射性危害；究其原因是冬季奶牛的食用饲料多为前期贮存饲料，贮存饲料均在室内保存，受到外界放射性污染的可能性较小；另外，造成空气污染的放射性核素浓度较低，北京地区^{131}I污染高峰时也仅为5.89m Bq/m^3，奶牛通过呼吸途径吸收虽可能导致所分泌的乳汁受到污染，但这种污染水平并不明显且难以探测出来。

思考题

1. 食品污染的途径有哪些？什么是内源性和外源性污染？
2. 污染食品的一般处理原则是什么？
3. 什么是菌落总数？什么是大肠菌群？它们的食品卫生学意义是什么？
4. 污染食品的微生物来源及途径有哪些？
5. 污染食品并可产生毒素的霉菌有哪些？各产生什么毒素？产毒特点是什么？
6. 食品中常见的寄生虫有哪些？如何进行预防？
7. 简述食品中常见的农兽药残留及其来源，如何控制食品中的农药残留量？
8. 影响有毒有害金属毒作用强度的因素有哪些？说明有害金属污染食品的途径、毒作用特点和预防控制措施。
9. 简要说明食品中多环芳烃和B(a)P的来源及其预防措施。

10. 举例说明食品中二噁英的污染来源、毒性及其预防措施。

11. 防止亚硝基化合物危害的主要措施有哪些?

12. 影响食品中杂环胺形成的主要因素是什么?防止杂环胺危害的措施有哪些?

13. 简述我国对食品容器、包装材料、食品用工具设备进行卫生管理的主要内容。

14. 简要说明环境中人为的放射性核素污染来源、向食品中的转移途径、对人体的危害及预防措施。

第三章 食物中毒

CHAPTER 3

[学习目标]

1. 掌握食物中毒与食源性疾病的概念、食物中毒的分类和特点。
2. 熟悉各种食物中毒发生的原因、条件、发病机制和常见的污染源。
3. 了解真菌性、细菌性、有毒动物性、有毒植物性和化学性食物中毒的病原学、中毒表现和类型。
4. 了解主要中毒食品和相应的预防措施。

第一节 食物中毒概述

一、食物中毒与食源性疾病

GB 14938—1994《食物中毒诊断标准及技术处理总则》中明确了食物中毒（Food Poisoning）的定义："食物中毒系指摄入了含有生物性、化学性有毒有害物质的食品或把有毒有害物质当做食品摄入后所出现的非传染性（不属于传染病）急性、亚急性疾病"。WHO定义食源性疾病为"食源性疾病是指通过摄食进入人体内的各种致病因子引起的、通常具有感染性质或中毒性质的一类疾病，并将致病因素归纳为细菌及毒素、寄生虫和原虫、病毒和立克次体、有毒动物、有毒植物、真菌毒素、化学污染物、不明病原因子等八大类"。因此，食源性疾病包括了传统上的食物中毒，还有已知的肠道传染病（如伤寒、病毒性肝炎等）和寄生虫病、食物过敏、暴饮暴食引起的急性胃肠炎以及慢性中毒。

以下几种情况不属于食物中毒：

（1）暴饮暴食引起的急性肠胃炎；

（2）食源性肠道传染病（如伤寒、霍乱、菌痢等）；

（3）人体寄生虫病（如旋毛虫病、囊虫病等）；

（4）特异体质引起的过敏性变态反应；

（5）一次大量或长期少量摄入某些有毒、有害物质所引起的以慢性毒害为主要特征（致癌、致畸、致突变）的疾病。

在我国食品安全问题中，食物中毒仍然是最普遍、最主要的危害。

二、中毒食品的种类

中毒食品指含有有毒、有害物质并引起食物中毒的食品，分以下几类。

1. 细菌性中毒食品

指含有细菌或细菌毒素的食品。

2. 真菌性中毒食品

指被真菌及其毒素污染的食品。

3. 动物性中毒食品

（1）将天然含有有毒成分的动物或动物的某一部分当作食品；

（2）在特定条件下，产生了大量的有毒成分的可食的动物性食品（如鲐鱼等）。

4. 植物性中毒食品

（1）将天然含有有毒成分的植物或其加工制品当作食品（如大麻油、桐油等）；

（2）在加工过程中将未能破坏或除去有毒成分的植物当作食品（如苦杏仁、木薯等）；

（3）在一定条件下产生了大量的有毒成分的可食的植物性食品（如发芽马铃薯等）。

5. 化学性中毒食品

（1）被有毒、有害的化学物质污染的食品；

（2）添加非食品级的、伪造的或禁止使用的食品添加剂、营养强化剂的食品，以及超量使用食品添加剂的食品；

（3）含有非食品添加剂类化学物质的食品；

（4）营养素发生化学变化（如油脂酸败）的食品。

三、食物中毒的分类

按照中毒食品的种类，可将食物中毒分为五类。

（一）细菌性食物中毒

细菌性食物中毒是食物中毒中最常见的一种。根据统计资料表明，2017 年我国细菌性食物中毒事件数和中毒人数分别占事件总数的 31.61% 和 57.60%；2018 年第一季度我国细菌性食物中毒事件数和中毒人数分别占总体的 28.95% 和 56.33%。细菌性食物中毒的发生与不同区域人群的饮食习惯有密切关系。美国多食肉、蛋和糕点，葡萄球菌食物中毒最多；日本喜食生鱼片，副溶血性弧菌食物中毒最多；我国食用畜禽肉、禽蛋类较多，发生的细菌性食物中毒以沙门菌、变形杆菌、致病性大肠杆菌和金黄色葡萄球菌食物中毒较为常见，其次为副溶血性弧菌，蜡样芽孢杆菌食物中毒等。原料变质、生熟交叉、熟食贮存不当是此类中毒的主要引发原因，另外食前未充分烧熟煮透也是重要原因。

细菌性食物中毒发病率较高，但大多数细菌性食物中毒病死率较低，发病季节性较为明显，以 5 ~ 10 月份最为多见。

细菌性食物中毒按照侵入方式又分为以下 3 个类型：

1. 感染型

病原菌随食物进入肠道，在肠道内继续生长繁殖，侵袭附着于肠黏膜或侵入黏膜及黏膜下层，引起肠黏膜充血、白细胞浸润、水肿、渗出等炎症病理变化，是病原菌污染食品直接作用于肠道而引起的食物中毒。常见的有沙门菌和链球菌食物中毒等。

2. 毒素型

由致病菌在食品中产生毒素，因食入该毒素而引起的食物中毒，如摄入了葡萄球菌毒素、肉毒梭状芽孢杆菌毒素和产气荚膜杆菌等。

3. 混合型

由某些致病菌及其产生毒素的协同作用引起的食物中毒称为混合型细菌性食物中毒，如副溶血性弧菌引起的食物中毒。

（二） 真菌性食物中毒

真菌性食物中毒（真菌毒素和霉变食物中毒）指食用被产毒真菌及其毒素污染的食物而引起的急性疾病，如赤霉病麦、霉变甘蔗等中毒。因其生长繁殖及产生毒素需要一定的温度和湿度，因此中毒往往有比较明显的季节性和地区性，如霉变甘蔗常见于初春的北方。真菌毒素稳定性较高，用一般的烹调方法加热处理不能将其破坏。其发病率较高，死亡率因菌种及其毒素种类而异。

（三） 植物性食物中毒

植物性食物中毒指食入植物性中毒食品或摄入因加工、烹调不当未除去有毒成分的植物食物而引起的中毒，如毒蕈、木薯等中毒。此类食物中毒季节性、地区性比较明显，其发病率高，病死率因植物种类而异。多数没有特效疗法，对一些能引起死亡的严重中毒，尽早排除毒物对中毒者的预后非常重要。引起中毒的植物性食品主要是毒蘑菇、果蔬类和谷物制品。最常见的植物性食物中毒为含氰苷果仁、菜豆中毒、毒蘑菇中毒、木薯中毒；可引起死亡的有毒蘑菇、发芽马铃薯、曼陀罗、银杏、苦杏仁、桐油等。

引起植物性食物中毒的原因主要有以下三种：

（1）误食天然含有有毒成分的植物或其加工制品，如桐油；

（2）食用在加工过程中未能破坏或除去有毒成分的植物，如木薯、苦杏仁等；

（3）食用一定条件下产生大量有毒成分的可食用的植物性食品，如发芽马铃薯等。

（四） 动物性食物中毒

动物性食物中毒指食入动物性有毒食品而引起的食物中毒。如食入河豚、鱼胆、有毒贝类、动物甲状腺等中毒。其发病率较高，病死率因动物种类的不同而不同，有一定的地区性。引起中毒的动物性食品主要是肉类、河豚鱼和禽类。近年来我国发生的动物性食物中毒主要是河豚鱼中毒，其次是贝类中毒和鱼胆中毒。

动物性中毒食品主要有以下两种：

（1）将天然含有有毒成分的动物或动物的某一部分当做食品，误食引起中毒反应，如河豚鱼、猪甲状腺等；

（2）在一定条件下产生了大量的有毒成分的可食的动物性食品，如食用鲐鱼、贝类等也可引起中毒。

（五） 化学性食物中毒

化学性食物中毒指食入含有或污染化学性毒物的食品而引起的食物中毒，如砷、铅、亚硝酸盐、农药、鼠药、甲醇等中毒。化学性食物中毒发生几率相对较少，发病与进食时间、食用量有关，发病的地区性、季节性均不明显，也无传染性，但发病率及死亡率均较高。化学性食物中毒主要原因包括：

（1）误食被有毒害的化学物质污染的食品，如被农药、杀鼠药污染的食品；

（2）被误认是食品、食品添加剂、营养强化剂的有毒有害的化学物质，如工业酒精、亚硝酸盐等；

（3）因添加非食品级的或伪造的或禁止使用的食品添加剂、营养强化剂的食品，以及超量使用食品添加剂而导致的食物中毒，如“吊白块”加入面粉增白、甲醛加入水发产品中防腐、三邻甲苯磷酸酯作为食品机械润滑油等；

（4）因贮藏等原因，造成营养素发生化学变化的食品，如油脂酸败造成中毒。

四、 食物中毒的发病特点

食物中毒发生的原因各不相同，但其发病均有共同特点。其共同特点如下。

1. 食物中毒的潜伏期短，来势凶猛，呈爆发性

一般在进食后24～48h内发病，而且来势凶猛，短时间内可能有多数健康人同时发病，发病曲线呈突然上升又突然下降的趋势，无余波。

2. 中毒病人临床症状基本相似

最常见的临床表现就是恶心、呕吐、腹痛及腹泻等胃肠道症状，且病程较短。也有以神经症状为主的。

3. 发病与特定的食物有关

患者在相近的时间内都食用过同样的中毒食物，流行波及发病范围与中毒食品的分布区域相一致。凡进食这种食品的人大都发病，未食用者不发病。停止食用此种食物后，发病立即停止或症状缓解。

4. 一般人与人之间无直接传染

由于病因不同，一般人与人之间不直接或间接传染。

5. 某些食品中毒具有明显的季节性、地区性特点

食物中毒发生的季节性与食物中毒的种类有关，细菌性食物中毒主要发生在5～10月份，化学性食物中毒全年均可发生。绝大多数食物中毒的发生有明显的地区性，如我国东南沿海省区多发生河豚中毒和副溶血性弧菌食物中毒，肉毒中毒主要发生在新疆等地区，霉变甘蔗多见于北方地区等。

第二节 细菌性食物中毒

一、 概述

细菌性食物中毒是由摄入受致病性细菌，或（和）其毒素污染的食物引起的一种非传染性的急性、亚急性胃肠道疾病，其主要病理特点是胃肠道的炎症性反应，临床主要表现有：恶

心、呕吐、腹痛及腹泻，其特点是潜伏期短、发病急骤、病程较短、恢复较快。引起细菌性食物中毒的中毒食品以动物性食品为主，如肉、蛋、乳、鱼及其制品。

目前常见的引起细菌性食物中毒的病原菌有：沙门菌属、金黄色葡萄球菌、变形杆菌、肉毒杆菌、副溶血弧菌、致病性大肠杆菌、绿脓杆菌、韦氏杆菌（耐热型）、嗜盐菌（肠炎假单胞杆菌）等。根据国内和国外的统计资料可知，引起细菌性食物中毒病原菌的模式也发生了变化。20 世纪 80 ~ 90 年代初，沙门菌属、副溶血弧菌、志贺氏菌属、葡萄球菌占主要比例，但 20 世纪 90 年代中后期，这些细菌的比例下降，而变形杆菌属、大肠菌科和弧菌属引起的食物中毒呈上升趋势，近年来出现如 O157 大肠埃希菌、O139 霍乱弧菌等。

细菌性食物中毒是食物中毒中最常见的一种，其发病率最高。据我国卫生部的统计资料表明，2015 年全国食物中毒报告 169 起，中毒 5926 人，死亡 121 人。其中，2015 年第三季度（7 ~ 9 月）食物中毒事件报告起数和死亡人数最多，分别占全年食物中毒事件总报告起数和总死亡人数的 43.8% 和 62.8%。8 月份食物中毒事件报告起数和死亡人数，分别占全年食物中毒事件总报告起数和总死亡人数的 20.1% 和 33.1%。第二季度（4 ~ 6 月）食物中毒人数，占全年食物中毒总人数的 29.6%。5 月份食物中毒人数，占全年食物中毒总人数的 16.0%。

2015 年微生物性食物中毒事件的中毒人数最多，占全年食物中毒总人数的 53.7%。主要致病因子为沙门菌、副溶血性弧菌、蜡样芽孢杆菌、金黄色葡萄球菌及其肠毒素、致泻性大肠埃希菌、肉毒毒素等。具体见表 3 - 1。

表 3 - 1 2015 年食物中毒报告月度分布情况

月份	报告起数	中毒人数	死亡人数
1 月	14	636	3
2 月	3	115	2
3 月	11	605	8
4 月	7	282	3
5 月	20	951	7
6 月	14	520	10
7 月	14	401	12
8 月	34	700	40
9 月	26	649	24
10 月	14	547	7
11 月	4	235	0
12 月	8	285	5
合计	169	5926	121

二、细菌性食物中毒的流行病学特点

（一）发病率高，病死率各异

细菌性食物中毒是发病率最高的一类食物中毒，病死率因致病菌而异。常见的细菌性食物中毒，如沙门菌、副溶血性弧菌、变形杆菌、葡萄球菌食物中毒等病程短、恢复快、预后好、病死率低。但李斯特菌、肉毒梭菌食物中毒的病死率较高，为 20% ~100%，且病程长，病情重，恢复慢。

（二）发病季节性明显

细菌性食物中毒全年均可发生，但夏秋季高发，以 5 ~10 月份较多，7 ~9 月份尤其易发生。这与夏季气温高，气候炎热，细菌易于大量繁殖和产生毒素密切相关；常因食物采购疏忽（食物不新鲜或病死牲畜、禽肉），保存不好（各类食品混杂存放或贮藏条件差），烹调不当（肉块过大、加热不够或凉拌菜），交叉污染或剩余食物处理不当而引起。节日会餐或食物卫生监督不严时尤易发生食物中毒。此外，由于该时期内人体机体防御能力降低，易感性增高。因此，发病率较高，但病死率一般较低。

（三）动物性食物为主要中毒食物

其中畜肉类及其制品居首位，其次为禽肉、鱼、乳、蛋类及其制品。而植物性食物引起的中毒相对较少，主要为剩饭、米糕、米粉等易引起金黄色葡萄球菌、蜡样芽孢杆菌等食物中毒。家庭自制的发酵食品可引起肉毒梭菌食物中毒。

三、细菌性食物中毒发生的原因及条件

细菌性食物中毒发生的原因比较复杂多变，主要原因有如下几点。

1. 食物被细菌污染

食品在生产、加工、包装、运输、贮藏及销售等过程中受到致病菌的污染。

（1）一些动物生前带菌；

（2）生熟食品的交叉污染；

（3）各种工具、容器及包装材料等不符合卫生要求，带有各种微生物；

（4）食品加工作业人员卫生状况不良或本身带菌；

（5）食品生产及贮存环境卫生状况不良。如由苍蝇、老鼠、蟑螂等害虫叮爬和尘埃等造成的污染。

2. 食品水分含量高且贮存方式不当

一般含水量高的食品受细菌污染后易发生腐败变质。贮藏条件不良，被致病菌污染的食物在较高的温度下存放，食品中充足的水分、适宜的 pH 及营养条件使致病菌大量生长繁殖或产生毒素。通常熟食被污染后，在室温下放置 3 ~4h，有的细菌就可繁殖到中毒量。

3. 食品在食用前未被彻底加热

被致病微生物污染的食品，在食用前未经加热或加热时间段或加热温度不够等原因造成食物未烧熟煮透，则不能将食品中的细菌全部杀灭及将毒素破坏，以致食用后引起中毒。

四、常见的细菌性食物中毒

（一）沙门菌属食物中毒

1. 病原菌及其生物学特性

沙门菌主要存在于动物肠道，如禽类、牲畜、鸟类、昆虫的肠道中，也存在于人类的肠道中。在自然界存在于水、土壤、昆虫、工厂表面、厨房表面、动物粪便、生肉、生海产品等环境中。沙门菌食物中毒症仍然是最严重的食源性疾病。

沙门菌属（*Salmonella*）是肠杆菌科中的一个重要菌属，是一大群寄生于人和动物肠道的革兰阴性杆菌，无芽孢，无荚膜，兼性厌氧。该菌属种类繁多，迄今已发现2000个以上的血清型，在我国已发现100多个血清型。易引起人类食物中毒的沙门菌属主要有：鼠伤寒沙门菌（*S. typhirnurium*），猪霍乱沙门菌（*S. choleraesuis*），肠炎沙门菌（*S. enteritidis*）。此外，也有关于纽波特沙门菌、都柏林沙门菌、汤卜逊沙门菌、病牛沙门菌、德尔卑沙门菌、鸭沙门菌、山夫顿堡沙门菌等引起人类食物中毒的报道。

沙门菌在外界的生活力较强，其最适的生长繁殖温度为20～37℃，在普通水中可生存2～3周，在粪便和冰中可生存1～2个月，在土壤中可过冬，在含12%～19%食盐浓度的咸肉中可存活75d。但沙门菌属不耐热，在100℃时立即死亡，75℃时仅存5min，60℃时为15～30min，55℃处理1h也可将其杀灭。在水分活度大于0.95的食品中，沙门菌容易经巴氏消毒灭活。由于沙门菌属不分解蛋白质，不产生靛基质（吲哚），因此，食品被污染后通常没有感官上的变化，应予注意。

2. 流行病学特点

沙门菌广泛分布于自然界。健康家畜、家禽肠道中沙门菌的检出率为2%～15%，病猪肠道中沙门菌的检出率高达70%。正常人粪便中沙门菌的检出率为0.02%～0.2%。

（1）引起中毒的食物　沙门菌食物中毒，多由动物性食品引起，特别是畜肉类及其制品，其次为禽肉、蛋、乳及其制品。

（2）食物中沙门菌的来源

①家禽、家畜生前感染：此种感染是肉类食品中沙门菌的主要来源。

②畜肉、禽肉的沙门菌污染：指在屠宰过程中或屠宰后至销售的各个环节中，水、土、冰、容器及饮具等造成的污染。

③蛋类沙门菌污染：有两个途径，一是产蛋前的污染，即家禽患有某些疾病，生殖器官的杀菌作用减弱，来自肠道中的细菌可侵入卵黄部，使蛋液染上各种细菌；二是产蛋后的污染，如蛋壳表面受到污染，沙门菌可通过气孔进入蛋内，在保存及加工不当的情况下引起食物中毒。

④乳中沙门菌的污染：包括挤奶前及挤奶后的污染。患沙门菌病的乳牛其乳中可能带菌；健康乳牛的乳挤出后也可受到病牛粪便以及病原携带者（工作人员）造成的污染。

⑤熟食品中沙门菌的污染：主要是由于生熟交叉污染及带菌的从业人员造成。

（3）发病季节分布　沙门菌食物中毒事件全年皆可发生，但多见于5～10月份，其中7～9月份发病率高。

（4）发病率　沙门菌的发病率较高，一般为40%～60%，最高达90%。

3. 中毒的临床表现

沙门菌中毒的临床表现主要是由活菌引起的急性胃肠炎型症状。沙门菌食物中毒潜伏期一般为12～48h，短者为6～8h，超过72h者不多见，潜伏期越短，病情越重。前期症状有寒战、头晕、头痛、恶心、食欲不振和腹痛，包括发热、恶心、呕吐、腹痛、腹泻。病人多数有发烧，体温38～40℃或更高，轻者一般3～5d内迅速减轻。重者可出现神经系统症状，还可出现尿少、无尿、呼吸困难等症状，如不及时抢救可导致死亡。沙门菌中毒病死率约为1%。按其临床特点分为胃肠炎型、类霍乱型、类伤寒型、类感冒型、败血症型五种类型，其中以胃肠炎型最为常见。

4. 预防措施

（1）防止食物被沙门菌污染

①严格控制携带沙门菌的肉类食物，包括急宰或病死的患原发性沙门菌病或继发性沙门菌病的畜、禽肉尸和内脏，防止其流入市场。

②在屠宰健康家畜、家禽时应严格遵守合理屠宰过程的卫生要求，避免肉尸受到带菌皮毛、粪便、污水、容器等的污染。

③食品在贮藏、运输、加工、烹调或销售的各个环节应加强卫生管理，防止食品生熟交叉污染和食品从业人员携带病菌者对熟食的污染。

（2）控制食品中沙门菌的生长繁殖　低温贮存食品是控制沙门菌繁殖的重要措施。因此，食品工业、集体食堂及食品销售网点均应配置冷藏设备，并按食品低温贮藏的卫生要求贮存食品。

（3）食用前彻底杀灭沙门菌　加热杀死致病菌是防止食物中毒的重要措施。对肉类食品中沙门菌加热灭菌的效果与加热温度、持续时间、加热方式、肉块体积大小、沙门菌的型别以及污染程度等多种因素有关。为彻底杀灭肉类中可能存在的各种沙门菌并灭活其毒素，应使肉块深部的温度至少达到80℃，并持续12min。因此，加热肉块重量应不超过2kg，肉块厚度不超过8cm，持续煮沸2.5～3h；蛋类应煮沸8～10min。

（二）变形杆菌食物中毒

1. 病原菌及其生物学特性

变形杆菌（*Proteus*）属肠杆菌科，为革兰染色阴性杆菌，无芽孢及荚膜，在自然界广泛分布于土壤、污水及垃圾中，人和动物肠道内常带有此菌，正常人带菌率为1%～10%，有腹泻史的人带菌率可高达50%。引起食物中毒的变形杆菌主要有普通变形杆菌（*P. vulgaris*）、奇异变形杆菌（*P. mirabilis*）。

变形杆菌属腐败菌，一般不致病，需氧或兼性厌氧，其生长繁殖对营养要求不高，在4～7℃即可繁殖，属于低温菌，因此可在低温贮存的食品中繁殖。食品中本菌带菌率的高低与食品的新鲜度、运输、贮存的卫生条件有关。在人、动物、食品中的带菌率可因季节不同有所差异，一般夏、秋季节高，冬季则降低。因此，变形杆菌食物中毒多发生于夏、秋季节，以7～9月份多见。变形杆菌对热的抵抗力较弱，在55℃加热1h或煮沸数分钟即可杀灭。

2. 引起中毒的食品及污染来源

引起变形杆菌中毒的主要是动物性食品，特别是熟肉及动物内脏的熟制品，也有病死家畜肉等。此外，豆制品、凉拌菜、剩饭、水产品等也有引起变形杆菌食物中毒的报道。

食品中的变形杆菌主要来自于外界污染：

（1）人类带菌者对熟制品的污染　据报道，健康人肠道带菌率为1.3%～10.4%，腹泻病人肠道带菌率更高，可达13.3%～52.0%。

（2）被变形杆菌污染的工具、容器及包装材料对熟制食品的污染。

（3）生熟食品之间的交叉污染，主要由于在食品烹调加工中，处理生熟食品的工具、容器未严格分开及生熟食品混放造成。

变形杆菌常与其他腐败菌共同污染生食品，使生食品发生感官上的改变，但值得注意的是熟制品被变形杆菌污染，通常无感官性状的变化，极易被忽视而导致食物中毒。

3. 中毒的临床表现

变形杆菌食物中毒主要是感染型食物中毒。该食物中毒的潜伏期一般为5～20h，短者30～

120min，长者60h。主要表现以腹部刀绞样痛和急性腹泻为主，有的伴以恶心、呕吐、头痛、发冷、发热、头晕、乏力，脐周阵发性剧烈绞痛。体温一般在38～40℃。病程较短，一般1～3d可恢复，死亡率低，预后良好。变形杆菌食物中毒发病率较高，一般为50%～80%，其高低随食物污染程度和进食者健康状况而有所不同。

4. 预防措施

变形杆菌属食物中毒的预防除抓住防止污染、控制繁殖和食前彻底加热杀灭病原菌三个主要环节外，还应控制人类带菌者对食物的污染及生、熟食品的交叉污染。

（三）葡萄球菌食物中毒

葡萄球菌在空气、土壤、水、粪便、污水及食物中广泛存在，主要来源于动物及人的鼻腔、咽喉、皮肤、指甲、头发及化脓性病灶，可污染淀粉类食物（剩饭、粥、米面等）、牛乳及乳制品、鱼、肉、蛋类等，被污染食物在室温20～22℃放置5h，病菌大量繁殖产生肠毒素。2000年日本“雪印牛乳”事件，造成14500多人中毒发病，为金黄色葡萄球菌肠毒素中毒特大事件。

1. 病原菌及其生物学特性

葡萄球菌属（*Staphylococcus*）是一群革兰染色阳性兼性厌氧菌，无芽孢，因常堆聚成葡萄串状，故名葡萄球菌。本菌属有19个菌种，从人体上检出的有12个菌种，如金黄色葡萄球菌（*S. aureus*）（黄色）、白色葡萄球菌（*S. albus*）（白色）、柠檬色葡萄球菌（*S. Citreus*）（橙色）、表皮葡萄球菌（*S. epidermidis*）、腐生葡萄球菌（*S. saprophyticus*）等。葡萄球菌的抵抗力较强，在干燥的环境中可生存数月；对热的抵抗力较一般无芽孢的细菌强，加热至80℃经30min可将其杀死；最适生长温度为30～37℃；在pH为4.5～9.8都能生长，最适pH为7.4；由于可以耐受较低的水分活度（0.86），因此能在10%～15%氯化钠培养基或高糖浓度的食品中繁殖。

葡萄球菌食物中毒是因摄入被葡萄球菌肠毒素污染的食物所引起。引起食物中毒的葡萄球菌以金黄色葡萄球菌最为多见。据美国疾病控制中心报告，美国每年有100万以上的食物中毒病例是由该种细菌造成的，由其引起的感染占第二位，仅次于大肠杆菌。金黄色葡萄球菌肠毒素是一个世界性的卫生难题，在美国由金黄色葡萄球菌肠毒素引起的食物中毒占整个细菌性食物中毒的33%，加拿大则占到45%，我国每年发生的此类中毒事件也非常多。

2. 流行病学特点

（1）季节性　葡萄球菌食物中毒多发生于夏、秋季，其他季节也可发生。

（2）引起中毒的食物　国内最常见的中毒食品为乳及乳制品，蛋及蛋制品，各类熟肉制品，其次为含有乳制品的冷冻食品。此外，剩饭、油煎蛋、糯米糕和凉粉等引起的中毒事件也有报道，个别也有含淀粉类食品引起的中毒事件。食品的污染源主要是带菌的人和动物。

金黄色葡萄球菌可通过以下途径污染食品。

①患有化脓性皮肤病、急性上呼吸道炎症和口腔疾患的病人，或健康人的咽喉和鼻腔、皮肤、头发经常带有产肠毒素菌株，经手、飞沫或空气污染食品。

②乳畜患乳房炎时，其病原60%为葡萄球菌引起。

③畜、禽肉体局部患化脓性感染时，感染部位的葡萄球菌对肉体或其他食品造成污染。

④食品在加工前本身带菌，或在加工过程中受到污染，产生了肠毒素，引起食物中毒。

⑤熟食制品包装不密封，运输过程中受到污染。

（3）食物中葡萄球菌来源及肠毒素形成的条件

①食物被葡萄球菌污染后，若在37℃左右的温度下存放且通风不良、氧分压降低时，则肠毒素易于形成。

②食品受污染的程度越严重，葡萄球菌繁殖越快，越易形成毒素。

③含蛋白质丰富，含水分多，且含一定淀粉的食品（如奶油糕点、冰淇淋、冰棒、剩饭、凉糕等）或含油脂较多的食品（如油煎荷包蛋、油炸鱼罐头等）受葡萄球菌污染后易形成毒素。

3. 中毒的临床表现

葡萄球菌食物中毒主要由肠毒素引起，肠毒素作用于腹部内脏，通过神经传导，刺激延髓的呕吐中枢而导致以呕吐为主要症状的食物中毒。其特征为起病急骤，潜伏期短，一般2～3h，多在4h内发病，极少超过6h。主要症状为恶心、剧烈频繁的呕吐、中上腹部剧烈疼痛等胃肠道症状，腹泻较少或较轻。全身症状可有头痛、乏力、出冷汗等。体温一般正常或略高，偶有低热。葡萄球菌肠毒素食物中毒一般病程较短，1～2d可恢复，预后一般良好，发病率约为30%。

4. 预防措施

葡萄球菌食物中毒的预防包括防止葡萄球菌污染和防止其肠毒素的形成两方面。

（1）防止带菌人群对各种食品的污染　对食品加工人员、饮食从业人员和保育员定期进行健康体检。

（2）防止患病乳畜对乳的污染　定期对乳畜进行健康检查，患化脓性乳腺炎的病畜乳不能食用。健康乳牛的乳在挤出后要及时过滤，并迅速冷却至10℃以下保存。

（3）畜、禽患局部化脓性感染时，其肉尸应按病畜、病禽处理　将病变部位除去后，按条件可食肉经高温处理后供加工熟制品用。

（4）防止毒素的形成　保持食品在低温冷藏或通风良好的条件下贮存，而且食品的放置时间最好不超过6h，尤其是气温较高的夏、秋季。

（5）饭菜食用前要充分加热。

（四）副溶血性弧菌食物中毒

副溶血性弧菌（*Vibro parahaemolyticus*）又称致病性嗜盐菌，也称为肠炎弧菌。主要存在于近海海水、底质沉积物和鱼类、贝类等海产品中，是沿海地区最常见的一种食物中毒。在沿海地区的夏秋季节，食用大量被副溶血性弧菌污染的海产品可引起爆发性食物中毒。在非沿海地区，食用被副溶血性弧菌污染的腌菜、腌鱼、腌肉等也常引起中毒事件发生。1950年日本大阪发生沙丁鱼食物中毒事件，患者120名，其中死亡20人，并最初由藤野发现本菌。1955年中国潼川由患者的粪便中也分离到该菌。

1. 病原菌及其生物学特性

副溶血性弧菌（*Vibro parahaemolyticus*）常呈弧状、杆状、丝状等多种形态，无芽孢，有鞭毛，运动活泼，为革兰染色阴性的兼性厌氧菌。只有温度上升到19～20℃时，副溶血性弧菌的数量才能达到可被检出的水平。这种细菌的生长繁殖需要一定的盐分，在无盐的培养基上不能生长。副溶血性弧菌在30～37℃下，含盐量3%左右的培养基和食物中可迅速生长繁殖，最适pH为7.4～8.2。该菌对高温的抵抗力较弱，55℃加热10min、75℃加热5min或90℃加热1min即可将其杀灭。对低温抵抗力较弱，0～2℃经24～48h可死亡；对酸敏感，在普通醋中5min即可死亡，在pH小于6时不能生长，用1%醋酸处理1min即可将其杀死。该菌在淡水中存活时间较短，一般不超过2d，而在海水中存活时间可达50d。

2. 流行病学特点

（1）流行的地区性和季节性 副溶血性弧菌食物中毒有很明显的地区性和季节性，我国及日本沿海喜食海产品地区发病率较高；夏、秋季节，尤其是6～9月份是副溶血性弧菌食物中毒的高发季节，其原因除温度和湿度条件以外，最显著的特点是与海产品上市有关。

（2）引起中毒的食物 由于海水中广泛分布着副溶血性弧菌，因此，海鱼、虾、蟹、贝类等海产品带菌率很高，如带鱼、黄鱼、乌贼、梭子蟹等海产品带菌率极高，被海水污染的食物、某些地区的淡水产品（如鲫鱼、鲤鱼等）及被污染的盐量较高的其他食物，如咸菜、咸肉、咸蛋也可带菌。

（3）食物中副溶血性弧菌的来源

①近海海水及海底沉淀物中副溶血性弧菌对海产食品的污染：根据调查，几种主要海产品副溶血性弧菌的带菌率为：带鱼40%～90%，海蟹79.8%，墨鱼93%，熟盐水虾35%。在不同季节，海产品的带菌率也不相同，冬季带菌率较低，夏季带菌率较高，平均为94.8%。

②人群带菌者对各种食品的污染：沿海地区饮食从业人员、健康人群及渔民副溶血性弧菌带菌率为11.7%，有肠道病史者带菌率可达31.6%～88.8%，带菌人群可污染各种食品。

③间接污染：沿海地区使用的炊具中副溶血性弧菌带菌率为61.9%，若食物容器、砧板、菜刀等处理食物的工具生熟不分，副溶血性弧菌可通过上述工具污染熟食品或凉拌菜。

④蝇类带菌污染食品。

3. 中毒的临床表现

副溶血性弧菌食物中毒发生的原因主要是由于大量活菌进入肠道引起，也可由其产生的耐热性溶血毒素引起。人群普遍易感，男女老幼均可患病，但以青壮年为多，病后免疫力不强，可重复感染。中毒的特征：发病急，潜伏期一般为11～18h，短者4～6h，长者可达24～48h，潜伏期短者病情较重。主要症状为腹痛、腹泻（大部分为水样便，重者为黏液便和黏血便）、恶心、呕吐，体温一般37.7～39.5℃，其次尚有头痛、发汗、口渴等症状。

副溶血性弧菌食物中毒预后一般良好，大部分病人发病后2～3d恢复正常，少数严重病人由于休克、昏迷而死亡。发病率为35%～90%。

4. 预防措施

副溶血性弧菌食物中毒的预防和沙门菌食物中毒的预防基本相同。要紧抓防止污染、控制细菌繁殖和杀灭致病菌三个主要环节。此外，对鱼、虾、蟹、贝类等水产品的烹调要格外注意，应烧熟煮透，切勿生食；海产品或熟食要在10℃以下存放，最好不超过2d。蒸煮虾蟹应在100℃加热30min；对于生食水产品（如海蜇）须用400g/L盐水（饱和盐水）浸渍保藏或在100℃沸水中漂烫数分钟，食用前用清水反复冲洗或洗净后用食醋拌渍。

（五）蜡样芽孢杆菌食物中毒

蜡样芽孢杆菌（*Bacillus cereus*）为近年来引起食物中毒呈上升趋势的一种细菌，是食用剩米饭、剩菜、凉拌菜等谷物制品引起食物中毒的主要病原菌。1950年首次在挪威报告，中毒者症状为腹痛、呕吐、腹泻等。2005年12月29日韩国官方公告对辣白菜等实施蜡样芽孢杆菌检测，标准为10000cfu/g。

1. 病原菌及其生物学特性

蜡样芽孢杆菌（*Bacillus cereus*）为革兰染色阳性、需氧的芽孢杆菌，并能在厌氧的条件下生长，一般生长6h后即形成芽孢，是条件致病菌。该菌生长繁殖的最适温度为28～37℃，

10℃以下不繁殖。该菌繁殖体较耐热，需100℃加热处理20min可被杀死，而芽孢可耐受100℃加热30min，或干热120℃处理60min才能将其杀死。在pH为6～11范围内本菌均能生长，pH5以下对该菌繁殖体生长发育则有显著的抑制作用。

蜡样芽孢杆菌有产生和不产生肠毒素菌株之分。在产生肠毒素的菌株中，又有产生两种不同肠毒素之别，一种肠毒素引起腹泻（腹泻毒素），另一种肠毒素则引起呕吐（呕吐毒素）。腹泻肠毒素不耐热，45℃加热30min或56℃加热5min均可使其失活，对蛋白酶及胰蛋白酶也敏感。呕吐肠毒素为低分子耐热肠毒素，126℃加热90min不被破坏，对酸、碱、胃蛋白酶及胰蛋白酶均不敏感；呕吐毒素常在米饭类食品中形成。蜡样芽孢杆菌食物中毒有明显的季节性，以夏、秋季尤其是6～10月份为多。

2. 引起中毒的食品及污染来源

蜡样芽孢杆菌食物中毒所涉及的食物种类繁多，在我国引起中毒的食品主要包括剩米饭、米粉、甜酒酿、剩菜、甜点心及乳、肉类食品。在美国，炒米饭是引起蜡样芽孢杆菌呕吐型食物中毒的主要原因；在欧洲，大多数由甜点、肉饼、色拉和乳、肉类食品引起。

引起中毒的食品常因食用前保存温度较高（20℃以上）和放置时间较长，使食品中的蜡样芽孢杆菌得到繁殖。食品污染的主要途径有：

（1）食品加工、运输、贮存、销售等各环节造成的污染。

（2）不卫生的食品、从业人员造成的污染。

3. 中毒的临床表现

（1）呕吐型胃肠炎　往往是由剩米饭和炒米饭引起，呕吐肠毒素为其致病物质。呕吐型食物中毒潜伏期一般为0.5～5h，以恶心、呕吐、腹痛为主，并有头晕、四肢无力、口干、寒战等症状。腹泻少见。病程多为8～10h，长者1d。国内报道的本菌食物中毒多为此型。

（2）腹泻型胃肠炎　主要是由致病菌株在各种食品中产生不耐热的肠毒素所引起。潜伏期较长，一般8～16h，主要表现为腹痛、腹泻，水样便。可有轻度恶心，但呕吐罕见。一般无发热，病程16～36h。

本菌食物中毒发病率较高，一般为60%～100%，预后良好，无死亡。

4. 预防措施

（1）食品加工过程中必须严格执行良好生产工艺（GMP）与卫生规范，以降低本菌的污染率和污染量。

（2）做好食品的冷藏和加热。剩饭等熟食品必须低温下（10℃以下）短时贮存，且食用前彻底加热，一般应100℃加热20min。

（六）大肠埃希菌食物中毒

1885年Buchner首先描述了大肠杆菌，1886年Escherich从粪便中发现类似菌后，称之为大肠杆菌，曾一度被认为是非致病菌。1945年英国Bray于幼儿腹泻型集体中毒时发现是由于大肠杆菌引起的。1996年日本大阪Sakai市的62所小学内6259名小学生感染肠出血性大肠埃希菌O157：H7，其中92例并发出血性结肠炎及出血性尿毒症，有数名学生死亡。随后波及日本36个府县，患者9451人，死亡12人，全世界为之震撼。2001年在中国江苏、安徽等地爆发的肠出血性大肠埃希菌O157：H7食物中毒，造成177人死亡，中毒人数超过2万。

1. 病原菌及其生物学特性

埃希菌属（*Escheriehia*）是一组革兰染色阴性杆菌，多数菌株有周身鞭毛，能发酵乳糖及多种糖类，产酸产气，在自然界生活能力强，土壤、水中可存活数月。埃希菌属中经常分离出来的是大肠埃希菌（*E. coli*）。大肠埃希菌主要存在于人和动物的肠道中，在婴儿出生数小时后就进入肠道，并终生伴随，随粪便排出分布于自然界中。本菌属是人类和动物肠道的正常菌群，通常不致病，有时还能合成相当量的维生素，并能抑制分解蛋白质的一类细菌的繁殖。当宿主免疫力下降或细菌侵入肠外组织和器官时，可引起肠外感染。大肠埃希菌中只有少数菌株能直接引起肠道感染，称致病性大肠埃希菌。本菌在自然界生存力较强，在土壤、水中生存数月，其繁殖的最小水分活度为0.935～0.96。

当人体抵抗力减弱或食入被大量活的致病性大肠埃希菌污染的食品时，往往引起食物中毒。目前已知的致病性大肠埃希菌包括如下4种。

（1）产肠毒素大肠埃希菌（ETEC）　与霍乱弧菌相似，能产生引起强烈腹泻的肠毒素，出现霍乱样的急性胃肠炎症状（米汤样便），但不侵入肠黏膜上皮细胞，是婴幼儿和旅游者腹泻的主要病原菌。

（2）肠道侵袭性大肠埃希菌（EIEC）　本菌具有侵入肠黏膜上皮细胞的能力，并在细胞内繁殖，引起局部的炎症和形成溃疡，从而出现菌痢样症状。但本菌无产生肠毒素能力，主要侵犯较大儿童和成人。

（3）肠道致病性大肠埃希菌（EPEC）　不产生肠毒素，侵袭点是十二指肠、空肠和回肠上段，是婴幼儿（2周～18个月）腹泻的主要病原菌，有高度传染性，严重者可致死，成人患病较少见。

（4）肠道出血性大肠埃希菌（EHEC）　近期报道的主要血清型为大肠杆菌O157：H7，还有O26、O111等。可产生某种细胞毒素（Vero毒素），有极强的致病性。主要感染5岁以下儿童。临床特征是出血性结肠炎。

2. 流行病学特点

流行病学调查表明，大肠埃希氏菌O157：H7可从牛肉、牛乳或乳制品、蔬菜、饮料及水中分离到。该菌主要通过食品及消化道感染人体，其中牛肉是最主要的传播载体。日本的爆发流行与食用生肉、生鱼片及一些三明治有关。已报道的相关食品有：汉堡包、烤牛肉、生乳、酸乳酪、干酪、发酵香肠、蛋黄酱、鲜榨苹果汁、煮玉米、莴苣、萝卜苗等。

食品被污染的主要原因：致病性大肠埃希菌存在于人和动物的肠道中，健康人肠道致病性大肠埃希氏菌带菌率为2%～8%；成人肠炎和婴儿腹泻患者致病性大肠埃希菌带菌率较健康人高，可达29%～52%，致病性大肠埃希菌随粪便排出而污染水源、土壤。受污染的土壤、水和带菌者的手均可污染食品，或通过被污染的器具再污染食品。

大肠埃希氏菌O157：H7所致的感染性腹泻的发生有明显的季节性，多发生于6～9月份，7～8月份为发病高峰期，11月份至次年2月很少发病。人群普遍易感。

3. 中毒的临床表现

不同的致病性大肠埃希氏菌有不同致病机制，导致不同的临床表现。

（1）急性胃肠炎型　潜伏期一般为10～15h，短者6h，长者72h。主要由ETEC和EPEC所引起，比较常见。病人可有发热（38～40℃）、头痛等症。典型表现为水样腹泻、上腹痛、恶心和呕吐。粪便呈水样或米汤样，每日4～5次。吐、泻严重者可脱水，病程3～5d。

（2）急性菌痢型　潜伏期一般48～72h。主要是EIEC所引起，主要表现为血便、里急后重、腹痛、发热，部分病人有呕吐。发热38～40℃，可持续3～4d，病程1～2周。

（3）出血性结肠炎型　已证明是由EHEC所引起的病例，其原因菌主要是大肠埃希氏菌O157：H7。潜伏期1～4d，中毒的前驱症状为腹部痉挛性疼痛和短时间的自限性发热、呕吐，1～2d内出现非血性腹泻，后导致出血性结肠炎，严重腹痛和便血，病程10d左右，病死率为3%～5%，以老年人、儿童多见。

4. 预防措施

（1）O157型感染是一种食源性疾病，该菌在80℃左右加热1min即被杀死，把好“病从口入”关口，不吃生的或加热不彻底的牛乳、肉等动物性食品，防止食品生熟交叉感染。

（2）注意个人卫生，养成卫生习惯。

（3）注意环境卫生，尤其应加强对人畜粪便处理、污物处理和下水道的卫生控制，以免污染食品。

（七）肉毒梭菌食物中毒

自从1896年Van E. Mengein首次报道荷兰因食用火腿引起肉毒梭菌食物中毒爆发，并分离出肉毒梭菌以来，世界各地陆续报道肉毒梭菌中毒事件。我国于1958年首次报道新疆察布查尔县由于食用面酱半成品引起肉毒梭菌中毒以后，该地区相继报告由其他谷物、豆类发酵食品等引起的肉毒梭菌中毒。在细菌毒素型食物中毒中其发病率虽然不高，但却是死亡率最高的食物中毒之一，可高达50%以上。人和畜、禽均可发生，属于高度致死性的人畜共患病。

1. 病原菌及其生物学特性

肉毒梭状芽孢杆菌（*Clostridium botulinum*）简称肉毒梭菌（肉毒杆菌）为革兰染色阳性厌氧的短粗杆菌，能产生外毒素，即肉毒毒素。在20～25℃下形成椭圆形、粗于菌体的芽孢。发育最适温度25～37℃，产毒最适温度20～35℃，当pH低于4.5或大于9.0时，或环境温度低于15℃或高于55℃时，肉毒梭菌芽孢均不能繁殖，也不产生毒素。食盐能抑制肉毒梭菌芽孢形成和毒素的产生，但不能破坏已形成的毒素。提高食品的酸度也能抑制肉毒梭菌生长和毒素的形成。本菌对热抵抗力不强，加热80℃经10～15min就可死亡，但形成芽孢后抵抗力较强，需经高压蒸汽121℃处理30min，或180℃干热处理5～15min，或100℃湿热处理5h才能将其杀死。肉毒梭菌广泛分布于自然界，特别是土壤中检出率较高。

肉毒梭菌食物中毒是由肉毒毒素引起的。肉毒毒素是一种强烈的神经毒素，可抑制神经传导介质——乙酰胆碱的释放，从而导致肌肉麻痹，重症可引起颅神经麻痹。根据肉毒梭菌所产生毒素的血清反应特性，肉毒素分为A、B、C_{α}、C_{β}、D、E、F、G型，而A型毒素比B型或E型致死能力更强。G型菌株的蛋白质分解活力低于A型菌株，而胰蛋白酶增强其毒性作用。我国报道的肉毒梭菌食物中毒多为A型，B、E型次之，F型较少见。

肉毒毒素是目前已知的化学毒物与生物毒素中毒性最强烈的一种，对人的绝对致死量约10^{-9}mg/kg·体重。肉毒毒素对消化酶（胃蛋白酶、胰蛋白酶）、酸和低温很稳定，于正常胃液中24h尚不能将毒素破坏，但碱和热则易将其破坏而失去毒性。

2. 流行病学特点

（1）季节性　肉毒梭菌食物中毒一年四季均可发生，但大部分发生在3～5月份，1～2月份也有发生。

（2）地区分布　肉毒梭菌广泛分布于土壤、江河湖海的淤泥、尘埃和动物粪便中，且不同的菌型分布也有差异。A型主要分布于山区和未开垦的荒地；B型多分布于草原区耕地；E型多分布于土壤、湖海淤泥和鱼类肠道中，我国青海多发生E型；F型分布于欧、亚、美洲海洋及鱼体中。在我国新疆肉毒梭菌中毒多发区的土壤中其检出率为22.2%，未开垦荒地该菌的检出率为28.5%，宁夏为34.4%，青海为8.6%，西藏为12.3%。

（3）中毒食品的种类　引起中毒的食品种类往往因地区和饮食习惯不同而异。我国新疆多为家庭制作的豆、谷类发酵制品，如臭豆腐、豆瓣酱、豆豉和面酱等；青海主要为越冬密封保存的肉制品；英国多为禽肉类，欧洲其他各国（德国、荷兰、比利时等）引起中毒的主要食品多为火腿、腊肠及其他肉类制品；美国主要为家庭自制的水果及蔬菜罐头、水产品及肉、奶制品；日本因家庭制作的鱼和鱼类制品引起中毒者最多。

（4）食物中肉毒梭菌的来源及食物中毒的原因　食物中肉毒梭菌的来源：肉毒梭菌广泛存在于土壤、植物界、动物粪便、海底、湖水、河水中。食品被肉毒梭菌污染的主要来源是土壤，尤其是带菌土壤可污染各类食品原料，被泥土污染的粮食、蔬菜、水果、肉、鱼等，都有可能带有肉毒梭菌或其芽孢。食品被肉毒梭菌或芽孢污染后，在适宜的温湿度、不高的渗透压和酸度以及厌氧的条件下，肉毒梭菌大量繁殖并产生毒素，在食用前又未经彻底的加热处理而引起食物中毒。

3. 中毒的临床表现

肉毒梭菌食物中毒属神经型食物中毒，其症状以运动神经系统的症状为主，而胃肠道症状少见。主要有：最初为头痛、头晕、无力、走路不稳，随即出现眼肌麻痹症状如视力模糊、眼睑下垂、复视、瞳孔放大、辐辏运动不佳等；继之咀嚼无力、张口困难、吞咽困难，颈肌无力、头下垂等，最后出现呼吸肌麻痹而使呼吸困难造成死亡。患者多神志清醒、不发热。

肉毒梭菌食物中毒的潜伏期较其他细菌性食物中毒潜伏期长，一般1～7d或更长。肉毒梭菌食物中毒病死率较高，在得不到抗毒素治疗的情况下，病死率为30%～70%，潜伏期越短，病死率越高。近年来，国内广泛采用多价抗肉毒毒素血清治疗此病，病死率已降至10%以下。病人经治疗可于4～10d后恢复，一般无后遗症。

4. 预防措施

（1）彻底清洗食品原料。

（2）罐头食品彻底灭菌。

（3）加工后的食品应避免在较高的温度或缺氧的条件下贮存，以防肉毒毒素的产生。

（4）食品在食用前彻底加热，温度一般100℃经10～20min即可将各型肉毒毒素破坏。

（5）防止婴儿肉毒中毒，对婴儿的辅助食品，如蔬菜、水果、蜂蜜应严格防止肉毒毒素的污染。

（6）卫生宣教　皮肤伤口处不要接触可疑食品，因肉毒毒素可经破伤的皮肤、黏膜表面或伤口被吸收。对好发地区的牧民，建议其改变肉类贮存方式和吃生肉的饮食习惯。

（八）其他细菌性食物中毒

1. 产气荚膜梭菌食物中毒

产气荚膜梭菌（*Clostridium perfringens*）又称韦氏梭菌，在自然界分布很广，在土壤、污水、垃圾、家畜、昆虫及人的粪便中均可检出此菌。健康人粪便带菌率为2.2%～22%，肠道病患者的粪便、土壤及污水中本菌检出率可达50%以上，动物粪便检出率为1.7%～18.4%。产气荚膜梭菌为革兰染色阳性杆菌，厌氧但不严格，可形成芽孢；其生长繁殖的最适温度为37～45℃。该菌在代谢过程中除能产生外毒素外，还产生多种侵袭酶，其荚膜也构成强大的侵袭力。根据其产生的外毒素种类不同，可将其分为 A、B、C、D 和 E 五种类型。引起食物中毒的主要为 A 型，其次为 C 型。A 型产气荚膜梭菌多为耐热的厌氧菌株，其芽孢可耐受 100℃，1 ~ 4h 的加热。A 型产气荚膜梭菌可在小肠内形成芽孢，芽孢形成的同时产生肠毒素。该毒素不耐热，60℃经 40min 或 100℃瞬时破坏。

产气荚膜梭菌食物中毒有明显的季节性，以夏秋季为多。中毒食品以畜肉、鱼、禽肉类及植物蛋白质性食品为主。引起中毒的食品（大块肉、整鸡、整鸭）往往都是食用前 1d 或数小时前预先烧煮，在室温下放置，食用前不再加热或加热不彻底造成食物中毒。

食物产气荚膜梭菌污染的来源：一是人及动物的健康带菌者，与食品接触或通过昆虫污染食品；另一途径是土壤中的本菌污染食品，以及畜禽在屠宰中的污染。

产气荚膜梭菌食物中毒一般潜伏期 8 ~ 24h，主要症状为腹痛和腹泻，恶心、呕吐症状少见，可伴头痛、无力、发烧。病程 1 ~ 4d，除老、幼及体弱者外，一般预后良好。

预防措施：加强对肉类食品的卫生管理，控制污染源；熟肉制品低温贮存并尽量缩短存放时间；剩余食品食用前再次加热是预防本菌食物中毒的主要措施。

2. 小肠结肠炎耶尔森菌食物中毒

耶尔森菌属属于肠杆菌科，有 11 个种，对人致病的有鼠疫耶尔森菌、小肠结肠炎耶尔森菌和假结核耶尔森菌，与食物中毒有关的主要是小肠结肠炎耶尔森菌。小肠结肠炎耶尔森菌（*Yersinia enterocolitica*）为革兰染色阴性小杆菌，需氧或兼性厌氧，无芽孢、荚膜。本菌 0 ~ 5℃即能生长繁殖，属低温菌。本菌具有侵袭性并能产生耐热肠毒素，是引起人类食物中毒和小肠结肠炎的重要病原菌，其产毒的温度范围为 4 ~ 35℃。

小肠结肠炎耶尔森菌食物中毒多发生在春秋凉爽季节。引起中毒的食品主要是动物性食品，如牛乳、肉类、豆腐等。在市售的猪肉、牛肉、羊肉中都可检出本菌。

小肠结肠炎耶尔森菌为人畜共有菌，广泛存在于人和动物肠道中，如牛带菌率为 11%，猪带菌率为 4.5% ~ 21.6%，鼠带菌率为 35.2%，带菌的粪便、受污染的水源及鼠类等均可污染食品，苍蝇也可带本菌污染食品。由于本菌在低温下可以生长繁殖，因此冷冻、冷藏食品均可检出本菌，检出率为 2.08% ~ 11.1%。

小肠结肠炎耶尔森菌食物中毒是由该菌的侵袭性及产生的肠毒素共同作用引起。该菌所致食物中毒潜伏期长，一般 3 ~ 5d，短者 1 ~ 3d，长者 10d。中毒表现以消化道症状为主，腹痛、腹泻、水样便；发烧，体温 38 ~ 39.5℃；其次有恶心、呕吐、头痛等。病程一般为 2 ~ 5d，长者可达 2 周。发病率 50% 左右，儿童发病率比成人高。此外，该菌也可引起结肠炎、阑尾炎、关节炎及败血症等。

3. 李斯特菌食物中毒

李斯特菌属（*Listeria*）有 8 个菌种，革兰染色阳性，无芽孢和不耐酸的杆菌。李斯特菌广泛分布于自然界，在土壤、健康带菌者和动物的粪便、江河水、污水及多种食品中均可分离出本菌。人和多种动物都可成为其宿主。本菌在 5 ~ 45℃均可生长。可以在 5℃的低温生长是本菌的特征，-20℃可存活 1 年。本菌不耐热，58 ~ 59℃处理 10min 可杀将其死。本菌耐碱不耐酸，在 pH 为 9.6 时仍可生长，在 100g/L 的食盐溶液中也可生长，在 4℃的 200g/L 食盐溶液中可存活 8 周。本菌能耐受一般的食品防腐剂，并能在冷藏条件下生存繁殖。因此，用冰箱保存食品不能抑制该菌繁殖。

引起食物中毒的主要是单核细胞增生李斯特菌，它能致病和产生毒素。单核细胞增生李斯特菌广泛存在于自然界，不易被冻融，能耐受较高的渗透压，在土壤、地表水、污水、废水、植物、烂菜中均有该菌存在，所以动物很容易食入该菌，并通过口腔－粪便的途径进行传播。据报道，健康人粪便中单核细胞增生李斯特菌的携带率为0.6%～16%，有70%的人可短期带菌，4%～8%的水产品、5%～10%的乳及乳制品、30%以上的肉制品、15%以上的家禽均被该菌污染。人通过食入被污染的食物而感染的比率为85%～90%。

李斯特菌食物中毒春季即可发生，夏、秋季呈季节性增高。引起中毒的主要有乳及乳制品、肉类制品、水产品、蔬菜及水果，其中在冰箱中保存时间较长的乳及乳制品最多见。携带该菌的动物或人，尤其是食品从业者，均可成为该菌的污染源。而食品的交叉污染或出售的食品消毒不好是造成该菌食物中毒的主要原因。

李斯特菌食物中毒的主要表现：初期常有胃肠炎症状如呕吐、腹泻等。突出的表现是败血症、脑膜炎、脑脊膜炎，有时可引起心内膜炎，孕妇可导致流产、死胎或婴儿健康严重不良。孕妇、新生儿、免疫系统有缺陷的人易发病，死亡率高达20%～50%。

预防措施：重视乳制品的巴氏消毒，防止消毒后的再污染。低温下贮藏的食品，食用前彻底加热。冰箱应定期清洗和消毒。其他预防措施同沙门菌食物中毒部分。

4. 椰毒假单胞菌酵米面亚种食物中毒

椰毒假单胞菌酵米面亚种（*Pseudomonas cocovenenans subsp. farinefermentans*）曾称为酵米面黄杆菌，其导致的中毒传统上称为酵米面食物中毒。本菌为革兰染色阴性、无色透明的小杆菌，专性厌氧，无芽孢；生长温度为25～37℃，最适pH为7.0左右。菌体本身抵抗力弱，56℃处理5min即可被杀死，但它可在食品中产生强烈的外毒素：米酵菌酸（Bangkrekic acid）和黄毒素（Toxi－flavin）。米酵菌酸对人和动物均有强烈的毒性作用，是引起食物中毒和死亡的主要因素；米酵菌酸对热稳定，一般烹调、蒸煮方法均不能将其破坏。黄毒素为一种水溶性色素，耐热，不为一般烹调方法破坏，具抗生素作用。

椰毒假单胞菌酵米面亚种广泛分布于土壤、淡水及海水中，通过土壤、水源污染食物或食物原料。引起中毒的食品与居民的饮食习惯有关。印度尼西亚多为发酵椰子食物，我国传统中毒食品是酵米面。据资料报道，酵米面中毒最早发生于5月份，最晚于10月份，多集中于7～9月份。流行地区过去主要是东北三省及广西壮族自治区等吃酵米面的地区，近年来扩大至四川、河北、内蒙古、山西、山东、广东、湖北、河南、贵州等十几个省及自治区，占我国行政区的53.3%。引起中毒的食品种类也逐渐增多，除谷类发酵制品外，变质银耳及薯类淀粉制品也是引起本菌食物中毒的食品。

椰毒假单胞菌酵米面亚种食物中毒的潜伏期一般为5～9h，长者可达48h以上。米酵菌酸的毒性作用主要是损害脑、肝、肾、心等实质性脏器，临床症状也有多种类型，如脑型、肝型、肾型及混合型等。发病初期表现为胃部不适、恶心、呕吐，呕吐物多为棕褐色，并伴有腹胀、腹痛、腹泻，随后出现脑、肝、胃或多种脏器损伤的症状。

对椰毒假单胞菌酵米面亚种食物中毒的预防主要是在流行地区进行广泛宣传，尽量不自行制作、不食用酵米面，或现做现吃，不贮存；注意银耳生产中的卫生要求及收获的管理，出现烂银耳及时剔出并销毁，收获的银耳立即晒干或烘干。此外，要注意保管好粮食，变质严重的粮谷不宜做淀粉、加工粉条等，应做其他综合利用。

常见的细菌性食物中毒及表现如表3－2所示。

表 3-2 常见细菌性食物中毒表现一览表

致病原	潜伏期	临床特点	诊断参考	常见中毒食品
沙门菌属	6~72h（一般 12~36h）	恶心、呕吐、腹痛、腹泻，黄绿色水样便，便中有时带脓血和黏液，高热，大于38℃，重者有寒战、惊厥、抽搐、昏迷	食品、呕吐物或粪便中检出血清学型别相同的沙门菌	肉、禽、蛋、鱼、乳类及其制品等
副溶血性弧菌（嗜盐菌）	8~12h	恶心、呕吐次数不多、腹痛，多在脐部，呈阵发性胀痛或绞痛，腹泻，无里急后重，水样或洗肉水样便，少数便中有黏液，可能发热 38~40℃，重者脱水、虚脱、血压下降。病程 2~3d	食品、容器、呕吐物、粪便中检出生物学特征或血清型一致的副溶血性弧菌	海产品、卤菜、咸菜等
葡萄球菌	一般 2~4h，不超过 6h	突然恶心、反复剧烈呕吐、上腹痉挛性疼痛、腹泻呈水样便，一般不发热，常因剧烈呕吐导致失水和休克。病程 1~3d	食品中检出葡萄球菌肠毒素，食品、呕吐物和粪便培养检出金黄色葡萄球菌	乳、蛋及其制品、糕点、熟肉等
肉毒梭菌	1h~7d	头晕、无力、视力模糊、复视、眼睑下垂、咀嚼无力、张口或伸舌困难、咽喉阻塞感、饮水发呛、吞咽困难、呼吸困难、头颈无力、垂头等。病死率较高	食品、血液、粪便中检出肉毒毒素，食品检出肉毒梭菌	发酵豆、谷类制品（面酱、臭豆腐）、肉制品、低酸性罐头等
致泻性大肠埃希菌	6~72h	产肠毒素型 ETEC：水样腹泻、腹痛、恶心、低热；肠道侵袭型 EIEC：发热、剧烈腹痛、水样腹泻、粪便中有少量黏液和血，与痢疾相似；肠道致病型 EPEC：发热、呕吐、腹泻，粪便中有大量黏液但无血，有类似感冒症状；肠道出血型 EHEC：潜伏期长，3~10d，突发性腹部痉挛，类似阑尾炎的疼痛，水样便继而转为血性腹泻，可引起多器官损害，病死率高；肠聚集性黏附型 EAEC：成年人中度腹泻，病程 1~2d、婴幼儿为 2 周以上的持续性腹泻	食品、呕吐物和粪便检出血清型相同的致泻性大肠埃希菌	熟肉制品、蛋及其制品、乳、奶酪、蔬菜、水果、饮料等

续表

致病原	潜伏期	临床特点	诊断参考	常见中毒食品
产气荚膜梭菌	8～24h	腹痛和腹泻	食品、粪便检出产气荚膜梭菌，粪便检出产气荚膜梭菌毒素	肉类、水产品、熟食、乳等
蜡样芽孢杆菌	8～16h	呕吐型：恶心、呕吐伴头晕、四肢无力等；腹泻型：腹痛和腹泻为主。病程8～36h	食品检出蜡样芽孢杆菌，呕吐物或粪便中检出相同型菌株	剩米饭、剩菜、凉拌菜、乳、肉、豆制品等
变形杆菌	5～18h	上腹部刀绞样痛和急性腹泻为主，伴有恶心、呕吐、头痛、发热（38～39℃）。病程1～3d	食品、粪便检出血清型相同的变形杆菌；病人急性期和恢复期（12～15d后）的血清凝集效价有4倍增高	动物性食品和豆制品、凉拌菜等
李斯特菌	8～24h	初期为一般胃肠炎症状，重者可表现为败血症、脑膜炎等，有时引起心内膜炎，孕妇可发生流产或死胎	食品和粪便检出单核细胞增多性李斯特菌	禽蛋类、乳、肉及其制品、水果、蔬菜等
椰毒假单胞菌酵米面亚种	2～24h	上腹部不适，恶心、呕吐（呕吐物为胃内容物，重者呈咖啡色），轻微腹泻、头晕、全身无力等；重者出现黄疸、肝大、皮下出血、呕血、血尿、少尿、意识不清、烦躁不安、惊厥、抽搐、休克，一般无发热，病死率极高，达40%～100%	食品检出椰毒假单孢菌酵米面亚种或检出其代谢毒物米酵菌酸	玉米面制品、银耳、淀粉类制品等
其他致病性弧菌（河弧菌、创伤弧菌等）	24～48h	恶心、呕吐、水样便、腹泻，创伤弧菌还有发热、畏寒、肌肉痛、血压下降、血小板减少等	食品、容器、呕吐物和粪便检出生物学特征或血清型相同的致病性弧菌；分离到的弧菌对实验动物具有毒性或与病人血清有抗原抗体反应	生的或未煮熟的鱼、贝类海产品等

第三节 真菌性食物中毒

一、霉变甘蔗中毒

（一）病原菌及其生物学特性

霉变甘蔗是受真菌污染所致，其导致食物中毒的病原菌是甘蔗节菱孢霉（*Arthrinium*），其产生的毒素为耐热的3-硝基内酸（3-Nitropropionic acid，3-NPA），节菱孢霉占检出霉菌总数的26%左右。长期贮藏的变质甘蔗是节菱孢霉发育、繁殖、产毒的良好培养基。节菱孢霉最适宜的产毒条件是15~18℃，pH为5.5，培养基含糖量2%~10%。其产毒株约占50%（48.8%），3-NPA是引起变质甘蔗中毒的主要物质。3-NPA的排泄较慢，具有很强的嗜神经性，主要损害中枢神经，也累及消化系统，但较轻。食后短时间内可发病，毒力强而稳定，加热和消毒剂处理后毒力不减，且没有免疫性，一旦发生神经系统损害，恢复的程度与中毒轻重，毒素含量多少及个体差异，能否及早诊断，洗胃减少毒素吸收等有关，一般难以完全恢复。

霉变甘蔗中毒在我国流行的首次报告是1972年3月发生于河南郑州的一起食用变质甘蔗中毒，共计36人中毒，重症27人，死亡3人，病死率为8.33%，霉变甘蔗中毒多发生于北方地区，如河北、河南省最多，其次是山东、辽宁、山西、内蒙古、陕西等地。发病多在2~4月份，因甘蔗主要是秋季收获，从南方运往北方，需长时间贮存、运输，在这个过程中极易被霉菌污染，如果是还未完全成熟的甘蔗，因其含糖量（约为7.76%）和渗透压低，则更利于霉菌的生长。运到北方后，遇到寒冷天气而受冻，待初春气温回暖，也到了细菌、霉菌等微生物生长繁殖的理想时期，甘蔗中的霉菌就会大量产毒。一般节菱孢霉污染甘蔗后在2~3周内即可产生毒素。霉菌甘蔗中毒发病年龄多为3~10岁儿童，且重症病人和死亡者多为儿童。但也有大年龄组发病和死亡者。发病特点多为散发。

（二）中毒的临床表现

霉变甘蔗中毒的潜伏期较短，中毒表现潜伏期短者10min，长者十几个小时，一般为2~8h，而最短仅十几分钟即可发病。症状出现越早，病情越重，愈后越不良。中毒症状最初表现为消化道功能紊乱，如恶心、呕吐、腹痛、腹泻等，随后出现神经系统症状如头晕、头痛、复视或幻视、眩晕至不能睁眼或无法站立。24h后恢复健康，不留后遗症。较重中毒者呕吐频繁剧烈，有黑便、血尿及神志恍惚、阵发性抽搐、两眼球偏向一侧凝视（大多向上）、瞳孔散大、手呈鸡爪状、四肢强直、牙关紧闭、出汗流涎、意识丧失，进而昏迷不醒。其他如体温，心肺、肝、眼底检查，血、尿、大便常规化验，脑脊液化验均未见异常。严重者可在1~3d内死于呼吸衰竭，病死率一般在10%以下，高者达50%~100%。重症及死亡者多为儿童。

霉变甘蔗中毒一般临床上可分为4型：

1. 轻微型

以胃肠症状为主，表现为恶心、呕吐、少数有腹痛、腹泻。一般于1~2d内恢复。

2. 中型

除胃肠症状外，以中枢神经系统障碍为主。表现为阵发性抽搐，意识障碍，双眼向上凝视，四肢瘫痪，肌张力增高，颈强直，病理反射阳性，本型多在1～2周内趋向稳定，并逐渐恢复，但常留有后遗症。

3. 重型

主要表现为昏迷程度加深，难以控制的癫痫样发作，后期呈去皮层状态。本型常致终生残疾。

4. 极重型

潜伏期短，癫痫样持续状态难以控制，深昏迷，1～3d内死亡。

对于霉变甘蔗中毒，目前尚无有效的治疗方法，一旦发现中毒，应尽快送医院救治，进行洗胃、灌肠、导泻以促进排除未吸收的毒物。后续治疗采取吸氧，脱水剂，脑细胞营养药，维生素C，输液，利尿等以减少毒素的吸收，保护脑、肝肾功能为主，控制抽搐发作及防止并发症。恢复期可给予脑复康，抗癫痫药及加强肢体功能锻炼等。

（三）预防措施

（1）甘蔗成熟后再收割，收割后防冻。

（2）贮存及运输过程中要防冻、防伤，防止霉菌污染繁殖，贮存期不宜太长。

（3）加强食品卫生监督检查，严禁出售霉变甘蔗，也不能将霉变甘蔗加工成鲜蔗汁出售。

（4）食品卫生监督机构、甘蔗经营者和广大消费者应会辨认变质甘蔗。

（5）食用甘蔗前仔细检查其质量。

（6）宣传变质甘蔗中毒的有关知识，使广大消费者提高警惕。

（7）幼儿应在家长的监护下食用甘蔗。

二、赤霉病麦中毒

感染赤霉病的小麦即赤霉病麦，也称昏迷麦。赤霉病是麦类、玉米等谷物被镰刀菌菌种浸染引起的一种世界性病害，谷物赤霉病的流行除造成严重减产外，谷物中存留镰刀菌的有毒代谢产物，可引起人畜中毒。麦类赤霉病每年都会发生，我国麦类赤霉病每3～4年有一次大流行，每流行一次，就发生一次人畜食物中毒。赤霉病麦中毒在我国长江流域、东北、华北地区较易发生。

（一）病原菌及其生物学特性

赤霉病麦的病原菌属镰刀菌属，据国外报道主要有禾谷镰刀菌（*Fusariumgraminearum*）、黄色镰刀菌（*F. culmorum*）、雪腐镰刀菌（*F. nivale*）、燕麦镰刀菌（*F. avenaceum*）、串珠镰刀菌（*F. moniliforme*）等，而国内报道主要是禾谷镰刀菌，占94.5%。禾谷镰刀菌在气温16～24℃、相对湿度85%时最适宜在谷物上繁殖。小麦、大麦等在田间抽穗灌浆时，如条件合适即可发生赤霉病，玉米、稻谷、甘薯等作物也可发生。另外，谷物在生长过程中虽未受到镰刀菌的感染，但在收获后若保存不当，遇有禾谷镰刀菌等也可引起感染、繁殖和产毒。

近年来，已知能引起麦类或玉米赤霉病的镰刀菌可产生两大类霉菌毒素，一类是单端孢霉烯族化合物，如雪腐镰刀菌烯醇、T-2毒素等，具有致呕吐作用；该毒素耐热，110℃处理1h才能被破坏。另一类是具有雌性激素作用的玉米赤霉烯酮类。赤霉病麦中毒是单端孢霉烯族化合物所致，与玉米赤霉烯酮无关。

赤霉病麦中毒一般多发生于麦收以后食用了感染赤霉病的新麦，也有因误食库存的赤霉病麦或霉玉米引起中毒的。除能引起人中毒外，还能引起猴、犬、猪、马、猫等动物中毒。赤霉病麦中所含的毒素比较耐热，一般烹调方法不能去除。尤其是春季低温多雨季节更易发生赤霉病麦中毒，主要是误食赤霉病病麦等引起的以呕吐为主要症状的一种急性中毒。

发生赤霉病的病麦在外表上与正常麦粒不同，皮发皱，呈灰白色且无光泽，颗粒不饱满，易碎成粉，受害麦粒可出现浅粉红色和深粉红色，也有形成红色斑点状的。赤霉病麦发芽能力降低，甚至完全丧失发芽能力，出粉率降至60%左右。赤霉病麦的脂肪、糖类含量显著降低，蛋白质含量变化不大，但被分解后性质有明显改变。当赤霉病麦检出率在3%～6%时，人食用后就容易发生食物中毒。用赤霉病麦制成的面粉，只要其毒素达到一定的数量，无论制成何种面制品，也无论使用何种烹调方法，食用后均可发生食物中毒。

赤霉病麦食物中毒一年四季均可发生，麦收季节多见。我国长江中下游、华南冬麦区及东北春麦区东部发病严重，常年病害造成产量损失10%～15%，流行年份减产近50%。近年来，黄淮麦区赤霉病的发生也日趋严重。陕西省自20世纪70年代以来发生多次中度以上流行。赤霉病不仅造成大幅度减产，而且由于病粒中含有脱氧雪腐镰刀菌醇、雪腐镰刀菌醇、玉蜀赤霉烯酮等多种毒素，会造成人畜伤害，从而丧失应用价值。

（二） 中毒的临床表现

赤霉病麦食物中毒的特点：起病急、症状轻、病程短，可自愈。潜伏期短者10～15min，长者4～7h。一般0.5～1h。主要症状有：初期胃部不适，恶心，继之有明显的呕吐、头晕、头痛、无力、腹胀、腹痛、腹泻等症状。中毒轻者一般在呕吐过后2h左右恢复正常，但仍有全身不适、乏力。老、幼、体弱者或进食量大者，症状较重，可有四肢酸软、心悸、呼吸加快、颜面潮红、步态不稳，形似醉酒，故称“醉谷病”。部分病人体温、脉搏略有升高。症状一般在1d左右，一般停食病麦后1～2d可恢复，慢的1周左右自行消失，预后良好。死亡病例尚未发现。一般无须治疗可自愈，呕吐严重者可补液。中毒的发病率为33%～79%。

（三） 预防措施

1. 防止污染

加强田间和贮藏期的防菌措施，包括选用抗霉品种；降低田间水位，改善田间小气候；使用高效、低毒、低残留的杀菌剂；及时脱粒、晾晒，降低谷物水分含量至安全水分；贮存的粮食要勤翻晒，注意通风。

2. 降低或除去赤霉病麦粒及毒素

（1）分离病麦　由于病麦较轻，可用风选和水选将病麦与正常麦粒分开。

（2）适当碾轧　病麦毒素多集中于麦粒外层，经适当加工磨去部分外层，可降低毒素含量。

（3）改变食品加工方法　赤霉病麦毒素对热稳定，一般的加工方法不能破坏，可将病麦做成发酵食品，如醋、酱油。感染严重的病麦，可加工成工业淀粉或工业酒精，但不能做饲料。

（4）凡发生了赤霉病的小麦皆暂停食用，禁止粮食部门收购入仓。

3. 为民众普及相关知识

制定粮食中赤霉病麦毒素的限量标准，加强粮食卫生管理。

三、 霉变甘薯中毒（黑斑病甘薯中毒）

（一） 病原菌及其生物学特性

甘薯（又称红薯、甜薯、地瓜）黑斑病是由甘薯长喙壳菌（*Ceratocystis fimbriata*）或茄病镰刀菌（*F. solani*）所引起。它们多寄生在甘薯的伤口、破皮、裂口处。被侵害部位呈淡黄色，与空气接触后即变褐或黑色，病变部位较坚硬，表面稍凹陷，食之味苦。人或牲畜食后可引起中毒。造成霉变甘薯中毒（黑斑病甘薯中毒）是由于茄病腐皮镰刀菌（*F. solani*）或甘薯长喙壳菌（*Ceratocystis fimbriata*）的污染以及由此而产生的毒素引起的。

甘薯被霉菌污染并产生毒素，被人食用后引起霉菌性食物中毒。主要发生在农村地区。甘薯在收获、运输和贮藏过程中擦伤摔伤的薯体部分，易被霉菌污染，贮藏于温度和湿度较高的条件下，霉菌生长繁殖并产生毒素。引起霉变甘薯中毒的毒素有甘薯黑斑霉酮（Ipomeamarone，甘薯酮）、甘薯霉斑醇（Ipomeamaronol，甘薯醇）、甘薯霉斑二醇（Ipomeanine，甘薯宁）、4－薯醇（4－Ipomeanol）等。毒素的耐热性强，无论生食或熟食均可引起中毒。毒素在中性环境下很稳定，但遇酸、碱均能破坏。

甘薯黑斑病于1890年首先发现于美国，1919年传入日本，1937年由日本鹿儿岛传入我国辽宁省盖县。随后，该病逐渐由北向南蔓延危害，目前已成为我国甘薯产区危害普遍而严重的危害之一。据统计，我国每年由该病造成的产量损失为5%～10%，危害严重时造成的损失为20%～50%，甚至更高。此外，病薯被家畜食用后，引起中毒，严重者死亡。用病薯作发酵原料时，能毒害酵母菌和糖化酶菌，延缓发酵过程，降低酒精产量和质量。该病可随种苗、种薯的调运而远距离传播。为了防止疫区扩大，我国已将该病列为国内检疫对象。

（二）中毒的临床表现

霉变甘薯中毒的潜伏期较长，一般在食后24h发病。潜伏期为1～24h。主要表现为：轻者头晕、头痛、恶心、呕吐、腹痛、腹泻；重者除上述症状外，同时会有多次呕吐、腹泻，并有发热、肌肉颤抖、心悸、呼吸困难、视物模糊、瞳孔扩大、嗜睡、昏迷，甚至可有休克、昏迷、瘫痪乃至死亡。初期呼吸快而浅表，以后呼吸频率降低，但呼吸加深，出现呼气性呼吸困难。肺泡内残留气体相对增多，肺泡破裂，气体窜入肺间质，造成肺间质气肿。并造成肺肿大，肺间质增宽，小叶间质及肺黏膜下充满气体。心脏冠状沟有点状出血。胃肠黏膜出血，坏死。肝脏肿大，肝实质点状出血。

（三）预防措施

（1）根据甘薯黑斑病的发病条件及传播途径，应采取以清除初浸染来源为前提、精选无病种薯为基础、培育无病壮苗为中心、安全贮藏为保证，实行以农业防治为主、药剂防治为辅的综合防治措施。

（2）防止甘薯被霉菌污染，在收获、运输和贮存过程中防止薯皮破损而受病菌污染，在贮存过程中要保持较低的温度和湿度。

（3）要会识别并且不食用霉变甘薯。

四、麦角中毒

麦角是麦角菌（*Clauiceps prupurea*）侵入谷壳内形成的黑色和轻微弯曲的菌核（Sclerotium），菌核是麦角菌的休眠体。在收获季节，如碰到潮湿和温暖的天气，谷物很容易受到麦角菌的浸染。因食用含有麦角的谷物而引起的食物中毒称麦角中毒。

（一）病原菌及其生物学特性

麦角是麦角菌（*Claviceps purpurea*）的休眠体。麦角菌属于囊菌门、核菌纲、球壳目、麦角菌科、麦角菌属，是致禾本科植物如谷物类病害的一种真菌。它的孢子进入花蕊的子房中，即在子房中继续繁殖发育，形成菌丝，经过 2 ~ 3 周，即在麦穗上出现角化而成麦角。麦角中含有麦角生物碱。麦角生物碱是一种含氮物质，能使血管收缩。现在已知的有麦角新碱（Ergometrine）、麦角异新碱（Ergobasinine）、麦角胺（Ergotamine）、麦角异胺（Ergotaminine）、麦角克碱（Ergocristine）、麦角异克碱（Ergocristinine）等。麦角的毒性程度根据麦角中生物碱的含量多少而定，通常含量为 0.015% ~ 0.017%，高者达 0.22%。麦角的毒性非常稳定，贮存数年之久其毒性不受影响。焙烤时毒性也不被破坏。Stowell 在 1918 年第一次分离出了麦角胺。麦角胺与麦角中毒引起特征性坏疽症状有关。大剂量的麦角胺引起严重的血管收缩并可导致肢体的干性坏疽。

麦角菌在潮湿、多雨和气候温暖的季节中易生长，在小麦收获前后阴雨连绵，上垛后发霉，或麦类贮存于潮湿、温热而又不通风的库内则易使麦角菌生长发育。新鲜的麦角菌毒性最大，不易被高温破坏，其毒性可保持 4 年之久。易受麦角菌浸染的谷物主要是黑麦，其次为小麦、大麦、谷子，还有玉米、水稻、燕麦、高粱等。在收获季节如遇到潮湿和温暖的天气，谷物很容易受到麦角菌的浸染，因此本食物中毒的暴发常在多雨的年份。

（二）中毒的临床表现

人类的麦角中毒可分为两类：坏疽性麦角中毒和痉挛型麦角中毒。坏疽性麦角中毒的原因是麦角毒素具有强烈收缩动脉血管的作用，从而导致肢体坏死。麦角毒素无须通过神经递质，直接作用于平滑肌而收缩动脉。坏疽性麦角中毒的症状包括剧烈疼痛、肢端感染和肢体出现灼焦和发黑等坏疽症状，严重时可出现断肢。痉挛性麦角中毒的症状是神经失调，出现麻木、失明、瘫痪和痉挛等症状。

急性中毒，毒素直接刺激胃肠黏膜引起胃肠炎，伴有腹痛、腹泻、呕吐等症状。并会侵害中枢神经系统，使人体兴奋，中枢神经损害有全身不适、蚁走感、眩晕，听觉、视觉、感觉迟钝、言语不清、呼吸困难、肌肉痉挛、昏迷、体温下降、血压上升等。由于麦角毒素具有强烈的收缩血管作用，可使子宫和血管平滑肌发生痉挛性收缩，使血压上升，心跳减慢因而可导致肢体坏死、孕妇会引起流产或早产。中毒严重者往往死于心力衰竭。

慢性麦角中毒时，不仅血管平滑肌发生痉挛性收缩，血管内膜也受到损伤而引起血流停滞，血栓形成，致使血管完全闭塞，导致末梢组织发生坏疽。

（三）预防措施

（1）消除食用粮谷及播种粮谷中的麦角，可用机械净化法或 250g/L 食盐水浮选漂出麦角；也可以将饲料放置在阳光下曝晒或用紫外线灯照射，可减弱麦角毒性。

（2）规定谷物及面粉中麦角的容许量标准，我国暂定标准 0.1g/kg。

（3）注意检验面粉中是否含有麦角生物碱，按 GB/T 5009.36—2003《粮食卫生标准的分析方法》中“4.14　麦角”的规定进行检验。

第四节　有毒动植物引起的食物中毒

2015 年我国卫生部统计资料表明，有毒动植物及毒蘑菇引起的食物中毒事件报告起数和死亡人数最多，分别占全年食物中毒事件总报告起数和总死亡人数的 40.2% 和 73.6%。主要致病因子为毒蘑菇、未煮熟四季豆、野生蜂蜜等，其中，毒蘑菇食物中毒事件占该类食物中毒事件报告起数的60.3%。有毒动物性食物中毒主要有河豚鱼中毒、含高组胺鱼类中毒、鱼胆中毒、贝类中毒等。

一、毒蕈中毒

（一）病原学

蕈类又称菇类，属于真菌植物，子实体通常肉眼可见。毒蕈是指食后可引起食物中毒的蕈类。我国目前已鉴定的蕈类中，可食用蕈300种，有毒蕈类约100种。对人生命有威胁的有20多种，其中含有剧毒可致死的约有10种，分别是褐鳞环柄菇、肉褐麟环柄菇、白毒伞、鳞柄白毒伞、毒伞、秋生盔孢伞、鹿花菌、包脚黑褶伞、毒粉褶菌、残托斑毒伞等。毒蕈中毒在云南、贵州、四川三省发生的案例较多，毒蕈中毒多发生于春季和夏季，在雨后，气温开始回升，毒蕈迅速生长，常由于不认识毒蕈而采摘食用，引起中毒。特别是儿童更易误采毒蘑菇食用。

（二）毒蕈毒素与中毒的临床表现

毒蕈种类繁多，其有毒成分和中毒症状各不相同。因此，根据所含有毒成分的临床表现，一般可分为以下几个类型。

1. 胃肠毒型

胃肠毒型是因误食含有胃肠毒素的毒蕈所引起，症状常以胃肠炎为主。中毒的潜伏期比较短，一般0.5～6h。主要症状为剧烈的腹痛、腹泻、恶心、呕吐，体温不高。病程短，一般经过适当对症处理可迅速恢复，病程2～3d，死亡率低。引起胃肠毒型中毒的毒蕈代表为黑伞蕈属和乳菇属的某些蕈种。

2. 神经、精神型

此种类型是因误食毒蝇伞、豹斑毒伞等毒蕈所引起。导致此类中毒的毒蕈中含有引起神经精神症状的毒素。此型中毒潜伏期为1～6h。临床表现除有胃肠反应外，尚有副交感神经兴奋症状，如多汗、流涎、流泪、大汗、瞳孔缩小、脉搏缓慢等，少数病情严重者可有出现谵妄、精神错乱、幻视、幻听、狂笑、动作不稳、意识障碍等症状，也可有瞳孔散大、心跳过速、血压升高、体温上升等症状。经及时治疗后症状可迅速缓解，病程一般1～2d，死亡率低。引起此类型中毒的毒素主要有：

（1）毒蝇碱（Muscatin） 为一种生物碱，溶于酒精和水，不溶于乙醚。存在于毒蝇蕈、丝盖伞蕈属、杯伞蕈属及豹斑毒伞蕈等中。这几种蕈在我国北方许多省市均有生长。

（2）蜡子树酸（Ibotenicacid）及其衍生物 毒蝇蕈属的一些毒蕈含有此类物质。这种毒素可引起幻觉症状，色觉和位置觉错乱，视觉模糊。

（3）光盖伞素（Psilocybin，裸盖菇素）及脱磷酸光盖伞素（psilocin） 存在于裸盖菇属及花褶伞属蕈类，一般食入1～3g干蕈即可引起中毒。这种毒素可引起幻觉、听觉和味觉改变，发声异常，烦躁不安。

（4）幻觉原（Hallucinogens） 主要存在于橘黄裸伞蕈中，我国黑龙江、福建、广西、云南等均有此蕈生长。摄入此蕈15min即出现幻觉，表现为视力不清，感觉房间变小，颜色奇异，手舞足蹈等，数小时后可恢复。

3. 溶血型

此种类型是因误食鹿花蕈等引起。其有毒成分为鹿花毒素（Gyromitrin），属甲基联胺化合物，有强烈的溶血作用，可使红细胞遭到破坏。可出现贫血、黄疸、血尿、肝脏肿大，严重的有生命危险。此毒素具有挥发性，对碱不稳定，可溶于热水。此类中毒潜伏期一般为6～12h，多于胃肠炎症状后出现溶血性黄疸、肝脾肿大，少数病人出现蛋白尿。有时溶血后有肾脏损害。严重中毒病例可因肝、肾功能受损和心衰而死亡。

4. 脏器损害型

脏器损害型中毒最为严重，此种类型是因误食毒伞、白毒伞、鳞柄毒伞等所引起。有毒成分主要为毒肽类（Phallotoxins）和毒伞肽类（α－Manitoxins），存在于毒伞蕈属、褐鳞小伞蕈及秋生盔孢伞蕈中。此类毒素剧毒，对人致死量为0.1mg/kg·体重，可使体内大部分器官发生细胞变性。含此毒素的新鲜蘑菇50g即可使成人致死，几乎无一例外。发生中毒如不及时抢救死亡率很高，可达50%～60%，其中毒伞蕈属中毒可达90%。

5. 光过敏性皮炎型

光过敏性皮炎型是因误食胶陀螺（猪嘴蘑）引起。中毒时身体裸露部位，如颜面，出现肿胀、疼痛，特别是嘴唇肿胀、外翻，形如猪嘴唇。还有指尖疼痛、指甲根部出血等。

（三）预防措施

（1）广泛宣传毒蕈中毒的危险性，有组织地采集蕈类。

（2）提高鉴别毒蕈的能力。毫无识别毒蕈经验者千万不要自己采摘蘑菇吃。

二、发芽马铃薯中毒

（一）病原学

马铃薯（*Solanum tuberosum*）俗称土豆、山药蛋、洋山芋等，含有龙葵素（Solanine），也称茄碱（$C_{45}H_{73}O_{15}N$）。龙葵素是一种难溶于水而溶于薯汁的生物碱。马铃薯的龙葵素含量随品种和季节不同而有所不同，一般不超过0.01%，在成熟的马铃薯块茎中，龙葵素含量极微，含量一般为每千克新鲜组织中含有20～100mg。龙葵素主要集中在芽眼、表皮和绿色部分，正常食用不会引起中毒。但在未成熟的马铃薯块茎中，或在存放不当表皮发绿、发芽的马铃薯块茎的绿皮部位、芽及芽孔周围，龙葵素含量较高，可达60mg/100g，有时甚至高达420～730mg/100g，如果食用时未妥善处理就会中毒。而一般人只要食入200～400mg龙葵素就会引起中毒。

龙葵素对胃肠道黏膜有较强的刺激作用，对呼吸中枢有麻痹作用，并能引起脑水肿、充血，对红细胞有溶血作用。中毒原因主要是由于马铃薯贮存不当导致发芽或变青时，龙葵素大量增加，烹调时未能将其除去或破坏，食后发生食物中毒。尤其是春末夏初季节多发。

（二）中毒的临床表现

潜伏期一般1～12h。先有咽喉抓痒感及烧灼感，上腹部烧灼感或疼痛，其后出现胃肠炎症状。此外可有头晕、头痛、瞳孔散大、耳鸣等症状，严重者出现抽搐。

（三）预防

1. 改善马铃薯的贮存条件

马铃薯宜贮存于无直射阳光照射、通风、干燥的阴凉处，防止发芽、变绿。

2. 对已发芽的马铃薯进行处理

食用时应去皮、去芽、挖去芽周围组织，经充分加热后食用。因龙葵素遇醋易分解，故烹调时放些食醋，可加速龙葵素的破坏。发芽多者或皮肉变黑绿者不能食用。

三、 含氰苷类食物中毒

（一） 病原学

氰苷是由氰醇衍生物的羟基 D－葡萄糖缩合形成的糖苷，其结构中有氰基，水解后产生氢氰酸从而对人体造成伤害。氰苷广泛存在于豆科、蔷薇科、禾本科约 1000 余种植物中。食之不当，如加热时间过短或没有熟透，都会中毒。皂苷易被水解，生成糖类和皂苷原。后者能强烈刺激消化道黏膜，引起局部充血，肿胀及出血性炎症，以致造成恶心、呕吐、腹泻和腹痛等症状。此外还能破坏红细胞，引起溶血症状。含氰苷类食物还有苦杏仁、桃仁、李子仁、枇杷仁、樱桃仁、亚麻仁等及木薯，其中以苦杏仁及木薯中毒最常见。在木薯、亚麻仁中含有的氰苷为亚麻苦苷（Linamarin），苦杏仁、桃仁、李子仁、枇杷仁、樱桃仁中含有的氰苷为苦杏仁苷（Amygdalin），二者的毒性作用及中毒表现相似。苦杏仁苷引起中毒的原因是由于苦杏仁苷在酶或酸作用下水解释放出具有挥发性的氢氰酸。苦杏仁苷溶于水，食入果仁后，其所含有的苦杏仁苷在口、食道、胃和肠中遇水，经本身所含有的苦杏仁酶水解释放出氢氰酸，迅速被胃肠黏膜吸收进入血液。氰离子可抑制体内许多酶的活性，其中细胞色素氧化酶最敏感，它可与线粒体中的细胞色素氧化酶的三价铁离子结合，形成细胞色素氧化酶－氰复合物，从而使细胞的呼吸受抑制，组织窒息，导致死亡。同时，氢氰酸还能作用于呼吸中枢和血管运动中枢，使之麻痹，最后导致死亡。苦杏仁苷为剧毒，氢氰酸的最低致死口服剂量为每千克体重 0.5～3.5mg。儿童食用 6 粒苦杏仁，成人食用 10 粒就能引起中毒；儿童食用 10～20 粒，成人食用 40～60 粒即可致死。

（二） 中毒的临床表现

苦杏仁中毒者的体温一般正常，中毒的潜伏期为 0.5～12h，一般为 1～2h，病程为数小时或 1～2d。主要症状为口中苦涩、流涎、头晕、头痛、恶心、呕吐、心悸、四肢无力等。重者胸闷、呼吸困难，呼吸时有时可嗅到苦杏仁味。严重者意识不清、呼吸微弱、昏迷、四肢冰冷，常发生尖叫。继之意识丧失、瞳孔散大、对光反射消失、牙关紧闭、全身阵发性痉挛，最后因呼吸麻痹和心跳停止而死亡。此外，也有引起多发性神经炎的。

木薯中毒的潜伏期稍长些，一般 6～9h。临床症状与苦杏仁中毒的表现相似。

（三） 预防措施

（1）加强宣传教育工作，尤其是向儿童宣传苦杏仁中毒的知识。

（2）合理的加工及食用方法：

①氰苷有较好的水溶性，水浸可除去含氰苷食物的大部分毒性。类似杏仁的核仁类食物在食用前均需较长时间的浸泡和晾晒，充分加热，使其失去毒性。

②不生食木薯且食用木薯前必须去皮（木薯所含氰苷 90% 存于皮内），洗涤切片后加大量水于锅中敞口煮熟，换水再煮一次或用水浸泡 16h 以上弃去汤、水后食用。

（3）用苦杏仁作药物治疗小儿咳嗽时，不能自行下药，要遵医嘱。

（4）推广含氰苷低的木薯品种。

四、 其他植物性食物中毒

（一） 菜豆中毒

菜豆（*Phaseolus vulgaris L.*）因地区不同又称为豆角、芸豆、梅豆角、扁豆、四季豆等，是人们普遍食用的蔬菜。生的菜豆中含有对人体有害的成分，因贮藏过久或煮沸不透，食用菜豆中毒事件在各地时有发生。引起扁豆中毒的罪魁祸首是扁豆中的红细胞凝集素、皂素等天然毒素，这些毒素比较耐热，只有将其加热到100℃并持续一段时间后，才能破坏。菜豆中毒是因为烹调时贪图脆嫩或色泽，没有充分加热，豆内所含毒素未完全破坏造成。中毒与年龄、性别无明显关系，中毒程度与食入量一致。菜豆中毒一般在食后2～4h内出现神经系统和消化系统的中毒症状，主要表现为恶心、呕吐腹痛、腹泻、头痛、头晕及水样便，少数人可有四肢麻木、胸闷、心慌、出冷汗等，体温一般正常。此类中毒发病迅速，病程短，恢复快，多数病人在24h内恢复健康，预后良好，无死亡。

预防措施：烹调时炒熟煮透，最好炖食，以破坏其中的毒素。购买时要挑选嫩豆角，最好不买、不吃老扁豆。

（二） 曼陀罗中毒

曼陀罗（*Datura stramaonium L.*）别名洋金花，疯茄儿，一年生草本，是常用的中药之一。曼陀罗全株均有毒，以种子毒性最大，毒性物质为莨菪碱、东莨菪碱和阿托品等。其中，莨菪碱（Hyoscyaminc）对中枢神经系统有兴奋大脑和延髓的作用，具有对抗或麻痹末梢神经副交感神经的功能。

曼陀罗中毒多因曼陀罗种子混入豆类中制成豆制品，食后引起中毒。误食茄科曼陀罗属植物的种子、果实或幼苗而引起的有毒植物食物中毒，常于食后0.5～1h内出现中毒症状，为副交感神经系统的抑制和中枢神经系统的兴奋中毒症状。

中毒的主要症状为：腺体分泌减少，口干，皮肤干燥呈猩红色，尤其是面部显著，偶见红斑疹；头晕、血压升高、极度躁动不安，甚至抽搐；多语、谵妄、幻听、瞳孔散大、视力模糊。严重者可由躁狂、谵妄进入昏迷、血压下降、呼吸减弱，最后可死于呼吸衰竭。中毒的程度与年龄、服药方式及个体耐受性有关。

预防措施：加强管理，防止曼陀罗种子混入粮食中；豆类加工时，注意检查并彻底清除混入的曼陀罗种子；做好宣传教育工作，教育群众不要食用曼陀罗的浆果、种子和叶子。

（三） 桐油中毒

桐油系油桐（*Aleurites fordii*）树种子榨取的工业用油，其色、味与一般植物油相似，故易误食中毒，也可因误食油桐种子而引起中毒。此外，用装过桐油的容器未经清洗干净即盛装食用油，食后也可引起中毒。桐油中的主要有毒成分是桐酸。桐酸对胃肠道有强烈的刺激作用；经吸收后由肾脏排泄，可损害肾脏。此外，也可损害肝脏、心脏、神经系统等。桐油中毒的潜伏期一般为0.5～4h。轻者因桐酸刺激胃肠道而引起呕吐、腹泻，出现头晕、头痛、四肢及口唇麻木、瞳孔散大、视力模糊、四肢抽搐、喉肌痉挛、嗜睡，甚至昏迷。严重者毒素吸收入血液后，刺激肾脏，引起肾脏损害，可出现发热、呕血、便血、呼吸短促、脉快、心肌损害，甚至虚脱。如处理及时，多能迅速恢复，少有死亡。

预防措施如下：

（1）将桐油与食用油分别存放。

（2）盛放桐油的容器要专用且有明显标志，以免误食。

（3）严禁用盛装过桐油的容器盛装食用油。

（四） 鲜黄花菜中毒

黄花菜又名金针菜、紫萱、忘忧草等，为多年生草本植物。鲜黄花菜中含有秋水仙碱，这种物质本身并无毒性，但经胃肠吸收之后，在代谢过程中可被氧化转化为二秋水仙碱，是一种剧毒物质。成年人一次食入0.1～0.2mg秋水仙碱（相当于50～100g鲜黄花菜）即可引起中毒，一次摄入量达到3mg以上，就会导致严重中毒，甚至有死亡的危险。

鲜黄花菜引起的中毒一般在0.5～4h内出现中毒症状。主要是嗓子发干、心慌胸闷、头痛、呕吐、腹痛及腹泻，重者还可出现血尿、血便、昏迷等。

预防鲜黄花菜中毒可采取以下措施：

（1）每次食用的量不要太多，一般不要超过50g。

（2）烹调前处理即浸泡处理，先将鲜黄花菜焯水，然后清水浸泡2～3h，中间换水，因秋水仙碱易溶于水，经此处理后可去除大部分秋水仙碱。

（3）采摘后先晒干再食用，可保证安全。

（五）白果中毒

白果（*Ginkgo biloba*）又名银杏，是我国特产，味带香甜，可以煮或炒吃，有祛痰、止咳、润肺、定喘等功效。但白果的肉质及种皮中含有有毒成分白果酸，种子及核仁中的白果二酚、白果酸。其中尤以白果二酚毒性最大。

白果毒吸收后损害神经系统，出现先兴奋后抑制症状，并损害末梢神经，引起功能障碍。白果酸和银杏毒有溶血作用。白果中毒轻重与食用量及个人体质有关。一般儿童中毒量为10～50粒。当人皮肤接触种仁或肉质外种皮后可引起皮炎、皮肤红肿。经皮肤吸收或食入白果的有毒部位后，毒素进入小肠再经吸收，作用于中枢神经系统，故中毒的主要表现为中枢神经系统损害和胃肠道症状。

中毒的潜伏期1～14h。轻者精神呆滞、反应迟钝、食欲不振、口干、头晕、呕吐、腹泻等，1～2d可愈。重者除胃肠道症状外还有抽搐、肢体强直、呼吸困难、神志不清、瞳孔散大等。严重者常于1～2d因呼吸衰竭、心脏衰竭而危及生命。

预防措施：采集白果时避免与种皮接触；不生食白果及变质的白果；生白果去壳及果肉中绿色的胚，加水煮熟后弃水再食用，食用量不可过多。

五、河豚鱼中毒

（一）病原学

河豚鱼（Globfish）又名气泡鱼、吹肚鱼等，是硬骨鱼纲豚科的各属鱼类，属于暖水性海洋底栖鱼类，属无鳞鱼的一种，我国各大海区均有分布，其中有些品种也进入江河产卵繁殖（清明节前后由海中逆游至入海口河中产卵），其中常引起人中毒的主要有星点东方鲀、豹纹东方鲀等。河豚鱼是一种味道鲜美，肌肉一般无毒，但皮肤、内脏及血液含有剧毒物质的鱼类，引起中毒的主要物质是河豚毒素（Tetrodotoxin，TTX）即氨基全氢间二氮杂萘，是一种毒性强烈的非蛋白类神经毒素。TTX系无色针状结晶，无嗅，微溶于水。该毒素理化性质稳定，一般加热烧煮、日晒、盐腌均不被破坏；对低pH稳定，但在pH为7以上易于降解；100℃处理24h或120℃加热20～30min或220℃处理10min才可使其完全破坏。河豚肉用40g/L氢氧化钠溶液处理20min或20g/L的碳酸钠溶液浸泡24h可失去毒性。

河豚鱼的含毒情况比较复杂，其毒力强弱随鱼体部位、品种、季节、性别及生长水域等因素而异。每年春季2～5月份为雌鱼的卵巢发育期，卵巢毒性最强，再加上肝脏毒性也在春季最强，所以春季最易发生河豚中毒，夏、秋季雌鱼产卵后，卵巢即退化而令其毒性减弱。多数养殖的新鲜洗净的鱼肉可视为无毒。

（二）中毒的临床表现

TTX 极易从胃肠道吸收，也可从口腔黏膜吸收，因此，中毒的特点是发病急速而剧烈，潜伏期很短，短至 10～30min，长至 3～6h 发病。发病急，来势凶猛。初有恶心、呕吐、腹痛等胃肠症状，口渴，唇、舌、指尖等发麻，随后发展到感觉消失，四肢麻痹，共济失调，全身瘫痪，可有语言不清、瞳孔散大和体温下降。重症因呼吸衰竭而于 3～6h 内死亡，最快者发病 10min 死亡。病死率 40%～60%。

（三）预防措施

（1）凡在渔业生产中捕得的河豚鱼均应送交水产收购部门并送指定单位处理，新鲜河豚鱼不得进入市场或混进其他水产品中。

（2）经批准加工河豚鱼的单位，必须严格按照规定由专业人员进行“三去”加工，即去内脏、去皮、去头；洗净血污，再盐腌晒干。

（3）产销加工单位在存放、调运河豚鱼等过程中必须妥善保管，严防流失。

（4）加强卫生宣教，提高消费者对河豚鱼识别能力及对河豚毒素的认识能力，防止误食。

六、有毒贝类中毒

太平洋沿岸某些地区，在 3～9 月份，食用有些贝类后会发生中毒。美国太平洋沿岸、日本、东南亚，中国的浙江、广东皆有报告。欧洲、非洲也曾有少数报告。浙江从 1967 年起已经报告 40 余起织纹螺中毒，中毒数百人，死亡数十人。

（一）病原学

有毒贝类中毒系由于食用某些贝类如贻贝、蛤贝、螺类、牡蛎等引起。贝类之所以有毒与海水中的藻类有关。海洋浮游生物中的双鞭毛藻类（Di－noflagellts）有多种含有剧毒，当某些本来无毒而一贯供食用的贝类摄食了有毒藻类（如膝沟藻科的藻类）后，其所含的有毒物质即进入贝类体内并在贝类体内呈结合状态，即被毒化。已毒化了的贝体，无生态和外型上的变化，但当人们食用以后，毒素可迅速从贝肉中释放出来，并对人呈现毒性作用。有毒贝类中毒特点为神经麻痹，故被毒化的贝类所带毒素统称为麻痹性贝毒（Paralytic shellfish poisoning，PSP），其中包括多种毒素，较重要的一种是石房蛤毒素（Saxitoxin，STX），其为分子质量较小的非蛋白质毒素。纯石房蛤毒素为白色，溶于水，耐热，80℃处理 1h 毒性无变化，100℃处理 30min 毒性减少 1/2；对酸稳定，对碱不稳定，胃肠道易吸收。石房蛤毒素主要的毒性作用为阻断神经传导。对人的经口致死量为 0.5～0.9mg。

贝类中毒的发生，往往与“赤潮”有关，赤潮的主要毒素就是石房蛤毒素。赤潮发生时，海中毒藻密度增加，贝类被毒化。中毒多发生于沿海国家和地区，我国的浙江、福建、广东等地均曾多次发生，导致中毒的贝类有蛤子、花蛤、香螺、织纹螺等常食用的贝类。

（二）中毒的临床表现

贝类中含有的毒素不同，中毒表现也各异，一般有以下三种类型。

1. 神经型

即麻痹性贝类中毒，引发中毒的贝类有贻贝、扇贝、蛤仔、东风螺等，它们的有毒成分主要是蛤蚌毒素。潜伏期 5min～4h，一般为 0.5～3h。早期有唇、舌、手指麻木感，进而四肢末端和颈部麻痹，直至运动麻痹、步态蹒跚，并伴有发音障碍、流涎、头痛、口渴、恶心、呕吐等，严重者因呼吸麻痹而死亡。

2. 肝型

引起中毒的贝类有蛤仔、巨牡蛎等，有毒部分为肝脏。潜伏期12h～7d，一般24～48h。初期有胃部不适、恶心、呕吐、腹痛、疲倦，也可有微热，类似轻度感冒。皮肤还常常可见粟粒大小的出血斑，红色或暗红色，多见于肩胛部、胸部、上臂、下肢等。重者甚至发生急性肝萎缩、意识障碍或昏睡状态，预后不良，多有死亡发生。

3. 日光性皮炎型

由于食用泥螺而引起，潜伏期1～14d，一般3d。初期面部和四肢的暴露部位出现红肿，并有灼热、疼痛、发痒、发胀、麻木等感觉。后期可出现淤血斑、水疱或血疱，破后引发感染。可伴有发热、头痛、食欲不振。

（三）预防措施

1. 建立疫性报告及定期监测制度

（1）监测、预报海藻生长情况　有毒贝类中毒的发生与赤潮有关，因此许多国家规定在藻类繁殖季节的5～10月份，对生长贝类的水样进行定期检查，当发现海藻密度大于2×10^4 mg/mL时，即发出可能造成贝类中毒的报告，甚至禁止该海域贝类的捕捞和销售。

（2）根据赤潮发生地域和时期的规律性对海贝类产品中的PSP含量进行监测。

2. 对作为商品供应的贝肉规定PSP限量

美国FDA规定，新鲜、冷冻和生产罐头食品的贝类中，石房蛤毒素最高允许限量不超过0.8mg/kg，可做借鉴。

3. 做好卫生宣传

针对PSP毒素耐热、水溶性及在贝体内脏部分积聚较多等特点，向群众宣传安全的食用方法。如食前清洗，去除内脏，食用时采取水煮、捞肉弃汤等方法。

七、鱼类引起的组胺中毒

（一）病原学

组胺是组氨酸的分解产物，因而鱼类组胺的产生与其含组氨酸多少有关。青皮红肉的鱼类（如鲐鱼、鲣鱼、鲭鱼、金枪鱼、沙丁鱼、秋刀鱼、竹荚鱼、青鳞鱼、金线鱼等）肌肉中含血红蛋白较多，因此组氨酸含量也较高。当受到富含组氨酸脱羧酶的细菌如组胺无色杆菌、埃希氏大肠杆菌、葡萄球菌、链球菌和变形杆菌等污染，并在适宜的环境条件下，产生脱羧酶，使组氨酸被脱羧而产生大量组胺，一般认为鱼体中组胺含量超过200mg/100g即可引起中毒。环境温度在10～37℃特别是15～20℃下、鱼体含盐3%～5%、pH为弱酸性条件下易于产生组胺。成人摄入组胺超过100mg（相当于每千克体重1.5mg）就有中毒的可能。若鱼体组胺量按1.6～3.2mg/g计算，食用50～100g鱼肉即可中毒。日常以鱼类组胺含量＜100mg作为评价能否食用的卫生指标。

中毒的机制是组胺可刺激心血管系统和神经系统，促使毛细血管扩张充血和支气管收缩，使血浆大量进入组织，血液浓缩、血压下降，引起反射性的心率加快，刺激平滑肌使之发生痉挛。

（二）中毒表现

组胺中毒特点为发病快，症状轻，恢复快。潜伏期一般为0.5～1h，短者只有5min，主要表现为面部、胸部及全身皮肤潮红、刺痛、灼烧感，眼结膜充血，并伴有头痛、头晕、心动加速、胸闷、呼吸急速、血压下降，有时可有荨麻疹，个别出现哮喘。体温正常。一般多在1～2d恢复健康。预后良好，未见死亡。

（三）预防措施

1. 防止鱼类腐败变质

在鱼类生产、贮运和销售等各环节进行冷冻冷藏，保持鱼体新鲜，并减少污染途径。鱼类腌制加工时对体形较厚者应劈开背部，以利于盐分渗入，用盐量不应低于25%。

2. 加强对青皮红肉鱼类中组胺含量的监测

凡含量超过100mg/100g者不得上市销售，同批鱼货应改作盐腌加工，使组胺含量降至安全量以下时才能上市销售。

3. 做好群众的宣传工作

消费者购买青皮红肉鱼类时要注意其鲜度质量，并及时烹调。烹调时加醋烧煮和油炸等可使组胺减少（可使组胺含量下降2/3左右）。

八、其他动物性食物中毒

（一）鱼胆中毒

鱼胆中毒是食用鱼胆而引起的一种急性中毒。我国民间有以鱼胆治疗眼病或作为“凉药”的传统习惯，但因服用量、服用方法不当而发生中毒者也不少。所用鱼胆多取自青、草、鳙、鲢、鲤等淡水鱼。因胆汁毒素不易被热和乙醇（酒精）所破坏。因此，不论生吞、熟食或用酒送服，超过2.5g，就可中毒，甚至导致死亡。

鱼胆的胆汁中含胆汁毒素，此毒素不能被热和乙醇所破坏，能严重损伤人体的肝、肾，使肝脏变性、坏死，肾脏肾小管受损、集合管阻塞、肾小球滤过减少，尿液排出受阻，在短时间内即导致肝、肾功能衰竭，也能损伤脑细胞和心肌，造成神经系统和心血管系统的病变。据资料报道，服用鱼重0.5kg左右的鱼胆4或5个就能引起不同程度的中毒；服用鱼重2.5kg左右的青鱼胆2个或鱼重5kg以上的青鱼胆1个，就有中毒致死的危险。

鱼胆中毒潜伏期一般为2～7h，最短30min，最长约14h。初期恶心、呕吐、腹痛、腹泻，随之出现黄疸、肝肿大、肝功能变化；尿少或无尿，肾功能衰竭。中毒严重者死亡。肾脏损害表现常发生在食用鱼胆3d以后。

由于鱼胆毒性大，无论什么烹调方法（蒸、煮、冲酒等）都不能去毒，预防鱼胆中毒的唯一方法是不要滥用鱼胆治病，必须使用时，应遵医嘱，并严格控制剂量。

（二）动物甲状腺中毒

动物甲状腺中毒一般因牲畜屠宰时未摘除甲状腺而使其混在喉颈等部碎肉中被人误食所致。甲状腺所分泌的激素为甲状腺素，其毒理作用是使组织细胞的氧化率突然提高，分解代谢加速，产热量增加，过量甲状腺素扰乱了人体正常的内分泌活动，使各系统、器官间的平衡失调，则出现类似甲状腺功能亢进的症状。

误食甲状腺中毒一般多在食后12～21h出现症状，如头晕、头痛、烦躁、乏力、抽搐、震颤、脱皮、脱发、多汗、心悸等。部分患者于发病后3～4d出现局部或全身出血性丘疹、皮肤发痒，间有水泡、皮疹，水泡消退后普遍脱皮。少数人下肢和面部浮肿、肝区痛，手指震颤。严重者发高热、心动过速，从多汗转为汗闭、脱水。个别患者全身脱皮或手足掌侧脱皮，也可导致慢性病复发和流产等。病程短者仅3～5d。长者可达月余。有些人较长期遗留有头晕、头痛、无力、脉快等症状。

甲状腺素的理化性质非常稳定，600℃以上的高温才能将其破坏，一般的烹调方法不能去除其毒害。因此预防甲状腺中毒的方法，主要是在屠宰牲畜时严格摘除甲状腺，以免误食。

（三）动物肝脏中毒

动物的肝脏（如犬肝、熊肝、鲨鱼肝、海豹肝等）含有丰富的维生素A、维生素D，同时它又含有痉挛毒素和麻痹毒素。动物肝脏中毒主要是维生素A过量引起。

维生素A是人体必需的一种营养物质，血中维生素A的正常值为0.52～2.10μmol/L。人体每日膳食中的供给量为800g视黄醇当量（成年人）。如果摄入大量的维生素A即可引起中毒。成年人如一次摄入推荐摄入量的100倍，儿童大于20倍即可出现中毒。

中毒的潜伏期1～12h。有恶心呕吐，肝大而有压痛，头痛、头晕、面红，婴儿囟门多隆起。进一步恶化，腹痛、腹泻、畏寒发热，皮肤潮红、瘙痒、脱皮。预防措施主要是不过量食用含大量维生素A的动物肝脏。

（四）雪卡鱼中毒（热带鱼中毒、西加鱼中毒）

雪卡鱼中毒泛指食用热带和亚热带海域珊瑚礁周围的鱼类而引起的食物中毒。雪卡鱼栖息于热带和亚热带海域珊瑚礁附近，因食用有毒藻类而被毒化，目前有超过400多种的鱼被认为是雪卡鱼，其种类随海域不同而有所不同，实际含毒的有数十种，其中包括几种经济价值较重要的海洋鱼类如梭鱼、黑鲈和真鲷等。但在外观上与相应的无毒鱼无法区别。

雪卡鱼中毒的毒素称雪卡毒素（Ciguatoxin），雪卡鱼中毒主要影响人类的胃肠道和神经系统。中毒的症状有恶心、呕吐、口干、腹痉挛、腹泻、头痛、虚脱、寒颤，口腔有食金属味和广泛肌肉痛等，重症可发展到不能行走。症状可持续几小时到几周，甚至数月。在症状出现的几天后可有死亡发生。

由雪卡鱼中毒症状的广泛性也可看出雪卡鱼中毒可能是由几种不同来源的毒素所造成的。目前已从雪卡鱼中分离到至少有4种毒性物质，其中包括雪卡毒素（Ciguatoxin）、刺尾鱼毒素（Maitotoxin）和鹦嘴鱼毒素（Scaritoxin）。雪卡毒素对小鼠的LD_{50}为0.45μg/kg·体重，毒性比河豚毒素强20倍。刺尾鱼毒素对小鼠的LD_{50}为0.17μg/kg·体重。同一种群中体形较大者通常毒性更强，说明雪卡毒素在鱼体中有累积效应，可导致累积性中毒。

由于加热和冷冻均不能破坏雪卡鱼的毒性，因此，预防雪卡鱼中毒主要以不食用含毒鱼类和软体动物为主。目前对雪卡鱼毒素的预防尚缺乏行之有效的方法。

（五）有毒蜂蜜中毒

蜂蜜的质量和色香味等都与蜜源有关。一般蜂蜜对人有益无害，但当蜜源植物有毒时，蜂蜜也会因而含毒。在我国福建、云南、湖南等省均有报道。其有毒蜜源来自含生物碱的有毒植物，常见的为雷公藤、洋地黄、断肠草、钩藤属等有毒植物。国外也有报道有毒蜜源植物为山踯躅、附子、梫木花等。

另外，肉毒梭菌在自然界分布极广，极易在蜜蜂采花粉时混入蜂蜜，并在酿蜜时的缺氧环境中大量繁殖，分泌毒性极大的肉毒毒素。

蜂蜜中毒多在食后8～36h出现症状，轻症病人仅有口干、口苦、唇舌发麻、头晕及胃肠炎症状。中毒严重者有肝损害（肝大、肝功能异常）、肾损害（尿频或少尿、管型尿、蛋白尿等）、心率减慢、心律失常等症，可因循环中枢和呼吸中枢麻痹而死亡。

预防措施如下：

（1）中毒原因与蜜源植物有关，故需在蜂房周围砍去有毒植物，培植无毒蜜源植物。

（2）加强蜂蜜检验，以防有毒蜂蜜进入市场。

（3）向消费者宣传鉴别蜂蜜质量的知识。据实例调查和群众经验，以有毒蜜源酿成的蜂蜜，一般色泽较深，呈棕色糖浆状，有苦味。

第五节　化学性食物中毒

化学性食物中毒是指由于食用了被有毒有害化学物质污染的食品所引起的食物中毒。污染食物的化学性有毒物质主要包括有毒金属、非金属及其化合物、化学农药以及亚硝酸盐、甲醇等其他化学物质。2015 年卫生部的统计资料表明，化学性食物中毒事件的主要致病因子为亚硝酸盐、毒鼠强、克百威、甲醇、氟乙酰胺等，其中，亚硝酸盐引起的食物中毒事件 9 起，占该类事件总报告起数的 39.1%，毒鼠强引起的食物中毒事件 4 起，占该类事件总报告起数的 17.4%。

一、砷化合物中毒

（一）病原学

1. 砷化合物及其毒性

砷广泛分布于自然界中，几乎所有的土壤中都存在砷。砷元素本身毒性很小，但砷的氧化物和盐类则具有毒性。砷化合物在工农业生产及医药上用途很广，特别是在农业上作为杀虫剂而被广泛应用。常见的砷化合物有三氧化二砷、砷酸钙、亚砷酸钙、砷酸铅、砷酸钠、亚砷酸钠等。一般来说，三价砷化合物的毒性大于五价砷化合物，亚砷酸化合物的毒性大于砷酸化合物。

砷化合物中毒，最常见的是三氧化二砷（As_2O_3）。三氧化二砷俗称砒霜、白砒或红、白信石，为白色粉末，无臭无味，较易溶于水，可作为杀虫剂、杀鼠剂、消毒剂、防腐剂、药物等，在农业及工业（特别是染料、皮毛工业）、医药业使用，有污染食物或误食中毒的可能。三氧化二砷经口服 10～50mg 即可中毒，60～300mg 即可致死，粒度越细、毒性越大。敏感者 1mg 可中毒，20mg 致死。三价砷的无机化合物是细胞原浆毒物，此类砷化合物被吸收至体内后，可与细胞酶蛋白的巯基结合，从而抑制酶的活性，使细胞代谢发生障碍，造成细胞死亡；也可使神经细胞代谢障碍，引起神经系统功能紊乱；麻痹血管运动中枢并直接作用于毛细血管，导致毛细血管扩张、麻痹和渗出性增高，使胃肠黏膜和其他脏器出现充血和出血，甚至全身出血，并可引起肝细胞变性、心脏脂肪变、脑水肿等。此外，三价砷对消化道呈现直接的腐蚀作用，引起口腔、咽喉、食道、胃的溃疡、糜烂及出血等，进入肠道可导致腹泻。

2. 引起砷化合物中毒的主要原因

（1）误食引起砷化合物中毒是常见的中毒原因　因纯的三氧化二砷外观与食盐、糖、淀粉、味精、碱面、小苏打、石膏等很相似，因此易造成误食而中毒；或误食含砷农药拌过的种子、喷洒过有机砷农药的水果蔬菜、含砷的毒饵等均可引起中毒，尤其是儿童。

（2）盛放过砷化合物的容器、用具或运输工具等又用来盛放、加工或运送食物而造成食品的砷污染而引起中毒。

（3）滥用含砷杀虫剂（如砷酸钙、砷酸铅等）喷洒果树和蔬菜，造成水果、蔬菜中残留量过高。

（4）食品加工时所使用的加工助剂（如无机酸、盐、碱等）或添加剂中砷含量过高。

（二）中毒的临床表现

砷化合物中毒的潜伏期为数十分钟至数小时，平均1~2h出现症状。口服急性砷中毒早起常见消化道症状，如口及咽喉部有干、痛、烧灼、紧缩感，声嘶、恶心、呕吐、下咽困难、剧烈腹痛及腹泻等，同时还可见眼睑水肿、皮肤显著发红、头痛、头晕、烦躁不安等，症状加重时可出现严重脱水、电解质失衡、腓肠肌痉挛、体温下降、四肢发冷、血压下降，甚至昏迷和休克，并可发生中毒心肌病、中毒性肝病和急性肾功能衰竭。重症患者可出现神经系统症状，有剧烈头痛、头昏、烦躁不安、惊厥、昏迷等，如抢救不及时可因呼吸衰竭于发病1~2d死亡。砷化合物中毒会造成肾脏损害，可出现尿闭、尿蛋白、血尿、尿中毒，还可造成肝脏、心肌损害，砷化合物中毒还可严重地引起皮肤黏膜的损伤。

（三）急救治疗

1. 排除毒物

采取催吐、洗胃和导泻措施。

（1）催吐　对中毒患者立即催吐，用10~20个生鸡蛋清加明矾末5~10g搅匀服下。

（2）洗胃　用普通温水、5g/L活性炭悬液、0.5g/L高锰酸钾溶液洗胃。然后口服新沉淀生成的氢氧化铁30mL（120g/L硫酸亚铁溶液与200g/L氧化镁混悬液，在用前等量混合配制，用时摇匀），连续2~3次。也可洗胃后再口服活性炭10~20g。

（3）导泻　用硫酸钠20~30g。

2. 解毒治疗

特效解毒剂有二巯基丙磺酸钠、二巯基丙醇等，其解毒作用是由于巯基与砷结合力强，能夺取已与组织中酶系统结合的砷，形成稳定的环状化合物，随尿排出。

3. 对症处理

维持水电解质平衡、抗休克、保护肝肾功能、预防感染，有条件者应尽早采用血液透析清除体内异物。

（四）预防措施

（1）严格砷化物的管理。砷化物应有专库贮存，严密加锁，并由专人管理；贮存库要远离食堂、水井、住房；在盛装砷化物的包装上必须做“有毒”标记。

（2）严禁砷化物与粮食及其他食品混放、混装、混运；盛放或处理砷化物的器具不能用于盛放或处理食品。

（3）严禁食用拌过农药的粮种及含砷农药中毒死亡的家禽，并对其进行妥善处理。

（4）使用含砷化合物的农药防治果树、蔬菜害虫时，要确定安全施用期，以减少水果蔬菜中的残留量。有的国家规定用含砷杀虫剂喷雾的苹果中残留砷（以三氧化二砷计）不得超过1.4mg/kg。

（5）食品企业和食堂严禁使用含砷杀虫剂及灭鼠剂。

（6）加强食品添加剂的卫生管理。食品生产过程中使用的各种添加剂及加工助剂（酸、碱等）含砷量不能超过国家标准。

二、 亚硝酸盐中毒

亚硝酸盐主要是指亚硝酸钠，俗称“硝精”或“硝盐”，为白色至淡黄色粉末或颗粒状，味微咸，易溶于水。外观及滋味都与食盐相似，常因误食引起中毒，或由于在食品加工过程中作为发色剂的硝酸盐或亚硝酸盐加入过量所引起的中毒，或由于食入含有大量硝酸盐、亚硝酸盐的蔬菜或食物所致。在工业、建筑业中广为使用，肉类制品中也允许作为防腐剂、发色剂限量使用。食入0.3～0.5g的亚硝酸盐即可引起中毒甚至死亡。

我国重大亚硝酸盐食物中毒事件几乎每年都有发生。亚硝酸盐食物中毒的各季度发生情况基本相似，无明显的季节性。亚硝酸盐食物中毒起数和人数农村居多，肉类及其制品引起的亚硝酸盐食物中毒居首位。近来研究表明，亚硝酸盐不仅可引起急性毒性，而且还是强致癌物。为保证食品安全，确保公众身体健康，2012年6月12日，卫生部、国家食品药品监督管理局联合发布公告，酒店、大排档、小吃店等餐饮服务单位禁止使用亚硝酸盐作为食品添加剂。

（一）病原学

1. 食物中亚硝酸盐的来源及中毒原因

亚硝酸盐（Nitrite）食物中毒近年来时有发生，归纳起来主要有以下几方面原因。

（1）误食　亚硝酸盐的外观及口感与食盐相似，易被当做食盐加入食品中而导致中毒。

（2）随蔬菜摄入

①大量食用不新鲜的蔬菜（特别是叶菜类蔬菜）而引起的亚硝酸盐中毒。许多蔬菜中（如菠菜、小白菜、甜菜叶、萝卜叶、韭菜等）都含有较多的硝酸盐，特别是土壤中大量施用氮肥及除草剂或缺乏钼肥时，蔬菜中硝酸盐的含量更高，部分蔬菜中硝酸盐的平均含量见表3－3。如果蔬菜贮存温度较高，时间过久，特别是发生腐烂时，则菜内的硝酸盐可在硝酸盐还原菌（如大肠杆菌、沙门菌、产气荚膜杆菌、枯草芽孢杆菌等）的作用下转化为亚硝酸盐，大量食用后则可引起中毒。

②腌制不久的蔬菜中含有大量的亚硝酸盐（特别是食盐浓度低于15%时），食后易引起食物中毒。一般蔬菜腌制2～4d时，亚硝酸盐含量即升高；7～8d时，亚硝酸盐含量最高；变质腌菜中亚硝酸盐含量更高，如变质腌萝卜叶中可高达2296mg/100g，一般于腌后20d消失。部分食物中亚硝酸盐的平均含量见表3－4。

表3－3　部分蔬菜中硝酸盐的平均含量

蔬菜	含量/（mg/kg）	蔬菜	含量/（mg/kg）
菠菜	2464	生菜	2164
莴苣	1954	圆白菜	196
油菜	3466	小白菜	743
芹菜	3912	紫菜头	784
白菜	1530	茄子	275
黄瓜	125	扁豆	157

续表

蔬菜	含量/ (mg/kg)	蔬菜	含量/ (mg/kg)
苦瓜	91	豌豆	99
南瓜	330	蛇豆	99
冬瓜	288	柿子椒	93
丝瓜	118	小辣椒	110
西葫芦	137	西红柿	88
藕	126	茭白	103

表3-4 部分食物中亚硝酸盐的平均含量

食物种类	含量/ (mg/kg)	食物种类	含量/ (mg/kg)
柿子椒	0.06	木耳菜	0.14
苦瓜	0.09	紫菜头	0.22
丝瓜	0.16	蛇豆	0.06
芥菜叶	3.9	卤黄瓜	9.0
白菜叶	0.05	腌菜叶	96.0
酸白菜	7.3	酸米汤	22.4
小麦粉	3.8	谷子	2.0
全麦粉	10.0	黄豆粉	10.0
红薯	0.13	苹果汁	0.7

（3）存放不当 煮熟的蔬菜置不洁的容器中放置在较高的温度下且存放时间过长时也会使其中的亚硝酸盐含量升高。

（4）井水中硝酸盐及亚硝酸盐含量过高 有些地区的井水中含有较多的硝酸盐及亚硝酸盐，一般称为苦井水。如用这种水烹调食物并在不卫生的条件下存放过久，由于细菌的作用，使硝酸盐转变成亚硝酸盐，导致食物中亚硝酸盐的含量增高而引起中毒。

（5）过量添加 肉类食品加工时，常用硝酸盐和亚硝酸盐作为发色剂，使用过量时也可引起中毒。

（6）体内生成 在某些疾病状态下如胃肠道功能紊乱、儿童营养不良、贫血、肠道寄生虫病及胃酸浓度降低时，可使胃肠道内硝酸盐还原菌大量繁殖。此时如果大量食用硝酸盐含量较高的蔬菜，可在体内形成大量亚硝酸盐，从而引起亚硝酸盐中毒。

2. 中毒机制

亚硝酸盐为强氧化剂，经消化道吸收进入血液后，可使血液中正常的二价铁血红蛋白氧化成高铁（三价）血红蛋白，从而失去携带氧的功能，阻止了正常血红蛋白释放氧，造成组织缺氧，产生一系列相应的中毒症状，如青紫症状。亚硝酸盐还具有松弛血管平滑肌的作用，引起血管扩张、血压下降。亚硝酸盐的中毒剂量为0.3～0.5g，致死量为1～3g。

（二）中毒的临床表现

亚硝酸盐中毒潜伏期的长短与摄入的亚硝酸盐量和中毒的原因有关。由于误食纯亚硝酸盐而引起的中毒一般在食后10min左右发病，而大量食用含亚硝酸盐蔬菜或其他原因引起的中毒多在食后1～3h发病，潜伏期也可长达20h。

中毒的主要症状有：由于组织缺氧引起的紫绀现象，如口唇、舌尖、指（趾）甲及全身皮肤青紫；并有头晕、头痛、乏力、心率加快、恶心、呕吐、腹痛、腹泻等症状，严重者昏迷、惊厥、大小便失禁，常死于呼吸衰竭。

（三） 急救治疗

1. 排除毒物

进食不久可采用催吐、温水洗胃和清肠的方法排除未被吸收的毒物。

2. 解毒治疗

轻度中毒一般不需要治疗，重症病程发展快，须及时进行抢救，迅速给予洗胃、灌肠。静脉滴注或口服美蓝（亚甲蓝）有特殊的解毒效果，同时配合使用维生素C效果更好。将0.5～1g维生素C加入50%葡萄糖溶液中静脉注射，然后在500～1000mL的100g/L葡萄糖溶液中加1g维生素C静脉注射。使用细胞色素C、辅酶A也有助于解毒。

3. 对症治疗

缺氧和呼吸困难可吸氧或用呼吸兴奋剂、人工呼吸机；血压下降可用间羟胺或去甲肾上腺素。

（四） 预防措施

（1）妥善保管　亚硝酸盐要有专人保管，专用容器存放，包装或存放亚硝酸盐的容器应有醒目标志，健全领发登记手续等，防止误食。

（2）各种蔬菜以鲜食为主　如需贮藏时要注意贮存条件并避免存放过久及腐烂变质；食剩的蔬菜不宜在较高温度下存放长时间后再食用；盐腌的蔬菜应腌透后再食用（至少腌20d以上），腌菜时选用新鲜蔬菜。

（3）注意饮水　对饮水中硝酸盐含量较高的地区要进行水质处理，必须使用苦井水时，勿用于煮粥，烹调后的熟食品在室温下存放尽量不过夜。不喝反复烧开的开水。

（4）严格执行食品添加剂的卫生管理　控制作为食品添加剂发色剂的亚硝酸盐的使用范围、使用剂量及食品中的残留量。

（5）改善土壤环境　合理地施用钼肥，可降低蔬菜及粮食中硝酸盐的含量。

（6）采用合理的加工、烹调方法降低蔬菜中硝酸盐的含量　如蔬菜在烹调食用前先焯水、弃汤后再烹炒可大大降低其中的硝酸盐含量；将蔬菜放在浓度为10g/L的食盐水或维生素C的溶液中浸泡一昼夜，其中的硝酸盐含量可减少90%。

（7）提高对亚硝酸盐和食盐的鉴别能力　亚硝酸盐较食盐更易熔化（熔点271℃），产生挥发刺激性气味。食盐难熔（熔点801℃），可通过烧红的铁锅做熔化试验，进行简单验证。

三、 其他化学性食物中毒

（一） 有机磷农药中毒

1. 有机磷农药类型及引起食物中毒的原因

有机磷农药是目前应用最广泛的杀虫剂。有机磷农药有一定毒性，在生产和使用过程中如不注意防护，往往会污染食品和环境，而使人发生食物中毒。

有机磷农药有100多种，其毒性大小相差很大，一般可分为四种类型：

（1）剧毒类　对硫磷（1605）、内吸磷（1059）、甲拌磷（3911）。

（2）高毒类　敌敌畏（DDVP）、氧乐果、甲基对硫磷。

（3）中毒类　敌百虫、乐果。

（4）低毒类　马拉硫磷（4049）等。

有机磷农药食物中毒的主要原因：

（1）用装过农药的瓶子盛装酱油、酒、食用油等；将有机磷农药与粮食或其他食品混装运输或混放，造成食品污染；在使用农药过程中，未经洗手就吃东西、饮水而引起中毒等。

（2）误食被有机磷农药毒死的畜、禽及水产品可造成二次中毒。

（3）刚喷洒过有机磷农药的瓜果蔬菜，没到安全期间隔就采摘上市或食用。

2. 中毒症状及预防措施

由消化道进入较一般浓度的呼吸道或皮肤吸入中毒症状重、发病急；但如吸入大量或浓度过高的有机磷农药，可在5min内发病并迅速致死。有机磷农药属于有机磷酸酯或硫代磷酸酯类化合物，常用剂型有乳剂、油剂和粉剂，色泽有淡黄色至棕色，稍有挥发性，且有蒜味，一般难溶于水而易溶于脂肪和有机溶剂，在酸性环境中较稳定，在碱性条件下易水解而失去毒性，故绝大多数有机磷农药与碱性物质，如肥皂、碱水、苏打水接触时可被分解破坏，但敌百虫例外，敌百虫可溶于水，遇碱会生成毒性更大的敌敌畏。有机磷农药的毒性作用机制是有机磷农药进入机体后，与胆碱酯酶结合，抑制神经系统胆碱酯酶活性，使组织中的乙酰胆碱不能水解，造成大量乙酰胆碱在体内堆积，使一些以乙酰胆碱为传导介质的神经处于过度兴奋状态，最后转入抑制和衰竭，从而出现中毒症状。

潜伏期多在2h以内，潜伏期越短，病情越严重。根据中毒症状的轻重可将急性中毒分为三度：

（1）轻度中毒（全血胆碱酯酶活力下降到正常值的50%～70%）　表现为头晕、头痛、恶心呕吐、多汗、胸闷无力、视力模糊等。

（2）中度中毒（全血胆碱酯酶活力下降到正常值的30%～50%）　除上述症状加重外，还有肌肉跳动、瞳孔缩小、全身肌肉紧束感、流涎（口腔、鼻孔可有大量的白色或淡红色泡沫样分泌物）、腹痛、腹泻、轻度呼吸困难、轻度意识障碍。

（3）重度中毒（全血胆碱酯酶活力下降到正常值的30%以下）　除上述症状外，并有心跳加快。血压升高、发绀、瞳孔缩小如针尖、呼吸极度困难、肺水肿、大小便失禁、惊厥、患者进入昏迷状态，最后可因呼吸中枢衰竭、呼吸肌麻痹或循环衰竭肺水肿而死亡。

预防措施：加强农药的管理，器具专用，单独专库存放，专人管理；严禁农药与食物混装、混放；运输有机磷农药的车、船需经彻底洗净后才能运输包装严密的食品；不用盛放过农药的器具盛装食品；配药拌种要远离畜圈、饮水源和瓜果地，以防止污染；在喷洒农药过程中，必须注意个人防护，严禁吃东西、喝水、吸烟，使用农药后注意用肥皂彻底洗手、洗脸；喷洒过农药或播过毒种的农田，要树立标志以提示群众；喷洒农药时必须遵守安全间隔期，喷过有机磷农药的水果、谷物在1个月内不得食用；蔬菜水果在食用前应洗净。

（二）锌化合物中毒

金属锌本身无毒，而是人体必需的微量元素，保证锌的营养素供给量对于促进人体的生长发育和维持健康具有重要意义。但锌的盐类超量则可引起中毒，锌的供给量与中毒剂量接近，即安全带很窄。如人的锌供给量为10～20mg/d，而中毒量为80～400mg。硫酸锌口服致死量为

5～15g。锌易溶于酸性溶液中，一般有机酸对锌的溶解度相当大。锌中毒的发生多是由于使用镀锌容器盛放酸性食品和饮料所致，或误服锌盐。

锌化合物的毒性作用主要是锌的盐类使蛋白质沉淀，对皮肤和黏膜有刺激和腐蚀作用。锌中毒潜伏期很短，仅数分钟至1h。锌化合物中毒的主要临床表现为胃肠道刺激症状，如恶心、持续性呕吐、口中灼烧感及麻辣感、腹痛、腹泻以及胃肠道糜烂。严重者合并休克、穿孔性腹膜炎、肾脏损害等。病程短，几小时至1d可痊愈。

预防措施：锌化物单独保管，不与食品混放；禁止使用镀锌的容器盛放酸性食物、醋及酸性饮料。国内曾报道几起由于使用锌桶盛醋，大白铁壶盛放酸梅汤和清凉饮料而引起的锌中毒；防止误食硫酸锌或氯化锌等锌盐；另外，应加强对补锌制剂和保健食品的审批，加强对市场的监督管理；是否需补锌及补锌剂量应在临床医生指导下进行，不可自行乱补乱用。

（三）油脂酸败食物中毒

油脂贮存不当，会发生酸败。食用酸败油脂或用其制作含油脂高的食品均会引起中毒；含油脂高的食品如糕点、饼干、油炸方便面、油炸小食品等，贮存时间过长，其中的油脂酸败，食用这种油脂酸败的食品也可引起食物中毒。

油脂酸败食物中毒的发生主要是油脂酸败后产生的低级脂肪酸、醛、酮及过氧化物等引起。这些有害物质或对胃肠道有刺激作用，中毒后出现胃肠炎症状如恶心、呕吐、腹痛、腹泻等；或具有神经毒，出现头痛、头晕、无力、周身酸痛、发热等全身症状。病程1～4d。

预防油脂酸败食物中毒可采用以下措施：加强油脂和含油脂高的食品的保管，改善贮存条件，避免酸败；长期贮存的油脂宜用密封、隔氧、避光的容器，在较低温度下贮存并避免油脂接触金属离子如铁、铜、锰等；在油脂中加入抗氧化剂，防止酸败发生；禁止销售与食用酸败油脂；严禁用酸败油脂加工制作食品。

（四）食品添加剂过量食用或使用不当引起的食物中毒

随着食品工业的迅速发展，食品添加剂的品种和产量不断增加，尤其是复合食品添加剂，已成为食品工业化生产不可缺少的原辅材料之一。但食品添加剂如果不恰当使用，可直接影响食品的卫生质量，甚至可能造成食物中毒。

中毒原因：

（1）食品中使用了未经国家批准使用或禁用的添加剂品种。

（2）食品中添加剂超出了规定使用剂量和使用范围。

（3）食用工业级添加剂替代食品级添加剂。

预防措施：使用的食品添加剂经食品毒理学安全性评价证明，在其使用限量内长期使用对人体安全无害；使用的食品添加剂不影响食品自身的感官性状和理化指标，对营养成分无破坏作用；食品添加剂在使用中应有明确的检验方法；使用食品添加剂不得以掩盖食品腐败变质或掺杂掺假、伪造为目的；不得经营和使用无卫生许可证、无产品检验合格证及污染变质的食品添加剂；严格按照国家标准批准使用食品添加剂。

（五）甲醇中毒

甲醇又称木醇、木酒精，为无色、透明、略有乙醇味的液体，是工业酒精的主要成分之一。甲醇经呼吸道和消化道吸收，皮肤也可部分吸收。分布于脑脊液、血、胆汁和尿中且含量极高，骨髓和脂肪组织中最低。甲醇在体内氧化和排泄均缓慢，故有明显蓄积作用。甲醇中毒多数是由于食用蒸馏酒和配制酒所引起的。

1. 中毒原因

（1）饮用以甲醇或工业乙醇（含大量甲醇）兑制的白酒、米酒、黄酒等酒类。

（2）酿酒原料（薯干、马铃薯、水果、糠麸）中的果胶在蒸煮过程中分解生成甲醇，或因工艺不当导致蒸馏酒中甲醇含量过高，使饮用者中毒。

2. 甲醇的主要毒性机制

（1）对神经系统有麻醉作用。

（2）甲醇经脱氢酶作用，代谢转化为甲醛、甲酸，抑制某些氧化酶系统，致需氧代谢障碍，体内乳酸及其他有机酸积聚，引起酸中毒。

（3）由于甲醇及其代谢物甲醛、甲酸在眼房水和眼组织内含量较高，致视网膜代谢障碍，易引起视网膜细胞、视神经损害及视神经脱髓鞘。

急性中毒主要见于大量吸入甲醇蒸气或误作乙醇饮入所致。潜伏期 8 ~ 36h。中毒早期呈酒醉状态，出现头昏、头痛、乏力、视力模糊和失眠。严重时谵妄、意识模糊、昏迷等，甚至死亡。双眼可有疼痛、复视，甚至失明。慢性中毒可出现视力减退、视野缺损、视神经萎缩，以及伴有神经衰弱综合征和植物神经功能紊乱等。

3. 预防措施

（1）加强对白酒，尤其是散装白酒生产、销售的监督检测。

（2）对酒类生产厂家施行强制检验制度，加强密闭、通风排毒设施、佩戴防护口罩和手套，禁止不合格的产品流入市场。

（3）妥善保管工业酒精并做好标识，避免误食中毒。

思考题

1. 简述食物中毒与食源性疾病的区别。
2. 什么是食物中毒？简述中毒食品的分类。
3. 什么是细菌性食物中毒？有哪些特点？分为哪几个类型？
4. 细菌性食物中毒发生的原因有哪些？如何预防？
5. 简述亚硝酸盐食物中毒的原因有哪些？如何预防？
6. 简述河豚鱼中毒的临床症状及预防措施。
7. 如何识别霉变甘蔗？预防霉变甘蔗中毒的措施有哪些？
8. 引起赤霉病麦的病原物是什么？如何预防赤霉病麦引起的食物中毒。
9. 简述马铃薯中毒发病的机制。
10. 举例说明毒蕈中毒的类型有哪些？
11. 如何预防四季豆食物中毒？
12. 生吃或是食用半生不熟的肉类可能引起哪些感染？
13. 简述有机磷农药中毒的原因、作用机制及预防措施。

第四章 食品添加剂及其管理

CHAPTER 4

[学习目标]

1. 了解食品添加剂的定义和分类，在食品工业中的地位和作用和食品添加剂的发展趋势。

2. 掌握食品添加剂的选用原则和使用要求。

第一节 食品添加剂概述

据统计，2011 年我国食品添加剂总产量达 762 万 t，实现销售收入 767 亿元，创汇超过 30 亿美元。到 2015 年总产量为 1050 万 t，年均增速 11%，已经成为食品工业技术进步和科技创新的重要推动力。食品添加剂可以提高食品质量和营养价值、改善食品感官性质、防止食品腐败变质、延长食品保藏期、便于食品加工和提高原料利用率等，以及适应某些特殊需要。世界食品添加剂工业正朝着天然健康、复合化等方向发展。中国食品添加剂工业应顺应发展潮流，加快开发与生产步伐。

食品添加剂在应用于食品之前，已进行了严格的毒理学安全评价，但因食品添加剂不是食品固有的正常成分，食品添加剂的安全性问题仍然是人们关注的焦点。食品添加剂的滥用、超量使用或超范围使用，对食用者健康安全构成了严重威胁。由于检测技术的进步、食品毒理学研究的深入以及人类流行病学调查研究，食品添加剂的慢性毒害和蓄积性毒害作用不断被发现，世界各国皆加强了食品添加剂的立法和管理，甚至对各种食品添加剂进行再评价，近年来，许多以前批准使用的食品添加剂从食品添加剂的名单中删除而被禁用。

各国对食品添加剂的定义和制定的标准不同，由于对发达国家的相关法律条文缺乏认识与了解，特别是发展中国家在对发达国家的食品出口上，往往由于食品添加剂标准的不统一，导致贸易失败，给国家和企业带来巨大的损失。根据《中华人民共和国食品安全法》等相关规定，原卫生部采用危险性评估手段，制定并与国家标准委员会联合颁布了 GB 2760—2014《食品安全国家标准　食品添加剂使用标准》，与国际《食品添加剂通用标准》（GSFA）基本接轨。GB 2760—2014 是我国食品添加剂最全面的标准，自实施以来，在规范食品添加剂的安全使用、促进食品工业发展方面发挥了巨大作用。

一、 食品添加剂的定义

2016 年 FAO/WHO 修订的食品添加剂通用法典标准（CODEX STAN 192—1995）规定：食品添加剂是指其本身通常不作为食品消费，不用作食品中常见的配料物质，无论其是否具有营养价值。在食品中添加该物质的原因是出于生产、加工、制备、处理、包装、装箱、运输或贮藏等食品的工艺需求（包括感官），或者期望它或其副产品（直接或间接地）成为食品的一个成分，或影响食品的特性。该术语不包括污染物，或为了保持或提高营养质量而添加的物质。

根据 GB 2760—2014《食品添加剂使用标准》将食品添加剂（Food Additive）定义为：为改善食品品质和色、香、味，以及为防腐、保鲜和加工工艺的需要而加入食品中的人工合成或者天然物质。食品用香料、胶基糖果中基础剂物质、食品工业用加工助剂也包括在内。

这些添加剂基本上无营养价值，而且大部分对人体有不良效应。如亚硝酸盐可以引起高铁血红蛋白血症而使血红蛋白失去携氧功能，也可以在体内转变为亚硝胺而有致癌作用等。但是食品添加剂对改善食品和利于食品保存方面有很大作用，并且可使得食品的花样更加丰富多彩。因此，不能因食品添加剂的某些不良效应而禁止使用食品添加剂，食品卫生学的任务不仅是发现哪些添加剂对人体有不良效应，还应该对这些不良效应提出正确评价，在保证消费者健康的前提下规定其使用范围和最大使用量等。

二、 食品添加剂的分类和编码

（一） 分类

由于食品添加剂在现代食品工业中所起的作用越来越重要，各国许可使用的食品添加剂的品种越来越多。如今，美国已有 25000 种以上的不同食品添加剂应用于 20000 种以上的食品之中。日本使用的食品添加剂约 1100 种。欧洲联盟使用 1000 ~ 1500 种食品添加剂。

中国和大多数国家一样，对食品添加剂都实行着严格的审批制度。我国许可使用的食品添加剂随着时代的进步品种不断增加。目前，共有 22 个类别、2600 个品种，其中香料、香精类就达 1868 种，加工助剂 149 种，胶基糖果基础剂 55 种。为研究、生产和销售方便的需要，应将食品添加剂按照一定的依据分类。

1. 按照其来源分类

按照来源不同可分为天然食品添加剂与化学合成食品添加剂两大类。

（1）天然食品添加剂　是以动植物或微生物的代谢产物等为原料，经提取所得到的天然物质。

大部分的天然物质对人体无害，而且具有一定的营养和功能性质。但科学研究证明，一些植物本身也含有毒素，如果摄入过量，就会危害健康。如黑胡椒中就含有一种致癌物质。所以，世界各国对食品添加剂的用量有着非常严格的限制。

天然食品添加剂的稳定性、使用效果等在许多方面不如人工化学合成食品添加剂，且天然食品添加剂的价格一般较高，使用技术也需要很高的水平，所以在使用中要掌握天然食品添加剂的应用工艺条件，严格遵守食品添加剂的使用标准，不得为达到某种效果而超标加入。

根据现有的统计，在各类食品添加剂中，主要在酶制剂、胶姆糖基础剂、增稠剂、被膜剂和酸度调节剂中的有机酸类中，天然食品添加剂占有优势。

（2）化学合成食品添加剂　是通过化学手段，使元素或化合物发生包括氧化、还原、缩合、聚合、成盐等合成反应所得到的物质。目前使用的大多属于化学合成食品添加剂。人工化学合成食品添加剂又可细分为一般化学合成食品添加剂和人工合成天然等同物（如天然等同香料、色素等）。

2. 按照功能的不同分类

GB 2760—2014《食品添加剂使用标准》按功能将食品添加剂分为22大类。

①酸度调节剂：用以维持或改变食品酸碱度的物质。

②抗结剂：用于防止颗粒或粉状食品聚集结块，保持其松散或自由流动的物质。

③消泡剂：在食品加工过程中降低表面张力，消除泡沫的物质。

④抗氧化剂：能防止或延缓油脂或食品成分氧化分解、变质，提高食品稳定性的物质。

⑤漂白剂：能够破坏、抑制食品的发色因素，使其褪色或使食品免于褐变的物质。

⑥膨松剂：在食品加工过程中加入的，能使产品发起形成致密多孔组织，从而使制品具有膨松、柔软或酥脆的物质。

⑦胶基糖果中基础剂物质：赋予胶基糖果起泡、增塑、耐咀嚼等作用的物质。

⑧着色剂：使食品赋予色泽和改善食品色泽的物质。

⑨护色剂：能与肉及肉制品中呈色物质作用，使之在食品加工、贮藏等过程中不致分解、破坏，呈现良好色泽的物质。

⑩乳化剂：能改善乳化体中各种构成相之间的表面张力，形成均匀分散体或乳化体的物质。

⑪酶制剂：从动物或植物的可食或非可食部分直接提取，或由传统或通过基因修饰的微生物（包括但不限于细菌、放线菌、真菌菌种）发酵、提取制得，用于食品加工，具有特殊催化功能的生物制品。

⑫增味剂：补充或增强食品原有风味的物质。

⑬面粉处理剂：促进面粉的熟化和提高制品质量的物质。

⑭被膜剂：涂抹于食品外表，起保质、保鲜、上光、防止水分蒸发等作用的物质。

⑮水分保持剂：有助于保持食品中水分而加入的物质。

⑯防腐剂：防止食品腐败变质、延长食品储存期的物质。

⑰稳定剂和凝固剂：使食品结构稳定或使食品组织结构不变，增强黏性固形物的物质。

⑱甜味剂：赋予食品甜味的物质。

⑲增稠剂：可以提高食品的黏稠度或形成凝胶，从而改变食品的物理性状、赋予食品黏润、适宜的口感，并兼有乳化、稳定或使呈悬浮状态作用的物质。

⑳食品用香料：能够用于调配食品香精，并使食品增香的物质。

㉑食品工业用加工助剂：有助于食品加工能顺利进行的各种物质，与食品本身无关。如助滤、澄清、吸附、脱模、脱色、脱皮、提取溶剂等。

㉒其他：上述功能类别中不能涵盖的其他功能。

3. 按照使用目的和用途的不同分类

（1）为提高和增补食品营养价值的　如营养强化剂。

（2）为保持食品新鲜度的　如防腐剂、抗氧剂、保鲜剂。实验表明，不加防腐剂的食品品质显然比加防腐剂的食品品质要差得多。如食品在气温较高的环境里保存不当时，短时间内就会变质，可以说无防腐剂的食品不安全因素反而加大。

（3）为改进食品感官质量的　如着色剂、漂白剂、发色剂、增味剂、增稠剂、乳化剂、膨松剂、抗结块剂和品质改良剂。

（4）为方便加工操作的　如消泡剂、凝固剂、润湿剂、助滤剂、吸附剂、脱模剂。

（5）食用酶制剂。

（6）其他。

4. 按照安全评价的不同分类

食品添加剂法典委员会（FAO/WHO）1983 年在荷兰海牙举行的第 16 次会议讨论了食品添加剂编号分类等问题，根据安全评价资料把食品添加剂分成 A、B、C 三类，每类又分为（1）（2）两类。

A 类：

（1）经 FAO/WHO 食品添加剂联合专家委员会（JECFA）认为毒理学资料清楚，已经制定出 ADI 值，或者认为毒性有限，不需规定 ADI 值。ADI（Acceptable Daily Intake）值的定义：每人每日容许摄入量，以 mg/kg 体重计算。

（2）JECFA 已制定出暂定 ADI 值，但毒理学资料不够完善，暂时允许使用于食品。

B 类：

（1）JECFA 曾进行过评价，但由于毒理学资料不足，未建立 ADI 值。

（2）JEDFA 未进行过评价。

C 类：

（1）JECFA 根据毒理学资料，认为在食品上是不安全的。

（2）JECFA 根据毒理学资料，认为应严格控制在某些食品的特殊用途上。

（二）编码

国际编码系统 INS（International Number System），食品添加剂的国际编码，用于代替复杂的化学结构名称表述。

中国编码系统 CNS（Chinese Number System），食品添加剂的中国编码，由食品添加剂的主要功能类别代码和在本功能类别中的顺序号组成。

GB 2760—2014《食品添加剂使用标准》整合修订了 GB/T 12493—1990《食品添加剂分类和代码》。新标准参照字典的排列方式，将检索方式分为以食品添加剂名称汉语拼音排序和以食品分类号排序两种形式，使用者可以从自身需要选择适合的查询方式。

食品添加剂代码继续采用 GB/T 12493—1990《食品添加剂分类和代码》。食品添加剂分类代码以五位数字表示，在功能分类的基础上产生。许可使用的食品添加剂按其功能特征分类，功能分类按英文名称第一个字母的顺序列出，各食品添加剂品种则按其所属主要功能类别任意排列。

XX.	XXX
类目标识	类目中的编号代码
↓	↓
分类	编码

例如，苯甲酸的食品添加剂代码号为17.001，表示苯甲酸在食品添加剂功能类别分类（《食品添加剂卫生标准》附录E）上作为防腐剂（类目标识17），该添加剂在防腐剂中的类目编号是001号。以上的分类代码沿用了GB/T 12493—1990《食品添加剂分类和代码》的编号，但是参照国际食品法典标准（GSFA）标出了大多数添加剂的国际编码（International Number System；INS），便于和国际相关标准进行比较，减少了由于添加剂名称表述不一致而引起的歧义，提高了与国际标准接轨的程度。

三、食品添加剂的使用原则

根据GB 2760—2014《食品添加剂使用标准》增加了食品添加剂的使用原则。对使用食品添加剂时应当注意的问题、何种情况下应当避免使用或者可以使用食品添加剂、所使用食品添加剂应当满足的质量规格等内容均做了说明。食品添加剂的使用原则如下。

（一）食品添加剂使用时应符合以下基本要求

（1）不应对人体产生任何健康危害。

（2）不应掩盖食品腐败变质。

（3）不应掩盖食品本身或加工过程中的质量缺陷或以掺杂、掺假、伪造为目的而使用食品添加剂。

（4）不应降低食品本身的营养价值。

（5）在达到预期效果的前提下尽可能降低在食品中的使用量。

（二）在下列情况下可使用食品添加剂

（1）保持或提高食品本身的营养价值。

（2）作为某些特殊膳食用食品的必要配料或成分。

（3）提高食品的质量和稳定性，改进其感官特性。

（4）便于食品的生产、加工、包装、运输或者贮藏。

（三）食品添加剂质量标准

按照本标准使用的食品添加剂应当符合相应的质量规格要求。

（四）带入原则

在下列情况下食品添加剂可以通过食品配料（含食品添加剂）带入食品中。

（1）根据本标准，食品配料中允许使用该食品添加剂。

（2）食品配料中该添加剂的用量不应超过允许的最大使用量。

（3）应在正常生产工艺条件下使用这些配料，并且食品中该食品添加剂的含量不应超过由配料带入的水平。

（4）由配料带入食品中的该添加剂的含量应明显低于直接将其添加到该食品中通常所需要的水平。

当某食品配料作为特定终产品的原料时，批准用于上述特定终产品的食品添加剂允许添加到这些食品配料中，同时该食品添加剂在终产品中的量应符合本标准的要求。在所述特定食品配料的标签上应明确标示该食品配料用于上述特定食品的生产。

第二节　各类食品添加剂

一、防腐剂（Preservative）

防腐剂是指可防止食品腐败变质、延长食品贮存期的物质。它能抑制微生物活动、防止食品腐败变质从而延长保质期。所使用的防腐剂一般要求具备较低毒性，对食品的风味基本没有影响，使用方法比较容易掌握。防腐剂的效果并不是绝对的，它只对某些食品具有在一定限度内延长贮藏期的作用。防腐剂一般分为酸型防腐剂、酯型防腐剂和生物防腐剂。

目前使用的防腐剂品种很多，美国有50多种，日本有43种，中国香港特区27种，我国允许使用的超过18种。现在常用的合成防腐剂有苯甲酸及其钠盐、山梨酸及其钾盐、丙酸钠及丙酸钙、对羟基苯甲酸酯类等。常用的天然防腐剂有壳聚糖、乳酸链球菌素、溶菌酶、纳他霉素等。

食品防腐剂的主要发展趋势是：品种多样化、使用微量化和应用技术制剂化。由于目前使用的防腐剂大多是人工合成的，超标准使用会对人体造成一定损害。因此，我国对防腐剂的使用有着严格的规定。

（一）苯甲酸及其钠盐（Benzoic acid，Dodium benzoate）

CNS号：17.001，17.002；INS号：210，211；功能：防腐剂。

苯甲酸又名安息香酸，为酸性防腐剂，是一种白色鳞片或针状结晶体，防腐效果好。

苯甲酸进入机体后，大部分在9～15h内与甘氨酸化合成马尿酸而从尿中排出，剩余部分与葡萄糖醛酸结合而解毒，对人体比较安全。但也有报道称，苯甲酸可能引起中毒的现象，所以在使用上有争议，虽仍为各国允许使用，但应用范围较窄。如在日本的进口食品中受到限制，甚至部分禁止使用。但本品价格低廉，在我国仍作为主要防腐剂使用。由于苯甲酸在水中溶解度较低，生产上常用其钠盐，即苯甲酸钠，成本低廉。

1. 抑菌机制

使微生物细胞的呼吸系统发生障碍，在三羧酸循环（TCA）中乙酰辅酶A ⟶乙酰醋酸及乙酰草酸⟶柠檬酸之间的循环难于进行，并阻碍细胞膜的正常生理作用。苯甲酸及其钠盐只有在酸性介质下才会有效果，因为酸性条件下呈不解离状态，适宜pH＜5，pH2.5～4.0时抑菌效果好，例如当pH由7降至3.5时，其防腐能力可提高5～10倍，主要作用于霉菌和酵母菌。

2. 使用范围和使用量

如表4－1所示。

表4－1　苯甲酸及其钠盐使用范围和使用量

食品分类号	食品名称	最大使用量/（g/kg）	备注
03.03	风味冰、冰棍类	1.0	以苯甲酸计
04.01.02.05	果酱（罐头除外）	1.0	以苯甲酸计

续表

食品分类号	食品名称	最大使用量/（g/kg）	备注
04.01.02.08	蜜饯凉果	0.5	以苯甲酸计
04.02.02.03	腌渍的蔬菜	1.0	以苯甲酸计
05.02.01	胶基糖果	1.5	以苯甲酸计
05.02.02	除胶基糖果以外的其他糖果	0.8	以苯甲酸计
11.05	调味糖浆	1.0	以苯甲酸计
12.03	醋	1.0	以苯甲酸计
12.04	酱油	1.0	以苯甲酸计
12.05	酱及酱制品	1.0	以苯甲酸计
12.10	复合调味料	0.6	以苯甲酸计
12.10.02	半固体复合调味料	1.0	以苯甲酸计
12.10.03	液体复合调味料（不包括12.03，12.04）	1.0	以苯甲酸计
14.02.02	浓缩果蔬汁（浆）（仅限食品工业用）	2.0	以苯甲酸计，固体饮料按稀释倍数增加使用量
14.02.03	果蔬汁（浆）类饮料	1.0	以苯甲酸计，固体饮料按稀释倍数增加使用量
14.03	蛋白饮料	1.0	以苯甲酸计，固体饮料按稀释倍数增加使用量
14.04	碳酸饮料	0.2	以苯甲酸计，固体饮料按稀释倍数增加使用量
14.05	茶、咖啡、植物（类）饮料	1.0	以苯甲酸计，固体饮料按稀释倍数增加使用量
14.07	特殊用途饮料	0.2	以苯甲酸计，固体饮料按稀释倍数增加使用量
14.08	风味饮料	1.0	以苯甲酸计，固体饮料按稀释倍数增加使用量
15.02	配制酒	0.4	以苯甲酸计
15.03.03	果酒	0.8	以苯甲酸计

（二）山梨酸及其钾盐（Sorbic acid，Potassium sorbate）

CNS号：17.003，17.004；INS号：200，202；功能：防腐剂、抗氧化剂、稳定剂。

山梨酸又名花椒酸，白色结晶，难溶于水，可溶于有机溶剂，具有特殊气味和酸味，对光、热均稳定，在氧气中长期放置易氧化。山梨酸钾也是白色粉末，其抑菌效果为同质量山梨酸的74%。

山梨酸是一种不饱和脂肪酸，可参与机体的正常代谢过程，并被同化产生二氧化碳和水，按照目前的资料可以认为对人体是无害的，是目前国际上公认的较好的防腐剂，已为所有国家和地区允许使用。

1. 抑菌机制

山梨酸分子能与微生物细胞酶系统中的—SH结合，损害微生物细胞中的脱氢酶系统，并使分子中的共轭双键氧化，产生分解和重排从而达到抑制微生物生长和防腐的目的，抗菌力强，当溶液pH<4时，抑制活性最强，而pH大于6时，抑制活性降低。主要作用于霉菌和酵母菌。防腐效果好，对食品风味也无不良影响。

2. 使用范围和使用量

如表4－2所示。

表4－2　山梨酸及其钾盐使用范围和使用量

食品分类号	食品名称	最大使用量/(g/kg)	备注
01.06	干酪和再制干酪及其类似品	1.0	以山梨酸计
02.01.01.02	氢化植物油	1.0	以山梨酸计
02.02.01.02	人造黄油（人造奶油）及其类似制品（如黄油和人造黄油混合品）	1.0	以山梨酸计
03.03	风味冰、冰棍类	0.5	以山梨酸计
04.01.01.02	经表面处理的鲜水果	0.5	以山梨酸计
04.01.02.05	果酱	1.0	以山梨酸计
04.01.02.08	蜜饯凉果	0.5	以山梨酸计
04.02.01.02	经表面处理的新鲜蔬菜	0.5	以山梨酸计
04.02.02.03	腌渍的蔬菜	1.0	以山梨酸计
04.03.02	加工食用菌和藻类	0.5	以山梨酸计
04.04.01.03	豆干再制品	1.0	以山梨酸计
04.04.01.05	新型豆制品（大豆蛋白及其膨化食品、大豆素肉等）	1.0	以山梨酸计
05.02.01	胶基糖果	1.5	以山梨酸计
05.02.02	除胶基糖果以外的其他糖果	1.0	以山梨酸计
06.04.02.02	其他杂粮制品（仅限杂粮灌肠制品）	1.5	以山梨酸计
06.07	方便米面制品（仅限米面灌肠制品）	1.5	以山梨酸计
07.01	面包	1.0	以山梨酸计
07.02	糕点	1.0	以山梨酸计
07.04	焙烤食品馅料及表面用挂浆	1.0	以山梨酸计
08.03	熟肉制品	0.075	以山梨酸计
08.03.05	肉灌肠类	1.5	以山梨酸计

续表

食品分类号	食品名称	最大使用量/（g/kg）	备注
09.03	预制水产品（半成品）	0.075	以山梨酸计
09.03.04	风干、烘干、压干等水产品	1.0	以山梨酸计
09.04	熟制水产品（可直接食用）	1.0	以山梨酸计
09.06	其他水产品及其制品	1.0	以山梨酸计
10.03	蛋制品（改变其物理性状）	1.5	以山梨酸计
11.05	调味糖浆	1.0	以山梨酸计
12.03	醋	1.0	以山梨酸计
12.04	酱酒	1.0	以山梨酸计
12.05	酱及酱制品	0.5	以山梨酸计
12.1	复合调味料	1.0	以山梨酸计
14.0	饮料类（14.01 包装饮用水除外）	0.5	以山梨酸计，固体饮料按稀释倍数增加使用量
14.02.02	浓缩果蔬汁（浆）（仅限食品工业用）	2.0	以山梨酸计，固体饮料按稀释倍数增加使用量
14.03.01.03	乳酸菌饮料	1.0	以山梨酸计，固体饮料按稀释倍数增加使用量
15.02	配制酒	0.4	以山梨酸计
15.02	配制酒（仅限青稞干酒）	0.6g/L	以山梨酸计
15.03.01	葡萄酒	0.2	以山梨酸计
15.03.03	果酒	0.6	以山梨酸计
16.01	果冻	0.5	以山梨酸计，如用于果冻粉，按冲调倍数增加使用量
16.03	胶原蛋白肠衣	0.5	以山梨酸计
11.05	调味糖浆	1	以山梨酸计
12.03	醋	1	以山梨酸计
12.04	酱油	1	以山梨酸计

（三）乳酸链球菌素（Nisin）

CNS 号：17.019；INS 号：234；功能：防腐剂。

乳酸链球菌素是乳酸链球菌属微生物的代谢产物，可用乳酸链球菌发酵提取而得。

乳酸链球菌素的优点是在人体的消化道内可为蛋白水解酶所降解，因而不以原有的形式被吸收入体内，是一种比较安全的防腐剂。不会像抗生素那样改变肠道正常菌群，以及引起常用其他抗生素的耐药性，更不会与其他抗生素出现交叉抗性。

1. 抑菌机制

作用于细菌细胞的细胞膜，可以抑制细菌细胞壁中肽聚糖的生物合成，使细胞膜和磷脂化合物的合成受阻，从而导致细胞内物质的外泄，甚至引起细胞裂解。也有学者认为乳酸链球菌素是一个疏水带正电荷的小肽，能与细胞膜结合形成管道结构，使小分子和离子通过管道流失，造成细胞膜渗漏。使用时应先用0.02mol/L的盐酸溶液溶解，然后再加入食品中。仅对大多数革兰阳性菌具有抑制作用，对肉毒梭状芽孢杆菌等厌氧芽孢杆菌有很强抑制作用，但对霉菌和酵母的影响很弱。

2. 使用范围和使用量

如表4－3所示。

表4－3　　乳酸链球菌素使用范围和使用量

食品分类号	食品名称	最大使用量/(g/kg)	备注
01.0	乳及乳制品（01.01.01、01.01.02、13.0涉及品种除外）	0.5	01.01.01巴氏杀菌乳和01.01.02灭菌乳除外
04.03.02.04	食用菌和藻类罐头	0.2	
06.04.02.01	杂粮罐头	0.2	
06.04.02.02	其他杂粮制品（仅限杂粮灌肠制品）	0.25	
06.07	方便米面制品（仅限方便湿面制品）	0.25	
06.07	方便米面制品（仅限米面灌肠制品）	0.25	
08.02	预制肉制品	0.5	
08.03	熟肉制品	0.5	
09.04	熟制水产品（可直接食用）	0.5	
10.03	蛋制品（改变其物理性状）	0.25	
12.03	醋	0.15	
12.04	酱油	0.2	
12.05	酱及酱制品	0.2	
12.10	复合调味料	0.2	
14.0	饮料类（14.01包装饮用水除外）	0.2	固体饮料按冲调倍数增加使用量

3. 卫生质量标准

乳酸链球菌素作为一大类肽类防腐剂，安全无毒，成为天然防腐剂的研究热点，已经广泛应用于各类食品中。卫生质量标准应符合GB 1886.231—2016《食品添加剂　乳酸链球菌素》，其中铅（Pb）≤1.0mg/kg，菌落总数≤10（CFU/g），大肠菌群≤3.0（MPN/g），大肠埃希菌≤3.0（MPN/g），沙门菌不得检出。本标准适用于经乳酸乳球菌发酵后提取而制得的食品添加剂乳酸链球菌素。

（四）复合防腐剂

各种防腐剂都有一定的作用范围，没有一种防腐剂能够在食品中抵抗可能出现的所有腐败性微生物，而且，许多微生物都有抗药性，会给防腐效果带来不利的影响。为了弥补这种缺陷，可将不同作用范围的防腐剂复合使用，复合防腐剂的使用扩大了使用范围，增强了抵抗微生物的作用，防腐剂并用时应配成最有效的比例。当前，广谱、低毒、高效、天然的新型防腐剂是国内外研究发展的重点，复配型防腐剂则是主要研究方向之一。它能弥补食品防腐剂单独使用时的缺陷，通过利用配方中各种物质的协同作用，增加其抗菌效果和抗菌谱。

在复合防腐剂使用中，可能有三个效应使抗菌作用发生变化：增效或协同效应、增加或相加效应和对抗或拮抗作用。

①增效或协同效应是指使用混合防腐剂的抑菌浓度比各单一物质的要求低。

②增加或相加效应是指各单一物质的效果简单地加在一起。

③对抗或拮抗作用是指增效效应的相反效应，即使用复合防腐剂的抑菌浓度要高于单一物质的浓度。

复合防腐剂的使用中，一般是同类型防腐剂并用，如酸性防腐剂与其盐，同种酸与其酯。有机酸中加异丁酯、葡萄糖酸和抗坏血酸对防腐剂有增效效应，金属盐类中重金属盐往往也具有增效作用，而轻金属盐中有些对防腐剂有拮抗作用，如 $CaCl_2$ 能轻微地减弱山梨酸和苯甲酸的抗菌效果，将具有长效作用的防腐剂如山梨酸等和具有作用迅速而耐久性较差的防腐剂等复合使用，能增强防腐剂的作用，这样的防腐剂能确保迅速杀灭食品中的微生物，并能防止其再度大量繁殖。不同类型防腐剂并用的成功实例并不多，这方面有待进一步探索。

二、 抗氧化剂（Antioxidant）

抗氧化剂是能防止或延缓油脂或食品成分氧化分解、变质，提高食品稳定性的物质。目前世界各国使用的食品抗氧化剂有十余种，可分为水溶性和脂溶性两大类。另有些物质自身并没有抗氧化作用，但是可协同抗氧化显著提高抗氧化效果，这类物质被称为抗氧化促进剂，最常见的有柠檬酸、酒石酸、抗坏血酸（维生素 C）等。

抗氧化剂是一类能与自由基反应从而终止自动氧化过程的物质。主要用于防止油脂及富脂食品的氧化酸败，以及由氧化所导致的褪色、褐变、维生素破坏等。油脂的自动氧化有一段相当长的诱导期，取决于许多因素，主要是氧的活化度，而抗氧化剂可以降低介质中的含氧量。抗氧化剂只能阻碍氧化作用的进程，以延缓油脂开始氧化变质的时间，不可能使已氧化的产物复原。

（一） 二丁基羟基甲苯 （Butylated hydroxytoluene， BHT）

CNS 号：04.002；INS 号：321；功能：抗氧化剂。

1. 抗氧化作用

二丁基羟基甲苯（BHT）与其他抗氧化剂相比，稳定性较高，耐热性好，与金属离子反应不会着色，在普通烹调温度下影响不大，抗氧化效果也好，用于长期保存的食品与焙烤食品很有效。是目前国际上特别是在水产加工方面广泛应用的廉价抗氧化剂。一般与 BHA 并用，并以柠檬酸或其他有机酸为增效剂。

2. 对食品安全的影响

美国曾报告 BHT 有促癌作用，并可能有抑制人体呼吸酶活性作用，故被希腊、土耳其、印度尼西亚等国家禁用，但美国 FDA 一度禁用后，因证明安全性还是可以得到保证，故而重新允许使用。由大鼠观察的无作用剂量为每千克体重 7.5mg/d，这是食品科学委员会（SCF）制定 ADI 值（0～0.05mg/kg）的主要依据。BHT 引起大鼠肝脏增生的最小摄入量约为每千克体重 50mg，这一剂量超过了引起血凝变化的最小作用剂量，并且是目前食品科学委员会（SCF）规定的 ADI 值的 1/1000 左右，由此看来，目前从食物中摄入 BHT 不会产生不良作用。

3. 使用范围及使用量

如表 4－4 所示。

表 4－4　二丁基羟基甲苯使用范围和使用量

食品分类号	食品名称	最大使用量/（g/kg）	备注
02.0	脂肪，油和乳化脂肪制品	0.2	以油脂中的含量计
02.01	基本不含水的脂肪和油	0.2	
04.02.02.02	干制蔬菜（仅限脱水马铃薯粉）	0.2	以油脂中的含量计
04.05.02.01	熟制坚果与籽类（仅限油炸坚果与籽类）	0.2	以油脂中的含量计
04.05.02.03	坚果与籽类罐头	0.2	以油脂中的含量计
05.02.01	胶基糖果	0.4	
06.03.02.05	油炸面制品	0.2	以油脂中的含量计
06.06	即食谷物，包括碾轧燕麦（片）	0.2	以油脂中的含量计
06.07	方便米面制品	0.2	以油脂中的含量计
07.03	饼干	0.2	以油脂中的含量计
08.02.02	腌腊肉制品类（如咸肉、腊肉、板鸭、中式火腿、腊肠）	0.2	以油脂中的含量计
09.03.04	风干、烘干、压干等水产品	0.2	以油脂中的含量计
16.06	膨化食品	0.2	以油脂中的含量计

（二）没食子酸丙酯（**Propylgallate，PG**）

CNS 号：04.003；INS 号：310；功能：抗氧化剂。

1. 抗氧化作用

没食子酸丙酯（PG）对植物油有良好的稳定性，对猪油的抗氧化效果比 BHA 和 BHT 更好，PG 与 BHA 和 BHT 合用有良好的增效作用，混用时加增效剂柠檬酸则抗氧化作用最好。超过一定浓度时，PG 可作为氧化强化剂而促进氧化的发生。

2. 对食品安全的影响

酚类抗氧化剂（BHA、BHT、PG）每人的平均摄入量限制在少于 1mg/d，根据没食子酸酯对生殖毒性的研究（最敏感的毒理学指标），决定了其在食品中的无作用剂量为 1000mg/kg，相当于每千克体重 500mg 时可以产生明显的毒性，引起肾脏损害。长期研究证明酚类抗氧化剂不是致癌物，也不能引起前胃肿瘤。依据以上的毒理学资料，目前使用没食子酸酯作为抗氧化剂不会引起对人体健康的损害。值得注意的是，没食子酸酯可使面包师和其他接触该物质的人患接触性皮炎。

3. 使用范围及使用量

如表 4－5 所示。

表4-5　　没食子酸丙酯使用范围及使用量

食品分类号	食品名称	最大使用量/(g/kg)	备注
02.0	脂肪，油和乳化脂肪制品	0.1	以油脂中的含量计
02.01	基本不含水的脂肪和油	0.1	
04.05.02.01	熟制坚果与籽类（仅限油炸坚果与籽类）	0.1	以油脂中的含量计
04.05.02.03	坚果与籽类罐头	0.1	以油脂中的含量计
05.02.01	胶基糖果	0.4	
06.03.02.05	油炸面制品	0.1	以油脂中的含量计
06.07	方便米面制品	0.1	以油脂中的含量计
07.03	饼干	0.1	以油脂中的含量计
08.02.02	腌腊肉制品类（如咸肉、腊肉、板鸭、中式火腿、腊肠）	0.1	以油脂中的含量计
09.03.04	风干、烘干、压干等水产品	0.1	以油脂中的含量计
12.10.01	固体复合调味料（仅限鸡肉粉）	0.1	以油脂中的含量计
16.06	膨化食品	0.1	以油脂中的含量计

（三）茶多酚（又名维多酚）（**Tea polyphenol，TP**）

CNS 号：04.005；INS 号：—；功能：抗氧化剂。

1. 抗氧化作用

茶多酚是天然抗氧化剂，包括儿茶素类、黄酮及黄酮醇类、花色素类、酚酸及缩酚酸类等多酚化合物的复合体，其中儿茶素类化合物为茶多酚的主要成分。它们通过 B 环和 C 环上的酸性羟基供氢，中断自动氧化成氢过氧化物的连锁反应，从而阻断氧化过程。茶多酚为水溶性抗氧化剂，耐热性及耐酸性良好，且抗氧化活性随温度升高而增强。茶多酚对动物油脂的抗氧化效果好于植物油，与维生素 E、维生素 C、卵磷脂等混合使用有明显的协同作用。

2. 对食品安全的影响

茶多酚具有很强的抗氧化作用，其抗氧化能力是人工合成抗氧化剂 BHT、BHA 的 4～6 倍，是维生素 E 的 6～7 倍，维生素 C 的 5～10 倍。且用量少，0.01%～0.03% 即可起作用，而无合成物的潜在毒副作用。儿茶素对食品中的色素和维生素类有保护作用，使食品在较长时间内保持原有色泽与营养水平，能有效防止食品、食用油类的腐败，并能消除异味。

3. 使用范围及使用量

如表 4-6 所示。

表4-6 茶多酚使用范围及使用量

食品分类号	食品名称	最大使用量/(g/kg)	备注
02.01	基本不含水的脂肪和油	0.4	以油脂中儿茶素计
04.05.02.01	熟制坚果与籽类（仅限油炸坚果与籽类）	0.2	以油脂中儿茶素计
06.03.02.05	油炸面制品	0.2	以油脂中儿茶素计
06.06	即食谷物，包括碾轧燕麦（片）	0.2	以油脂中儿茶素计
06.07	方便米面制品	0.2	以油脂中儿茶素计
07.02	糕点	0.4	以油脂中儿茶素计
07.04	焙烤食品馅料及表面用挂浆（仅限含油脂馅料）	0.4	以油脂中儿茶素计
08.02.02	腌腊肉制品类（如咸肉、腊肉、板鸭、中式火腿、腊肠）	0.4	以油脂中儿茶素计
08.03.01	酱卤肉制品类	0.3	以油脂中儿茶素计
08.03.02	熏、烧、烤肉类	0.3	以油脂中儿茶素计
08.03.03	油炸肉类	0.3	以油脂中儿茶素计
08.03.04	西式火腿（熏烤、烟熏、蒸煮火腿）类	0.3	以油脂中儿茶素计
08.03.05	肉灌肠类	0.3	以油脂中儿茶素计
08.03.06	发酵肉制品类	0.3	以油脂中儿茶素计
09.03	预制水产品（半成品）	0.3	以油脂中儿茶素计
09.04	熟制水产品（可直接食用）	0.3	以油脂中儿茶素计
09.05	水产品罐头	0.3	以油脂中儿茶素计
12.10	复合调味料	0.1	以儿茶素计
14.03.02	植物蛋白饮料	0.1	以儿茶素计，固体饮料按稀释倍数增加使用量
14.06.02	蛋白固体饮料	0.8	以儿茶素计
16.06	膨化食品	0.2	以油脂中儿茶素计

三、着色剂、护色剂

（一）着色剂

又称色素，是使食品赋予色泽和改善食品色泽的物质。食用色素按其性质和来源，可分为食用合成色素和食用天然色素两大类。

1. 食用合成色素

食用合成色素是指用人工合成方法所制得的有机色素，多以苯、甲苯、萘等化工产品为原料，经过磺化、硝化、卤化、偶氮化等一系列有机反应化合而成。按其化学结构又可分为偶氮类和非偶氮类两类。目前世界各国允许使用的合成色素几乎全是水溶性色素，不溶于油脂、醚，在乙醇中微溶或不溶。为了改善合成色素的溶解性，在许可使用的食用合成色素中，还包括他们各自的色淀。色淀是水溶性色素沉淀在许可使用的不溶性基质上所制备的特殊着色剂。

食用合成色素的特点：色彩鲜艳、性质稳定、着色力强、牢固度高、成本低廉、使用方便，可取得任意色彩。但合成色素大多数对人体有害，合成色素的毒性有的为本身的化学性能对人体有直接毒性；有的或在代谢过程中产生有害物质；在生产过程还可能被砷、铅或其他有害化合物污染。食用合成色素对人体的毒性作用可能有三方面，即致泄性、脏器功能损害与致癌性，特别是致癌性应引起注意。如奶油黄、苏丹红、橙黄 SS 及碱性槐黄由于可使动物致癌而被禁用。许多合成色素除本身具有一定的毒性外，还可能混有其他被称为杂质化合物和有害金属，而形成一些有毒的副产物。因此必须对着色剂，特别是合成色素进行严格卫生管理，生产企业所产生的产品纯度、规格、用量以及允许使用的食品种类等都必须符合卫生安全标准。

在我国目前允许使用的合成色素有苋菜红、胭脂红、赤藓红（樱桃红）、新红、诱惑红、柠檬黄、日落黄、亮蓝、靛蓝和它们各自的铝色淀。以及合成的β－胡萝卜素、叶绿素铜钠和二氧化钛。

（1）苋菜红（Amaranthusred）　CNS 号：08.130；INS 号：—；功能：着色剂。

化学名称为 1－（4′－磺基－1′－萘偶氮）－2－萘酚－3,6－二磺酸三钠盐、食用赤色 2 号，红褐色均匀粉末或颗粒，无臭，耐光、耐热性（105℃）强，对柠檬酸、酒石酸稳定，在碱液中则变为暗红色。易溶于水，可溶于甘油，微溶于乙醇，不溶于油脂。本品遇铜、铁易褪色，易被细菌分解，耐氧化、还原性差，不适于发酵食品应用。

苋菜红以 1 次 50mg 给予大鼠口服的实验发现，本品从消化道吸收较少，不超过给药总量的 2.8%，其主要经肠道内细菌分解，并且一部分在肝脏内还原引起偶氮基结合的断裂，后从胆汁与尿中排出体外。

使用范围及使用量如表 4－7 所示。

表 4－7　苋菜红使用范围及使用量

食品分类号	食品名称	最大使用量/（g/kg）	备注
04.01.02.08	蜜饯凉果	0.25	
04.01.02.09	装饰性果蔬	0.25	
05.02	糖果	0.25	
07.02.04	糕点上彩装	0.25	
14.02.03	果蔬汁（浆）类饮料	0.25	固体饮料按稀释倍数增加使用量
14.04	碳酸饮料	0.25	固体饮料按稀释倍数增加使用量
14.08	风味饮料（仅限果味饮料）	0.25	固体饮料按稀释倍数增加使用量
15.02	配制酒	0.25	
16.01	果冻	0.25	如用于果冻粉，按冲调倍数增加使用量

（2）柠檬黄及其铝色淀（Tartrazine，Tartrazine aluminum lake）　CNS 号：08.005；INS 号：102；功能：着色剂。

化学名称为 3－羧基－5－羧基－2－（对磺苯基）－4－（对磺苯基偶氮）－邻氮茂的三

钠盐、食用黄色5号，为水溶性色素，也溶于甘油、丙二醇，微溶于乙醇，不溶于油脂，对热、酸、光及盐均稳定，耐氧性差，遇碱变红色，还原时褪色。

柠檬黄虽然属于偶氮染料，但被认为是合成色素中毒性最弱的。猫和狗食用含2%柠檬黄的食物持续2年，没有发现不良反应。以1.5%的剂量饲喂64周或以5%的剂量持续饲喂2年，未发现肿瘤。柠檬黄的主要问题是其致敏性，据统计，每万人中就有一人对柠檬黄敏感，其过敏症状包括风疹、哮喘和血管性浮肿等，具有潜在的生命危险。

使用范围及使用量如表4－8所示。

表4－8　柠檬黄使用范围及使用量

食品分类号	食品名称	最大使用量/(g/kg)	备注
01.02.02	风味发酵乳	0.05	以柠檬黄计
01.04.02	调制炼乳（包括加糖炼乳及使用了非乳原料的调制炼乳等）	0.05	以柠檬黄计
03.0	冷冻饮品（03.04 食用冰除外）	0.05	以柠檬黄计
04.01.02.05	果酱	0.5	以柠檬黄计
04.01.02.08	蜜饯凉果	0.1	以柠檬黄计
04.01.02.09	装饰性果蔬	0.1	以柠檬黄计
04.02.02.03	腌渍的蔬菜	0.1	以柠檬黄计
04.04.01.06	熟制豆类	0.1	以柠檬黄计
04.05.02	加工坚果与籽类	0.1	以柠檬黄计
05.0	可可制品、巧克力和巧克力制品（包括代可可脂巧克力及制品）以及糖果（05.01.01 除外）	0.1	以柠檬黄计
05.02.02	除胶基糖果以外的其他糖果	0.3	以柠檬黄计
06.03.02.04	面糊（如用于鱼和禽肉的拖面糊）、裹粉、煎炸粉	0.3	以柠檬黄计
06.05.02.02	虾味片	0.1	以柠檬黄计
06.05.02.04	粉圆	0.2	以柠檬黄计
06.06	即食谷物，包括碾轧燕麦（片）	0.08	以柠檬黄计
06.09	谷类和淀粉类甜品（如米布丁、木薯布丁）	0.06	以柠檬黄计，如用于布丁粉，按冲调倍数增加使用量
07.02.04	糕点上彩装	0.1	以柠檬黄计
07.03.03	蛋卷	0.04	以柠檬黄计

续表

食品分类号	食品名称	最大使用量/（g/kg）	备注
07.04	焙烤食品馅料及表面用挂浆（仅限风味派馅料）	0.05	仅限使用柠檬黄
07.04	焙烤食品馅料及表面用挂浆（仅限饼干夹心和蛋糕夹心）	0.05	以柠檬黄计
07.04	焙烤食品馅料及表面用挂浆（仅限布丁、糕点）	0.3	以柠檬黄计
11.05.01	水果调味糖浆	0.5	以柠檬黄计
11.05.02	其他调味糖浆	0.3	以柠檬黄计
12.09.03	香辛料酱（如芥末酱、青芥酱）	0.1	以柠檬黄计
12.10.01	固体复合调味料	0.2	以柠檬黄计
12.10.02	半固体复合调味料	0.5	以柠檬黄计
12.10.03	液体复合调味料（不包括12.03，12.04）	0.15	以柠檬黄计
14.0	饮料类（14.01 包装饮用水除外）	0.1	以柠檬黄计，固体饮料按稀释倍数增加使用量
15.02	配制酒	0.1	以柠檬黄计
16.01	果冻	0.05	以柠檬黄计，如用于果冻粉，按冲调倍数增加使用量
16.06	膨化食品	0.1	仅限使用柠檬黄

2. 食用天然色素

（1）辣椒红（Paprika red） CNS 号：08.106；功能：着色剂。

辣椒红为深红色晶体粉末或膏体，无毒无味，具有较好的稳定性。不溶于水，溶于乙醇或有机溶剂。Fe^{3+}、Cu^{2+}、Co^{2+}等能促使其褪色，与铅离子能形成沉淀。辣椒红油溶性好，乳化分散性、耐热性及耐酸性均好，故应用于经高温处理的肉类食品有良好的着色能力，如用于酱肉、辣味鸡等罐头食品有良好的着色效果。

辣椒红是维生素 A 源之一，耐光性差，易褪色，使用时加入芦丁或其他抗氧化剂以助其稳定。辣椒红的溶液因浓度不同可呈现出淡黄、深黄、橘红、深红等颜色梯度，可用于糖果、巧克力产品、冰淇淋、果酱、饮料、糕点、水产品、肉制品中，其中效果最好的是饮料。应避光保存，使用量按生产需要适量使用。

使用范围及使用量如表 4-9 所示。

表 4－9　　辣椒红使用范围及使用量

食品分类号	食品名称	最大使用量/（g/kg）	备注
03.0	冷冻饮品（03.04 食用冰除外）	按生产需要适量使用	
04.02.02.03	腌渍的蔬菜	按生产需要适量使用	
04.05.02.01	熟制坚果与籽类（仅限油炸坚果与籽类）	按生产需要适量使用	
05.01	可可制品、巧克力和巧克力制品，包括代可可脂巧克力及制品	按生产需要适量使用	
05.02	糖果	按生产需要适量使用	
06.03.02.04	面糊（如用于鱼和禽肉的拖面糊）、裹粉、煎炸粉	按生产需要适量使用	
06.07	方便米面制品	按生产需要适量使用	
06.08	冷冻米面制品	2.0	
06.10	粮食制品馅料	按生产需要适量使用	
07.02	糕点	0.9	
07.02.04	糕点上彩装	按生产需要适量使用	
07.03	饼干	按生产需要适量使用	
07.04	焙烤食品馅料及表面用挂浆	1.0	
08.02.01	调理肉制品（生肉添加调理料）	0.1	
08.02.02	腌腊肉制品类（如咸肉、腊肉、板鸭、中式火腿、腊肠）	按生产需要适量使用	
08.03	熟肉制品	按生产需要适量使用	
09.02.03	冷冻鱼糜制品（包括鱼丸等）	按生产需要适量使用	
12.0	调味品（12.01 盐及代盐制品除外）	按生产需要适量使用	
14.02.03	果蔬汁（浆）类饮料	按生产需要适量使用	固体饮料按稀释倍数增加使用量
14.03	蛋白饮料	按生产需要适量使用	固体饮料按稀释倍数增加使用量
16.01	果冻	按生产需要适量使用	如用于果冻粉，按冲调倍数增加使用量
16.06	膨化食品	按生产需要适量使用	

（2）叶绿素铜钠盐（Chlorophyllin copper complex，Sodium and potassium salts）　CNS 号：08.009；功能：着色剂。

粉状叶绿素为墨绿色、有金属光泽的粉末，有氨的气味，易溶于水，稍溶于乙醇和氯仿，几乎不溶于乙醚和石油醚，水溶液呈蓝绿色，透明、无沉淀，1g/L 的水溶液 pH 为 9.5～10.2，叶绿素铜钠的耐光性比叶绿素显著增强。ADI：0～15mg/kg，小白鼠经口服 LD_{50} >7g/kg。

使用范围及使用量如表 4－10 所示。

表4-10　叶绿素铜钠盐使用范围及使用量

食品分类号	食品名称	最大使用量/(g/kg)	备注
03.0	冷冻饮品（03.04 食用冰除外）	0.5	
04.02.02.04	蔬菜罐头	0.5	
04.04.01.06	熟制豆类	0.5	
04.05.02	加工坚果与籽类	0.5	
05.02	糖果	0.5	
06.05.02.04	粉圆	0.5	
07.0	焙烤食品	0.5	
14.0	饮料类（14.01 包装饮用水除外）	0.5	仅限使用叶绿素铜钠盐，固体饮料按稀释倍数增加使用量
14.02.03	果蔬汁（浆）类饮料	按生产需要适量使用	固体饮料按稀释倍数增加使用量
15.02	配制酒	0.5	
16.01	果冻	0.5	如用于果冻粉，按冲调倍数增加使用量

3. 天然等同色素

将人工化学合成，在化学结构上与自然发现的色素完全相同的有机色素，如β-胡萝卜素等归为第三类食用色素，即天然等同的色素。

（二）护色剂

护色剂又称发色剂，指能与肉及肉制品中呈色物质作用，使之在食品加工、保藏等过程中不致分解、破坏，呈现良好色泽的物质，主要有硝酸盐和亚硝酸盐。在食品加工过程中，为了改善或保护食品的色泽，除了使用色素直接对食品进行着色外，有时还需要添加适量的发色剂，使制品呈现良好的色泽。

1. 亚硝酸盐

亚硝酸钠，亚硝酸钾（Sodium nitrite，Potassium nitrite）

CNS 号：09.002，09.004；INS 号：250，249；功能：护色剂、防腐剂。

（1）作用机制　硝酸盐在细菌硝酸盐还原酶的作用下，还原成亚硝酸盐。亚硝酸盐在酸性条件下生成亚硝酸。在常温下，可分解产生亚硝基（—N=O），与肌红蛋白反应，生成稳定的、鲜艳的、亮红色的亚硝化肌红蛋白。对保持腌制肉制品的色、香、味有特殊作用，更重要的是亚硝酸盐对肉毒梭状芽孢杆菌有抑制作用。但对使用的食品及其使用量和残留量有严格要求。

亚硝酸盐是添加剂中急性毒性较强的物质之一，是一种剧毒药，可使正常的血红蛋白变成高铁血红蛋白，失去携带氧的能力，导致组织缺氧。其次亚硝酸盐为亚硝基化合物的前体物，其致癌性引起了国际性的注意，因此各方面要求把硝酸盐和亚硝酸盐的添加量，在保证发色的情况下，限制在最低水平。

（2）使用范围及使用量　如表4－11所示。

表4－11　亚硝酸盐使用范围及使用量

食品分类号	食品名称	最大使用量/(g/kg)	备注
08.02.02	腌腊肉制品类（如咸肉、腊肉、板鸭、中式火腿、腊肠）	0.15	以亚硝酸钠计，残留量≤30mg/kg
08.03.01	酱卤肉制品类	0.15	以亚硝酸钠计，残留量≤30mg/kg
08.03.02	熏、烧、烤肉类	0.15	以亚硝酸钠计，残留量≤30mg/kg
08.03.03	油炸肉类	0.15	以亚硝酸钠计，残留量≤30mg/kg
08.03.04	西式火腿（熏烤、烟熏、蒸煮火腿）类	0.15	以亚硝酸钠计，残留量≤70mg/kg
08.03.05	肉灌肠类	0.15	以亚硝酸钠计，残留量≤30mg/kg
08.03.06	发酵肉制品类	0.15	以亚硝酸钠计，残留量≤30mg/kg
08.03.08	肉罐头类	0.15	以亚硝酸钠计，残留量≤50mg/kg

四、增味剂

增味剂或称风味强化剂，是指补充或增强食品原有风味的物质，我国传统上称为鲜味剂。

增味剂主要分为：氨基酸类增味剂，如谷氨酸、天门冬氨酸及其一些盐类；核苷酸类增味剂，如5′－肌苷酸、5′－鸟苷酸、5′－呈味核苷酸及其二钠盐等；有机酸类增味剂，如琥珀酸盐等；复合增味剂，如动物水解蛋白、植物水解蛋白等。我国目前允许使用的增味剂有谷氨酸钠、5′－鸟苷酸二钠、5′－肌苷酸二钠、5′－呈味核苷酸二钠、琥珀酸二钠和L－丙氨酸等。

（一）谷氨酸钠

谷氨酸钠为含有一分子结晶水的L－谷氨酸一钠（Monosodium glutamate，MSG），别名味精，无色至白色结晶或晶体粉末，有特有的鲜味，易溶于水。是目前应用于食品中的一种最主要的增味剂，也广泛用于复配其他鲜味剂的基础料，与食盐共存时可以提高其呈味效果。谷氨酸型鲜味剂的构—性关系如图4－1所示。

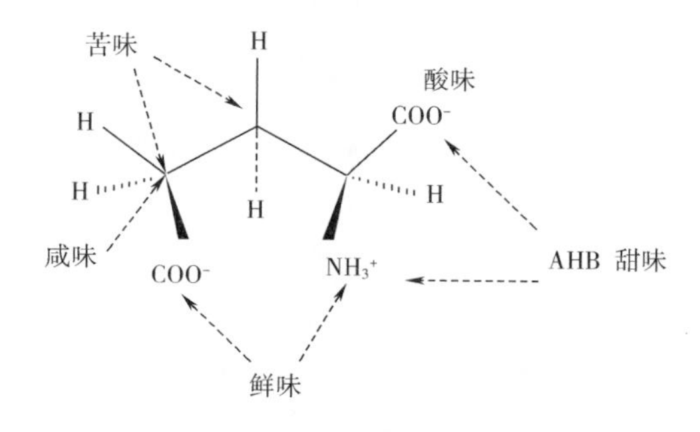

图4－1　谷氨酸型鲜味剂构—性关系

谷氨酸属于低毒物质，可在各类食品中按生产需要适量使用，在一般用量条件下不存在毒性问题。谷氨酸钠进入体内以后，可以参加正常的新陈代谢。

（二）5′-鸟苷酸二钠、5′-肌苷酸二钠和5′-呈味核苷酸二钠

5′-鸟苷酸二钠为白色、类白色结晶，或白色粉末，具有特殊鲜味。核苷酸型鲜味剂的构—性关系如图4-2所示。核糖上有磷酸酯（A）；嘌呤碱基有羟基（B），为呈味基团；芳香杂环上的疏水取代基（X）为助味基团。易溶于水，微溶于乙醇，不溶于乙醚。是以淀粉、糖质为原料，发酵法直接生产或从酵母中提取出核糖核酸，经核酸酶P1酶解、分离、精制而成。核苷酸系列的增味剂均广泛地存在于各种食品中，可在各类食品中按生产需要适量使用，不需要特殊规定。

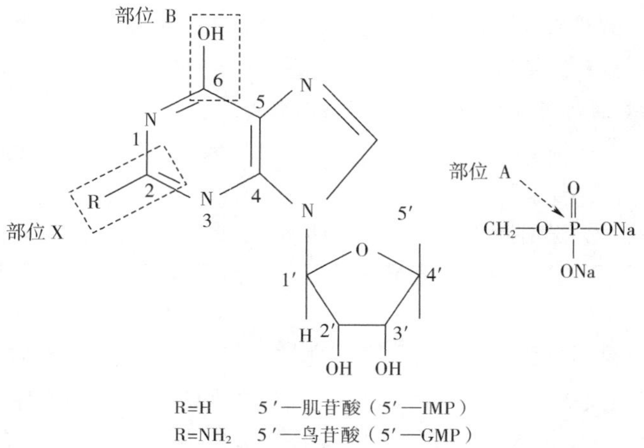

图4-2 核苷酸型鲜味剂构—性关系

（三）复合型增味剂

复合增味剂是指由多种单纯增味剂组合而成的增味剂复合物，包括天然型和复合型两种。这是因为鲜味剂之间存在显著的协同增效效应，可以提高增鲜效果，降低鲜味阈值。多数是由天然的动物、植物、微生物组织细胞或其细胞内生物大分子物质经过水解而制成。

近年来人们对许多天然鲜味抽提物很感兴趣，并开发了许多如肉类抽取物、酵母抽提物、水解动物蛋白和水解植物蛋白等。将其和谷氨酸钠、5′-肌苷酸钠和5′-鸟苷酸钠等以不同的组合与配比，制成适合不同食品使用的复合鲜味料。

五、漂白剂

漂白剂是指能够破坏、抑制食品的发色因素，使其褪色或使食品免于褐变的物质。分为氧化型漂白剂和还原型漂白剂两类。漂白剂具有一定的毒性，添加过量将残留在食品中对人体造成危害，其用途及用量应该严格控制。

GB 2760—2014《食品添加剂使用标准》批准使用的漂白剂主要有：二氧化硫、焦亚硫酸钾、焦亚硫酸钠、亚硫酸钠、亚硫酸氢钠、低亚硫酸钠和硫黄等。

这类物质均能产生二氧化硫，二氧化硫遇水则形成亚硫酸。除具有漂白作用外，还具有防腐作用。此外，由于亚硫酸的强还原性，能消耗果蔬组织中的氧，抑制氧化酶的活性，可防止果蔬中的维生素C的氧化破坏。

（一）亚硫酸及其盐类

亚硫酸及其盐类包括二氧化硫，焦亚硫酸钾，焦亚硫酸钠，亚硫酸钠，亚硫酸氢钠，低亚硫酸钠（Sulfur dioxide，Potassium metabisulphite，Sodium metabisulphite，Sodium sulfite，Sodium Hydrogen sulfite，Sodium hyposulfite）。

CNS 号：05.001，05.002，05.003，05.004，05.005，05.006；INS 号：220，224，223，221，222；功能：漂白剂、防腐剂、抗氧化剂。

还原型漂白剂具有一定的还原能力，主要是亚硫酸及其盐类。

1. 作用及对食品安全性的影响

二氧化硫溶于水形成亚硫酸，被氧化时可将着色物质还原褪色，可以抑制氧化酶的活性，抑制酶促褐变。

亚硫酸盐在人体内可被代谢成为硫酸盐，通过解毒过程从尿中排出。亚硫酸盐这类化合物不适用于动物性食品，以免产生不愉快的气味。亚硫酸盐对维生素 B_1 有破坏作用，故维生素 B_1 含量较多的食品如肉类、谷物、乳制品及坚果类食品不适用该物质。因其能导致过敏反应而在美国等国家的使用受到严格限制。

2. 使用范围及使用量

如表 4-12 所示。

表 4-12 亚硫酸及其盐类使用范围及使用量

食品分类号	食品名称	最大使用量/（g/kg）	备注
04.01.01.02	经表面处理的鲜水果	0.05	最大使用量以二氧化硫残留量计
04.01.02.02	水果干类	0.1	最大使用量以二氧化硫残留量计
04.01.02.08	蜜饯凉果	0.35	最大使用量以二氧化硫残留量计
04.02.02.02	干制蔬菜	0.2	最大使用量以二氧化硫残留量计
04.02.02.02	干制蔬菜（仅限脱水马铃薯）	0.4	最大使用量以二氧化硫残留量计
04.02.02.03	腌渍的蔬菜	0.1	最大使用量以二氧化硫残留量计
04.02.02.04	蔬菜罐头（仅限竹笋、酸菜）	0.05	最大使用量以二氧化硫残留量计
04.03.02.02	干制的食用菌和藻类	0.05	最大使用量以二氧化硫残留量计
04.03.02.04	食用菌和藻类罐头（仅限蘑菇罐头）	0.05	最大使用量以二氧化硫残留量计
04.04.01.04	腐竹类（包括腐竹、油皮等）	0.2	最大使用量以二氧化硫残留量计
04.05.02.03	坚果与籽类罐头	0.05	最大使用量以二氧化硫残留量计
05.0	可可制品、巧克力和巧克力制品（包括代可可脂巧克力及制品）以及糖果	0.1	最大使用量以二氧化硫残留量计
06.03.02.01	生湿面制品（如面条、饺子皮、馄饨皮、烧卖皮）（仅限拉面）	0.05	最大使用量以二氧化硫残留量计
06.05.01	食用淀粉	0.03	最大使用量以二氧化硫残留量计

续表

食品分类号	食品名称	最大使用量/(g/kg)	备注
06.08	冷冻米面制品（仅限风味派）	0.05	最大使用量以二氧化硫残留量计
07.03	饼干	0.1	最大使用量以二氧化硫残留量计
11.01	食糖	0.1	最大使用量以二氧化硫残留量计
11.02	淀粉糖（果糖、葡萄糖、饴糖、部分转化糖等）	0.04	最大使用量以二氧化硫残留量计
11.05	调味糖浆	0.05	最大使用量以二氧化硫残留量计
12.10.02	半固体复合调味料	0.05	最大使用量以二氧化硫残留量计
14.02.01	果蔬汁（浆）	0.05	最大使用量以二氧化硫残留量计，浓缩果蔬汁（浆）按浓缩倍数折算，固体饮料按稀释倍数增加使用量
14.02.03	果蔬汁（浆）类饮料	0.05	最大使用量以二氧化硫残留量计，浓缩果蔬汁（浆）按浓缩倍数折算，固体饮料按稀释倍数增加使用量
15.03.01	葡萄酒	0.25g/L	甜型葡萄酒及果酒系列产品最大使用量为0.4g/L，最大使用量以二氧化硫残留量计
15.03.03	果酒	0.25g/L	甜型葡萄酒及果酒系列产品最大使用量为0.4g/L，最大使用量以二氧化硫残留量计
15.03.05	啤酒和麦芽饮料	0.01	最大使用量以二氧化硫残留量计

（二）硫黄

CNS号：05.007，功能：漂白剂、防腐剂。

使用范围及使用量见表4-13。

表4-13　硫磺的使用范围及使用量

食品分类号	食品名称	最大使用量/(g/kg)	备注
04.01.02.02	水果干类	0.1	只限用于熏蒸，最大使用量以二氧化硫残留量计
04.01.02.08	蜜饯凉果	0.35	只限用于熏蒸，最大使用量以二氧化硫残留量计

续表

食品分类号	食品名称	最大使用量/(g/kg)	备注
04.01.02.08	蜜饯凉果	0.35	只限用于熏蒸，最大使用量以二氧化硫残留量计
04.02.02.02	干制蔬菜	0.2	只限用于熏蒸，最大使用量以二氧化硫残留量计
04.03.01.02	经表面处理的鲜食用菌和藻类	0.4	只限用于熏蒸，最大使用量以二氧化硫残留量计
11.01.01	白糖及白糖制品（如白砂糖、绵白糖、冰糖、方糖等）	0.1	只限用于熏蒸，最大使用量以二氧化硫残留量计
11.01.02	其他糖和糖浆［如红糖、赤砂糖、冰片糖、原糖、果糖（蔗糖来源）、糖蜜、部分转化糖、槭树糖浆等］	0.1	只限用于熏蒸，最大使用量以二氧化硫残留量计
16.07	其他（仅限魔芋粉）	0.9	只限用于熏蒸，最大使用量以二氧化硫残留量计

六、酶制剂

酶制剂指从生物（包括动物、植物、微生物）中提取具有生物催化能力酶特性的物质。主要用于加速食品加工过程和提高食品产品质量。

按其成分组成可将酶分成两大类，一类是单纯酶，其基本组成只是氨基酸，它的催化活性仅取决于蛋白质的结构。另一类是结合酶，它除蛋白质以外还有非蛋白质部分，分别称为酶蛋白和辅酶因子，这两部分对酶的催化活性缺一不可。食品酶制剂的主要作用就是催化食品加工过程的各种化学反应。但酶与一般化学催化不同：一是酶的催化反应，一般都在温和的 pH、温度条件下进行；二是酶作用的高度专一性，酶对作用底物有严格的选择性。三是酶的催化效率高，一般而言，酶促反应速度比一般催化剂的催化反应高 $10^7 \sim 10^{13}$ 倍。酶活性的大小是以特定的反应系统和条件下测到的反应速度来表示的。它的国际单位规定为：在一定条件下，1min 内将 1μmol 的底物转化成产物的酶量为 1 国际单位（IU），它的测定必须在 25℃、具有最适底物浓度、最适缓冲液离子强度和 pH 的反应系统进行。

来自动植物的酶制剂一般不存在毒性问题。许多传统用于食品工业者（如酒、酱油之类），如来自酵母、乳杆菌、乳酸链球菌、黑曲霉、米曲霉等属，和来自非致病菌（如大肠杆菌、枯草杆菌）者，一般也认为是安全的。为保证安全，FAO/WHO 在制定每种酶制剂的 ADI 值同时，也规定该酶制剂的来源，如只有来自米曲霉、黑曲霉、根霉、枯草杆菌和地衣芽孢杆菌的可作为食品加工用酶制剂。

我国允许使用的酶制剂有 44 种，其中包括脂肪酶、胃蛋白酶、胰蛋白酶、纤维素酶、果胶酶、α－淀粉酶等，主要的生产酶制剂的菌种有黑曲霉、米曲霉、枯草芽孢杆菌等微生物。

1. α－淀粉酶（α－Amylase）

也称液化淀粉酶或α－1，4－葡聚糖水解酶。为淡粉色粉末或浅棕黄色至深棕色液体，也可分散于食用级稀释剂中，或含有稳定剂和防腐剂。可水解淀粉分子内部的α－1，4糖苷键，水解产物为糊精、低聚糖和单糖。分子质量5×10^4u左右。最适pH4.5～7.0。最适温度85～94℃。

毒性：FAO/WHO（2001年）规定由地衣芽孢杆菌（*B. Licheni formis*）等制得的α－淀粉酶，ADI不作限制性规定。

2. 木瓜蛋白酶（Papain）

白色至浅棕黄色无定形粉末，有一定吸湿性，或为液体。溶于水和甘油，水溶液无色至浅黄色，几乎不溶于乙醇、氯仿、乙醚等有机溶剂。由木瓜制得的商品酶制剂中，含有木瓜蛋白酶，木瓜凝乳蛋白酶和溶菌酶，这三种酶依次各占可溶性蛋白质的10%、45%和20%。其主要作用是对蛋白质有极强的加水分解能力。最适温度为65℃，最适pH5.0～7.0。

毒性：ADI不作限制性规定，用量以GMP为限（FAO/WHO，2001年）。

3. 果胶酶（Pectinase）

灰白色粉末或棕黄色液体，商业用果胶酶的有效成分主要有三种酶。其中以果胶甲酯酶（催化甲酯果胶脱去甲酯基，产生聚半乳糖醛酸苷链和甲醇）与聚半乳糖醛酸酶（水解果胶中以α－1，4－键结合的半乳糖醛基，产生还原糖）作为其有效成分。最适温度为40～50℃，最适pH3.5～4.0。

毒性：ADI不作限制性规定（由黑曲霉、尿曲霉制得者尚未作出规定；FAO/WHO，2001年）。

4. β－葡聚糖酶（β－Glucanase）

为灰白色无定形粉末或液体。可分散于食品级稀释剂或载体中。溶于水，基本不溶于乙醇、氯仿及乙醚。可使高分子的黏性葡聚糖分解成为低黏度的异麦芽糖和异麦芽三糖。主要用于制糖工业中降低由变质甘蔗导致葡聚糖含量提高的甘蔗汁黏度，以提高蔗汁的加热速度，缩短澄清和结晶时间。

毒性：ADI为0～0.5mg/kg（由木霉制备）；0～1mg/kg（由黑曲霉制备；FAO/WHO，2001年）。

七、乳化剂

乳化剂是能改善乳化体中各种构成相之间的表面张力，形成均匀分散体或乳化体的物质。食用乳化剂是消耗量较大的一类食品添加剂，是可改善或稳定食品的物理性质或组织状态的添加剂。

根据油在水中分散或水在油中分散的不同性质，乳化剂大体上可分为水包油型乳化剂和油包水型乳化剂两大类。良好的乳化剂在它的亲水和疏水基之间必须有相当的平衡，通常以HLB（乳化剂的亲水亲油平衡值）表示。一般离子型表面活性剂的HLB值为0～40。非离子型表面活性剂HLB值为0～20，规定亲油性为100%的乳化剂，其HLB值为0，亲水性100%者HLB值为20，其间分成20等份，以此表示其亲水、亲油性的强弱情况和不同的应用特性（绝大部分食品用乳化剂均属此类）。一般来说，HLB值越高，乳化剂的亲水性越强，反之亲油性越强。

（一）单，双甘油脂肪酸酯（油酸、亚油酸、棕榈酸、山嵛酸、硬脂酸、月桂酸、亚麻酸）（Mono - and diglycerides of fatty acid）

CNS 号：10.006；INS 号：471；功能：乳化剂。

微黄色的蜡状固体，凝固点不低于 56℃，不溶于水，但与热水强烈震荡混合时可分散在水中，可分为水/油及油/水乳化剂。

以甘油酯为主体的系列产品开发应用正在发展阶段，目前欧美各国甘油酯衍生物的消费量约占总消费量的 20%，其中聚甘油酯由于其 HLB 值范围宽，乳化能力强，用量不断增加。

1. 毒性

ADI 不作限制性规定，FAO/WHO（2001 年）。

2. 使用范围和使用量

如表 4 - 14 所示。

表 4 - 14　单，双甘油脂肪酸酯使用范围和使用量

食品分类号	食品名称	最大使用量/（g/kg）
01.05.01	稀奶油	按生产需要适量使用
02.02.01.01	黄油和浓缩黄油	20.0
06.03.02.01	生湿面制品（如面条、饺子皮、馄饨皮、烧卖皮）	按生产需要适量使用
06.03.02.02	生干面制品	30.0
11.01.02	其他糖和糖浆［如红糖、赤砂糖、冰片糖、原糖、果糖（蔗糖来源）、糖蜜、部分转化糖、槭树糖浆等］	6.0
12.09	香辛料类	5.0
13.01	婴幼儿配方食品	按生产需要适量使用
13.02	婴幼儿辅助食品	按生产需要适量使用

（二）复合乳化剂

食品乳化剂正向着系列化、多功能、高效率和使用方便等方向发展，所以乳化剂复合配方技术研究至关重要。目前我国市场上销售的复配产品已有面包添加剂、蛋糕发泡剂、水果蛋糕保鲜剂等。乳化剂的批准和生产都非常严格，乳化剂的种类受到限制。利用有限的乳化剂经过科学的复配，可以得到满足多方面需要的众多系列产品。

八、增稠剂

增稠剂是可以提高食品的黏稠度或形成凝胶，从而改变食品的物理性状、赋予食品黏润、适宜的口感，并兼有乳化、稳定或使呈悬浮状态作用的物质。它主要是一类水溶性胶体物质，大部分是从天然动植物中提取或加工而成。我国允许使用的超过 20 种。

20 世纪 70 年代，美国 M. Glicksman 等提出了他们的分类方法，他们将食品胶分为六类，

分别是：植物分泌物、提取物、粉末状物质、微生物发酵多糖、化学修饰胶、人工合成胶。具体分类如表4－15所示。

表4－15 食品胶的分类

植物分泌物	提取物	粉末状物质	微生物发酵多糖	化学修饰胶	人工合成胶
阿拉伯胶	琼脂	瓜尔胶	黄原胶	羟甲基纤维素	聚乙烯吡咯
黄蓍胶	海藻酸盐	槐豆胶	茁霉多糖	甲基纤维素	烷酮
刺梧桐胶	卡拉胶	淀粉		羧丙基纤维素	聚环氧乙烷
	果胶	微晶纤维素		羧丙基甲基纤维素	
	阿拉伯半乳聚糖			低甲基果胶	
	明胶			藻酸丙二醇酯	

（一）羧甲基纤维素钠（Sodium carboxy methyl cellulose，CMC）

CNS号：20.003；INS号：466；功能：稳定剂。

CMC是白色或微黄色粉末，无臭无味，易溶于水成为高黏度的溶液，不溶于乙醇等多种溶剂。CMC在食品行业，主要用以保持食品原有性质（如口感，流动性等），或根据实际情况，尽可能延长保持其原有性质的时间。此外，CMC还应用于加工食品和方便食品，以赋予这类食品某些特性，或根据顾客心理，使产品具有所希望的受欢迎的质构。

1. 毒性

ADI不作限制性规定，FAO/WHO（2001年）。

2. 使用范围和使用量

如表4－16所示。

表4－16 羧甲基纤维素钠使用范围和使用量

食品分类号	食品名称	最大使用量/（g/kg）备注
01.05.01	稀奶油	按生产需要适量使用

（二）黄原胶（Xanthan gum）

CNS号：20.009；INS号：415；功能：稳定剂、增稠剂。

黄原胶是一种高分子质量的天然碳水化合物聚糖体，类白色或淡黄色粉末，可溶于水，不溶于大多数有机溶剂，对温度、pH、电解质溶液及酶的作用不敏感，是一种稳定的微生物代谢胶。用于果肉型饮料、蛋白质饮料等，可增加饮料的浓厚感，并稳定各成分的悬浊性。因黄原胶具有假塑性，用于饮料增稠但无黏糊感，并有良好的芳香性。

1. 毒性

ADI不作限制性规定，FAO/WHO（2001年）。

2. 使用范围和使用量

如表4－17所示。

表4-17 黄原胶使用范围和使用量

食品分类号	食品名称	最大使用量/(g/kg)	
01.05.01	稀奶油	按生产需要适量使用	
02.02.01.01	黄油和浓缩黄油	5.0	
06.03.02.01	生湿面制品（如面条、饺子皮、馄饨皮、烧卖皮）	10.0	
06.03.02.02	生干面制品	4.0	
11.01.02	其他糖和糖浆［如红糖、赤砂糖、冰片糖、原糖、果糖（蔗糖来源）、糖蜜、部分转化糖、槭树糖浆等］	5.0	
12.09	香辛料类	按生产需要适量使用	
13.01.03	特殊医学用途婴儿配方食品	9.0	使用量仅限粉状产品，液态产品按照稀释倍数折算
14.02.01	果蔬汁（浆）	按生产需要适量使用	固体饮料按稀释倍数增加使用量

（三）壳聚糖［Deacetylated chitin（chitosan）］

CNS号：20.026；功能：增稠剂、被膜剂。

白色至淡黄色或淡蓝白色或淡红白色非结晶性粉末或鳞片状。不溶于水，溶于乙酸、甲酸、乳酸、苹果酸，酸性水溶液有涩味。不溶于磷酸、硫酸，不溶于中性或碱性溶液。平均相对分子质量10万~200万。有明显降低人体内胆固醇含量的作用。

1. 毒性

壳聚糖天然无毒，酸性水溶液对细菌有抑制作用，对高分子和离子型复合物可形成凝集。1%壳聚糖醋酸也用作香蕉保鲜，有较好效果。壳聚糖因有游离氨基，在酸性条件下有阳离子型聚电解质的性质，可吸附镉、汞、铜等重金属，可作为絮凝各种胶态等颗粒而用于果汁澄清、蔗糖净化、废水处理、蛋白质菌丝体的絮凝等。如用于苹果汁的澄清，总酚量由原来的138~153mg/L降至84~89mg/L，蛋白质含量由0.782~1.423g/L降至0.447~0.796g/L。

由于壳聚糖无毒性，不与体液反应，对组织也不起抗原抗体反应，而且可生物降解，对细胞具有亲和性，故尤其适用于保健方面。

2. 使用范围和使用量

如表4-18所示。

表4-18 壳聚糖使用范围和使用量

食品分类号	食品名称	最大使用量/(g/kg)
08.03.04	西式火腿（熏烤、烟熏、蒸煮火腿）类	6.0
08.03.05	肉灌肠类	6.0

九、 食用香料

食品用香料指能够调配食品用香精的香料。食品用香料包括天然香料、天然等同香料和人造香料三种。其中天然香料是指用纯粹物理方法从天然香原料中分离得到的物质；天然等同香料是指用合成方法得到或从天然芳香原料经化学过程分离得到的物质，这些物质与供人消费的天然产品中仍存在的物质在化学上是相同的；人造香料则是指在供人类消费的天然产品中尚未发现的香味物质。

近年来也有人将以动植物天然原料、发酵产物和由天然原料所得基料制成的香料，如均由粮食发酵制备的丁酸和乙醇，合成为丁酸己酯，统称为全天然香料。这类香料的发展特别快，相对价格也高。

作为直接应用的增香用食品添加剂，除香辛料外，一般均配制成香精后使用。

（一） 香辛料 （辛香料） ——天然香精

香辛料是指各种具有特殊香气、香味和滋味的植物全草、叶、根、茎、树皮、果实或种子，如月桂叶、桂皮、茴香和胡椒等，用以提高食品风味。因其中大部分用于烹调，故又称为“调味香料”。按美国香辛料协会（American Spices Association）的定义为“凡主要用来供食品调味用的植物，均可称之为香辛料”。

一般香辛料均含有一定量的挥发性精油。常为提取精油、酊剂、油树脂、浸膏等的原料，或用以配制五香粉、咖喱粉等调味料。

香辛料中的有效成分一般可用溶剂提取，而无香辛作用的纤维素、鞣质、矿物质、淀粉、糖等不溶于溶剂的成分可被分离掉。这样可以提高利用效率，并有降低所附着微生物、减少贮藏和运输吨位及使用方便等优点。故提取精油和油树脂等制品，已成为香辛料的重要发展趋势。

不少香辛料已有上千年的食用史。在正常的使用范围内无毒性问题。

1. 多香果（甘椒；众香子；牙买加甜椒；丁香辣椒）（AIISPICE；Pimenta；Jamacia pepper）

（1）性状　桃金娘科常绿乔木多香果树未成熟浆果的干制品。近乎圆形，直径约6.5cm，似豌豆大小，红褐色。具有锡兰肉桂、肉豆蔻、丁香三种香辛料混合物的温和香气，唯丁香味较突出。原产西印度群岛及拉丁美洲，以牙买加产者质量最好。

（2）毒性　GRAS（FEMA；FDA；§182.10，2000）。

2. 大茴香（茴香；茴芹）（Anise；Anise seed；Aniseed）

（1）性状　伞形科植物大茴香的干燥果实。呈淡青灰色，卵形，通常连有一小段茎，甚小，每千克约有果实20多万颗。内有5个果瓣，每瓣内有籽1粒。微甜，似甘草香味，颇似“八角茴香”，但性状、大小相差很远。原产埃及，南欧、中南美洲、非洲东北部及印度等地均产。质量以西班牙出产的最好。

（2）毒性　GRAS（FEMA；FDA；§182.10，2000）。

3. 丁香罗勒（罗勒）（Basil；Sweet basil）

（1）性状　唇形科一年生芳香草本罗勒，以其叶及花部顶端供食用。叶对生，卵形或卵状披针形，长约5cm，宽约2cm。夏秋开花，花白色或淡紫色，每六朵轮生在花茎上排成多轮的总状花序。原产印度，我国南部、中部和东南部均有栽培。法国、西班牙、美国、匈牙利、印度尼西亚、摩洛哥等国盛产。有特殊清香，味甜，略有薄荷味。部分品种有樟脑味，质量较差。兼有一定防霉作用。

（2）毒性　GRAS（FEMA；FDA；§182.10，2000）。

（二）天然食品添加剂复配及未来发展方向

虽然绿色食品的附加值较高，但仍然需要控制产品成本。科学使用天然食品添加剂的复配技术可以减少添加剂使用量和更新产品，食品添加剂的复配可使各种添加剂之间产生增效的作用，在食品行业中称为“协同效应”，大多数情况中可以产生“相乘”结果，显著减少食品中食品添加剂的使用量，降低成本。

第三节　食品添加剂的管理

一、我国食品添加剂应用中的问题及解决对策

随着经济的发展，我国人民已从温饱型食品消费转向健康、安全的消费模式，保证食品健康成为国家重大战略决策。但近年来，食品安全重大事件频频发生，危害程度和事件数量日益呈上升的趋势。如上海市的染色馒头事件、浙江省白砂糖中添加“吊白块”案件、重庆市“毛发水”酱油案件、广东省劣质大米案件、河北省的三聚氰胺乳粉事件等。食品安全事件的报道引起了我国社会公众的广泛焦虑，不少人认为，导致这些食品安全事故的，都是因为使用了食品添加剂，让食品添加剂备受诟病，食品添加剂似乎也就成了“毒食品”的代名词。

为解决对食品添加剂的认识误区，首先应明确食品添加剂的概念及用途。食品添加剂是随着食品工业的发展而起步和发展起来的，食品添加剂可以使加工的食品更好、更新、更方便，来满足人们日益增长的需要，在现代食品工业中发挥着重要的作用：①利于食品的保藏，防止食品败坏变质；②改善食品的感官性状，如食品的色、香、味、形态和质地；③保持和提高食品营养价值；④有利于食品的加工处理，适应工业化生产的需要；⑤满足其他特殊需要，如无糖饼干适合减肥和糖尿病的人群。因此，大多的食品安全事件，是食品生产中的非法添加问题，而不是食品添加剂的使用问题。

（一）食品添加剂使用中的问题

但食品添加剂大多数不是原来的食品配料，食品添加剂的使用关乎食品质量安全，也关乎消费者的身体健康。原国家食品药品监督管理局通报，于2016年1～5月，组织监督抽检并公布了5447批次样品信息，涉及不合格样品96批次。不合格项目以食品添加剂超范围、超限量使用和品质指标不合格为主。食品添加剂使用不当主要包括以下几个方面。

（1）食品添加剂的超限量使用，是指在食品加工过程中所使用的食品添加剂的剂量超出了GB 2760—2014《食品添加剂使用标准》规定的能够使用的最大剂量。

（2）食品添加剂的超范围使用，是指超出了GB 2760—2014所规定的某种食品中可以使用的食品添加剂的种类和范围。

（3）在食品加工过程中使用伪劣添加剂，合格优质的食品添加剂才能增强食品的功能性而又不破坏其原有品质，使用伪劣或过期的食品添加剂将影响食品的质量甚至安全，更会直接

危害消费者的身体健康。

（二）采取措施

1. 完善食品安全管理体制

我国政府对食品添加剂的管理是相当严格的，制定了严格的申报审批、生产经营、使用、标志等规定。

2. 加强食品安全法律建设

建立我国食品安全法律法规为主的多层式法律体系，从食品安全全程监控着眼，把标准和规程落实在食品产业链的每一个环节。

3. 提高惩罚标准，加大惩罚力度

相关省级食品药品监管部门已依法责令其采取下架、召回、停产停业、整顿等措施控制风险，并对其严加惩罚，向社会公布处理结果。

4. 加强食品安全监督、检验能力

从安全检测人才培养，加强检验检测装备建设。

5. 依法加强权力监督和舆论监督

各级人大作为地方最具权威的监督机构，依法实施法律监督和经济工作，接受社会公众和媒体的监督，公开透明。

6. 教育消费者，增加对自己的消费食品的了解，形成正确的消费观与消费习惯，加强宣传教育，提高消费者食品安全意识。

7. 开发新型、安全的食品添加剂

开发方向须符合一切以健康为导向的发展趋势，可以列举出以下几点：①天然产物的食品添加剂，安全无毒或基本无毒受到了人们广泛的欢迎，成为目前研究开发的重点；②安全、低热量、低吸收品种的开发及应用；③功能性食品添加剂是具有确定的保健功能因子和科学详细的测试数据的部分食品添加剂品种，尽管在理论研究和实践方面还欠缺，但这些物质的保健功能性受到极大的关注。

第五章

CHAPTER 5

各类食品的卫生及其管理

[学习目标]

1. 掌握粮食类食品、豆类食品、果蔬食品、肉及肉制品、蛋及蛋制品、乳、水产品及水产制品和食用油脂的污染源、污染途径及预防措施，以及卫生标准和检验方法。

2. 了解酒类、调味品、冷饮食品、方便食品、糕点类食品和水的污染源、污染途径及预防措施，以及卫生标准和检验方法。

第一节 粮食类食品的卫生及其管理

一、粮食与微生物污染

粮食是指谷物及其加工品，蛋白质、碳水化合物、脂肪、维生素、膳食纤维和矿物质等是粮食作物的主要营养物质。从生物生长来说，成熟的种子处在代谢活动最低的一个环节，表现为含水量最低，酶的活性大大降低，呼吸作用微弱，贮藏物质丰富且性质稳定。在正常的贮藏情况下，粮食种子仅保持生机，生命活动进行的十分缓慢，但又是待机而动，随着环境条件的改变，其生理特性和强度也发生变化，延长或缩短其贮藏寿命。

粮食的内部和外部多寄附有大量的微生物，其种类达百余种，包括附生微生物、腐生微生物、非寄生、寄生及“共生”微生物。附生微生物，如植生假单胞杆菌和荧光假单胞杆菌；腐生微生物，如粮食贮藏期间繁殖的某些曲霉和青霉为代表的腐生霉菌以及微球菌等。此外，从田间带来的非寄生、寄生及“共生”微生物，它们在粮食作物生长时期，侵入正在形成或接近成熟的粮食籽粒内部。已分离出来的有交链孢霉，黑孢霉、谷类赤霉病菌、稻恶苗病菌、玉米干腐病菌、麦类散黑穗病菌等真菌和一些细菌。这类微生物的发育要求高温，有些还要求有活物寄生的特性，它们在正常贮存的条件下并不活动，只有在粮食水分过高和粮堆湿度适宜的情况下，才开始发育、生长。

被微生物污染的粮食，其品质下降，具体表现为：

1. 粮食发热

粮食发热是水分含量高的粮食或粮堆的某一部分因湿热转移为温热，表现为粮堆温度迅速升高，若通风不良可积累大量的热，此时粮食内部酶活动加强，尤其是霉菌（曲霉和青霉）活动增强，所以粮食发热和生霉变质是相伴发生的。食品工厂粮库应注意控制水分。

2. 粮食营养品质下降

粮食在发热霉变过程中，所含的主要成分如碳水化合物、蛋白质和脂肪均在微生物作用下被分解利用而发生变化，同时产生有害的代谢产物，从而降低了粮食的营养品质，并失去了食用价值，不利于食品加工。

粮食霉变初期，粮食的酸度和脂肪酸值升高，淀粉及非还原糖含量减少，蛋白质变性分解，这三项都是容易发现的品质劣变指标。尤其是在蛋白质水解酶作用下，粮食中蛋白质变性，进一步水解为多肽、各种小肽，最后分解成氨或胺以及其他产物。有些胺类具有一定的毒性，甚至可以致癌。

3. 粮食变色和变味

粮食的色泽、光滑度、气味和食味是判断粮食品质的重要指标。粮食的色、香、味发生变化的原因很多，情况也比较复杂。

微生物浸染粮食后，可发生各种类型的病斑或色变，是鉴别籽粒带病的重要依据。粮食在贮藏期，被霉腐微生物浸染后，颜色从新鲜光泽逐渐变为晦滞发灰，继而出现霉点或粉屑，粮粒变暗或变为其他颜色、生霉，严重的霉烂结块。

发生霉变的粮食，常常带有令人感觉不快或难以忍受的气味。这些气味来自微生物本身分泌出的代谢产物，以及粮食中的有机质被分解生成的一些物质。

4. 微生物污染后使粮食带毒

微生物使粮食带毒及致病的原因多样。某些微生物本身有毒；微生物代谢产物有毒；粮食在微生物作用下，转变成有损健康的有害物质；某些致病微生物通过粮食传带引起病害。不同的微生物产生的毒素性质和致病作用不同，各种生物对毒素的反应也不一样。

5. 微生物引起粮食加工品质降低

（1）感官性能差　表现为干物质损失，质量减轻。

（2）物理性能差　表现为硬度及黏度降低，面筋含量及拉力下降。

（3）加工性能差　发酵及烘烤性能差；出油率及油的品质下降等。

综上所述，粮食被微生物污染后，使粮食发热、营养品质下降、变色和变味、粮食带毒以及引起加工品质降低。此外，还可引起种子存活率下降（影响发芽、发育及抗病能力等），在食品加工厂，原料粮贮存效果直接影响到产品质量。

粮食在贮存过程中，除了微生物污染外，还有其他因素影响粮食的品质，如温度、二氧化碳、氧、水分和作为生物活动所必需的一系列有机化合物。此外，还有昆虫及螨等节足动物和啮齿类（鼠）、鸟等脊椎动物的影响。

二、粮食微生物污染的途径

1. 粮食本身的微生物污染

粮食微生物主要分布在表面，附着于粮粒表皮或颖壳上。有的侵入粮粒组织内部，分布在皮层、胚乳和胚芽中，也有的同时存在于籽粒内部和外部。粮食上微生物主要有细菌、酵母菌和真菌三大类群。真菌对粮食危害程度最严重，细菌次之，酵母较轻微。

2. 土壤中的微生物污染

土壤中含有大量的微生物，也会使粮食受到污染。

3. 在加工、生产、运输、销售等环节中的污染

在加工、生产、运输、销售等环节中，粮食也可能会受到一些腐败微生物或致病菌的污染。

三、防止粮食微生物污染的措施

（一）控制粮食的水分及温度

食品及其原料的贮藏首要问题是：控制微生物生长。食物除暴露于空气、土壤或水的表面外，健康的植物或动物组织内部应是无菌的。组织的发育、生长自然是无菌的。有的粮食，存放在空气中，并处于一定的温度和相对湿度条件下，致使霉菌生长繁殖。酵母生长比霉菌需要更多的水分，有、无空气的温度和相对湿度条件均能生长；细菌生长比霉菌需要更多的水分，也能在空气或无空气的温度和相对湿度条件下生长。

对于粮食的贮藏，采取各种干燥的办法，如晾干，烘干等来降低粮食含水量，同时控制仓库和粮堆中空气的相对湿度，控制微生物的繁殖是达到安全贮藏的有效措施，也是粮仓保管中采用最广泛的贮藏方法之一。

微生物有三种类型，一类是嗜热菌，最适生长温度为55℃；二类是嗜温菌，最适生长温度近37℃，这类包括人体致病菌；三类是嗜冷菌，最适生长温度低于10℃，嗜冷菌能够适应比7℃更低的温度。从－8～65℃的温度范围都有某些微生物在粮食中生长，但28～30℃是粮贮微生物浸染粮食，引起变质的活跃温度，应严加控制。还应注意一点，高温有利于谷物干燥、粮仓贮存，但温度太高不利于食品加工。研究指出籽仁温度太高，对小麦的磨粉和焙烤制品的质量、玉米磨粉的质量、大麦或种谷的发芽质量都有不良影响。

粮食的贮存时间取决于水分含量及收获情况。在环境因子中，温度和水分共同作用，对粮食上微生物繁殖的影响显著，变化关系比较复杂，应按其变化规律控制温度和水分，对产前粮食贮藏有十分重要的意义。归结起来，粮贮应注意以下几点：

（1）螨在5℃以下不发育，昆虫在15℃以下不发育。故一般粮贮温度为13℃左右。

（2）大多数粮贮过程中，真菌在0℃时不生长。霉菌的生长、繁殖与相对湿度关系最密切，只要相对湿度适宜，即使在低温下，甚至低于0℃也能生长繁殖。当水分活度值（A_w）在0.7以下时，则霉菌繁殖受到抑制，可以阻止产毒的霉菌繁殖。

（3）温度对机体影响与水分含量密切相关，因为温度升高，相当于空气中水分的相对量减少。

（4）水分控制很重要。谷物的水分含量低于13%，可抑制大多数微生物及螨的生长。水分含量在10%以下，可限制大多数粮贮害虫的发育。

（二）保持贮粮环境的卫生

保持贮粮卫生，应注意粮仓的密闭与通风，防止库仓病虫害、霉菌等浸染。

粮食上的微生物绝大多数是好氧微生物（需氧细菌），引起贮粮变质的霉菌是强好氧性微生物（如青霉和曲霉）。因此，缺氧的环境对其生长不利，密闭贮藏能限制这类微生物的活动，减少微生物传播感染，隔绝外界温度变化的影响，故粮食采取密闭保管的方法，可提高贮

藏的稳定性，延长贮藏期。

干燥、低温和密闭的环境对粮食长期安全贮藏是最有效的。近年来国内外采用塑料薄膜贮粮，效果显著。即使含水量较高的粮食在密闭袋中或帐幕中，当抽去空气后，也能有效地延长安全贮藏期。

最近，许多国家批准用辐照的方法贮粮，辐照杀虫贮粮技术已在多国应用30年以上，实践证明，该方法对于延长粮食（小麦、稻谷等）保藏期是行之有效的方法。

（三）提高粮食的纯净度，保持粮食健全

生产和实验都已证明籽粒饱满、新鲜健康以及生活力强盛的粮食种子，在贮藏时更能防御霉菌等微生物浸染，而便于贮藏。无论入仓的粮食或食品加工厂的库存粮食，应选择生命力强，籽粒饱满、成熟度高以及外壳完整的原粮，此类粮食更易保存。

（四）防治病虫害

每年世界粮食损失于病虫害达0～5%。据文献报道，各种贮粮害虫及螨、甲虫和蛾等均以霉菌做为食料，在这些害虫的消化道中，排泄物和虫体外部带菌量十分惊人，如一粒螨粪中平均含几百到数千个的霉菌孢子，1g害虫的虫粪中霉菌孢子达10亿之多。防止贮粮害虫和螨类滋生，对减少贮粮微生物的传播和感染有积极意义。

防止昆虫和螨类浸染粮谷，主要靠化学处理，在化学处理中粮食熏蒸剂及杀虫、灭菌剂等广泛应用。尤其是熏蒸剂弥漫到整个空间，效果较好，但应注意农药残留量，应符合粮食卫生标准要求。

四、粮食的卫生标准

GB 2715—2016《食品安全国家标准　粮食》规定了粮食卫生标准，其主要内容如下。

（一）感官指标

具有正常粮食的色泽及气味，不得有发霉变质现象。

（二）理化指标

1. 真菌毒素限量指标

应符合表5－1的规定。

表5－1　　真菌毒素限量指标

项目	限量/（μg/kg）
黄曲霉毒素 B_1	
玉米	≤20
大米	≤10
其他	≤5
脱氧雪腐镰刀菌烯醇	
小麦、大麦、玉米及其成品粮	≤1000
玉米赤霉烯酮	
小麦、玉米	≤60
赭曲霉毒素A	
谷类、豆类	≤5

2. 污染物限量指标

应符合表 5－2 的规定。

表 5－2　污染物限量指标

项目	限量/（mg/kg）
铅（Pb）	≤0.2
镉（Cd）	
稻谷（包括大米）、豆类	≤0.2
麦类（包括小麦粉）、玉米及其他	≤0.1
汞（Hg）	≤0.01
无机砷（以 As 计）	
大米	≤0.15
小麦粉	≤0.1
其他	≤0.2

3. 农药最大残留限量指标

应符合表 5－3 的规定。

表 5－3　农药最大残留限量

项目	最大残留限量/（mg/kg）
磷化物（以 PH_3 计）	≤0.05
溴甲烷	≤5
汞（Hg）	≤0.01
马拉硫磷	
大米	≤0.1
甲基毒死蜱	≤5
甲基嘧啶磷	
小麦、稻谷	≤5
溴氰菊酯	≤0.5
六六六	≤0.05
林丹	
小麦	≤0.05
滴滴涕	≤0.05
氯化苦（以原粮计）	≤2
七氯	≤0.02
艾氏剂	≤0.02
狄氏剂	≤0.02
其他农药	按国标 GB 2763—2016 的规定执行

五、粮食的卫生检验

一般在粮食加工为成品之前，要进行感官、物理、化学和生物等方面检验，才能确保加工成品的卫生质量。

感官检验：主要检查粮食有否变色、变形、变味以及有无病斑等。感官检验的优点是简便快速，但缺点是不够准确。

（一）物理检验

（1）容重及千粒重，一般的，病染粮食重量均较正常的粮食轻。

（2）密度分离法，用不同密度的盐水分离病染粮食，可以除去质量差的粮食。

（3）过筛检验，混在粮食中的某些有毒病原体，可通过筛子分级筛出。

（4）荧光反应分析法，被某些微生物浸染的粮粒及形成的毒性物质，在紫外线（波长365nm）的照射下，具有特殊的荧光反应现象。如黄曲霉素具有蓝色或蓝紫色的荧光反应。

（二）化学检验

1. 农药残留

一般采用色谱法（气相色谱及薄层色谱法两种），检测粮食中六六六、滴滴涕及其他有机磷农药的残留量；对于氨基甲酸酯类农药，采用分光光度计测定。

2. 有毒物质检测

有毒粮食的化学检验主要是用于毒素的提取，分析提取物有无毒性及其毒素性质，一般均采用化学试剂检验与动物试验相对照进行。

（三）生物检验

1. 病原生物的分离培养检验

利用分离所得的菌株等进行一系列毒性的测定。

2. 动物试验

以带毒的或可疑的粮食喂饲动物复制中毒病害，根据需要可进行急性、亚慢性、致畸和致癌等试验。

3. 其他

如黄曲霉素类等生物毒素的特殊检测等。粮食加工前的卫生，除掉霉变及毒素的污染外，限制农药残留量，剔除毒麦、麦角和有毒杂草籽，做好粮仓卫生，确保食品原料的卫生质量。加工中金属及其他杂物的污染应当注意，金属中主要是铁屑，来自铁制农具及加工机械。在加工中安装过筛和吸铁设备，可以大大减少铁屑量。我国尚无粮食中铁屑残留量的规定，可借鉴国外的情况，如苏联规定每公斤面粉中铁屑含量不超过1.8mg，长度小于0.3mm。

除此以外，还要检查工业毒物：铅、铬、镉和汞等重金属，以及工业废水中的酚、醛、砷以及苯；用烟道直接烘干粮食，应注意检测芳香烃类，如3,4－苯并芘等项目。

第二节 豆类食品的卫生及其管理

一、概述

大豆含有丰富的蛋白质（35% ~40%）和脂肪（15% ~20%），碳水化合物相对较少（20% ~30%）；大豆的氨基酸模式接近人体需要，且富含粮谷类中所缺乏的赖氨酸，故大豆蛋白质为优质蛋白。此外，大豆还含有丰富的钙、磷、铁等无机盐和维生素 B_1、维生素 B_2。大豆油中的不饱和脂肪酸占 85%，且以亚油酸为最多。按传统的生产、销售习惯，豆类食品主要是以大豆为原料的豆制品，根据不同的生产工艺，分为非发酵豆制品和发酵豆制品两大类。

二、豆制品与微生物污染

豆制品含有丰富的蛋白质、脂肪和糖类，且水分含量高，是微生物生长的理想条件。目前，我国豆制品生产自动化、机械化程度低，卫生条件差，因此豆制品极易被微生物污染。

生产实践证明，引起豆制品腐败的主要微生物是革兰阳性芽孢杆菌、粪产碱杆菌和产气荚膜杆菌等，它可以使豆制品在盛夏短时间内产生腐败变质。球菌属和黏质沙雷氏菌除使豆制品发黏变质外，还产生色素使之变色。研究者认为，豆制品的腐败与加工条件有重要关系。如豆浆腐败与加工制作中煮沸时间有很大关系，煮沸 10 ~15min，由大豆带来的细菌大部分被杀灭，只有耐热性的杆菌的芽孢残存，但在以后的工序或半制品浸在水中保存的时候，受到各种细菌的污染而腐败。致使豆腐变质的主要细菌有假单孢菌（*Pseudomonas*）、大肠菌群、乳杆菌属（*Lactobacillus*）、微球菌属（*Micrococcus*）、黄杆菌属（*Flavoba - Cterium*）和无色杆菌属（*Achromobacter*）等。

三、豆类食品有毒有害因子的去除

豆类与粮食混食，可以提高膳食中蛋白质的质和量，增加维生素和无机盐的来源。对于改变我国人民的膳食结构，增加优质蛋白，改善营养状况有非常重要的意义。但豆中含有多种生理有害物质，如胰蛋白酶阻碍因子、凝血素、引起甲状腺肿胀的物质等，因此食用前应加以注意。实验表明，这些物质都是水溶性的，经加热处理后，几乎可全部破坏，且残存量很少。故加工时加热预处理很重要。然而，由于加热的温度或时间未达到要求，不能彻底破坏这些有害物质而引起中毒的事件也时有发生。

（一）抗营养因子

1. 蛋白酶抑制剂

蛋白酶抑制剂有 7 ~10 种，主要存在大豆中，对胰蛋白酶、糜蛋白酶和胃蛋白酶等物质的酶活性，有部分抑制作用，妨碍蛋白质的消化吸收，抑制动物生长。

2. 植物红细胞凝血素

植物红细胞凝血素是能凝集人和动物红细胞的一种蛋白质，可影响动物的生长。

3. 胀气因子

胀气因子是占大豆碳水化合物一半的水苏糖和棉子糖，在肠道微生物的作用下产气。

通过不同的加工工艺，可以不同程度地解决这些问题。如大豆的蛋白质消化率较低，仅有65%，若经过水泡、磨浆、加热、发酵和发芽等加工处理，则制成的豆制品的消化率会明显提高，如豆浆消化率为85%，豆腐消化率为92%～96%。采用常压蒸汽30min，即可破坏生大豆中的蛋白酶抑制剂。大豆加工成豆制品时，胀气因子也会被部分或全部除去。

（二）豆腥味、苦涩味和其他异味的处理

豆中含有多种酶类，其中脂肪氧化酶是产生豆腥味及其他异味的主要酶类，在适当的条件下这种酶参与脂肪腐败，并氧化降解生成多种有豆腥味的物质。同时还可与亚油酸、亚麻酸等不饱和脂肪酸作用，生成具有豆腥味的醛、酮等类物质。脂肪氧化酶活力大小与温度、水分以及pH有关，可采用$NaHCO_3$调整浆体的pH，在脱腥和使脂肪氧化酶失活的温度下，进行脱腥处理，并尽量缩短由调浆到杀菌工序的时间，以减少豆腥味和苦涩味的产生。

（三）消除由纤维素及脂肪引起的豆制品沉淀、分层等因素

速溶全脂脱腥豆粉因含有全脂，且未去渣，因此脂肪含量高，并有1%左右的不溶纤维，处理不当会引起豆制品的沉淀及分层。故工艺处理上最好采用超微粉碎，豆粉粒度在400目以上调浆，确保均质。为了保证粒度大小均匀，同时采用一定温度下高压均质两次。通过均质后的剪切、冲撞和空穴作用，而使纤维、脂肪球微细化，使粒子稳定地悬浮于浆液中，这样可生产出冲调性、稳定性、口感、香气均佳的产品。

（四）豆蛋白的溶解性及加热对蛋白的影响

豆中的蛋白主要是球蛋白，该蛋白与牛乳的酪蛋白有相似之处，故应选择适当的杀菌温度处理。日本一般采用80℃、保温10min，我国采用78～80℃、保温15min杀菌工艺，但要注意其他参数（温度、压力和pH），以减少有害物质残留。

（五）溶解性

为了解决豆制品的溶解性，可加入大豆磷脂等食品添加剂（添加量为成品的0.25%），用以破坏蛋白质分子周围的表面张力，增加产品的乳化性和溶解性。

（六）污染豆类的霉菌和霉菌毒素

豆类在农田生长、收获、贮存过程中，都可受到霉菌的污染。当环境湿度较大，温度增高时，霉菌易在豆中生长繁殖并分解其营养成分，产酸产气，使豆发生霉变，不仅改变了豆的感官性状，降低和失去其营养价值，而且还可能产生相应的霉菌毒素，对人体健康造成危害。

预防措施：首先清洗大豆时，要除去种子中的破碎种子和草籽，降低大豆种子的含水量至12%以下；其次，要控制好仓库的温度，粮堆温度应保持在室外平均气温5～10℃的范围。只有这样才能防止和控制霉菌的繁殖和产毒。

四、豆类食品的加工与卫生

生产工具、容器、管道及操作人员是主要的污染环节，其次，产品的保存方式也影响产品的卫生情况。因此，要防止豆制品污染，可设计容易拆卸的输送管道，每班生产后清洗干净，生产前通入热蒸汽消毒。豆腐板、冷凉竹帘及包布使用前用热碱水刷洗干净，再经煮沸消毒。筐、箱及其他工具使用前，都需经热碱水清洗，同时认真搞好环境、车间及操作工人的个人卫生。

大豆是我国的特产，品种多，食用方法多样。我国食用最为广泛的大豆制品是豆腐、豆浆、豆芽、豆腐干和腐竹等。

（一）豆腐

豆腐制法：一般先将豆子或豆饼泡胀，然后磨碎、过滤、加热煮沸，再加盐卤或石膏将大豆蛋白质沉下，再排水即成豆腐，豆腐为其他一些豆制品如千张、油豆腐和豆腐干等的基本制品。为保存豆腐及其制品的营养价值，在加工中常采取冷榨豆腐，即将大豆先以冷榨法取出10%的油脂，然后将此豆饼制成豆腐，在加工中应注意以下几方面：

（1）豆饼在榨油前，要彻底进行清洗，防止泥土带入豆制品中，这是使豆腐洁白干净的重要环节。

（2）冷榨后的豆饼要妥善保存，防止发霉变质，使豆制品产生苦味。

（3）冷榨豆油时大豆加热温度不应超过30℃，否则蛋白质部分变性，使制成的豆腐欠疏松，质地较硬。

（4）用来制造豆腐的水应是良质的，有的地区用循环水，必须净化处理，用前煮沸消毒。为保证豆制品的卫生质量，应尽量以机械化、连续化密闭生产。

（二）豆浆

豆浆是广大人民喜爱的食品，也是婴幼儿的良好的代乳品。其制法与豆腐沉淀前步骤相同，一般大豆与水的比例为1.7∶9，其水分含量在95%左右，在每升精制豆浆中，外加蔗糖50g、淀粉20g、钙盐3g以及盐1g。民间常采用与少量花生米同磨，可以增加风味，并除去部分豆腥味。豆浆一定要烧开煮熟，以防皂苷类物质引起食物中毒，加热后可以破坏抗胰蛋白酶因子，保证豆制品的营养价值，有利于消化吸收。

豆浆中的蛋白质含量与鲜乳相当，含有丰富的铁，故豆乳食品发展前景广阔。

（三）豆芽

大豆或绿豆发芽后，其抗坏血酸含量高达17～20mg/100g，是良好的蔬菜代用品，尤其适用于北方冬季。

水淋法加以发芽，可除去部分抗坏血酸，我国人民解放军驻藏部队曾创造以沙土盘发豆芽，可提高抗坏血酸的含量，值得推广。

豆芽除富含抗坏血酸外，还含有丰富的核黄素，豆芽干物质中达1.5mg/100g。豆芽的生产中应注意水质卫生，禁用化肥促芽。

五、豆类食品的卫生要求

我国豆制品的各地加工工艺不同，设备机械化程度低，较难找到一种标准能快速反映豆制品鲜度的变化，目前，一般采用挥发性盐基氮测定值表示豆制品新鲜程度。豆制品挥发性盐基氮在10～20mg/100g为新鲜，在25～35mg/100g为次鲜品。

另外，一般豆制品感官性状变化，也能较灵敏地反映出新鲜度的变化，如豆腐块形整齐，软硬适宜，质地细嫩，有弹性为良质；相反，颜色发暗，质地疏松、溃散，有黄色液体流出，开始发黏，变酸，产生异味，属于质量较差产品及变质食品。

我国加工豆制品所选用的原料多是黄大豆，也有用青大豆及黑大豆。要得到较好的豆制品，首先应保证原料豆的质量，才能达到加工制品质量要求。

我国豆制品卫生标准见GB 2712—2014；淀粉类制品卫生标准见GB 2713—2015。

第三节　果蔬食品的卫生及其管理

水果、蔬菜是人类膳食中的重要食品，除了为人们提供重要的维生素及无机盐等营养素外，还含有纤维素和果胶等物质，这些对人体有重要的生理功能：纤维素促进肠蠕动，有利于排便，果胶也是如此。近年来，欧美及日本的学者研究认为，纤维素与果胶除上述的生理功能外，还可减轻有毒物质对机体的损害。例如摄入果胶，可增加铅在体内的排泄量，促进有毒物质的代谢。此外，还发现膳食纤维可以增强肝脏中的胆固醇7α－羟化酶的活力，此酶参加胆固醇代谢。所以，多吃新鲜水果、蔬菜可预防动脉粥样硬化；又因富含维生素，对抗病防癌也有益。果蔬中的酶及有机酸有利于消化，还有些蔬菜具有药理作用，如大蒜中的大蒜素有杀菌作用，可防治痢疾；葱头可以降低胆固醇；苦瓜有明显的降血糖作用。除此之外，一些食用野果及野菜，也广泛用做食品及其加工的原料，如苜蓿、刺儿菜、沙棘和酸枣等。

一、　果蔬与微生物污染

一般正常的果蔬内部组织应是无菌的，但有时在果蔬内部组织中也有微生物存在。例如，一些苹果中可以分离中酵母菌，番茄中也能分离出一些酵母和假单胞菌属的细菌。这些微生物早在开花结实以前，已侵入并生存在植物体内。另外，果蔬因受植物病原微生物的侵害而引起病变，这些植物病原微生物在果蔬收获前，从根、茎、叶、花以及果实等途径进入植株体内。还有一个途径就是在收获后的包装、运输和贮藏中而侵入的，污染后有大量的腐生微生物。

果蔬表皮受损伤、蜡质覆盖物被破坏后，更易受微生物的浸染。开始引起果蔬变质的微生物只有酵母和霉菌。霉菌侵入果蔬组织后，细胞壁的纤维素首先被破坏，进而分解果蔬细胞内的果胶、蛋白质、淀粉、有机酸和糖类，然后细菌开始繁殖。

（一）　微生物引起果蔬的变质

水果和蔬菜的表皮外覆盖的一层蜡质状物质，可以防止微生物的侵入，但当果蔬表皮组织受到昆虫的刺伤或其他机械损伤时，微生物就会从此侵入并进行繁殖，从而促进果蔬腐烂变质，尤其是成熟度高的果蔬更易损伤，即使是我们肉眼察觉不到的极为微小的损伤，微生物也可侵入。

水果与蔬菜的营养特点：以碳水化合物和水为主，水分含量高，这是果蔬容易引起腐败变质的一个重要因素；其次水果 pH <4.5（酵母菌、霉菌），蔬菜 pH 为 5～7，这决定了水果蔬菜中，能进行生长繁殖的微生物类群。

引起水果变质的微生物，开始是酵母菌、霉菌。引起蔬菜变质的微生物是霉菌、酵母菌和少数细菌。首先霉菌在果蔬表皮损伤处繁殖，或者在果蔬表面有污染物黏附的场所繁殖，侵入果蔬组织后，组织细胞壁的纤维素首先被破坏，进而把果胶、蛋白质、淀粉、有机酸和糖类等分解成为更简单的物质，继而细菌开始繁殖，当然也有一开始就由细菌、酵母菌所引起的，但在水果上最先繁殖的是酵母菌和霉菌。

由于微生物的繁殖，果蔬外观上出现深色的斑点，组织变得松软，发绵，凹陷以及变形，并逐渐变成浆液状，甚至是水液状，并产生各种不同的味道，如出现酸味、芳香味和酒味等。

值得注意的是新鲜果蔬属于活体食品，它在贮藏期间仍保持原有的生命活力。原因是其组织内的酶仍然活动，故可利用采收前积贮于组织内的养分，来维持其生命活动，继续向成熟方向变化，不过这种变化是促进分解，而不是合成，直至养料完全消耗，从而使果蔬组织全部瓦解而发生变质，这与微生物造成的变质有一定协同作用。

（二）冷藏果蔬中的微生物

由于低温可以抑制微生物和各种酶的活动，因而可以延长果蔬的保藏期。因为冷藏情况下大多数微生物的生长受到了抑制，生长繁殖速度非常缓慢。因而在一定时间内防止果蔬的变质是非常有效的，故一般情况下采用冷藏来保存果蔬。但温度过低，又会使果蔬冰冻，从而引起果蔬组织物理性状的改变，故应适当控制冷藏温度。

但有些微生物如细菌中的假单胞菌仍可以生长，故保藏期的长短还取决于其他多种因素，如冷藏温度的高低、果蔬原有微生物种类与数量、果蔬表皮损伤情况、果蔬的 pH，果蔬的成熟度以及冷藏环境的卫生状况等。

（三）微生物引起果汁的变质

水果原料带有一定数量的微生物，而在果汁制作过程中，又不可避免地受到微生物的污染，因而果汁中存在一定数量的微生物，但微生物进入果汁后，能否生长繁殖，主要取决于果汁的 pH 和果汁中糖分含量的高低。

果汁的酸度低，pH 在 2.4 ~ 4.2，糖度较高，因而在果汁中生长的微生物主要是酵母菌、霉菌和极少数的细菌。

1. 果汁中的细菌

果汁中生长的细菌主要是乳酸菌，能在 $pH > 3.5$ 以上的果汁中生长，如植物乳杆菌、明串珠菌和嗜酸链球菌，它们可以利用果汁中的糖、有机酸生长繁殖并产生乳酸、CO_2 等以及少量丁二酮、3 - 羟基 - 2 - 丁酮等香味物质，明串珠菌产生黏多糖等发黏物质，从而使果汁变质。

其他细菌在 pH 低的果汁中不会生长繁殖；当 $pH > 4.0$ 时，酪酸菌（魏氏梭菌）容易生长，进行丁酸发酵。

2. 果汁中的酵母菌

酵母菌是果汁中所含微生物数量和种类最多的一类微生物，它们是从鲜果中带来的或是在压榨过程中被环境污染的，对于发酵果汁，也可能是发酵过程中污染的。

果汁的酵母菌，主要有假丝酵母属、圆酵母属、隐球酵母属和红酵母属的酵母菌。

此外，苹果汁保存于低 CO_2 气体中时，常见有汉逊氏酵母菌生长（此菌可产生水果香味的酯类物质）。

柑橘汁中容易被圆酵母属和醭酵母属的酵母菌污染。

浓缩果汁由于糖度高、酸度高，故细菌生长受到抑制，在其内生长的是一些耐渗透压的酵母菌和霉菌，如鲁氏酵母。

3. 果汁中的霉菌

霉菌引起果汁变质时，会产生难闻的气味。

果汁中存在的霉菌以青霉属最为多见，如扩张青霉、皮壳青霉；其次是曲霉属的霉菌，如构巢曲霉、烟曲霉等。原因是曲霉的孢子有较强的抵抗力，可以较长时间生存。

但霉菌一般都容易受到CO_2的抑制，故充入CO_2的果汁可以防止霉菌。

此外在刚榨出的果汁中，还会存在交链孢霉属、芽枝霉属、粉孢霉属和镰刀霉属中的一些霉菌，但在贮藏果汁中不容易发现。

4. 微生物引起果汁变质的表现

（1）浑浊　除了化学因素可引起果汁变质外，此外，酵母菌产生酒精是造成果汁变质的主要原因，有时也可由霉菌繁殖而造成果汁变质。

通常引起浑浊的酵母菌，是属于圆酵母属中的一些酵母菌。而造成浑浊的霉菌，是一些耐热性的霉菌，如雪白丝衣霉菌，但霉菌在果汁中少量生长时，并不发生浑浊，仅使果汁的风味变坏，产生霉味和臭味等。

（2）产生酒精　引起果汁产生乙醇而变质的微生物，主要是酵母菌。酵母菌能耐受CO_2，当果汁含有较高浓度CO_2时，酵母菌虽不能明显生长，但仍能保持活力，一旦CO_2浓度降低，即可恢复生长繁殖能力，而引起贮藏果汁产生乙醇。

此外，少数霉菌和细菌也可引起果汁产生酒精变质，如甘露醇杆菌、明串珠菌、毛霉、曲霉以及镰刀霉中的部分菌种。

（3）有机酸的变化　果汁中含有多种有机酸如酒石酸、柠檬酸和苹果酸，它们以一定的含量形成了果汁特有的风味，而当微生物生长繁殖后，分解了某些有机酸，从而改变了它们的含量比例，因而就使得果汁发生变质，表现为原有的风味被破坏，有时甚至产生了一些不愉快的异味。引起有机酸变化的微生物主要是细菌和霉菌，酵母菌对有机酸的作用微弱。

二、 果蔬微生物污染的途径

（1）污染果蔬的微生物，一部分来自花期浸染进入果蔬内部组织，或者在整个生育期从自然孔口和伤口侵入的微生物。

（2）外源腐生微生物及致病微生物通过污水、粪便、肥料、手以及动物等侵入。

新鲜果蔬在果园或菜田，主要受土壤污染。果蔬可被土壤中肉毒梭菌、产气荚膜梭菌污染。若土壤用粪施肥还可能有沙门菌、肠道传染病菌等致病菌污染；其次，用未经处理的污水灌溉农田，也可造成果蔬的微生物污染。

（3）在收获、搬运和销售过程中，操作人员手上的微生物，是果蔬污染的重要来源。尤其在货架零售时，可能有许多人的手接触同一只水果，其中不乏存在细菌或病毒携带者。

三、 防止果蔬微生物污染的措施

1. 灌溉用水的卫生要求

灌溉用水对果蔬的卫生质量影响很大。

（1）如果用污水灌溉农田、菜园果蔬苗时，必须符合排放和农田用水的水质标准。灌田前，必须预先处理；生活污水要经过沉淀，以减少寄生虫、细菌及悬浮物质。

（2）防止水源被污染。除注意水沟、渠的建筑质量外，饮水井与污水井或污水渠道间的距离不应少于200m。为防止地面水被污染，在集中式给水水源取水点上游1000m至下游100m沿岸农田，不得使用污水灌溉。

2. 施肥的卫生要求

以人或动物粪便做肥料时，应经过无害化处理。粪尿混合封存，采用发酵沉卵法、堆肥、沼气发酵等方法及厌氧处理后，杀灭粪便中的寄生虫和病原体，按卫生鉴定要求，应杀灭全部血吸虫卵，钩虫卵及蛔虫卵要减少95%以上，大肠菌群值大于10^{-2}。高温堆肥要求最高堆温达50～55℃，持续5～7d，蛔虫卵死亡率达到90%～100%；大肠菌群值在10^{-2}～10^{-1}范围内。

3. 贮藏管理

水果蔬菜由于水分多（一般果蔬水分含量在60%～95%），组织脆弱，容易受机械损伤，因而容易腐烂变质。采收后生命活动仍在旺盛地进行，呼吸作用没有停止，新鲜的蔬菜，水果都是活体，大量科学实践证明，活体的贮存期限在一定范围内和呼吸率成反比，延长贮存期限的基本原理就是降低呼吸率。

（1）低温贮藏有着非常重要的意义，是延缓衰老、保持新鲜度、防止微生物繁殖的关键措施。

（2）也可以用抗菌剂和衰老抑制剂延缓贮存时期发生的腐败。

4. 贮、运、销过程中的卫生问题

水果、蔬菜贵在新鲜，它们含水量很高，在贮运销过程中，水分易于蒸发而凋萎；水分高又有大量的营养物质溶解在其中，适宜于微生物的生长，所以，贮、运、销中应注意，并及时剔出腐烂变质部分，尽可能以小包装方式出售，这样计量方便，也比较卫生。

5. 食用前的清洗和消毒

水果和蔬菜有许多品种是生食的，应彻底洗净和消毒，最好在沸水中漂烫30s，经试验证明叶菜洗净可除菌82.5%，根茎可减少菌97.7%；而在80℃水中浸烫10s，即可杀灭伤寒杆菌等；如用300～500mg/L的次氯酸溶液浸泡3～5min，效果也较好。

6. 果蔬加工中的卫生

果蔬在加工前要进行处理：分选、洗涤、去皮、修整、热烫和抽空等工艺。

（1）原料的分选和洗涤　分选的目的在于剔除不适加工的、腐烂变质的原料，并按质分级。洗涤的目的是除去果蔬表面的尘土、泥砂、部分微生物以及可能残留的化学药品。

大工厂生产分选采用震动式或滚筒式分级机；洗涤采用漂洗法、喷洗法及转筒滚洗法等方法。

原料的洗涤完善，对于减少附着于原料表面的微生物，特别是耐热性芽孢，具有十分重要的意义。凡喷过农药的果蔬，应先用稀盐酸浸泡后，再用清水洗净。

（2）原料的去皮和修整　原料的去皮与修整能保证良好卫生品质。农药污染果蔬情况比较严重，其不同部位农药残留量不一，一般来说农药（特别是有机氯和有机磷农药）多集中于果皮；也有相反的，果肉多于果皮，如氨基甲酸酯类农药－西维因，在苹果果皮上的残留量只有22%；而果肉却占78%。

去皮方法很多。常用的有热力去皮法，用高压蒸汽或开水短时间加热，使果蔬表皮突然受热松软，与内部组织脱离，然后迅速冷却去皮。如成熟度高的桃、番茄和枇杷等果蔬多用蒸汽去皮。化学去皮常用的药品是氢氧化钠、氢氧化钾，或两者混合的热溶液，如桃去皮，柑干去囊衣都采用此法。用碱液处理后，再用清水冲洗残留的碱液，并擦去皮屑。果蔬因种类不同，成熟度各异，去皮时所用碱液的浓度、温度和时间也不同。

从食品卫生学的角度来看，去皮的果蔬除了防止农药污染外，还可以防止食物中毒。如马铃薯，由于贮藏不当，可使马铃薯发芽或部分变黑。马铃薯的毒性的有效成分为龙葵素，龙葵素大量存在于马铃薯花、叶及未成熟的根茎内，其外皮也有；但在发芽的马铃薯中，龙葵素的含量极高，主要在芽孔部分及胚芽部分。

（3）原料的消毒　原料热处理是将果蔬原料放入沸水或蒸汽中进行短时间的加热处理，热处理的温度与时间应根据品种和工艺要求而定，一般温度在90℃左右，热烫2～5min。通过热处理可以改善风味与组织部分结构，稳定色泽；酶被破坏后又减少了污染的机会，热处理后应及时冷却、装罐、抽空以及封口，以确保良好的品质，可以减少污染的机会。

（4）设备卫生　食品加工过程中，食品与设备接触的每一部分，都是微生物污染的潜在来源。当水果和蔬菜碎片积聚在设备上时，就有可能成为大量产生细菌的污染源，最常见的是果蔬加工厂的“机器霉”（白地霉）。这种霉菌的存在是食品工厂卫生不良的表现。另外，在生产过程中发现的嗜热性平酸菌，该菌主要生长于加热的设备中，例如热烫机、搅拌机、贮藏或填充料等。因此，对于污染源的控制，依赖于正确的设备选择和工艺操作，伴以充足而有效的清洁卫生方法。因此，要求在食品加工操作中，时刻保持有效的清洁卫生。要求食品加工厂，尤其是果蔬加工厂，在加工过程中各工序（特别是以装罐工序）必须注意剔除和避免混入一切夹杂物。水果、蔬菜更应注意设备的清洗、消毒工作，以确保果蔬加工中产品卫生质量。

第四节　肉与肉制品的卫生及其管理

一、肉与肉制品的微生物污染

（一）鲜肉中常见的微生物类群

鲜肉中的微生物来源广泛，种类多，包括真菌、细菌和病毒等，可分为致病性微生物、致腐性微生物及食物中毒性微生物三大类群。

1. 致腐性微生物

致腐性微生物就是在自然界里广泛存在的一类营寄生，能产生蛋白分解酶，使动植物组织发生腐败分解的微生物。包括细菌和真菌等，可引起肉品腐败变质。

（1）细菌　细菌是造成鲜肉腐败的主要微生物，常见的致腐性细菌主要包括：

①革兰阳性、产芽孢需氧菌：如蜡样芽孢杆菌、小芽孢杆菌以及枯草杆菌等；

②革兰阳性、球菌：如凝聚性细球菌、嗜冷细球菌、淡黄绥茸菌、金黄八联球菌、金黄色葡萄球菌以及粪链球菌等；

③革兰阴性、无芽孢细菌：如阴沟产气杆菌、大肠杆菌、奇异变形杆菌、普通变形杆菌、绿脓假单胞杆菌、荧光假单胞菌和腐败假单胞菌等。

（2）真菌　真菌在鲜肉中没有细菌数量多，而且分解蛋白质的能力也较细菌弱，生长较慢，但在鲜肉变质中起一定作用。经常可从肉上分离到的真菌有：交链霉、曲霉、青霉、枝孢霉、毛霉、芽孢发霉，而以毛霉和青霉最多。

肉的腐败通常由外界环境中的需氧菌污染肉表面开始，然后沿着结缔组织向深层扩散，因此肉品腐败的进程，取决于微生物的种类、外界条件（温度、湿度）以及侵入部位。

2. 致病性微生物

主要见于细菌和病毒等。

（1）人畜共患病的病原微生物　常见的细菌有炭疽杆菌、布氏杆菌、李氏杆菌、鼻疽杆菌、土拉杆菌、结核分枝杆菌和猪丹毒杆菌等。

常见的病毒有口蹄疫病毒、狂犬病病毒和水泡性口炎病毒等。

（2）只感染畜禽的病原微生物　污染肉品的这些病原微生物种类多，在畜禽传染病的传播及流行方面有一定意义。常见的有多杀性巴氏杆菌、坏死杆菌、猪瘟病毒、兔病毒性出血症病毒、鸡新城疫病毒、鸡传染性支气管炎病毒、鸡传染性法氏囊病毒、鸡马立克氏病毒和鸭瘟病毒等。

3. 中毒性微生物

有些致病性微生物或条件致病性微生物，可通过污染食品或细菌污染后产生大量毒素，从而引起以急性过程为主要特征的食物中毒。

（1）常见的致病性细菌　有沙门菌、志贺菌和致病性大肠杆菌等。

（2）常见的条件致病菌　变形杆菌和蜡样芽孢杆菌等。

（3）有的细菌可在肉品中产生强烈的外毒素或产生耐热的肠毒素，也有的细菌在随食品大量进入消化道过程中，能迅速形成芽孢，同时释放肠毒素，如蜡样芽孢杆菌、肉毒梭菌和魏氏梭菌等。

（4）常见的致食物中毒性微生物　链球菌，空肠弯曲菌和小肠结肠炎耶尔森菌等。

（5）一些真菌　在肉中繁殖后产生毒素，可引起各种毒素中毒，常见的真菌有麦角菌、赤霉、黄曲霉、黄绿青霉、毛青霉和冰岛青霉等。

（二）冷藏肉中的微生物

1. 冷藏肉分类

冷藏肉包括冷却肉、冷冻肉和解冻肉三类。

（1）冷却肉　是指在 -4℃下贮藏，肉温不超过3℃的肉类，冷却肉质地柔软，气味芳香，肉表面常形成一层干膜，可阻止微生物生长繁殖，但由于温度较高，不宜久存。

（2）冷冻肉　又称冻肉，系指屠宰后经过预冷，并进一步在（-20±2）℃的低温下急冻，使深层肉温达到 -6℃以下的肉类，呈硬固冻结状，切开肉的断面可见细致均匀的冰晶体。

（3）解冻肉　又称冷冻融化肉，冻肉在受到外界较高温度的作用下缓慢解冻，并使深层温度高至0℃左右，通常情况下，经过缓慢解冻，溶解的组织液大都可被细胞重新吸收，可基本恢复到新鲜肉的原状和风味，但当外界温度过高时，因解冻速度过快，溶解的组织液难以完全被细胞吸收，营养损失较大。

2. 冷藏肉中微生物的来源及类群

冷藏肉的微生物来源，以外源性污染为主，如屠宰、加工、贮藏及销售过程中的污染。

肉类在低温下贮存，能抑制或减弱大部分微生物的生长繁殖。

嗜冷性细菌，可引起冷藏肉的污染与变质。冷藏肉类中常见的嗜冷细菌有假单胞杆菌、莫拉氏菌，不动杆菌、乳杆菌及肠杆菌科的某些菌属，尤其以假单胞菌最为常见。常见的真菌有球拟酵母、隐球酵母、红酵母、假丝酵母、毛霉、根霉、枝霉、枝孢霉和青霉等。

3. 冷藏肉中的微生物变化引起的现象

高湿度有利于假单胞菌、产碱类菌的生长，较低的湿度适合微球菌和酵母的生长，如果湿度更低，霉菌则生长于肉的表面。微生物在冷藏肉中生长，会发生如下变化。

（1）肉表面产生灰褐色改变，或形成黏液样物质　在冷藏条件下，嗜温菌受到抑制，嗜冷菌，如假单胞菌、明串珠菌和微球菌等继续增殖，使肉表面产生灰褐色改变，尤其在温度尚未降至较低的情况下，降温较慢，通风不良，可能在肉表面形成黏液样物质，手触有滑感，甚至起黏丝，同时发出一种陈腐味，甚至恶臭。

（2）有些细菌产生色素，改变肉的颜色　如肉中的“红点”可由黏质沙雷氏菌产生的红色色素引起，类蓝假单胞菌能使肉表面呈蓝色；微球菌或黄杆菌属的菌种能使肉变黄；蓝黑色杆菌能在牛肉表面形成淡绿蓝色至淡褐黑色的斑点。

（3）在有氧条件下，酵母也能于肉表面生长繁殖，引起肉类发黏、脂肪水解、产生异味和使肉类变色（白色、褐色等）。

（三）肉制品中常见的微生物类群

肉制品的种类很多，一般包括腌腊制品（如腌肉、火腿、腊肉、熏肉、香肠及香肚等）和熟制品（如烧烤、酱卤的熟制品及肉松、肉干等脱水制品）。

前者是以鲜肉为原料，利用食盐腌渍或再加入适当的佐料，经晾晒做形加工而成；后者系指经过选料，初加工、切配以及蒸煮、酱卤、烧烤等加工处理，食用时不必再经加热烹调的食品。肉类制品由于加工原料、制作工艺和贮存方法各有差异，因此各种肉制品中的微生物来源与种类也有较大区别。

1. 熟肉制品

常见的有细菌和真菌，如葡萄球菌、微球菌、革兰阴性无芽孢杆菌中的大肠杆菌、变形杆菌，还可见到需氧芽孢杆菌如枯草杆菌、蜡样芽孢杆菌等；常见的真菌有酵母菌属、毛霉菌属、根霉属及青霉菌属等。致食物中毒菌是引起食肉中毒的病原菌。

2. 灌肠类制品

耐热性链球菌、革兰阴性杆菌及芽孢杆菌属、梭菌属的某些菌类；某些酵母菌及真菌。这些菌类可引起灌肠制品变色、发霉或腐败变质；如大多数异型乳酸发酵菌和明串珠菌能使香肠变绿。

3. 腌腊制品

多以耐盐或嗜盐的菌类为主，弧菌是极常见的细菌，也可见到微球菌，异型发酵乳杆菌、明串珠菌等。一些腌腊制品中可见到沙门菌、致病性大肠杆菌和副溶血性弧菌等致病性细菌；一些酵母菌和霉菌也是引起腌腊制品发生腐败、霉变的常见菌类。

二、肉与肉制品微生物污染的途径

鲜肉是动物经过停食、沐浴、击晕、刺杀、放血、去毛、去头蹄、去皮、开膛、除内脏以及劈半等步骤加工而成。一般情况下，健康动物的胴体，尤其是深部组织，应是无菌的，但从解体到消费要经过许多环节，因此，不可能保证屠畜绝对无菌。鲜肉中微生物的来源与许多因素有关，如动物生前的饲养管理条件、机体健康状况及屠宰加工的环境条件和操作程序等。

（一）鲜肉中微生物污染的途径

1. 宰前微生物的污染

（1）健康动物本身存在的微生物　健康动物的体表及一些与外界相通的腔道、某些部位的淋巴结内，都不同程度地存在着微生物，尤其在消化道内的微生物类群更多。通常情况下，这些微生物不侵入肌肉等机体组织中，在动物机体抵抗力下降的情况下，某些病原性或条件致病性微生物，如沙门菌，可进入淋巴液、血液，并侵入到肌肉组织或实质脏器。

（2）有些微生物也可经体表的创伤、感染而侵入深层组织。

（3）患传染病或处于潜伏期或未带菌（毒）者　相应的病原微生物可能在生前即蔓延于肌肉和内脏器官，如炭疽杆菌、猪丹毒杆菌、多杀性巴氏杆菌和耶尔森菌等。

（4）动物在运输、宰前等过程中微生物的传染　由于过度疲劳、拥挤以及饥渴等不良因素的影响，可通过个别病畜或带菌动物传播病原微生物，造成宰前对肉品的污染。

2. 屠宰过程中微生物的污染

（1）健康动物的皮肤和皮毛上的微生物　其种类与数量和动物生前所处的环境有关。宰前对动物进行淋浴或水浴，可减少皮毛上的微生物对鲜肉的污染。

（2）胃肠道内的微生物　有可能沿组织间隙侵入邻近的组织和脏器。

（3）呼吸道和泌尿生殖道中的微生物

（4）屠宰加工场所的卫生状况

①水是不容忽视的微生物污染来源；水必须符合 GB 5749—2006《生活饮用水卫生标准》，以减少因冲洗而造成的污染。

②屠宰加工车间的设备：如放血、剥皮所用刀具有污染，则微生物可随之进入血液，经大静脉管而侵入胴体深部。挂钩、电锯等多种用具也会造成鲜肉的污染。

（5）坚持正确操作方法及注意个人卫生　此外，鲜肉在分割、包装、运输、销售和加工等各个环节，也不能忽视微生物的污染问题。

（二）肉制品中微生物污染的途径

1. 熟肉制品

（1）加热不完全　肉块过大或未完全烧煮透时，一些耐热菌或含有的芽孢细菌仍然会存活下来，如嗜热脂肪芽孢杆菌，微球菌属、链球菌属、小杆菌属、乳杆菌属、芽孢杆菌及梭菌属的某些种，此外，还有某些真菌，如丝衣霉菌等。

（2）通过操作人员的手、衣物、呼吸道和贮藏肉品的不洁用具等，使其再次受到污染。

（3）通过空气中的尘埃、鼠类及蝇虫等为媒介而污染各种微生物。

（4）由于肉类导热性较差，污染于表层的微生物极易生长繁殖，并不断向深层扩散。

熟肉制品受到金黄色葡萄球菌、鼠伤寒沙门菌或变形杆菌等严重污染后，在室温下存放 10 ~ 24h，食用前未经充分加热，就可引起食物中毒。

2. 灌肠制品

灌肠制品种类很多，如香肠、肉肠、粉肠、红肠、雪肠、火腿肠及香肚等。

此类肉制品原料较多，由于各种原料的产地、贮藏条件及产品质量不同，以及加工工艺的差别，对成品中微生物污染都会产生一定影响。

绞肉的加工设备、操作工艺、原料肉的新鲜度以及绞肉的贮存条件和时间等，都对灌肠制品的质量卫生产生重要影响。

3. 腌腊肉制品

常见的腌腊肉制品有咸肉、火腿、腊肉、板鸭和风鸡等。

微生物来源于：

（1）原料肉的污染。

（2）盐水或盐卤中的微生物　盐水和盐卤中的微生物大都具有较强的耐盐或嗜盐性，如假单胞菌属、不动杆菌属、盐杆菌属、嗜盐球菌属、黄杆菌属、无色杆菌属、叠球菌属和微球菌属的某些细菌，以及某些真菌。许多人类致病菌，如金黄色葡萄球菌、魏氏梭菌和肉毒梭菌可通过盐渍食品引起食物中毒。

（3）腌腊制品的生产工艺、环境卫生状况及工作人员的素质，也和这类肉制品的污染有关。

（三）肉类的变质现象

肉类被微生物污染后，如果在0℃下保存，并能在通风干燥的条件下存放，一般不会很快腐败变质，但如果贮存在温度高、相对湿度大的条件下，则很容易发生腐败变质，通常变质有以下4种现象：

1. 发黏

指的是肉类表面有黏性物质产生。主要是由于微生物在肉的表面生长，形成了菌苔。

引起发黏的微生物主要是一些革兰阴性细菌、乳酸菌、酵母、还有一些需氧芽孢菌和小球菌等，通常发黏的肉块切开时会出现拉丝现象，并有臭味产生，此时含菌数一般为10^7cfu/cm^2。

2. 变色

微生物污染肉类后会出现变色现象，是由于微生物分解肉类中一些含硫的氨基酸而产生了H_2S，而H_2S又与肌肉中的血红蛋白结合，形成绿色的硫化氢血红蛋白，这些化合物积累在肉的表面，形成一层暗绿色的斑点。当然，也可由不同的微生物产生不同色素而造成多种颜色斑点。

如黏质赛氏杆菌产生红色斑点；深蓝色假单胞菌产生蓝色斑点；黄色杆菌产生黄色斑点等。某些酵母菌也可产生白色、米红色和灰色的斑点。

3. 霉斑

真菌污染肉类后会出现霉斑，使肉呈现各种不同的颜色，主要是由真菌的孢子造成变色。色斑与上述不同的是，出现羽毛状的丝状物并带有各种颜色。常见菌有：白色侧孢霉、白地霉（白色霉斑）、鑫枝孢霉（黑色霉斑）和草酸青霉（绿色霉斑）等。

4. 气味改变

微生物引起肉类变质后常产生各种不良气味，如脂肪酸败的哈败味，乳酸菌和酵母发酵产生的有机酸味，蛋白质分解菌分解蛋白质时产生的恶臭味等。

三、防止肉与肉制品微生物污染的措施

（一）宰前检验

对待宰动物要观察行为及体态、量体温，必要时进行细菌学检验。外购者，除加强检疫外，入厂后要按地区隔离观察，经观察后再进入待宰圈。

（二）宰后检查

首先检查头部后淋巴、内脏、肉尸，再检查皮肤（顺序由头至尾，由内及外）。头部检查颌下淋巴结和扁桃体有无炭疽和结核；后检查淋巴结，可发现有否猪瘟、丹毒等急性传染病，这些疾病可引起特异反应；再检查内脏，观察各主要内脏外表、形态、大小、色泽、组织结构等有无异常；最后观察皮肤有无出血、充血、溃疡或疹块等。

根据检查结果，无病或仅有轻度疾病，可以判为鲜销，也可以冷却至0℃左右，再进行冷

冻或冷藏。

除鲜销肉品外，对于患有传染病或寄生虫病等的肉品，经无害化处理后传染性消失或寄生虫全部死亡，可确保食后对人体健康无害。无害化处理有以下几种方法：

（1）高温处理　患一般传染病或寄生虫的肉尸，可以将肉切成1.5～2kg，厚度不超过8cm（脏器经剖开清洗）；放锅内煮2h，以切面不见血水流出为止。

（2）熬食用油与加工肉松（干）　高温处理的肉尸肥膘可熬食用油，瘦肉可加工成肉松（干）。

（3）盐腌　用盐量为肉重的15%～20%，20℃以下腌25～30d，热天最好不用此法，影响肉的味道。

（4）产酸　将肉挂在0～6℃放48h；或6～10℃放36h；或10～12℃放12～24h。经后熟产酸后，肌肉中的乳酸增加，能杀死某些致病微生物。患口蹄疫、牛肺疫等疾病的肉类往往采用此种方法。

另外，因患病而死亡的畜禽、被判工业用的肉体、内脏及寄生虫较多及变质的肉品，应熬工业油；油渣作饲料或作肥料。若遇患有严重传染病的家畜及其产品或局部严重病变部分，应销毁（烧毁或深埋）处理；如炭疽病畜及严重的囊虫病畜肉，不可做食品加工用。

宰后经检验的肉品，都必须在肉尸上加盖印戳，以此识别，便于管理。肉类制品各具风味，便于长期贮存。肉制品，如香肠、火腿和咸肉等均采用良质肉为原料，肉松可以用无害化处理的有条件肉，在肉品加工中要注意每道工序的微生物污染，确保肉品的卫生质量。

四、 肉与肉制品的卫生标准

（一） 肉的卫生标准 （以鲜猪肉为例）

鲜猪肉系指生猪屠宰加工，经兽医验讫合格的鲜销而未经冷冻的猪肉。

具体标准参见鲜、冻片猪肉（GB 9959.1—2001），分割鲜、冻猪瘦肉（GB/T 9959.2—2008）。

（二） 肉制品的卫生标准

1. 腌腊制品

凡加工腌腊制品的原料，必须使用兽医验讫，并符合腌制卫生要求即不带毛血、粪污的肉，在贮运过程中不落地，保持清洁，防止污染，在加工前要摘除甲状腺及病变组织。具体标准参见GB 2730—2015《腌腊肉制品安全标准》，包括以下品种：火腿、腊肉、咸肉、香（腊）肠等。

此外，在腌腊制品生产中应注意：

（1）亚硝酸盐应控制在20～30mg/kg（以$NaNO_2$计）。

（2）细菌总数，出厂前不应超过30000个/g，销售控制在50000～80000个/g；大肠菌群出厂前要控制在40～70个/100g，销售时不应超过150个/100g；致病菌不得检出。

腌腊制品因品种不同，卫生要求也不同。在腌腊制品卫生质量中，应注意氧化哈喇味的处理：腌腊制品的脂肪面发黄，切面局部肌膜稍有哈喇味，其他肉色正常、无异味者可销售；脂肪氧化已深入内部但未及全部，割除发黄哈喇味部分，未变质部分可以销售；凡脂肪，肌肉，骨骼均哈喇味严重者，应作工业用或销毁。

2. 熟食制品

凡经兽医检验判处高温处理，供作熟制品加工的原料肉要严格检查验收，对腐败变质或污染严重的，一律不准加工；对部分或表层轻微变质的原料，应修割干净方可加工；对于因败血症或其他原因放血不全，应慎重对待，割除后才可供加工熟食制品原料，尤其是乡镇企业或城镇个体经营者更应注意卫生检验及监督管理。具体标准参见 GB 2726—2016《熟肉制品安全标准》，包括以下具体品种：肉松（太仓式）、肉干片（丁）和熟肉制品。

肉松一般油脂应控制在 8% 以下，水分在 20% 以下，这两项指标是防止肉松氧化变味及霉变的关键问题。

熟肉卤味等酱制品除选料外，还应及时调整从加工到销售的间隔时间，夏季不超过 12h；冬季不超过 20h，可减少细菌污染。

熟肉制品在装运时，必须充分冷却，运输容器必须无毒、洁净（不得用铝制品及其他有害物质容器）。运输工具必须是专车、专船。而且每次装运后必须彻底消毒。消毒液常用 0. 02% 有效氯溶液或 0. 5% 过氧乙酸溶液消毒。熟肉制品在加工及贮、运、销各环节必须严格做到不落地（有许多摊点在搬运时就地而拉，应该严格禁止）。做好通风，防止真菌污染。销售时的用具、包装纸要保证清洁卫生，这是控制细菌污染的关键环节。

第五节　蛋与蛋制品的卫生及其管理

一、 蛋与蛋制品的微生物污染

蛋通常指禽类动物产生的卵，包括鸡蛋、鸭蛋、鹅蛋和鸽蛋以及鹌鹑蛋。而蛋制品则是以各种鲜禽蛋为原料，通过加工生产的制品，包括再制蛋品、冰蛋制品和脱水蛋制品等。其中，人们日常生活消费和食品工业生产中，用量最大的是鸡蛋及其制品，其次是鸭蛋。

在正常情况下，家禽的卵巢是无菌的，家禽的输卵管也具有防止和排除微生物污染的自卫机制，因此，通常在新产下的鲜蛋里是没有微生物存在的。新产蛋的蛋壳表面有一层黏液胶质层，具有防止水分蒸发、阻止外界微生物侵入的作用，在蛋壳膜和蛋白中，存在一定的溶菌酶，在一定的条件下，也可以杀灭侵入壳内的微生物。

但是鲜蛋又很容易受到微生物的污染而变质，其原因有三，即微生物、环境因素和禽蛋本身的特性。其中微生物是使禽蛋腐败变质的主要原因，禽蛋腐败变质是微生物、环境因素和禽蛋本身的特性三者相互影响、发生综合作用的结果。

（一） 微生物

微生物在禽蛋腐败变质过程中起着主要作用。禽蛋含有丰富的有机物、无机物和维生素，当微生物侵入蛋内后，在适当的环境条件下迅速生长和繁殖，把禽蛋中复杂的有机物分解为简单的有机物和无机物，致使禽蛋腐败变质。

引起禽蛋腐败变质的微生物，主要是非致病性细菌和霉菌；分解蛋白质的微生物主要有梭状芽孢杆菌、变形杆菌、假单胞菌属、液化链球菌、蜡样芽孢杆菌和肠道菌科的各种细菌、青霉菌等；分解脂肪的微生物主要有荧光假单胞菌、产碱杆菌属和沙门菌属等；分解糖的微生物有大肠杆菌、枯草杆菌和丁酸梭状芽孢杆菌等。

（二） 环境因素

微生物的生长、繁殖与环境因素（如温度、湿度等）有密切的关系。因此，若微生物生长、繁殖环境合适，则容易腐败；反之，禽蛋则不易腐败变质，有利于保鲜。

（三） 禽蛋本身的特性

禽蛋中含有丰富的水分、蛋白质、脂肪、矿物质和维生素，蛋白的 pH 为 8.6 ~ 8.8，蛋黄的 pH 为 6.0 ~ 6.4。这些都能满足微生物生命活动的需要，蛋液是微生物天然的“培养基”，因此，微生物侵入蛋内后，在适宜的环境条件下就能大量繁殖，分解营养物质使禽蛋腐败变质。

二、 蛋与蛋制品微生物污染的途径

（一） 蛋与蛋制品中微生物的来源

鲜蛋在形成过程中、产出后在流通领域中或在蛋品加工厂内，由于所处的外界环境不同，污染的微生物的种类、污染严重程度各异。

1. 蛋形成过程中的微生物污染

母禽生殖器官虽然与泄殖腔直接相邻，在正常的情况下是没有微生物的，因为它具有一定的防御机能。如蛋白内的溶菌酶具有杀菌作用、吞噬反应，蠕动收缩等能机械地排除微生物等。然而病母鸡体内的蛋在形成过程中就可能污染微生物。首先，因为生病的鸡体质弱、抵抗力差，若饲料中污染有沙门菌，其中的沙门菌可通过鸡的消化道进入血液，最后转到卵巢侵入蛋内，这使蛋内容物污染沙门菌；其次，病鸡的卵巢和输卵管中往往有病原菌侵入，而使鸡蛋有可能污染各种病原菌，例如：母鸡患白痢时，鸡白痢沙门菌便能在卵巢内存在，该鸡所产的蛋随之能染上鸡白痢沙门菌。

2. 蛋贮存过程中污染微生物

禽蛋对防止蛋壳上的微生物入侵具有一定的防御能力，外蛋壳膜、内蛋壳膜和蛋白膜均具有这种功能。蛋白中的溶菌酶能杀灭侵入蛋液里的各种微生物，但是这些功能随着贮存时间的延长而逐渐下降，微生物慢慢变得易于侵入，而得到繁殖。

鲜蛋进入流通领域都有一个时间长短不同的保存期，这个过程中由于各种环境的影响，外界微生物接触蛋壳，通过气孔或裂纹侵入蛋内，引起内容物发生微生物学变化。

蛋内常发现的微生物主要有细菌和霉菌，且多为好氧菌，但也有厌氧菌，蛋内发现的细菌主要有葡萄球菌、链球菌、大肠杆菌、变形杆菌、假单胞菌属和沙门菌属等。蛋内发现的霉菌有曲霉菌、青霉菌、毛霉菌、地霉菌和白霉菌等。

（二） 禽蛋腐败变质的种类

禽蛋的腐败变质大致可分为细菌性腐败变质和霉菌性腐败变质两类。

1. 细菌性腐败变质

细菌性腐败变质是指以细菌为主的微生物引起的腐败变质。由于细菌种类不同，蛋的变质情况也非常复杂。

细菌侵入蛋白后，首先使蛋白液化而产生不正常的色泽（一般多为绿色），并产生硫化氢（具强烈刺激性臭味），这主要是产生硫化氢的细菌所引起；有的蛋白、蛋黄相混合并产生具有人粪味的红、黄色物质，这种腐败变质主要是由于荧光菌和变形杆菌所引起；有的呈现绿色样物，这是绿脓杆菌所引起；其他如大肠杆菌、副大肠杆菌、产气杆菌、产碱杆菌和葡萄球菌等，均能使禽蛋发生不同类型的腐败变质。

细菌侵入蛋内后，一般蛋白先开始变质，然后祸及到蛋黄。蛋白腐败初期，一小部分呈淡灰绿色，然后这种颜色扩大到全部蛋白，蛋白变成稀薄状和具有腐败气味。蛋黄上浮，黏附于蛋壳上并逐渐干结，蛋黄失去弹性而破裂形成散黄蛋。这种蛋的蛋液混浊不清，腐败的进程非常迅速，产生大量硫化氢并很快变黑，简称为黑腐蛋；并由于气体的积聚，蛋壳受到内部气体的压迫而爆破、内容物流出来发出强烈的臭味。黑腐蛋已处于蛋腐败的最高阶段。

2. 霉菌性腐败变质

霉菌性腐败变质是指以霉菌为主的微生物而引起的腐败变质，蛋中常出现褐色或其他色的丝状物，主要是由蜡叶芽孢霉菌和褐霉菌所引起。其他如青霉菌、曲霉菌和白霉菌，均能使禽蛋发生不同的腐败变质。

生长在蛋壳上的霉菌通常肉眼能看到，经蛋壳气孔侵入的霉菌菌丝体，首先在内蛋壳膜上生长起来，靠近气室部分的霉菌的繁殖最快，因为气室里含有它们需要的足够氧气。然后开始破坏内蛋壳膜和蛋白膜，进入蛋白，进一步发育繁殖，霉菌繁殖的部分形成一个十分微小的菌落，光照透视待查时，有时是带淡色的小斑点的形状，有时全部蛋壳内似撒满了微细的小斑点，这是初步变质阶段。由于霉菌菌落继续繁殖与相近菌落的汇合，霉斑扩大，使蛋成为“斑点蛋”，这时蛋的变质又进了一步。最后，由于霉菌不断发育和霉斑的集合，整个蛋的内部为密集的霉菌覆盖，这种蛋在灯光下透视时已不透明，内部混黑一片，成为“霉菌腐败蛋”，这时蛋的腐败变质发展到了严重的程度，受霉菌侵害腐败变质的蛋，具有一种特殊的霉气味以及酸败气味。同一个腐败变质的蛋，极少是仅由一种微生物侵入而引起的，从腐败变质蛋可分离出来多种微生物。

三、 防止蛋与蛋制品微生物污染的措施

（一） 环境的清洁程度

母鸡产蛋和存放鲜蛋的场所清洁，则鲜蛋被微生物污染的机会减少，有利于禽蛋的保鲜。否则，极易造成禽蛋的污染，禽蛋的腐败变质较快。

（二） 气温

气温是影响禽蛋腐败变质的一个极为重要的环境因素，鲜蛋在较高的气温下容易腐败变质。因为蛋壳内、外的细菌大部分属于嗜温菌，其生长所需温度为10～45℃（最适温度为20～40℃）。因此，较高的气温是细菌生长繁殖的适宜温度，使在蛋壳外的微生物容易进入蛋内，在蛋内的微生物迅速发育繁殖，分解蛋液内的营养物质、导致禽蛋迅速发生化学和生物化学变化。所以，在夏季最易出现腐败蛋。

高温加快蛋内的水分从蛋壳气孔向外的蒸发速度；增加蛋白水分向蛋黄渗入，使蛋黄膜过度紧张失去弹性，崩解而成散黄蛋。高温使蛋内酶的活动加强，加速了蛋中营养物质的分解，促进了蛋的腐败变质。

（三） 湿度

禽蛋在高湿度环境下容易腐败变质，因为微生物的生长和繁殖除需要适宜的温度和一定的湿度。例如大肠杆菌在适宜的温度、湿度下，每20min繁殖一代，经过24h就可以繁殖亿万个后代。如果只有适宜的温度而没适宜的湿度，则微生物的生长和繁殖就要停止，甚至死亡。因此，在适合微生物活动的温度、湿度环境下，蛋壳上的微生物活跃、繁殖力增强，必然易于侵

入蛋内，并在蛋内大量繁殖，使蛋迅速腐败变质。

霉菌的生长、繁殖与湿度的关系最密切，只要湿度适宜，即使在低温下甚至冰点以下它也能生长繁殖。蛋壳上正在繁殖的霉菌同样地能向蛋内侵入，因此，在湿度较高的环境下，最易使蛋发生霉菌性腐败变质。

（四）壳外膜的情况

壳外膜的作用主要是保护禽蛋不受微生物侵入，所以，壳外膜是禽蛋防止微生物入侵的第一道防线。壳外膜很容易消失或脱落，如果消失或脱落后，外界的细菌、霉菌等微生物通过气孔侵入蛋内，加速蛋的腐败变质。另外，雨淋或水洗也是造成微生物侵入的重要因素。

（五）蛋壳的破损

蛋壳具有使蛋液不受微生物入侵的保护作用，如果蛋壳破损，那么微生物更容易侵入蛋液，加速禽蛋的腐败变质。破壳蛋腐败变质的速度与温度有密切关系。破壳蛋比未破壳蛋更易腐败变质，开始腐败变质所需的时间随温度的升高而减少。

（六）禽蛋的品质情况

禽蛋腐败变质与禽蛋的品质、微生物污染的程度有直接关系，新鲜蛋内微生物污染很少，甚至无菌；陈旧蛋和变质蛋的微生物污染严重，极易腐败变质。

四、蛋与蛋制品的卫生标准

参考 GB 2749—2015《蛋与蛋制品》。

（一）原料蛋的卫生要求

如表 5－4、表 5－5 所示。

表 5－4　感官指标

项目	指标
色泽	具有禽蛋固有的色泽
状态	蛋壳清洁完整，无裂纹，无霉斑，灯光透视时蛋内无黑点及异物；去壳后蛋黄凸起、完整、有韧性，蛋白澄清透明、稀稠分明，无正常视力可见外来异物
气味	具有产品固有的气味，无异味

表 5－5　理化指标

项目	指标
无机砷/（mg/kg）	≤0.05
铅（Pb）/（mg/kg）	≤0.2
镉（Cd）/（mg/kg）	≤0.05
总汞（以 Hg 计）/（mg/kg）	≤0.05
六六六、滴滴涕	按 GB 2763—2016 规定执行

（二） 皮蛋的卫生要求 （皮蛋又称松花蛋）

为保证皮蛋的卫生质量，在天热时配方可加重纯碱和石灰成分。

皮蛋加工过程因用氧化铅，使皮蛋含铅量增高，铅是有害物质，1981 年国际癌症机构（IARC）将它定为与致癌有关系的金属元素，故皮蛋在制作过程应从工艺改革入手，降低铅的用量。近年来，国内已有以碘化物代替氧化铅加工皮蛋获得成功，理化及卫生指标优于传统的加工方法，并保持了原产品的风味特点，生产周期有所缩短，含铅量由原来的 0.5mg/kg 降到 0.09mg/kg，接近鲜鸡蛋的含铅量，值得研究推广。

（三） 咸蛋的卫生要求

咸蛋的种类很多，有灰色咸蛋、黄泥咸蛋和盐水咸蛋等。

主要要求所用泥灰过筛，盐水烧开杀菌，有些地方用咸肉卤的须高温消毒，冷却后将蛋放入腌制，其味更佳。

（四） 糟蛋的卫生要求

糟蛋是将符合加工再制蛋的鲜鸭蛋洗净，击碎蛋壳而不使蛋衣破裂，放入优质糯米酒糟中糟渍，经 4 ~ 5 个月糟制而成。糟蛋富含营养，钙含量为常规蛋的 40 倍，可做为营养食品。糟蛋又是我国传统的出口产品。酒糟应无污染。

（五） 冰蛋和蛋粉的卫生要求

冰蛋是将鲜蛋去壳、搅拌、过滤，在预冷器中使蛋液降温到 4 ~ 10℃，再放入 -20℃ 冷库中急冻，使蛋液降温到 -15 ~ -1℃以下，包装后再冷藏的蛋品。其中：巴氏消毒冰全鸡蛋系指鲜蛋经打蛋，过滤、巴氏低温消毒、冷冻制成的蛋制品；冰鸡蛋黄系鲜蛋的蛋黄，经加工处理，冷冻制成的蛋制品；冰鸡蛋白系鲜鸡蛋白经过加工处理，冷冻制成的蛋制品。

蛋粉是将蛋打开混匀后喷雾到 80 ~ 85℃干燥室内，使其急速脱水，干燥而成（可杀灭大部分细菌）。其中：巴氏消毒全鸡蛋粉系将鲜鸡蛋经打蛋、过滤、巴氏低温消毒、喷雾干燥制成的蛋制品；鸡蛋黄粉系将鲜鸡蛋黄经加工处理，喷雾干燥制成的蛋制品；鸡蛋白片系将鲜鸡蛋蛋白经加工处理、发酵、干燥制成的蛋制品。

冰蛋和蛋粉加工过程中，主要卫生问题是沙门菌的污染，为此，应采取有效措施减少沙门菌的污染。

（1）打蛋前，蛋壳必须清洗干净并放在次氯酸钠溶液（有效氯浓度 0.08% ~0.1%）中消毒 5min，取出后在 4h 内晾干，再打蛋。

（2）打蛋所用工具、容器都应分别用 40g/L 碱水及清水冲洗干净，再用蒸汽消毒 10min。制作蛋粉所用管道等设备应消毒干净。

（3）不能采用贴壳蛋，黑斑蛋及其他变质蛋类制造冰蛋和蛋粉。打蛋前要仔细检查，打蛋时要一个蛋一个盆地打，以防坏蛋混入。

（4）直接参加生产的工人，就业前和每年都应经健康检查。每日上班前，应洗手至肘部并用 75% 酒精消毒。

（5）蛋粉中脂肪较易氧化，应用专门材料包装以隔绝空气。包装材料以外涂以石蜡以免蛋粉受潮变质。

（6）冰蛋冷藏切勿与水产品、肉品等放在一起，以免污染。冰蛋切开时，使用的刀、称、砧板等工具要清洁干净，剩余的冰蛋要重新包装冷藏。

此外，蛋类中汞和有机氯农药的残留也应注意。我国食品卫生标准规定，蛋中汞含量不得超过0.05mg/kg，六六六和滴滴涕含量不得超过1mg/kg。

五、蛋与蛋制品的卫生检验

（一）原料蛋的卫生检验

1. 感官检验法

主要通过眼看、手摸、耳听和鼻嗅四种方法，综合判断为鲜蛋。

以肉眼观察蛋的形状、大小、色泽和清洁度，鲜蛋壳上有一层霜状粉末，色泽鲜明。如果蛋呈灰白色，则蛋内容物已变成黑腐。蛋壳表面光滑或光彩夺目，则该蛋已受过孵化作用。

手摸蛋的表面，如手摸感到光滑，多为孵化蛋；如把蛋放在手中颠动，过轻说明水分蒸发为陈蛋，过重不是熟蛋就是水灌蛋，一般鸡蛋一只重约50g。将蛋放在手心翻转几次，如老是一面向下，则为贴壳蛋。

耳听是把蛋拿在手中，蛋碰蛋，听其声，如清脆为三子蛋，哑声为裂纹蛋，嘎嘎声为孵化蛋，空空声为水花蛋。

鼻嗅是用嘴向蛋壳吹口热气，用鼻子嗅，如有霉味为霉蛋；有臭味为黑腐蛋；有酸味为泄黄蛋。也有因饲料不当或贮藏于有异味的场所的蛋，有青草味或特殊气味。

2. 灯光透视法

鲜蛋在照蛋器上呈微红色，无裂纹，内容物澄清透明，可见蛋黄移动的影子，无其他团块存在，此为优质蛋。

其他项目参见GB 5009.47—2003《蛋与蛋制品卫生标准》。

第六节　乳的卫生及其管理

一、乳与微生物污染

鲜牛乳、马乳、羊乳，以及它们的制品，如乳粉、炼乳等，是人类为弥补母乳的不足，用以喂养婴幼儿的食品，也是成人常用的辅助食品。其中，以鲜牛乳及其制品为主，乳中因含有丰富的蛋白质、碳水化合物、脂类、无机盐和各种维生素，所以也是微生物光顾的对象，它们的生长、繁殖会导致乳和乳制品出现各种变质现象。

（一）微生物引起的乳异常和乳的变质现象

1. 病理性的异常乳

乳牛的慢性和急性乳房炎是养牛业常见的流行病。患乳房炎的乳牛不仅泌乳量下降，且乳的成分也发生变化，成为异常乳。

某些引起乳房炎的微生物，如大肠杆菌、葡萄球菌可产生毒性较强的毒素，经煮沸也不能被破坏，不适合作为乳制品的原料，食用后还可发生严重的食物中毒和急性肠炎，或引起婴儿的消化障碍。

2. 正常乳因染菌而产生的变质现象

（1）产酸、产气及凝固　细菌利用乳中的碳水化合物，产生的乳酸、丁酸和碳酸均可使乳的酸度增高，表现在pH降低，酪蛋白凝固；而挥发性酸和其他气体的产生，又可使牛乳出现发泡现象。

（2）产碱　乳中的糖被分解转变为碳酸盐，从而使乳呈碱性，并伴随着黏度增高的变质现象。

（3）胨化　在微生物分泌的胞外酶的作用下，乳液在非酸性条件下凝固的变质现象。

（4）气味的变化　微生物利用乳中的营养物，产生一些物质，使牛乳带有酸臭、麦芽臭、不洁臭、戊醇臭、醋臭、果实臭、苯酚臭以及鱼臭等异味。

（二）牛乳中的优势微生物

鲜牛乳中的微生物优势种类是细菌、酵母菌和少数霉菌。即：乳酸菌、胨化细菌、脂肪分解菌、酪酸菌、产生气体的细菌、产碱菌、霉菌和酵母菌。

1. 乳链球菌

适宜在30～35℃的条件下生长，可产生乳链菌肽，鲜乳的自然酸败主要由它引起。

2. 乳脂链球菌

适宜在30℃条件下生长，具有较强的分解蛋白质的能力。

3. 粪链球菌

人和动物的肠道细菌，卫生条件差时可发现该菌，在10～45℃的范围内均可生长。

4. 液化链球菌

可强烈分解蛋白质，酪蛋白分解后可产生苦味。

5. 嗜热链球菌

适宜在40～45℃的条件下生长，在20℃以下时不生长。

6. 嗜酸乳杆菌

适宜在37～40℃时生长，在15℃以下时不生长。

7. 胨化菌

使不溶蛋白质在蛋白酶的作用下转变成可溶状态的现象，称为蛋白质的胨化，引起蛋白质胨化的主要细菌种类：芽孢杆菌属中的枯草芽孢杆菌、地衣芽孢杆菌和蜡状芽孢杆菌；生长的适宜温度范围是20～40℃；假单胞菌属中的荧光假单胞菌、腐败假单胞菌，生长温度范围为25～30℃。

其他细菌：脂肪分解菌，主要是G^-的无芽孢杆菌，如无色杆菌和假单胞菌等；产生气体的菌，分解糖类产酸产气，如大肠杆菌群；产碱菌，这类细菌可分解牛乳中有机酸，分解的结果造成乳的pH上升，主要是G^-的需氧细菌，如粪产碱杆菌和黏乳产碱杆菌。

（三）鲜乳变质时的微生物变化

1. 抑菌期

刚挤出的鲜乳由于其中含有来自动物体的抗体等多种抗菌物质，因而可以抑制和杀死乳中的微生物，因此鲜乳放置室温一定时间不会出现变质现象，一般可持续12h。当然保持的时间与鲜乳中菌的多少有关。此期为抑菌期。

2. 乳酸链球菌期

乳中含有抗菌物质的量是有限的，当抗菌物质减少或消失后，存在于乳中的微生物如乳链球菌、乳酸杆菌、大肠杆菌和一些蛋白质分解菌等开始生长繁殖。其中以乳酸链球菌生长繁殖占绝对优势，分解乳糖和其他糖类产生乳酸，使乳液酸度不断升高，乳液出现凝块。由于酸度的升高抑制了腐败菌、产碱菌的活动，当酸度升高到一定程度时（pH4.5 左右），乳链球菌本身也受到抑制，不再继续繁殖，数量开始减少。

3. 乳酸杆菌期

在乳链球菌生长过程中，也伴随着乳杆菌的生长。当 pH 下降到 6 左右时，乳酸杆菌开始生长，当 pH 下降到 4.5 左右时，乳链球菌受到抑制，但乳杆菌由于有较强的酸抵抗力，因而继续进行繁殖产酸，这时乳中出现大量凝块，并伴随有乳清的析出。

4. 真菌期

随着酸度的上升，当 pH 达 3.5～3.0 时，绝大多数的细菌生长受到抑制，甚至死亡，此时仅有酵母菌和霉菌尚能适应强酸环境，并利用其中的乳酸或其他有机酸而存活，由于酸被利用，乳液的酸度降低，pH 回升，并逐渐接近中性，这时乳就失去了食品的价值。

5. 胨化细菌期

经过以上几个阶段，乳中的乳糖已基本上消耗掉，而蛋白质和脂肪含量相对增高。因此，此时能分解蛋白质和脂肪的细菌开始活跃，凝乳块逐渐被消化，乳的 pH 不断上升，向碱性转化，并伴随有腐败细菌的生长繁殖，如芽孢杆菌、假单胞菌、变形杆菌等都可能生长，于是牛乳出现腐败的臭味。这时乳中菌群交替现象即告结束。

二、乳中微生物污染的途径

（一）微生物的体内来源

从乳牛的乳房挤出的鲜乳并不是无菌的，健康乳牛的乳房内也有细菌存在，其中以小球菌属和链球菌属最为常见。其他如棒状杆菌、乳杆菌属也时有出现，这些细菌称为乳房内细菌，它主要存在于乳头管及其分支。乳头前端又容易与外界接触，常被浸染，细菌在乳管中常形成菌块栓塞，是微生物富集的地方，常常称做“细菌塞”。在牧场挤乳时常把初挤出的乳单独放置容器或弃之不用，防止污染其他的乳。乳房内微生物有乳房链球菌、无乳链球菌、金黄色葡萄球菌、化脓棒状杆菌以及埃希杆菌属等。这些微生物是引起乳房炎的原因，也是牧场中乳牛的一种常见多发病。患有乳房炎的乳液性状发生很大的变化，轻度感染者，应立即送消毒站消毒；严重感染有化脓者，应销毁，防止食物中毒。

（二）微生物在挤乳环境中对乳的浸染

挤乳过程中最容易污染微生物。污染的微生物种类、数量直接受牛体表面卫生状况，牛舍的空气、挤乳用具、容器，挤乳工人卫生情况的影响。人工挤乳时工人的手以及挤乳的管道、机械、设备、容器、滤布等都可能污染微生物，所以挤乳环境必须清洁干净。

另外，挤出的乳在处理过程中，若不及时加工或冷藏不仅会增加新的污染机会，而且会使原来存在于鲜乳内的微生物数量增多，这样很容易导致鲜乳变质。所以挤乳后应很快进行过滤并及时冷却。

（三）致病菌对乳的污染

乳的致病菌有许多是人畜共患的病原体，在工作中要注意卫生，以免影响产品的加工质量。

1. 结核菌

结核菌在牧场是多发的致病菌，有的牧场由于卫生环境不佳，患牛可达1/3。乳牛每半年检查一次，结核素试验呈阳性反应奶牛的乳经巴氏杀菌后，可制成乳制品；结核病症状明显奶牛的乳不能食用，防止传染人。

2 布氏杆菌

患布氏杆菌奶牛产的乳，挤出后经巴氏杀菌后，方可出售。

3. 口蹄疫病毒

患口蹄疫病毒奶牛产的乳，挤出后立即煮沸5min，可喂饲犊牛或其他仔畜。

4. 乳房炎

溶血性链球菌、葡萄球菌、小球菌、芽孢菌、放线菌和大肠菌等是患乳房炎的奶牛的乳中常见微生物。仅有轻度感染，同时乳的性状正常者，挤出后立即消毒后可以食用。如有葡萄球菌引起严重化脓症状，不能食用，应该销毁。乳房炎乳的性状表现为：混入血液及凝固物，酒精凝固、热凝固、风味异常、牛乳成分变化、酸度下降。

5. 炭疽菌

患炭疽的奶牛其泌乳量明显下降，在疾病后期，乳中往往混有血液，这种乳不能食用，应该销毁。

6. 单核细胞李斯特菌

由于在发酵和未发酵的乳制品中，都发现了单核细胞李斯特菌，从而促使食品生产者更加重视工厂的卫生环境和产品的安全性。单核细胞李斯特菌广泛分布于自然界中，并经常被带入家畜肠道中。在正常的健康人群中，约5%人群的粪便中含有这种微生物，5%～10%的生牛乳中含有单核细胞李斯特菌。从发酵不当的饲料带叶植物和土壤中都分离出单核细胞李斯特菌，其中土壤更是这种细菌的贮存库。

由于李斯特菌污染冰淇淋和干酪产品，从而促使乳制品加工厂改善加工过程和卫生操作规程。许多生产者自愿采用消毒牛乳制品的A级标准。有效卫生操作规程之所以能够防止单核细胞李斯特菌污染，就在于它强调在乳制品加工厂中应该增加培训、加强监督、提高雇员素质，并增加清洁工的薪水。

7. 大肠杆菌O157：H7

因为在原料乳中经常检出大量大肠杆菌O157：H7，因此研究者进一步研究这种微生物在乳制品中的情况。这种致病菌能在酪农干酪和切达干酪中生长，但经过巴氏杀菌而失活。

除此以外，饲料中残留农药、病牛使用的抗生素，饲料中霉菌的有毒代谢物、重金属和放射性核素等对乳的污染，也应引起重视。

在食品加工中，很多质量问题的根源就在于原料乳的质量。为保证食品的卫生质量，控制和改善乳质，保证乳制品，提高食品品质有着重要的意义。

三、 防止乳中微生物污染的措施

乳品包括生鲜牛乳、酸牛乳、全脂乳粉、淡炼乳、奶油、干酪、稀奶油及其他乳及乳制品。

要保证乳品卫生，要求做到以下几点：

（1）牛舍及牛体要保持清洁，防止污染乳汁。

（2）开始挤出的一、二把乳汁，产犊前、后15d的胎乳、初乳，应用抗菌素5d内的乳汁，乳房炎及变质乳等均不得供食用或做为原料乳使用。

（3）乳的冷却　挤下的乳汁必须尽快冷却或及时加工，消毒乳、酸牛乳在销售（或运输）前应置于10℃以下冷库保藏，奶油应置于－15℃以下冷库保藏，防止变质。

刚挤出的乳含有溶菌酶、能够抑制细菌的生长，这种抑菌保持的时间与乳中原始菌数和存放的温度有关，乳中微生物的数量随着贮存时间长短和温度高低而变化。

挤出的乳应及时冷却（最好使乳冷却到10℃以下）方可保持溶菌酶抑菌的能力，这对牛乳的保鲜有积极的作用。尤其是夏季，温度越高越应及时将乳尽早分送到各个需用点，尽早送至消费者手中，对防止微生物污染有重要意义。溶菌酶的抑菌能力与鲜乳中原有的菌数也有一定的关系，原菌数少、抑菌时间也会相对延长。

鲜乳随着贮藏时间的推移，温度升高，溶菌酶逐渐地被破坏，对鲜乳中的微生物杀菌和抑菌作用减弱，存在乳中的微生物即迅速繁殖，这时一些细菌的繁殖（乳链球菌、乳酸杆菌、大肠杆菌和一些蛋白质分解菌等）占绝对优势，乳的性状发生变化，乳糖分解，产生乳酸。当酸度升高到一定限度时，达到蛋白质的等电点时（乳蛋白及球蛋白等电点为pH5.19；酪蛋白pH4.7）乳中蛋白质开始凝固，乳的性状表现为絮状沉淀物，并有明显的酸味（有酸味的乳pH为6），腐败变质出现。这种乳不能做为原料乳。

（4）乳的净化　牛乳应经净化、消毒后方可出售，生牛乳禁止上市。乳汁中不得掺水，不得加入任何其他物质。各类乳制品所使用的食品添加剂，应符合现行的食品安全国家标准——GB 2760—2014《食品添加剂使用标准》中所规定的条文。

①净化目的：除去鲜乳中被污染的非溶解性杂质，因为杂质上带有一定数量微生物，杂质污染牛乳后，其上的微生物可扩散到乳液中，因而净化可以减少微生物污染的数量。

②净化方法：过滤法和离心法。过滤法的效果取决于过滤器孔隙大小，一般3～4层纱布过滤。过滤净化器应注意滤布的清洗和灭菌，不清洁的滤布往往是细菌和杂质的污染源。滤布更换时要彻底清洗灭菌。一般乳品厂均用两个过滤器交替使用，过滤器要经过流动蒸汽消毒，以确保乳的卫生质量。

离心法是乳在离心罐中，依靠强大离心力作用，使乳液达到净化（杂质与细菌到了分离钵的内壁上）。使用离心净乳机可以显著提高净化效果，有利于提高乳品质量。

值得一提的是，无论采用哪种净乳方法都无法达到完全除菌的程度，只能降低微生物的含量，对以后的消毒起促进作用。

（5）乳的消毒　乳的消毒主要采用热杀菌的方法，主要是杀死乳中的病原微生物及一部分其他微生物，并不能杀死所有的微生物。

牛乳消毒的时间和温度是根据要保证最大限度地消灭微生物，以及最高限度地保留牛乳的营养成分和风味而制定的。消灭微生物的要求，首先是必须消灭病原菌，而结核杆菌是乳中常见的病原菌之一，也是比较耐热的一种无芽孢杆菌，因此要消灭乳中全部病原菌，首先必须保证消灭结核杆菌。目前鲜乳的灭菌方法主要有以下几种。

①低温长时间消毒法（LTLT）：61～65℃、30min或72～75℃、10～15min，保温加热，此法消毒时间长，杀菌效果不太理想，目前许多乳品厂已不再使用（残留有耐热的芽孢菌及非芽孢杆菌）。

②高温短时消毒法（HTST）：85～95℃、15～30s 的加热，可以对大批牛乳连续消毒，但如果原料污染严重时，难以保证消毒的效果。

③超高温瞬时消毒法：125～135℃、2～5s 加热处理，效果比前两者好，但对牛乳的质量有影响，如容易出现乳清蛋白凝固，褐变和加热臭等现象。

一般经过上述消毒处理后，乳中的绝大多数微生物可以被杀死。

消毒后的鲜乳由于残留有耐热性细菌，因而可以造成变质，尤其是污染越严重的鲜乳，消毒后残留的细菌越多。因此常常会出现这种状况，即消毒后的乳液中病原菌和大肠菌群检不出，但含有的杂菌数却相当高，常常超过了卫生标准规定的含菌数。

为此许多国家的科学家作了大量的试验，发现在保证相同杀菌效果的前提下，提高温度比延长杀菌时间对营养成分的损失要小些，因而目前比较盛行的乳灭菌方法是超高温瞬时灭菌法。超高温灭菌法有两种。一种是直接蒸汽加热方式，即牛乳中喷入高温蒸汽。另一种是间接蒸汽加热方式，即高温蒸汽中喷射牛乳。具体灭菌方法是牛乳先经 75～85℃预热 4～6min，接着通过 136～150℃的高温 2～5s。预热过程中，可使大部分细菌杀死，其后的超高温瞬时加热，主要是杀死耐热性强的芽孢细菌。

超高温瞬时灭菌可结合无菌包装生产无菌奶，这种消毒方法工厂采用的是薄膜式消毒设备，因乳通过时间短、受热均匀、温度高，所以杀菌彻底，效果良好，但要求仪器和设备精确可靠。超高温瞬时灭菌法虽然杀灭微生物的效果良好，但乳液会产生硫化氢臭、乳清蛋白变性、褐变等不良现象，尤其是贮藏中会有变性蛋白沉淀物产生。

（6）乳的包装　包装材料必须符合食品卫生要求，没有任何污染，并要避光、密封和耐压。包装容器在使用前，应用饱和蒸汽、双氧水、紫外辐射等方法灭菌，以达到无菌要求。灭菌乳的灌装应使用无菌灌装系统。为保证乳的卫生质量，包装必须严密完整，并须注明品名、厂名。生产日期、批号、保存期和食用方法。包装外食品标签必须与内容相符，严禁伪造、假冒的乳品。

（7）乳的贮存和运输　巴氏杀菌乳的贮存温度为 2～6℃。灭菌乳可在常温下贮存，仓库必须卫生、干燥，不得与有害、有毒、有异味，或者对产品产生不良影响的物品同库贮存。运输产品时应用冷藏车，车辆应清洁卫生，专车专用，夏季运输产品时应在 6h 内分送用户。在运输中避免剧烈震荡和高温，并要防尘和防蝇，避免日晒和雨淋，不得与有害有毒或有异味的物品混装运输。

四、乳的卫生标准

生乳的卫生标准如表 5－6、表 5－7 和表 5－8 所示（GB 19301—2010）。

表 5－6　　感官指标

项目	指标
色泽	呈乳白色或微黄色
滋味、气味	具有乳固有的香味，无异味
组织状态	呈均匀一致液体，无凝块、无沉淀、无正常视力可见异物

表 5－7　理化指标

项目	指标
冰点[a,b]/（℃）	－0.560～－0.500
相对密度/（20℃/4℃）	≥1.027
蛋白质含量/（g/100g）	≥2.8
脂肪含量/（g/100g）	≥3.1
非脂乳固体含量/（g/100g）	≥8.1
酸度/（°T）	
牛乳[b]	12～18
羊乳	6～13
杂质度/（mg/kg）	≤4.0
铅含量/（mg/kg）	≤0.05
无机砷含量/（mg/kg）	—
黄曲霉毒素 M_1 含量/（μg/kg）	≤0.5
六六六含量/（mg/kg）	≤0.02
滴滴涕含量/（mg/kg）	≤0.02

注：a 挤出 3h 后检测，b 仅适用于荷斯坦奶牛。

表 5－8　微生物限量

项目	限量［cfu/g（mL）］
菌落总数	$\leq 2 \times 10^6$

其他乳品标准还有：GB 13102—2010《炼乳卫生标准》，GB 19302—2010《酸乳卫生标准》，GB 19645—2010《巴氏杀菌》、GB 25190—2010《灭菌乳卫生标准》。

五、乳的卫生检验

新鲜生牛乳卫生理化检验标准及方法参考 GB 5413.33—2010《生乳相对密度的测定》、GB 5413.34—2010《乳和乳制品酸度的测定》、GB 5413.3—2010《婴幼儿食品和乳品中脂肪的测定》。

第七节　水产品与水产制品的卫生及其管理

一、水产品与水产制品的微生物污染

水产类包括许多动物界的类群，如软体动物门（河蚌，田螺等），节肢动物门（虾，蟹等）。棘皮动物门（海胆，海参等），脊索动物门，鱼纲（鲭鱼，带鱼等），用于食品加工行业原料的最普遍的是鱼纲类。以鱼为代表的水产类是人类膳食中优质蛋白、不饱和脂肪酸、重要

矿物质和 B 族维生素的最好来源之一。与其他动物食物相比，具有易于消化吸收的特点，故食用价值高。水产品，特别是水产鲜品、温和加工品是一类非常容易腐败的食品，因为此类产品 pH 适中，水分含量高，营养丰富，非常适合微生物的生长。

（一） 污染水产的微生物

无论是淡水鱼类还是海洋鱼类，其生存的水体环境中存在着各种大量的微生物。生活状态的鱼类，虽然其组织内是无菌的，但它们的体表和消化道内都有一定量的水系环境中的微生物存在。细菌的种类与鱼类生活的水体环境中的微生物相同。

1. 腐败菌

海水鱼类机体上常见并可以引起其腐败变质的细菌，有假单胞菌属、无色杆菌属、黄杆菌属和摩氏杆菌属的细菌。而淡水鱼类机体，除具有上述的细菌外，还存在产碱杆菌属和短杆菌等属的细菌。这些微生物绝大多数在常温下生长发育很快，引起鱼类的腐败变质。

2. 致病菌

水产品体内和体表携带的微生物很多，以致病菌危害最大。来自一次污染的有副溶血性弧菌、霍乱弧菌、肉毒梭菌、李氏杆菌、气单胞菌、邻单胞菌。副溶血性弧菌和霍乱弧菌主要分布于温热带的海滨或港湾水域中，其他细菌广泛分布于世界各地的水域中，污染水产品的机会很多。来自二次污染的有沙门菌、大肠杆菌、志贺菌和金黄色葡萄球菌等，这些细菌来源于人和动物的肠道、体表及呼吸道，通过排泄物和分泌物污染环境，或者带菌者接触食品而污染水产品。

3. 病毒

容易污染水产品的病毒有甲型肝炎病毒、诺瓦克病毒、积雪山病毒、嵌杯病毒和星状病毒等。这些病毒主要来自病人、病畜或带毒者的肠道，污染水体或与手接触后污染水产品。已报道的所有与水产品有关的病毒感染事件中，绝大多数是由于食用生的或加热不彻底的贝类而引起。滤食性贝类的水量很大，导致贝类体内富集的病毒远远高于周围水体。

（二） 鲜鱼的变质过程

捕捞后死亡的鱼类，在肌体中存在的微生物及捕捞后污染的微生物作用下，会很快变质。首先，体表黏液蛋白因细菌和鱼体本身酶的作用，可使鱼体表面呈现浑浊并失去光泽；表皮组织由坚硬变为疏松；鱼鳞脱落。同时，消化道内的细菌也快速繁殖，使消化道组织溃烂，细菌随即进入鱼体内腔，从内部造成对鱼体组织的破坏。至此，鱼机体的表面和内部的蛋白质，在酶和微生物的作用下分解为氨基酸；富含三甲胺的磷脂被还原释放出三甲胺，赋予鱼体以强烈的鱼腥味。上述所有的变化均是鲜鱼变质的初期特征。变质的第二阶段，细菌快速分解氨基酸，并产生吲哚、氨、类臭素和硫化氢等挥发性物质，无论鱼体在新鲜时带有多少细菌，当感官能觉察到腐臭味时，细菌的数量一般已达 1×10^8 个/g 的级别。此外，组织的碱性增高，pH 可升至 7～8，挥发性氨基氮的量可达 30mg/100g 食物。

二、 水产品与水产制品中微生物污染的途径

（1）鱼类生存的水体环境中存在着各种大量的微生物　鱼类的体表和消化道内都有一定量的水系环境中的微生物存在。另外，渔港和居民区附近的水域，由于人、畜禽的粪便和生活污水的污染，使其受到病原微生物的污染。

（2）在运输、销售、加工等生产过程接触到受病原微生物污染的容器工具等，增加了污

染的机会。

鱼类受病原微生物污染。常见致病菌有副溶血性弧菌、沙门菌、志贺菌、大肠杆菌、霍乱弧菌以及肠道病毒等。海产品最容易受到副溶血性弧菌的污染，它是引起日本和我国沿海地区夏秋季节常见的食物中毒的主要原因。

三、防止水产品与水产制品中微生物污染的措施

（一）原料卫生要求

用于水产加工的原料，必须符合食品卫生要求。腐败变质和被有害、有毒、有异味物质污染的原料不得加工水产食品。

（二）辅料卫生要求

1. 加工用水

按加工工艺要求，水产品加工用水可分淡水和海水两种。加工用淡水必须符合 GB 5749—2006《生活饮用水卫生标准》。加工用海水应满足 GB 3097—1997《海水水质要求》，不得取自污水排放口的非正常海水。

2. 加工用冰

水产品的保鲜、调运和贮藏都离不开冰。目前所使用的冰有人造冰和天然冰两种。水产品加工用冰，必须符合生活饮用水水质标准的自来水或井水制取。人造冰的生产方法一般可采用盐水间接冷却制冰法、片冰机制冰法和快速制冰法。但盐水间接冷却制冰法质量最好，水产品加工和冷藏运输等企业广泛使用这种冰。

天然冰多在北方严寒季节生产，当江河封冻时，把冰层击破，取出冰块，贮入冰窖待用。由于这种冰含杂质多，不合乎食品卫生要求，不得用于加工水产品。

3. 加工用盐

食盐对食品具有良好的脱水和渗透作用，广泛地应用于水产加工，如腌制水产品，发酵水产品等。有时鱼类罐头，干制熏制品等也常常利用盐渍法作为加工的中间工艺。

食盐按来源不同，可分海盐、池盐、井盐和矿盐等。食盐的主要成分是氯化钠，并含有氯化镁、氯化钙、硫酸镁、水分和不溶于水的杂质。同时食盐尤其是海盐，存在有相当数量的好盐及耐盐细菌。食盐在化学组分上的不纯性及微生物学上的带菌性，在水产加工中是不可忽视的。

腌制品的用盐应洁净无异味。

罐头生产用盐应为精盐，要求洁白干燥，含氯化钠 98.5% 以上。

从水产品的加工工艺和卫生角度来考虑，选择加工用盐时必须注意以下几点。

（1）盐渍用盐应当尽量选择氯化钠含量较高的食盐。实践证明，含氯化钠 96% 以上的食盐，是比较理想的加工用盐，既可以加快盐渍速度，又可以相应地减少食盐中镁、钙盐类的含量。

（2）使用镁、钙类含量较高的食盐腌制水产品，会给制品带来苦咸味，影响制品质量。食盐中混杂的氯化钙、氯化镁和硫酸镁等成分能凝固蛋白，影响食盐的渗透作用。因此，最好选用钙、镁离子含量在 0.6% ~1.0% 以下的食盐。

（3）海盐包括精制海盐在内含有相当数量的、来源于海水的好盐细菌和耐盐细菌，这些细菌以杆菌为主，还有球菌和螺旋形菌，其中某些菌在加盐腌制条件下会产生胡萝卜素族的红

色素，从而使腌制水产品发生“赤变”。国内外的研究表明，这些致赤变的微生物——盐红菌有些可以在无营养的食盐中存活多年。

（三） 对运输工具、 存放容器的要求

原料运输工具、存放容器必须保持洁净、卫生。

（四） 水产品加工厂及仓库的卫生要求

水产品加工厂，冷库、仓库必须经质量监督检验检疫局，卫生防疫站及有关部门审核批准，按卫生部门要求注册，方可加工水产品。

（五） 贮藏卫生

为防止水产品发生自溶和腐败，最有效的措施是低温保藏。

1. 冰藏

刚捕获的水产品温度较高，易发生自溶和腐败，故应立即放入冰块降温，返港时水产品表面温度不得高于5℃。一般在水产品中放入碎冰或冰水冷却，直至运送到岸边。取出水产品的内脏，清洗干净后加冰，保鲜效果更好。冰藏时鱼体应与冰充分接触，鱼体的温度接近0℃，细菌生长缓慢，但仍能发生自溶。如果鱼体与冰未能充分接触，鱼的保鲜时间会缩短。

2. 冷藏

冷藏只需按要求随意调节冷藏室温度，不需加冰而使鱼体保持低温状态。在0℃下冷藏时，水产品仍会缓慢自溶和腐败。在 -2.5 ~ -0.5℃贮藏水产品时，其细菌数和挥发性盐基氮含量均随着贮藏时间延长而增加，14d后出现腐败臭味，21d后腐败明显。在 -10 ~ -5℃下冷藏，仅能保藏2 ~3 周，此后细菌开始缓慢生长，引起鱼的腐败。

3. 冷冻

选择新鲜水产品在 -25℃以下速冻，要求尽快通过最大冰晶带，速冻过程不得间断，直至深层温度达 -18℃以下，在 -20℃下可保藏6 ~9 个月。在冻藏中，水产品仍会发生脂肪氧化、蛋白质变性、水分蒸发等变化。因此，含脂多的水产品不宜久藏。为了抑制这些变化，常在水产品冻结后再包冰衣，使水产品不与外界氧气接触，并能抑制好氧菌的生长，从而延长其保存期。

四、 水产品与水产制品的卫生标准

我国已经制定了多种水产品国家卫生标准，重要标准有：GB 2733—2015《鲜、冻动物性水产品卫生标准》，GB 10136—2015《动物性水产制品卫生标准》，GB/T 18108—2008《鲜海水鱼》，GB/T 18109—2011《冻鱼》等。各类水产品的卫生标准主要包括反映新鲜度的挥发性盐基氮和组胺以及环境污染物、有害金属、农药等。

五、 水产品与水产制品的卫生检验

1. 感官检验

取符合感官检验需求的样品量（冷冻品经解冻后），在自然光线下感官检查。

2. 理化检验

（1）挥发性盐基氮　按 GB/T 5009.228—2016 规定的方法测定。

（2）组胺　按 GB/T 5009.45—2003 规定的方法测定。

（3）无机砷　按 GB/T 5009.11—2014 规定的方法测定。

（4）铅 按 GB/T 5009. 12—2017 规定的方法测定。

（5）镉 按 GB/T 5009. 15—2014 规定的方法测定。

（6）甲基汞 按 GB/T 5009. 17—2014 规定的方法测定。

（7）多氯联苯 按 GB/T 5009. 190—2014 规定的方法测定。

第八节 食用油脂的卫生及其管理

一、 食用油脂污染的来源

商品食用油脂主要有以油料作物制取的植物油，如豆油、花生油、菜子油、棉子油和芝麻油等；以动物脂肪炼制的动物油，如猪油、羊油和牛油；食用量较少的黄油、人造奶油、胚芽油和棕榈油等。食用油脂是人类膳食的重要成分，每人每天摄入量在 20g 以上，主要供给热量和必需脂肪酸，同时增强食物的饱腹感和感官可口性。油脂可能存在的污染的来源主要有以下几类：

（1）农业污染 近代农业常用化肥、杀虫剂和杀菌剂，这些物质本身有毒，有的其中含有杂质，这样便可通过作物吸收或接触，造成油类原料的污染。

（2）工业污染 主要是“三废”（废水、废气、废渣）对农作物造成的污染。

（3）加工过程中的污染 食用油加工过程中，浸出法制油的溶剂；加工机械上的润滑剂；炼制过程的工业助剂等，都可造成油类污染。

（4）贮运中的污染 尤其为了便于贮藏运输要加入一些添加剂，使用不当可发生直接污染。贮运中包装容器未经净化处理，运输工具、贮运场地均可造成交叉污染。

（5）霉变污染 油类原料受到温度、湿度和氧化等影响而致毒，产生毒素造成生物性污染。

综上所述，油类中毒物造成的污染，大多数属人为因素，是可控的而非难免的。

二、 食用油脂卫生要求

（一） 油脂加工与质量

油脂加工常用的方法有压榨法、熬炼法、浸出法及离心法。压榨法常用于植物油的榨取，有冷榨和热榨两种，热榨法可破坏大部分种子组织中的酶，油脂与种子组织易分离，产量较高，产品中的残渣较少，易保存，但颜色较深。熬炼法常用于动物油脂加工，并常以压榨法为辅助，熬制后动物组织中的脂肪酶和氧化酶完全破坏，即使有少量残渣油脂也不会因氧化酶的作用而酸败，但温度过高会使油脂中游离脂肪酸含量增加。浸出法是以有机溶剂提取组织中的油脂，我国常用于豆油生产，此法生产的油脂几乎不含残渣，油脂不易酸败，但溶剂不易完全除净，有毒化合物如苯、多环芳烃等常有残留。离心法也用于提纯食油的辅助加工，可减少油脂残渣含量。总之，食用油脂加工中的主要卫生问题，是设法防止或减少动植物组织残渣存留，尽量避免微生物污染，浸出法生产油脂要注意溶剂的纯度和残留，生产中选用适宜方法，并注重各种方法的结合，提高产品的卫生质量。

（二）油脂酸败及预防

1. 油脂酸败的原因

油脂酸败的原因有两方面：一是生物性的水解过程，即由动植物组织残渣和微生物产生的酶引起的水解；二是由空气、水、阳光等作用下发生化学变化，包括水解过程和不饱和脂肪酸的自动氧化。脂肪的自动氧化是油脂和含脂肪高的食品酸败的主要原因。在阳光、空气作用下，经铜、铁等催化，先氧化不饱和脂肪酸成过氧化物，然后再分解为有臭味的醛类及醛酸类等。在油脂酸败过程中，生物学的水解和化学性的氧化常同时发生，也可能主要表现为一种。油脂中的残渣、水分，阳光、空气、高温及金属离子都能加快酸败过程。

2. 油脂酸败的后果

油脂酸败后产生强烈的不愉快味道和气味，改变油脂的感官性状；游离脂肪酸增加，酸价升高；过氧化物增加，过氧化值升高；醛类、酮类增加，羰基价升高，酸败降低油脂营养价值，不饱和脂肪酸氧化破坏；脂溶性维生素 A、维生素 D 和维生素 E 破坏，用于烹调时，其他食物中易氧化维生素也受到破坏。酸败后产生的氧化物对机体的酶系统，如琥珀酸氧化酶、细胞色素酶有破坏作用。此外，动物长期食用酸败油脂可出现体重减轻、发育障碍、肝大，酸败油脂有些可引起动物急性中毒和肿瘤。

3. 防止油脂酸败的措施

油脂酸败与本身纯度、加工过程及贮存中各种环境因素有关，防止酸败是保证油脂卫生质量的首要问题，而且贯穿于加工、贮存以及食用。油脂加工过程中，应保证油脂纯度，去除动植物残渣，尽量避免微生物污染并抑制或破坏酶活性；水可促进微生物繁殖和酶活动，应控制水分含量在 0.2% 以下。高温将加速不饱和脂肪酸的自动氧化，低温可抑制微生物活动和酶活性，从而抑制自动氧化，油脂应低温贮藏。阳光、空气对油脂变质有重要影响，光线尤其是紫外线、紫色、蓝色等光线可加速油脂氧化，长期储油应用密封、隔氧、遮光的容器。铁、铜、锰等金属离子可催化脂肪氧化，加工和贮藏过程中应避免接触金属离子，应用抗氧化剂可有效防止油脂酸败，延长贮藏期，常用的有维生素 E、丁基羟基茴香醚（BHA）、二丁基羟基甲苯（BHT）和没食子酸丙酯，但要注意控制用量。

（三）食用油脂污染及天然有害物质

1. 真菌毒素

油料种子被真菌及其毒素污染后，榨出的油中也含有毒素，花生最易受黄曲霉污染，种子棉籽和菜籽也可受到污染，严重污染的花生榨出的油中，黄曲霉毒素每千克可含数千微克，比较有效的去毒方法是碱炼和吸附，碱炼法耗油较多，操作烦琐且易酸败，用白陶土或活性炭吸附，耗油少且对食用价值无影响。我国规定食用油中黄曲霉毒素不超过 10μg/kg，花生油不超过 20μg/kg（GB 2761—2017）。

2. 多环芳烃

多环芳烃污染，主要来源于油料种子的烟熏烘干，以及压榨时润滑油混入或浸出时溶剂残留，或者反复使用，致使发生油高温热聚，及作物生长期间的污染。

3. 棉酚

棉酚是棉子色素腺体中的有毒物质，包括游离棉酚、棉酚紫和棉酚绿三种，长期食用生棉籽油可引起慢性中毒，表现为皮肤灼热、无汗、头晕、心慌、皮肤潮红、气急，还可影响生殖功能。冷榨法生产的棉籽油游离棉酚含量高，不宜直接食用；热榨法的油脂中游离棉酚含量大大降低，一般只有冷榨法的1/20～1/10；棉酚在碱性下能形成溶于水的钠盐而被除去，碱炼或精炼可降低棉酚含量至0.015%，我国规定棉籽油中游离棉酚含量不超过0.02%。

4. 芥子苷

芥子苷普遍存在于十字花科植物，油菜中含量较高。芥子苷在植物组织中葡萄糖硫苷酶作用下分解为硫氰酸酯、异硫氰酸酯和腈，腈的毒性很强，可抑制动物生长，硫氰化物可阻断甲状腺对碘的吸收，具有致甲状腺肿作用，一般可利用其挥发性加热除去。

5. 芥酸

芥酸是一种二十二碳单不饱和脂肪酸，菜籽油含20%～50%，动物实验表明，含芥酸的油脂可使动物心肌脂肪酸积聚，出现心肌单核细胞浸润，而导致心肌细胞纤维化，还会影响动物生长发育和生殖功能。欧盟规定，食用油芥酸含量不得超过5%。

6. 高温加热油的毒性

油脂经高温加热后，主要是不饱和脂肪酸产生的各种聚合物产生的毒性，两个不饱和脂肪酸聚合成的二聚体可被机体吸收且毒性较强，可使动物生长停滞、肝大、生殖功能障碍。甘油热解形成丙烯醛等化合物，有臭味，对黏膜有刺激作用。

为预防高温加热对机体的危害，应尽量避免温度过高，减少反复使用次数，随时添加新油。

三、食用油脂的卫生标准

在食品加工行业使用的油类一般是花生油、大豆油、棉籽油、菜籽油及其他食用油。在用于食品加工生产前，要对所用油进行卫生检验，对于进口油必须由各国境口岸食品卫生检验检疫机构化验分析，国内外食用油用食品加工行业，必须符合《中华人民共和国食品安全法》及其实施条例规定之要求。

1. 感官指标

具有正常植物油的色泽、透明度、气味和滋味，无焦臭、酸败及其他异味。

2. 理化指标

食用植物油理化指标见表5－9。

表5－9　食用植物油理化指标

项目		指标	
		植物原油	食用植物油
酸价（KOH）/（mg/g）	≤	4	3
过氧化值/（g/100g）	≤	0.25	0.25
浸出油溶剂残留量/（mg/kg）	≤	100	50
游离棉酚量/（%）			
棉子油	≤	—	0.02
总砷（以As计）含量/（mg/kg）	≤	0.1	0.1
铅（Pb）含量/（mg/kg）	≤	0.1	0.1

续表

项目		指标	
		植物原油	食用植物油
黄曲霉毒素 B_1 含量/（μg/kg）			
花生油、玉米胚油	≤	20	20
其他油	≤	10	10
苯并（α）芘含量/（μg/kg）	≤	10	10
农药残留	≤	按 GB 2763—2014 的规定执行	

（1）酸价　是指中和 1g 油脂所含游离脂肪酸时所需氢氧化钾的毫克数。

（2）溶剂残留量　以浸出法制油，应在生产过程中将溶剂完全除去，但实际生产中因工艺达不到要求，如在三次蒸馏脱溶剂时未能将大部分溶剂除去，在真空脱臭时未能达到规定的温度、压力及时间等，因而造成成品油中残留溶剂过高，同时溶剂本身沸程长、沸点高也是造成残留溶剂的原因。因此要求生产企业严格执行工艺规程，提高产品质量，随着工艺条件的不断改善，设备的改进，将使溶剂残留降低到最低。WHO 认为一般不应超过 10mg/kg，法国检测为 0.1mg/kg。溶剂残留量高影响到油味。

（3）棉籽油中游离棉酚　棉酚是存在于棉籽色素腺体中的有毒物质，在棉籽油加工时带入油中。棉酚在棉籽油或棉籽饼中多呈游离状态，在制油中棉子胚经湿润、蒸炒处理时，胚中棉酚能与蛋白质结合成棉酚不再溶于油中，尤其是冷榨油棉酚含量比热榨高 10～20 倍。棉酚含量过高影响生育，也可引起食物中毒。

（4）过氧化值　油中含有不饱和碳链，经氧化生成过氧化物，过氧化物与油酸败有关，油脂形成过氧化物后可产生不良臭味的醛和酮，是油变质的重要指标。WHO 推荐指标为 0.1269%。

（5）砷　油中砷来源于农药及工业三废污染。WHO 与我国推荐标准为 0.1mg/kg 以下。

（6）黄曲霉毒素 B_1　黄曲霉毒素的测定是 20 世纪 60 年代以后发展起来的。黄曲霉毒素以花生，玉米，豆类（包括其油脂）最易污染外，对于动物性食品如蛋粉，肉松，火腿，腊肠，乳及乳制品等也具有测定意义。目前主要采用薄层层析法和微柱层析法，薄层层析法还结合荧光分光光度法测定。

具体操作方法可参考 GB/T 5009.37—2003《食用植物油卫生标准的分析方法》。

第九节　酒类的卫生及其管理

酒类生产与消费至少已有数千年历史，已成为人们日常生活不可缺少的饮料，饮酒成为一些国家和地区独特的饮食文化。我国酿酒历史悠久，在一些地区是传统的生活必需品和嗜好品。饮料酒是直接入口的食品，因而食品卫生对人民健康关系极为密切。随着社会的发展，新产品的不断产生，研究它们的卫生就显得格外重要。

啤酒是以麦芽为主要原料的酿造酒，营养丰富，酒精含量低，易于人体吸收。1972 年第九次世界营养食品会议曾推荐啤酒为营养食品之一，因此它是饮料酒的发展方向。酒类经过我国劳动人民数千年的生产实践，长年累月的辛勤劳动和改进，已有很多优良品种，如驰名世界的贵州茅台酒，山西汾酒等。全国名酒之一的浙江的绍兴酒，即黄酒，它是我国的民族特产，制造方法和酒的风味都有独特之处，与世界上其他酿造酒有明显不同。

由于酵母菌在发酵时，耐酒精度有一定限度，一般最多达 11% 时，对酵母菌就有刺激作用，故酿造过程所产生的酒精度一般只有 6% ~13%，最多能到 16% ~17%，因此，为了要生产含高浓度酒精的烈性酒，不管是液体发酵还是固体发酵，都必须利用蒸馏方法来提高酒精度，通常最烈性的酒，也只要使酒精度达到 50% ~60% 即可，高度白酒为 50% ~68%，中度白酒为 41% ~49%、低度白酒为 25% ~40%。

一、 饮料酒对人体健康的关系

饮料酒是人类生活中一种重要的饮料，饮用普遍，但饮料酒本身存在一定的卫生问题，同时，某些疾病的发生又与饮酒有关，因此，酒的卫生问题应引起人们的重视。

（一） 酒精在体内的代谢过程

酒精为饮料酒的主要成分，酒精是水溶性化合物，它不需经过酶的分解，人体即能吸收。饮酒后酒精通过扩散的方式迅速地在消化道吸收，并进入血液循环。酒精在胃中吸收很少，80% 以上在小肠吸收。影响酒精在消化道的吸收速度有以下几个因素。

1. 酒精浓度和饮酒量

酒精摄入量在 1g/kg 体重以内者，酒精浓度和饮酒量对吸收速度无大影响。如超过这一数量且酒精浓度较高（超过 30%），则由于胃肠黏膜受损，其吸收速度反而降低。

2. 胃中残留食物

胃中有残留食物则酒精被吸收较慢，空腹时吸收较快。

3. 加速吸收

含有 CO_2 的饮料会加速吸收，但啤酒吸收较其他酿造酒慢。

酒精经吸收，然后通过生物膜与体液混合，分布于组织中，各组织的分布量与水分的分布是平行的。血液中的酒精浓度在饮酒后 1 ~1. 5h 达到最高，以后逐渐降低。分布在全身各组织中的酒精，大部分在肝脏中氧化分解，只有很少一部分在其他组织中分解。

酒精在肝脏中先经醇脱氢酶催化，被氧化成乙醛，然后在醛脱氢酶作用下，氧化为乙酸，大部分乙酸进入血液，加入正常乙酸代谢，最后成为二氧化碳和水。乙醛氧化为乙酸的速度较快，一般在饮酒量范围内，乙醛不会在体内储留。但如大量饮酒，也可发生乙醛储留，并出现中毒症状。酒醉后，次日不适感往往与乙醛中毒有关。

摄入的酒精绝大部分（95% 以上）通过以上途径分解，还有很少一部分酒精直接从肺呼出和通过皮肤及尿排出体外。

（二） 酒精中的热能

酒精全部燃烧的产热量为 39. 3kJ/g，实验表明，酒精在肝脏转化为乙酸的过程中，释放约 1/3 的热量。这部分热量可以补偿肝脏与酒精代谢所消耗能量的大部分（75% 左右），其余 2/3 的能量保留在乙酸的化学能中，在肝以外其他各组织分解过程中，按一般营养素代谢方式参与能量代谢。动物实验证明，酒精化学能的 70% 可被利用，1g 酒精约可提供热能 20. 9kJ。

（三）饮酒对脂类及其他营养代谢的影响

酒精可使脂肪在肝脏中蓄积，从而可诱发脂肪肝形成。主要原因是脂肪氧化受到抑制并促进合成；其次是脂肪从外周向肝中流入量增加。

酒精抑制脂肪氧化分解和促进脂肪合成的机制已有部分研究，可能是由于酒精氧化形成过剩的还原型辅酶I，从而使三羧酸循环受到抑制，而且由于氢的过剩使细胞的内环境向还原状态偏移，因而促进脂肪代谢趋向合成方向。

由于三羧酸循环受到抑制，糖代谢也受影响。主要被外周组织利用的葡萄糖数量降低，以致摄入酒精后，使血糖上升；但也有人观察到酒精使血糖浓度降低。

（四）饮酒对人体健康的影响

少量饮酒有益健康。尤其是气候严寒时可以增加温暖感，使人精神振奋、愉快，解除消极情绪。人在受凉后，饮少量酒预防感冒，故少量饮酒对机体是有益的。但若经常大量饮酒，对机体是有害的。

饮酒过量往往会发生急性中毒。据研究表明，引起中毒症状的酒精量为75～80g，这与酒精在人体血液中的浓度有密切关系。

轻者由于高级神经系统大脑皮层受抑制，低级神经中枢失去控制，表现为兴高采烈，口若悬河，其辨别力、注意力和记忆力变得迟钝，做事效率大大降低；重者，抑制进一步发展，中枢神经麻痹，往往出现沉睡、昏睡等症状，甚至危及生命。

血液中酒精浓度可以反映酒精中毒情况。当血液中酒精浓度达到20mg/100mL时，就会出现头胀，愉快而健谈；当达到40mg/100mL时，可出现行动迟缓，手微震颤，精神振作；当达到60～80mg/100mL时，则出现行动笨拙，说话絮絮不休；当达到80～100mg/100mL时，则出现感情冲动，反应迟钝，自言自语，步履蹒跚；当达到120～160mg/100mL时，则出现倦睡和部分明显酒醉状态；当达到200～400mg/100mL时，则出现意识紊乱，言语含糊，大多数呈昏睡、沉睡状态，且有生命危险。

酒精中毒死亡原因是呼吸中枢麻痹。因为每一个人的体重不同，对酒精耐受力有差别，酒精达到血液中致死量的速度有快有慢，有时可先出现呼吸衰竭症状，当持续一段时间后，导致呼吸麻痹。

长期过度饮酒，对人体的危险是很大的，虽然不像急性中毒那样危险，但可能触发其他疾病，如诱发心、脑血管等疾病的发作，尤其是老年人。

近年来的研究表明，长期饮酒可刺激咽喉，增加鼻咽痛和喉癌的发病率。

由于酒精主要在肝脏氧化分解，可直接损害肝细胞，因此有肝病的人应戒酒，即使原来肝脏正常的人，长期大量饮酒也可导致肝硬化。经常饮酒的人，体内最普遍缺乏的是维生素A、维生素B_1、维生素B_6、维生素B_{12}及维生素C、维生素D、维生素E等。

空腹饮酒对健康损害较大。空腹状态下，胃内容物中酒精含量超过0.5%即有危害；如同时摄取副食品，使胃内容物中酒精浓度不超过0.5%，反而有促进消化液分泌和增进食欲的效果；其次，摄取酒类的浓度，烈性酒比低度酒危害更大。

慢性酒精中毒对其他健康方面的危害还有很多，例如多发性神经炎、心肌病变、脑病变、造血功能障碍、胰腺炎、肾炎和溃疡病等，也有人报道经常饮酒者高血压患病率较高。

二、饮料酒的种类和成分

饮料酒系以谷类、薯类（红薯、马铃薯和木薯）、甜菜和糖蜜、水果或其他含有淀粉或糖类等物为原料，经酒精发酵而生成的含有酒精的饮料，已有几千年的历史，我国最早制酒的记载可见于周朝的《周官》和《礼记》，实际上酿酒饮用的历史比有关记载还要早得多。

由于饮酒能发热御寒，一般煤矿、伐木及渔业等寒冷、潮湿地区的工作人员经常饮用酒精度较高的酒，但目前国外一般多饮用酒精度较低的酒，国内也提倡饮酒精度较低的酒。但酿酒采用的原料及生产过程产生一些有害物质，如甲醇，铅等可引起饮用者的急性或慢性中毒，因此酒质量的优劣，直接影响着饮用者的身体健康。

世界各地所酿造的酒由于受其地区气候及风土的影响，以及原料及生产的限制，人们的嗜好各异，形成了各地特有的酒。

（一） 饮料酒的种类

饮料酒的种类很多，根据制造方法可分成三类，即酿造酒、蒸馏酒和配制酒。

以上三类酒都是单糖的酒精发酵，对于淀粉质原料要经过糖化酶和酒精发酵酶作用，这些酶是通过麦芽和酵母等加入到原料和半成品中，酿造过程产生的酒精度为6% ~18%（体积分数），为了产生酒度高的烈性酒需经蒸馏，使酒精度达50% ~65%（体积分数）。

1. 酿造酒

酿造酒是以含淀粉和糖为原料，如谷类、薯类、水果等经糖化、发酵而成，酒精含量较低，一般在3% ~20%，例如葡萄酒、啤酒、黄酒（绍兴酒）以及奶子酒皆属此类。

2. 蒸馏酒

蒸馏酒是以粮食、薯类、甜菜和水果为主要原料，在固态或液态下经糊化、糖化、发酵和蒸馏而成，酒精含量较高，一般在40% ~60%。如外国的威士忌（Whisky）、白兰地（Brandy）、朗姆酒（Rum）、金酒（Gin）、伏特加及中国的茅台酒、汾酒都是蒸馏酒。

3. 配制酒

其名称在我国尚未统一，一般称为“兑制酒”“改制酒”“露酒”“花色酒”“蜜酒”“药酒”等，统称“配制酒”。

配制酒的加工是用酿造酒或蒸馏酒为原料添加香料、药品、糖分或其他物质制成的酒。例如红果酒、青梅酒、枣酒、桂花酒、薄荷酒和味美思酒等。

（二） 饮料酒的成分

饮料酒是由霉菌（主要是由曲霉菌）糖化，酵母菌将发酵性糖发酵成酒精的酒类。在发酵过程中，往往伴随有细菌（包括己酸菌、醋酸菌、乳酸菌等）繁殖生长。可知，它除主要成分酒精和水外，还有其他成分。

1. 醇类

酒精是饮料酒的主要成分，各种饮料酒有各自的酒精浓度，一般常加入适量食用酒精，使符合规定的酒度。所以加入的酒精质量对饮料酒的质量影响很大。

除酒精外，尚有其他醇类，如甘油、杂醇油（主要是戊醇和异戊醇等组成）、甲醇等醇类。

2. 醛类和酮类

主要有乙醛，它是发酵过程中生成乙醇时的中间产物，还有糖醛、丁醛等。

3. 酸类

包括挥发酸（醋酸）及不挥发酸（乳酸，乳酸酒石酸），原料不同，含酸种类也不同，如己酸、乳酸、苹果酸、丁酸、丙酸和甲酸等。

4. 酯类

酸和醇在发酵、蒸馏和贮存等生产过程中产生酯，它是饮料酒香味的主要来源，其中以醋酸乙酯较多，还有己酸乙酯、乙酸甲酯、甲酸乙酯、乳酸乙酯和丁酸乙酯等。应该指出，不是所有的酯都是饮料酒所需要的，而是有选择性的，并与其浓度有关，丁酸乙酯浓度大时呈不愉快气味，略带臭、稀释呈朗姆酒香；己酸乙酯浓度大时呈辣味和臭味，稀释赋予白酒特殊的窖香；对于有助于饮料酒酒香味的酯，在生产过程中创造工艺条件使其多产生如己酸乙酯；而对于有碍酒质量的酯，则尽量去除。

5. 糖

酒含甜味多是因为酒中含有糖，但在干酒中有时在回味中会感到有甜的滋味，如甘油。

葡萄酒等果酒和配制酒一般都加入适量的蔗糖，有的在发酵时加入白砂糖，有的在配酒时加入糖浆，酒中的甜、酸、酒精要调和恰当，使酒味协调。

此外，在配制酒中有的还添加色素、香料等成分。

三、饮料酒中有害成分及其卫生问题

酒的生产经历一系列复杂的生物化学和物理化学过程，原料、菌种、生产工艺及设备、环境等多种因素影响酒的质量，往往会带入或产生一些有毒有害物质，可引起饮用者的急性或慢性中毒，酒的卫生质量优劣直接影响饮用者的身体健康。

（一）蒸馏酒的卫生要求

1. 控制甲醇含量

甲醇来自原料中的果胶。果胶主要存在于植物的果皮、种子、块根以及块茎等细胞间质和细胞壁，在果胶酶或酸、碱作用下，分解为果胶酸甲醇。原料果胶含量高，酒中甲醇含量就高，如薯类、水果、硬果类和糠麸等原料制作的酒甲醇含量较高。以黑曲霉作糖化发酵剂或用果胶酶澄清液态果汁的果酒时，酒中甲醇含量通常较高，另外，糖化发酵温度过高，时间过长也会增加甲醇含量。

甲醇在体内分解缓慢并有蓄积作用，对机体组织细胞有直接毒害，对视神经的毒性最强。甲醇不如乙醇那样迅速氧化为二氧化碳和水，甲醇经氧化变为甲醛和甲酸，都是毒性较强的物质，甲醛和甲酸的毒性分别比甲醇大 30 倍和 6 倍，这说明为什么极小量的甲醇有时能引起慢性中毒。视神经对甲醇的毒性作用最为敏感，可导致视网膜受损，甚至失明。另一方面可能是由于甲醇引起机体内酸碱平衡的失调，以及由于甲酸及机体代谢紊乱时所产生的乳酸等，常使机体呈现酸中毒状态。甲醇进入体内 6 ~ 24h 可引发头痛，恶心，呕吐，胃疼痛和视力模糊，继之可发展到呼吸困难，呼吸中枢麻痹，发绀，有时昏迷可达数日之久，甚至死亡；即使全身状态恢复也常发生视力障碍，甚至失明。

一次摄入甲醇 4g 以上可引起急性中毒，临床表现为头痛、恶心、呕吐、胃痛及视力模糊，严重者出现呼吸困难、低钾血症、昏迷甚至死亡。致盲剂量为 7 ~ 8mL，致死剂量为 30 ~ 100mL。长期少量摄入可导致慢性中毒，除头疼、头晕、消化功能紊乱外，特征性临床表现为视野缩小及不能矫正的视力减退。我国规定以谷物为原料的白酒甲醇含量不超过 0.04g/100mL，以薯干等代用品为原料的不超过 0.12g/100mL（均以酒精度 60% 计）。

我国食品卫生标准规定蒸馏酒和配制酒中甲醇限量如下：以谷类为原料者甲醇含量不得超过 0.04g/100mL。以薯干及代用品为原料者不得超过 0.12g/100mL。以上系指酒精度 60% 蒸馏酒的标准，高于或低于60%者按60%折算。

酒精的质量或酒精中含甲醇量的多少，除与生产酒精的原料种类有关外，还与生产过程有关，如原料的选择、原料的蒸煮以及蒸馏过程等。

2. 控制杂醇油含量

杂醇油是一类高沸点的混合物，主要是醇类，包括正丙醇、异丁醇和异戊醇等，其中异戊醇含量较高，液体颜色呈浅黄色或棕色，有特殊气味。

杂醇油是制酒在发酵过程中，由于原料中蛋白质分解或酵母菌体蛋白质水解，生成氨基酸，氨基酸进一步分解成氨，脱羧基，生成醇。此时生成的醇即杂醇油，便存留在酒醅或发酵成熟醪中。

在发酵过程中，大部分高级醇类是当葡萄糖存在时，由氨基酸生成的。如由葡萄糖发酵生成的丙酮酸，可与胱氨酸作用生成丙氨酸和α－酮基异己酸，再经脱羧，生成异戊醛，经还原则可生成杂醇油的主要组成分异戊醇。另外，当有蔗糖存在时，也可以促进高级醇生成。

杂醇油的产量一般为乙醇产量的0.3%～0.7%，在发酵过程中，杂醇油的生成量和组成与所用原料有关，与酵母菌种及营养物组成有关。原料中蛋白质含量多时，酒中杂醇油也高，如以玉米为原料时，比甘薯为原料制得的酒醅中杂醇油含量高。

固态白酒蒸馏采用土甑间歇蒸馏，杂醇油含量在酒头中最多。它集中在酒精度为75%～80%（体积分数）的区域内。而酒精蒸馏时，杂醇油集中在酒精度为55%（体积分数）的区域里。要使杂醇油尽量集中在提取的区域内，就必须使粗馏塔和精馏塔的加热蒸汽量、塔釜压力、粗馏塔进料量、冷却水量都处于较稳定状态，上述各项操作都要较准确地进行，才有可能得到符合食品卫生国家标准的酒精，杂醇油含量（以异戊醇异丁醇计）不得超过0.01g/100mL。

高级醇的毒性和麻醉力与碳链的长短有关，碳链越长则毒性越强，如戊醇的毒性比乙醇大39倍。杂醇油在体内分解氧化缓慢，作用时间长，毒性和麻醉力比乙醇强，可使中枢神经系统充血，引起剧烈头痛和大醉。

微量杂醇油是组成酒的芳香气味的成分。

以气相色谱测定各种酒的结果，一般均含有正丙醇、异丁醇及异戊醇，其中异戊醇含量较高；茅台、泸州特曲等名酒也含有少量正己醇，经由动物试验证明，高级醇类均有一定的毒性，因此对酒中杂醇油含量应有一定要求。固态白酒蒸馏采用土甑间歇蒸馏，杂醇油含量酒头中最多，故须“掐头去尾”，以降低杂醇油和甲醇含量。

对于以含糖或淀粉原料，经糖化、发酵、蒸馏而得的白酒，杂醇油含量≤0.15g/mL，以大米为原料的白酒的杂醇油含量≤0.2g/100mL。（以上指60%蒸馏白酒的标准，高于或低于60%者按60%折算）。

3. 控制氰化物含量

使用木薯或其他果核或野生植物等原料制酒时，由于原料中含有氰苷，在制酒过程中经水解后产生氢氰酸，致使酒中含有氰化物。

氰化物有剧毒，人口服50～100mg几乎可立即呼吸停止，造成猝死。经口服轻度中毒者，早期可出现乏力、头昏、头痛、胸闷及口腔、咽喉麻木、流涎、恶心、呕吐、腹泻、气促及血压略有增高，脉搏也加快，皮肤黏膜呈血红色，瞳孔缩小，心律不齐，继而出现阵发性和强制性抽搐，昏迷和血压骤降，呼吸变浅变慢，以至完全停止。中毒者还出现紫绀，往往表现出呼吸衰竭。

氰化物可抑制40多种酶的反应。试验证明氰离子抑制细胞色素氧化酶，引起细胞内窒息，当氢氰酸被吸收后其氰离子即与细胞色素氧化酶的铁结合，破坏了酶的递送氧的作用，使组织呼吸作用不能正常进行，机体陷于窒息状态，导致急性中毒。长期接触一定量的氰化物，可出现神经衰弱症，主要表现为乏力、头痛、胸部压迫感、肌肉疼痛、腹痛、失眠以及血压偏低等症状。

氰化物除去方法：对原料进行预处理，可用水充分浸泡，蒸煮时增加排汽量，挥发氰化物；也可将原料晒干，使氰化物大部分消失；也可在原料中加入2%的黑曲，保持40%左右的水分，在50℃左右搅拌均匀，堆积保温12h，然后清蒸45min，排出氢氰酸；原料粉碎越细，排除得越多。

饮料酒对氢氰酸的卫生要求：以HCN计，以木薯为原料者不得超过5mg/L，以代用品为原料者不得超过2mg/L。（以上系指60%以含糖或淀粉原料，经糖化发酵蒸馏而制得的白酒的标准，高于或低于60%者，按60%折算）。

4. 控制铅含量

铅是一种毒性很强的重金属，一次摄入0.04g即可引起急性中毒，20g可以致死。铅通过酒引起急性中毒是比较少的，主要是慢性积蓄中毒。如每人每日摄入10mg，短时间就能出现中毒，目前认为，每24h每人允许进入人体的最高铅量（ADI）为0.005mg/kg体重。随着进入人体铅量增加，机体出现生理和病理反应。铅的损害主要涉及神经系统、造血器官和肾脏，可出现食欲不振，头痛，头昏，记忆力减退，睡眠不好，手的握力减弱，贫血，腹胀便秘等症状。已有研究表明，因服用铅污染的饮料而致使慢性铅中毒，其脑垂体促性腺激素分泌减少，甲状腺功能过低。

酒中铅来源：种植于机动车频繁往来道路沿线的农作物铅含量高，原因是燃料燃烧后以卤化铅、硫酸铅形式排出。水中铅含量来自输水管道和农药残留。其他来源还有以下几个方面：

（1）酒精或蒸馏酒蒸馏过程所用的冷凝器及酒汽管道，酒液管道是锡制的，这种锡的成分含铅约40%，锡约60%。铅主要来自镀锡的蒸馏器、贮酒器和管道等，在发酵过程中产生的少量有机酸，如丙酸、丁酸、酒石酸和乳酸等，在蒸馏时能使蒸馏器壁中的铅溶出，总酸含量高的酒铅含量也高，锡纯度是影响铅含量的主要因素。

（2）酒在生产或贮存、贮运过程中，由于使用的工具或容器不符合卫生要求，如铁桶内镀锡，发现铅含量有的竟高达13%~36%。所以酒的设备、容器、贮运容器以及管道的材料最好采用不锈钢。

（3）在白酒生产中，发酵次数多，因而酒中含有机酸最多，故在经过成品白酒冷凝器时，铅溶解量高而带入酒中。

（4）白酒“酒尾”含铅量较“酒头”酒中高，其原因是“酒尾”的酸度较高，对铅的溶蚀作用大。

（5）果酒本身不该含铅，但果酒一般需调配部分酒精，若酒精中含铅，致使果酒也含铅而超标。

为了避免酒中含铅问题，加强生产管理，避免产酸菌的污染。在生产设备，工具和贮存酒容器中使用含锡量在99%以上或其他不含铅的材料，可采用紫铜或不锈钢，贮酒或运酒容器可采用罐内涂无毒涂料，如环氧树脂为主的涂料，也可用土法制做酒容器，如木酒箱打蜂蜡，或大型陶瓷缸。

对于含铅量过高的白酒，可利用生石膏（$CaSO_4 \cdot 2H_2O$）或麸皮进行脱铅处理，使酒中的铅盐［Pb（$CH_3COO)_2$］凝集而共同析出。在白酒中加入2kg/1000kg的生石膏或麸皮，搅拌均匀，静置1h后再用多层纱布过滤，能除去酒中的铅，但这样处理会使酒的风味受到一定的影响，需再进行调味。

对含铅量超标的白酒也可将酒置于精馏塔中重蒸处理。

长期饮用铅含量高的酒可导致慢性中毒，研究普遍认为铅与认知及行为异常有关，并可能是潜在的致癌物。对铅的卫生要求：以Pb计，不得超过1mg/L。

5. 控制锰含量

为了除去酒中甲醇或异臭物质，有些工厂以高锰酸钾为氧化剂、活性炭为吸附剂进行脱臭处理。如直接向酒中或酒基中加入高锰酸钾，会使酒中残留较高的锰离子，锰虽为人体必需的微量元素之一，但长期摄入微量的锰，也可导致慢性中毒症状。据报道，锰会使红血球生成增多；长期接触锰尘，会产生神经系统综合症，表现为肌肉强直，颜面不动、震颤，意感运动趋向消失及自主运动消失。所以蒸馏酒和配制酒中若加入高锰酸钾就不能直接饮用，需经再蒸馏进行精制，使酒中不存在锰离子。

6. 控制食品添加剂含量

配制酒中常加有以下各种添加剂（GB 2760—2014）：

（1）甜味剂　糖精钠最大使用量为0.15g/kg。

（2）着色剂　最大加入量如下：

①苋菜红、胭脂红为0.25g/kg；

②柠檬黄，靛蓝，日落黄为0.1g/kg；

③红花黄色素为0.2g/kg；

④叶绿素铜钠盐为0.5g/kg；

⑤姜黄、红曲米、甜菜红，根据生产需要。

（3）香精香料　使用规定容许使用的香精单体。

7. 控制醛类含量

主要来自糠麸、谷壳等原料，包括甲醛、乙醛、丁醛和戊醛等，其毒性大于相应的醇类。甲醛毒性比甲醇大30倍，属于细胞原浆毒，可使蛋白质变性和酶失活。当浓度在30mg/100mL以下时出现黏膜刺激症状，出现烧灼感、头晕和呕吐等。

8. 控制其他有害物质含量

原料中如苯并（a）芘含量较高，经蒸馏后，白酒中仍能检出，应控制原料中苯并（a）芘含量。

有人用含大量黄曲霉毒素的玉米（黄曲霉毒素 B_1 含量14000μg/kg）试制白酒，发现黄曲霉毒素留在酒糟内，酒中未检出。

（二）酿造酒的卫生要求

酿造酒系指以含糖或淀粉原料，经过糖化发酵后，不经蒸馏而制得的酒。其加工过程中所产生的有害成分及卫生指标主要有以下几个方面。

1. 控制黄曲霉毒素含量

制造酿造酒的原料应采取妥善管理措施，防止发霉变质，超过黄曲霉毒素允许量的原料不可直接使用。大麦、小麦、小米、大米和玉米等由于霉烂变质就会污染上黄曲霉菌，某些黄曲霉菌在代谢过程产生有毒物质，而在发酵过程中不会消除，此种黄曲霉菌在糖化发酵过程中会产生致癌物质黄曲霉毒素，导致酒中含有黄曲霉毒素。因而糖化发酵用的菌种应经有关部门鉴定，确认无毒产生，才能使用。而且在糖化发酵过程中，也要防止某些会产生致癌物质的黄曲霉菌污染。

酿造酒中黄曲霉毒素（以黄曲霉毒素 B_1计）不得超过5μg/kg。

2. 控制农药含量

谷类和薯类在生长过程中，由于过多施用农药，经吸收后，会残留在果实或块根中。在制酒时，这些有毒物质会进入酒体，特别是有机氯和有机磷农药，更应注意。按食品中农药最大残留限量（GB 2763—2014）规定，六六六（以成品粮食计）不得超过0.05mg/kg。

为了防止农药中毒，对原料要加强检验。积极推广生物防治等无毒无害的灭虫办法。农药应合理使用，推广高效低毒农药。积极治理“三废”，不用有毒有害的废水灌溉农田，防止有毒农药和“三废”污染农作物。对原料要推广缺氧保管，低温保管，少用药剂熏蒸，不能把有毒有害物质与原料同库贮存。

3. 控制二氧化硫残留量

葡萄酒或其他果酒在酿制过程中加入二氧化硫，可以抑制杂菌的生长繁殖，起到防腐作用，还有御氧作用，对葡萄酒的部分成分起到预防氧化。对香气的形成、色泽的保护都有促进作用。

二氧化硫从卫生角度有它的缺点：在使用不当时，被处理物中有异味，使用量过多时，还对人体有害。目前一般葡萄酒厂于每1000L葡萄汁（果汁）中加入偏重亚硫酸钾250～300g。在果子清洁、良好，温度较低，酸度在0.8%以上则每1000L果汁加入量仅为120g。

二氧化硫残留量（以游离 SO_2计）不得超过0.05g/kg。

4. 控制食品添加剂含量

发酵酒中有下列添加剂：

（1）防腐剂

①苯甲酸、苯甲酸钠：葡萄酒内最大使用量为0.8g/kg。

②山梨酸、山梨酸钾：葡萄酒内最大使用量为0.6g/kg。

（2）二氧化碳　汽酒内可按正常生产需要量加入二氧化碳。

5. 控制细菌数量

发酵酒由于酒精含量较低，如在生产过程中管理不严，缺乏经验，往往引起其他杂菌的污染，既影响了产品质量，也给消费者健康带来一定的危害。采用现代化生产工艺，加强管理，基本不存在严重污染问题。以啤酒为例，啤酒自身有一定的防腐能力，主要原因是：

（1）啤酒糖化煮沸时，加入酒花，酒花树脂有一定抵抗革兰阳性菌和一般病菌的能力。

（2）啤酒含3.5%～4%（体积分数）的酒精。

（3）啤酒 pH 低（pH4～4.5）。

（4）前发酵与后发酵温度较低。

（5）含充分的二氧化碳。在后发酵时，在低温（－1℃左右）下，二氧化碳充分溶于啤酒中，并达到饱和。

由于以上情况，致使大部分细菌不能在啤酒中生存。霉菌则由于缺氧不能生长。

近几年来，随着人民生活水平的提高，全国各省市新建很多啤酒厂，但在夏季，很多地区的啤酒厂还是供不应求，有的生产厂为了提高产量，缩短了发酵期；后发酵仅10d就出售，因而导致生啤酒中细菌总数及大肠菌群数很高，由于啤酒一次饮入量大，如细菌总数和大肠菌群数过高，直接影响消费者的健康。为保证啤酒质量，要求生产厂注意选择较好的原料，制定严格的卫生管理制度，注意各个环节的消毒，且发酵期不少于40d。

酿造酒主要有两个细菌指标：一是细菌数，生啤酒是经过滤后未经杀菌就灌装的啤酒，其细菌数不得超过1000个/mL，对于熟啤酒、黄酒和葡萄酒中，均不得超过50个/mL。二是大肠菌群，生啤酒不得超过50个/dL，熟啤酒、黄酒和葡萄酒不得超过3个/dL。

6. 对发酵罐的涂料要求

目前国内发酵酒的发酵槽和贮酒罐内壁使用的涂料尚无一定要求，由于涂料使用不当，或涂抹工艺不当，也会造成所贮存的酒质发生变化，导致不能饮用。

不锈钢是制作葡萄酒或啤酒等酿造酒的发酵罐的良好材料。也可用碳钢制造，但其内部必须涂防腐蚀树脂涂料。

现在常用的涂料为环氧树脂或沥青与蜡混合物。理想的涂料条件为：

（1）无毒，无味，不影响酒质，与酒无反应。

（2）适应于发酵条件下温度变化，不龟裂，便于涂布，干燥快。熔点在50℃左右。

国内用沥青、松香、白蜡等混合配料，质量高的可连续使用数年以上。环氧树脂也普遍采用。还有新型啤酒专用漆－聚氨酯涂料专用在啤酒发酵罐内壁涂料，效果良好。

根据各地检验，酿造酒中一般甲醇，杂醇油和铅含量大都未检出或微量，因此对这些项目未提出要求。

国际上有些国家对葡萄酒中的一些有害金属有规定，日本也对我国出口的大包装葡萄酒提出某些金属含量及有机氧和有机磷的农药不得检出的要求，对于这些问题，尚待进行调查研究，制定有关标准。

7. 控制亚硝胺含量

制造啤酒用麦芽必须经过干燥，采用干燥炉（塔）直接烘干大麦，或间接用来自烟道的干燥热空气，造成烟道空气直接与大麦芽接触，导致来自酪氨酸的大麦芽碱（Hordenine）被烟道气中的NO_2和NO的混合物亚硝基化，而产生二甲基亚硝胺（DMN），含量最高可达68μg/L。DMN是一种对肝脏有剧毒的物质，它能对动物和人类的肝脏造成严重损害，此外，DMN也是一种强烈的致癌物质。

（三）配制酒卫生

配制酒所使用的原辅料，包括食用酒精、水果和水果汁、食用糖、甜味剂、食用香精香料以及食用色素等。酒基的质量是配制酒卫生质量的根本，不得使用工业酒精和医用酒精，添加剂必须符合相关卫生要求，尤其是香精、色素要符合《食品添加剂使用标准》的要求。另外，不得滥用中药。

第十节　调味品的卫生及其管理

调味品种类很多，常用的如酱油、酱、醋、味精、食盐以及糖。另外还包括一些香辛料，如八角、茴香、花椒和芥末等。调味品的主要作用是改善和增强食品感官性质，促进食欲，提高食物的消化吸收率，赋予食物以复杂而自然的美味，满足食用者饮食习惯要求的某些味道和气味，是人们不可缺少的食品。

一、 酱油的卫生及其管理

酱油类调味品是以含蛋白质、碳水化合物较多的植物性或动物性食物为原料，经天然或人工发酵，以及通过微生物和酶作用，水解生成多种氨基酸和糖类，再经复杂的生物化学变化，形成的具有特殊色、香、味、形的半固态或液态的调味品。

酱油是我国很早就生产的调味品之一。周朝时，酱的生产就很发达；北魏时，已出现制作鱼酱的方法。以后逐渐使用植物的子实制酱，到明朝，豆酱的生产相当发达。人们在制酱时，往往要从中取出一部分油来食用，这种油，就是酱油，又叫青酱。过去酱油、酱和食醋均采用天然发酵法生产，常受有害细菌、霉菌及寄生虫卵的污染，卫生质量无法保证。近年来，调味品生产工艺不断改进，机械化、连续化程度不断提高。现在酱油、酱和食醋的生产，基本上已摒弃了天然发酵法，而采用了纯种发酵法，不仅缩短了发酵周期，提高了产量，而且卫生质量得到改善。味精生产也普遍采用发酵法代替盐酸水解法，卫生和劳动条件有了很大提高。

酱油按生产工艺分为发酵酱油和化学酱油，发酵酱油又有天然发酵和人工发酵两种。发酵酱油是以大豆或豆粕为原料，经清洗浸泡、蒸煮后，以传统固定的工艺制曲发酵酿制，经压榨或淋油，再添加食盐、色素调味而成；人工发酵与天然发酵的不同在于人工发酵时接种专用曲菌，有控制地进行发酵酿制。化学酱油是以盐酸水解大豆蛋白质，经抽滤，添加食盐、色素勾兑调味而成。

水产类调味品是以海产小鱼、虾、蟹以及牡蛎等为原料，经盐腌、长时间的天然发酵、抽滤、提炼加工而成的液态或半固态调味品，如鱼露、虾酱或虾油，常用于潮汕风味菜肴的佐餐，蚝油广泛用于粤菜的烹调和佐膳。

（一） 酱油的卫生问题

1. 原料卫生及管理

酱油原料大豆、小麦以及麸皮等均应符合我国规定的粮食卫生标准，不得使用变质或未经去除有毒物质的原料，若采用浸出法榨油后的渣饼，应注意多环芳烃的污染；使用代用原料棉子饼时，应注意除去棉酚等有毒物质；酿造用水应符合我国饮用水标准；用于生产水产调味精的原料，如鱼、虾、蟹等应新鲜。

酱油含食盐量在15%以上，为防止微生物在酱油中繁殖，应使酱油食盐量增加到18%～20%。酱油原料中富含蛋白质，经发酵酿造分解成氨基酸，质量越好，氨基酸态氮含量越高。

2. 生产中可能的化学性污染及控制

酱油生产时用于酱色的主要物质是焦糖色素。通常用食糖加热聚合生成，若以加胺法生产焦糖色素，会产生4－甲基咪唑，可引起人和动物惊厥，应严格禁止采用加胺法生产焦糖色素。化学法生产酱油时，盐酸水解大豆蛋白产品中会残留3－氯丙醇，它是一种可能的致癌物，其他酸水解蛋白液中也可能含有，应严格控制化学法配制酱油的蛋白水解液的质量和3－氯丙醇的含量；所使用的应是食品工业级盐酸，并限制酱油中砷、铅的含量；所使用的防腐剂应符合食品添加剂使用卫生标准的要求。

3. 可能的毒素污染与控制

人工发酵酱油生产中，使用纯种培养和专用不产毒的曲霉菌，所用菌种应定期进行筛选、纯化和鉴定，防止杂菌污染、菌种退化和变异产毒，使用新的菌种应鉴定和审批后方可应用于生产；利用花生饼酿造酱油时，也应防止黄曲霉毒素污染，酱油中的黄曲霉毒素 B_1 含量应不超过 5μg/kg。

4. 肠道致病菌污染与控制

酱油食用方法可作为烹调的佐料或生食，如凉拌菜蘸酱油食用，这些常用的酱油常不经高温加热杀菌，只是进行巴氏灭菌，因此，微生物污染直接关系到人体健康。酱油中常带有大量细菌，甚至条件致病菌或致病菌。微生物污染的酱油，含氮物质被分解，糖被发酵成有机酸，使产品质量下降。在细菌污染的同时，可能引起相应的肠道传染病或食物中毒。

因此，成品酱油的容器、用具、生产管道要保持清洁及消毒。酱油在 63～70℃，30min 进行巴氏消毒。容器和用具可采用蒸、煮或用次氯酸钠或双氧水等消毒。消毒后，要保持清洁，防止再次被有害微生物污染。为防止酱油类腐败变质，生产应采用机械化、密闭化和规模化生产，酱油生产企业应做好环境卫生，有防尘防蝇、防鼠设施，按照 GB 8953—1988《酱油厂卫生规范》的规定执行。

酱油中存在肠道传染病菌时，很可能成为传播途径。据文献报告，在不良卫生条件下生产的酱油中，能检出伤寒杆菌、福氏痢疾杆菌及沙门菌等。有人观察接种子酱油中的大肠菌、痢疾杆菌和沙门菌，均可在酱油中生存 7d。据报道，伤寒杆菌最长可在酱油中生存 29d。在高温季节，酱油表面易生醭，这是由于产膜性酵母菌污染所致，是通过不清洁的容器及空气中的尘埃而污染。

（二）酱油卫生标准

我国产销量最大，人民普遍食用的是以大豆和豆饼为原料的人工发酵酱油。目前我国已禁止生产化学酱油。主要是由于存在使用工业酸碱和重金属污染的问题。

1. 感官指标

具有正常酿造酱油的色泽、气味和滋味，无不良气味，不得有酸、苦、涩等异味和霉味，不浑浊，无沉淀，无霉花的浮膜。

2. 理化指标

氨基酸态氮（以 N 计）：不得低于 0.4%；食盐（以 NaCl 计）：每 100mL 酱油中不得低于 15g；总酸（以乳酸计）：每 100mL 酱油中不得超过 2.5g；砷（以 As 计）：不得超过 0.5mg/L；铅（以 pb 计）：不得超过 1.0mg/L；黄曲霉毒素 B_1：不得超过 5μg/L：食品添加剂：符合 GB 2760—2014《食品添加剂使用标准》规定，苯甲酸，山梨酸及其盐类，最大用量为 1.0g/kg。

3. 细菌指标

细菌总数不得超过 50000 个/mL，大肠菌群应少于 30 个/100mL，不得检出肠道致病菌。

二、食醋的卫生及其管理

食醋是以淀粉为原料，经淀粉糖化、酒精发酵、醋酸发酵 3 个主要过程及后熟陈酿而成的一种酸、甜、咸、鲜诸味谐调的酸性调味品。

食醋根据制造方法不同，产品种类各异。固态发酵酿造成的制品有米醋，老陈醋等，液态发酵生产的醋简称液体醋，后者是近十几年才开始生产的，前者为老法生产。另一种则为用冰醋酸配制而成的。

食醋的醋酸含量为 3%～5%，并含有一定量的其他有机酸，故可起氧化作用而生热。1g

醋酸可产生（12.56～20.93kJ）的热量。同时含有一些维生素；芳香气味主要来自醋酸乙酯；还含有矿物质，如铁、磷和钙。此外食醋还能溶解植物中的纤维质和使动物骨骼中的钙溶解脱出。

食醋本身具有一定的杀菌能力，但也会存在一些卫生问题，应加强其卫生质量管理，食醋生产商按食醋厂生产规范进行，产品符合食醋卫生标准后方可出厂。

（一） 食醋的卫生

1. 原料卫生

大米、玉米等原料应无霉变、无杂质、无污染；生产用水应符合饮用水标准；添加剂应严格按照 GB 2760—2014 规定使用。

2. 菌种管理

生产用发酵菌种，尤其是糖化曲霉菌种应定期筛选、纯化及鉴定，防止变异产毒；种曲要贮藏于通风、干燥、低温清洁的房间，防止霉变。

3. 杀菌防腐

醋虽然有抑菌能力，生产过程中仍会污染醋虱和醋鳗，耐酸霉菌也能生长而形成霉膜。严格杀菌、添加适量防腐剂、高酸度保存、做好容器及环境卫生，可有效防止。

4. 容器、包装卫生

食醋具有一定的腐蚀性，不应贮于金属容器或不耐酸的塑料包装材料中，以免溶出有害物质而污染食品；包装容器应消毒，包装后消毒灭菌以防二次污染。

（二） 食醋的卫生标准

1. 感官指标

具有正常酿造食醋的色泽、气味和滋味，不涩，无其他不良气味和异味；不浑浊，无悬浮物及沉淀物；无霉花的浮膜，无“醋鳗”和“醋虱”。

2. 理化指标

醋酸（以醋酸计）不得低于 3.5%；游离矿酸不得检出；砷、铅、黄曲霉毒素 B_1 不得超过 5μg/L；食品添加剂按 GB 2760—2014《食品添加剂使用标准》规定执行。

3. 细菌指标

细菌总数不得超过 5000 个/mL，大肠菌群小于 3 个/100mL，致病菌（系指肠道致病菌）不得检出。

三、 味精的卫生及其管理

味精的化学名称为谷氨酸钠，系以粮食为原料经发酵提纯的谷氨酸钠结晶。我国自 1965 年以来已全部采用糖质或淀粉质原料生产谷氨酸，然后经等电点结晶沉淀，离子交换或锌盐法精制等方法提取谷氨酸，再经脱色，脱铁，蒸发以及结晶等工序制成谷氨酸钠结晶。

目前我国生产的味精，从结晶形状分为粉状结晶或柱状结晶。根据谷氨酸钠含量不同分为 60%、80%、90%、95% 和 99% 等不同规格，其中以 80% 及 99% 两种规格最多。

味精具有强烈的鲜味（稀释 300 倍仍具有鲜味），所以称为味精，它是含有一个分子结晶水的 L－谷氨酸钠。味精进入体内很快分解出谷氨酸，故谷氨酸钠的生理作用和谷氨酸相同。谷氨酸是人体正常代谢物质，它在人体代谢中有着重要的功能。如合成人体所需的蛋白质，参与脑蛋白质和碳水化合物的代谢，促进氧化过程。它是脑组织代谢作用较活跃的成分，也是脑细胞能利用的氨基酸，适量谷氨酸也是改善神经系统活动的功能药物。国外也曾报道谷氨酸可以快速提高智力低下儿童的智力，是通过乙酰胆碱的产生而影响神经活动。因此，一般情况下，味精对人体是有益的。

1987 年 2 月 16 日至 25 日，在海牙召开的联合国粮农组织和世界卫生组织食品添加剂专家联合委员会第 19 次会议，宣布取消对味精（谷氨酸钠）的食用限量，再次确认味精是一种安全可靠的食品添加剂。同年 3 月份，召开的联合国食品添加剂标准委员会决定：无须再做味精日摄入量的调查。近几年来，也曾有关食用味精而引起不良反应的报道，但进一步研究认为这是错误的观点。

近年来，世界上许多国家的食品、化学和药物研究部门对食用谷氨酸钠是否安全的问题，进行了认真的研究，实验结果确定：食用味精是安全的。

根据 GB 2720—2015《食品安全国家标准　味精》的卫生标准如下。

1. 感官指标

无色至白色；具有特殊的鲜味，无异味；结晶状颗粒或粉末状，无正常视力可见外来异物。

2. 理化指标

谷氨酸钠应符合规格要求：

锌（以 Zn 计）不得超过 5.0mg/kg；

砷（以 As 计）不得超过 0.5mg/kg；

铅（以 Pb 计）不得超过 1.0mg/kg。

四、食盐的卫生及其管理

食盐系指海盐、湖盐以及井盐和矿盐。

（一）食盐的来源

食盐是人类极其重要的生活食品之一，盐有三种来源。晒盐是蒸发盐水制得的，盐水取自海洋，或取自内陆盐湖；矿盐，通称为岩盐，是从地表以下 300 多米甚至更深的矿井中采得的；有些盐是利用水作为传送介质，从更深的地下盐沉积层，通过泵吸出来的，称为井盐。利用阳光蒸发制得的晒盐，含有化学杂质和耐盐的嗜盐微生物。矿盐和井盐通常不含这些污染微生物。

以上三种食盐中以海盐最多，占总产量的 75% ~80%。海盐按其加工不同，又分为原盐（也称粗盐或大粒盐），洗粉盐（也称加工盐），精制盐（也称再制盐）。就全国来说，以食用原盐为主，大中城市食用精制盐及洗粉盐较多。井盐，矿盐又因加工不同分平锅盐（用平锅加热蒸发而成），真空制盐（真空制得），加碘盐（加碘化钾或碘酸钾），肠衣盐（主要供出口肠衣用）。

（二）关于食盐的定义

联合国粮农组织和世界卫生组织（FAO/WHO）规定："食盐以氯化钠为主要成分，指的是海盐，地下矿盐或以天然卤水制的盐。不包括由其他资源生产的盐，特别是化学工业的副产品。食用盐的主要成分是氯化钠，同时含有少量水分和杂质及铁，磷，碘等元素。"

（三）食盐的营养和人体需要量

食盐不仅是食品的主要调味品，同时也是体内矿物质（主要是钠）的重要来源。这些矿物质各自有着重要的生理功能。如钠是细胞间液的重要成分，对维持体内酸碱平衡，组织间的渗透压及肌肉神经兴奋性等都起着重要作用，当体内缺盐时，感到全身无力、头痛、眩晕、肌肉痉挛疼痛等，因此自古以来人们很重视食盐的摄入。

关于人体食盐需要量，与所吃的食物有关，一般来说，吃荤食需要量少，吃素食需要量多。动物性食品中含钠盐较多，所以婴儿不用专门摄入食盐。关于每人每日最佳摄入量，目前尚未明确确定。国内报道体重70kg的成人，以荤、蔬杂食为主，每日以6~10g较好。近年来国外报道，长期摄入过多的钠盐可诱发高血压及视网膜模糊等，故我国提出摄入量4~7g/（人·日）；美国提出摄入量10g/（人·日）；日本提出摄入量7~8g/（人·日）；法国提出摄入量2g/（人·日）。

（四）食盐中的硫酸盐

我国矿盐中硫酸盐含量较高，除包括少量钙盐外，主要是硫酸钠，食盐中硫酸盐含量高可使食盐味道不佳，发苦、涩，而影响人的消化、吸收，有碍健康。

（五）食盐中的可溶性钡

食盐中可溶性钡是一种肌肉毒，一次大量食入可引起急性中毒死亡，急性中毒量为0.2~0.5g，致死量为0.8~0.9g。长期少量食入可引起慢性中毒，全身麻木刺痛，四肢无力，严重可出现弛缓性瘫痪，所以也叫“痹病”。四川省曾发生食盐中钡过高而引起中毒的食品安全事故。

（六）食盐安全标准（GB 2721—2015）

1. 感官指标

白色、味咸，无异味；结晶体；无正常视力可见的外来异物。

2. 理化指标

（1）氯化钠（以干基计）　不得低于97.00g/100g。

（2）氯化钾（以干基计）　在10~35g/100g。

（3）碘（以I计）　不得超过5mg/kg。

（4）钡（以Ba计）　不得超过15mg/kg。

污染物限量应符合GB 2762—2017的规定；食品添加剂的使用应符合GB 2760—2014的规定。

第十一节　冷饮食品的卫生及其管理

一、冷饮食品的原料卫生

冷饮食品是一类经过加工直接食用的冷冻饮品和饮料，即以饮用水、食糖、食用油脂、乳与乳制品或蛋与蛋制品等为主料，添加增稠剂、增香剂、豆类或果汁等，按一定工艺凝冻或冷冻而成的软质、半软质冷食品或饮料。冷冻饮品包括冰淇淋、冰棍、雪糕和食用冰；饮料按状态分为液态饮料和固态饮料。液态饮料有碳酸饮料（果汁型、果味型、可乐型等）、果蔬汁饮料、乳饮料、植物蛋白饮料、瓶装饮用水（矿泉水、纯净水）等。固态饮料是粉末状、颗粒状或块状经冲调后饮用的制品，有果香型、蛋白型等，如麦乳精、果味粉、咖啡等。冷饮食品是人们夏秋季广泛饮用的解渴清凉食品，消费量逐年上升，也是造成食物中毒和肠道传染病的一类主要食品。

冷饮食品主要原料有水、甜味料、乳及蛋、果蔬原汁或浓缩汁、食用油脂、食品添加剂和二氧化碳等，原料卫生状况直接影响产品的卫生质量。

（一）冷饮食品用水

加工冷饮食品用水最好是自来水或深井水，若使用地面水应无污染。原料用水必须经沉淀、过滤和消毒，并达到国家生活饮用水质量标准。另外还要满足加工工艺的要求，若水中铁质含量过高，可在瓶壁液面形成环状污痕，并使饮料变色；若水的硬度过大，钙、镁离子将与饮料中有机酸形成不溶性沉淀，影响产品质量。人工或天然泉水应按规定开采量开采，以保证质量，还要避免天然或人为因素的污染。

（二）原辅材料

砂糖等甜味料必须符合国家相应的卫生标准，不应有异味，水溶液应澄清透明，果汁应选新鲜、成熟度高的水果加工制成，具有正常的色泽和香味，微生物和农药残留应符合国家卫生标准。酒精必须是合格的食用酒精，不得使用工业酒精或医用酒精。所用蛋、奶及其制品应符合卫生标准，不得使用劣质蛋奶做原料。各种果蔬类原料必须新鲜、风味正常、无病虫害、无腐烂、霉变、各种果蔬原汁必须风味正常、无变质，其农药残留和所含食品添加剂符合有关卫生标准。

（三）食品添加剂

冷饮食品使用的甜味剂、酸味剂、防腐剂、乳化剂、增稠剂、人工色素、食用香精等食品添加剂，必须是国家允许使用、定点厂生产的食用级食品添加剂，使用量和范围应符合 GB 2760—2014。

（四）二氧化碳

经二氧化碳净化系统处理的二氧化碳，纯度应大于99.5%，无异常臭气和杂味，水溶液呈微酸性，不含二氧化硫、氢、氨和矿物油等杂质。

二、冷饮食品的生产卫生

液体饮料的生产工艺关键工序包括水处理、糖浆或果汁杀菌过滤、空瓶清洗、消毒沥干、混合灌装及压盖等。冷冻饮品生产关键工序包括配料、杀菌、均质、冷却、浇模以及冻结等。固体饮料生产关键工序主要有配料、成型和干燥等。严格生产工艺操作，尤其关键工序，是防止冷饮食品出现卫生问题的关键。

（一）液体饮料生产卫生

液体饮料最易出现质量问题，必须做好原料、设备、包装容器及车间卫生，同时控制好杀菌工序。

1. 原料的卫生

投产前的原料必须经过严格检验，符合软饮料原辅材料的要求。水是液体饮料的主要成分，其品质好坏直接影响产品品质和风味。水处理是饮料生产的重要工艺，也是饮料生产卫生的重要技术措施，包括去除悬浮性杂质和溶解性杂质。去除悬浮性杂质常用活性炭吸附和沙滤棒过滤，活性炭可吸附异物、氯离子、三氯甲烷和某些有机物，但不能吸附金属离子，不改变水的硬度；去除溶解性杂质常用的较好方法有电渗析法和反渗透法，电导率越低说明杂质越少，水的纯度越高。生产用水除符合生活饮用水卫生标准外，还应符合软饮料用水标准；矿泉水须达到饮用天然矿泉水国家标准；经二氧化碳净化系统处理的二氧化碳，纯度应大于99.5%，无异常臭气和杂味，水溶液呈微酸性，不含二氧化硫、氢、氨和矿物油等杂质；各种果蔬类原料必须新鲜、风味正常、无病虫害、无腐烂、霉变，各种果蔬原汁必须风味正常、无变质，其农药残留和所含食品添加剂符合有关卫生标准；乳、糖及其他调味料和原料均应符合各自的国家卫生标准；食品添加剂必须是国家允许使用、定点厂生产的食用级食品添加剂，均应符合食品添加剂卫生标准。

2. 包装容器卫生

饮料包装材料和容器必须符合食品安全法有关规定，销售包装容器应符合软饮料包装标准。包装容器使用前均须严格检验，不合格的严禁使用。各类包装容器使用前必须经过清洗、消毒，消毒、清洗后的包装容器必须抽检微生物，要求洗净的空瓶（或其他容器）细菌数不得超过50个/瓶（罐），大肠菌群不得检出。工厂应制定洗瓶操作工艺规程，规定碱度、浓度、温度和浸瓶时间，定时检查、化验。空瓶周转箱也须经常清洗。

3. 防止交叉污染

生产操作间应与配料间隔开，防止相互污染。生产操作人员因调换工作岗位有可能导致产品污染时，必须更换工作服、鞋、帽，洗手、消毒，防止交叉污染。操作间应与通道隔开，防止外来人员将污染物带入车间。

4. 糖浆制备

制备糖浆时必须严格控制卫生条件，从配料到贮存，各个工序都必须严格防止污染。混合糖浆时应采用机械方法。调制好的糖浆必须尽快用完，不得使用变质、不合格的糖浆，剩余的糖浆必须从管道和混合器中全部排出，并及时将管道和混合器清洗、消毒。

5. 灌装与杀菌

饮料生产设备、工器具和容器，必须符合卫生要求，在生产前凡接触饮料的必须彻底消毒、清洗。从糖浆配制到灌装工序，全程必须有防尘设施。饮料生产应采用自动或机械灌装、压盖，如用人工封盖，必须严格消毒。停止灌装后，必须将所有接触饮料的设备、管道、贮料缸进行清洗、消毒。洒落在灌装机及地面上的糖浆应及时清洗，避免微生物繁殖而污染饮料。灌装、封盖后的饮料应按杀菌工艺规程及时杀菌。杀菌或不杀菌的产品其卫生指标必须符合冷饮食品卫生标准。

6. 检验

根据国家标准规定，对产品标准中的技术指标项目做必检或抽检。如碳酸饮料在原辅材料、生产工艺操作稳定后，感官指标、可溶性固形物、总酸、二氧化碳含量以及微生物指标为必检项目。工厂的检瓶人员，两眼视力须在1.0以上、且不得有色盲症。

检瓶光源照度须大于1000Lx，检验空瓶采用间接或减弱的荧光灯，检验成品时应用较强的白炽间接灯。饮料灌装后必须逐个检验外观、灌装量、容器状况以及封盖严密性等。

7. 成品贮存、运输的卫生

饮料在贮运过程中，必须防止曝晒、雨淋，严禁与有毒或有异味的物品混贮、混运。运输工具必须清洁、卫生，搬运时应轻拿轻放，严禁碰撞。饮料宜贮存于阴凉、干燥、通风的仓库中，不得露天堆放。饮料在贮藏期间应定期检查产品质量，保证成品的安全性。

对每种产品必须规定保质期或保存期，如碳酸饮料保质期：盐汽水为1个月，其余产品瓶装为3个月，罐装为6个月。

（二）冷冻饮品生产卫生

冷冻饮品是以饮用水、食糖、食用油脂、乳与乳制品或蛋与蛋制品等为主料，添加增稠剂、增香剂、豆类或果汁等，按一定工艺凝冻或冷冻而成的软质、半软质冷食品。冷冻饮品可分为冰淇淋、雪泥、雪糕、冰棍及食用冰等。

（1）生产冷冻饮品的原辅料均须符合有关卫生标准。冷冻饮品中含营养丰富的乳品、蛋品及淀粉类原料，如生产中不注意卫生和操作制度，易造成微生物的生长繁殖，导致产品变质，所以冷食生产所使用的原料，必须经检验合格后才能生产。

（2）在冷冻饮品生产过程中，要准确地按工艺操作要求进行操作，严格按杀菌条件进行操作。如在雪糕生产中，熬料温度应控制在80℃以上，保持20min，灭菌后要求在4h内将温度降至20℃以下，以防微生物大量繁殖造成污染。

（3）冷冻饮品生产所需的各种设备、容器、管路和工具最好采用不锈钢材料，禁止使用镀锌、镀镍材料。各种设备、容器在使用后及时清洗，使用时严格进行消毒和清洗。

（4）操作人员要有严格的个人卫生与健康要求。生产车间的设计与设施应符合卫生要求，包装间的空气应每日进行紫外线照射杀菌。

（5）冷冻饮品的包装材料及容器必须符合卫生标准及有关规定。人工包装操作要求配有75%酒精棉球或消毒毛巾，每10min擦拭消毒双手一次，严防食品污染。

（6）每批产品必须检验感官指标、细菌指标及质量规格，检验合格后方可出厂。

（三）固体饮料生产卫生

固体饮料生产卫生，主要是控制产品水分含量、化学性污染、食品添加剂和金属污染问题。

三、冷饮食品的主要卫生问题及管理

（一）冷饮食品的主要卫生问题

1. 微生物污染

微生物污染主要是细菌污染和酵母污染。饮料生产所使用的原料含菌量过高，在生产过程中使用的设备、容器、管道和工器具不洁净，操作人员的个人卫生不好，都易造成饮料的微生物污染，致使产品变质，甚至有可能造成致病菌污染而引起食物中毒。饮用天然矿泉水、纯水类饮料主要的卫生问题，就是因生产过程和包装容器等所造成的微生物污染。国家标准规定碳酸饮料细菌总数不超过100个/mL，大肠菌群不超过6个/100mL，致病菌不得检出。

2. 重金属污染

一般酸度较高的软饮料与不符合卫生要求的设备、管道容器、模具接触时，可以从中溶出某些有毒有害的金属，如铅、锌等。国家标准规定冷饮食品中铅含量不超过1mg/kg，砷含量不超过0.5mg/kg，铜含量不超过10mg/kg。

3. 添加剂污染

饮料生产中超限量或超范围地使用食品添加剂，如在饮料中滥用糖精钠、色素和防腐剂，甚至使用了不符合卫生标准的添加剂，将会造成饮料的污染，危害消费者健康。

（二）冷饮食品运输及保管卫生

冷饮食品生产和消费多集中在夏秋季，做好冷饮食品卫生管理是预防传染病和食物中毒的重要工作。必须严格执行冷饮食品卫生管理办法的有关规定，实行企业卫生经营许可证制度。

（1）生产单位应远离污染源，周围环境保持清洁。生产场所配置合理，卫生设施齐全，确保生产工艺卫生，防止交叉污染；生产及经销人员必须严格执行健康检查制度，加强零售网点的卫生管理。

（2）生产企业有与生产规模和产品种类相应的质量和卫生检验能力，实行产品合格出厂制度。

（3）包装容器及产品包装应符合卫生要求，商标标志应注明厂名、批号和保质期等。

（4）运输应采用有防尘、防雨设备的冷藏车或专用车，运输工具要清洁卫生，长途运输时宜用冷藏车。

（5）成品宜存放在低于－10℃的专用库或冰箱内，再经冷冻后出售，冰淇淋冷冻温度宜低于－18℃。贮存前仓库必须彻底清洗、消毒。成品堆放必须离地、离墙在10cm以上。

（6）在上述条件下，冰淇淋保存期为4个月，雪糕、冰棍、食用冰为6个月；软冰淇淋、雪泥宜随产随销。

（7）要注重冷饮食品销售卫生。不得销售无包装冷食，要做到冷藏销售所用的容器、工具或车辆应做到清洁卫生。各种冷饮食品生产经营者，须获得卫生许可证后方可生产经营。

第十二节　方便食品的卫生及其管理

一、方便食品污染的来源

（一）原辅料本身的污染

方便食品的原辅料主要来源于动物、植物原料，这些原料本身的卫生情况在很大程度上决定了方便食品的卫生。如原辅料本身受到微生物或其他有毒有害物质的污染，这些污染物就会最终带到产品中。

（二）加强运输销售环节管理

在加工、生产、运输以及销售等环节中，方便食品也可能会受到微生物或其他有毒有害物质的污染。

二、方便食品卫生要求

（一）常温方便食品

方便食品是将食品原料经过配制、烹调、加工、再消毒、包装而上市的食品，它包括主食、副食及饮料。常见的有方便面、方便米饭、膨化食品、蒸煮袋和方便汤料等。目前，方便食品的卫生问题主要包括食品原料、包装材料、生产、销售的卫生及产品质量等。方便食品所使用的各种原辅料及食品添加剂，应符合国家规定的安全标准。方便食品在生产、加工中应执行良好的生产工艺（GMP），在贮运、销售过程中应符合卫生要求。

很多方便食品所采用的复合薄膜包装，大部分都采用较理想的聚氨酯型黏合剂，但这种黏合剂中含有甲苯二异氰酸酯（TDI），用这种复合薄膜袋装食品经蒸煮后就会使TDI转移到食品中，并水解成致癌的2，4-二氨基甲苯（TDA）。所以必须加强对聚氨酯型黏合剂中甲苯二异氰酸酯的检测，FDA规定袋装食品TDI小于0.24mg/kg，TDA小于0.17mg/kg。我国规定TDA（4%乙酸）不超过0.004mg/L。

密封包装的方便食品中油脂氧化，是影响产品质量下降的主要原因，气体、微生物以及光线都是引起食品变质的重要因素。聚酯-铝箔-聚烯烃复合薄膜包装袋的透气率为零，且不透过水蒸气及光线，所以最适合油脂性食品的包装。

方便食品的色、香、味和组成结构，应符合人们长期的饮食习惯，应保证食品的营养价值，方便食品提供的营养成分应该是较全面的，必要时可人工强化，或者根据特殊营养需求而专门配制。方便面在生产过程中的微生物污染是不容忽视的卫生问题，尤其是其调味汤料的微生物污染更为突出。市场抽样检查多种汤料发现，细菌总数、大肠菌群检出率较高，并有较多数量的霉菌污染。因此，配制汤料的各种香辛料、肉禽、水产品和蔬菜等原辅材料必须符合有关卫生标准或规定；在生产过程中要采取严格的灭菌工序；要保持生产设备、器具的清洁卫生；要采取措施防止空气中的微生物污染，要特别注意某些原料如辣椒、大蒜、香葱和生姜等受潮吸湿后霉变；应严格操作人员的个人卫生要求。对方便面生产过程中容易造成微生物污染的各个关键环节，进行监测并采取有效的防范措施，使方便面及其调味汤料的微生物污染限量在食品安全标准范围之内。

（二）速冻方便食品的卫生

速冻方便食品以其丰富营养的馅料、方便的食用方法等特点赢得了国内外消费者的青睐，占国内外快餐食品市场的主导地位。速冻方便食品是20世纪90年代发展最快的食品，在欧美、日本等发达国家，速冻方便食品的人均年消费量在20~50kg。我国现在的速冻方便食品，如速冻饺子、速冻包子等已进入城市居民的日常生活。速冻方便食品的具体要求是，食品内中心温度从-1℃降到-5℃所需时间不得超过30min，在40min时间内将食品95%以上的水分冻结成冰，并迅速使食品中心温度最终达到-18℃；同时速冻方便食品必须在-18℃以下进行贮存和销售。这样可以使速冻方便食品最大限度地保持天然食品原有的新鲜程度、色泽风味和营养成分，可以有效地抑制微生物生长繁殖。

但是，目前我国市场上相当一部分速冻方便食品的生产实际上是慢冻，食品经10多个小时缓慢冻结，不仅营养成分受到较大损失，而且外表粗糙无光泽，产品质量低劣。速冻食品在生产、贮运和销售过程中，如不能维持-18℃的温度而发生波动，则可能造成因温度上升使食品中微生物生长繁殖，影响消费者健康。

速冻方便食品卫生质量的保证，有赖于冷链的建立，即生产企业有冷库、销售部门有冷柜、运输过程有冷藏车、家庭有冰箱。如这条冷链不能很好地衔接，将导致严重的食品卫生质量问题。现在，不少厂商将速冻方便食品当作一般食品加以运销，将给低温下（-10~0℃）微生物的生长创造机会。速冻方便食品工业所选用的原、辅料应新鲜，符合有关卫生质量标准。生产工艺要尽可能实现机械化，形成和建立良好的加工工艺，要真正实现快速冻结。

我国出台了食品安全管理体系-速冻方便食品生产企业要求（GB/T 27302—2008），本标准从我国速冻方便食品安全存在的关键问题入手，采取自主创新和积极引进并重的原则，结合速冻方便食品生产企业的特点，提出了建立速冻方便食品企业食品安全管理体系的特定要求。关键过程控制如下：

1. 原辅料的要求

（1）原辅料的采购和验收

①原辅料应当符合相关安全卫生要求。

②应建立原辅料合格供方名录，并制定原辅料的验收标准、抽样方案及检验方法等有效措施。

③接收原辅料时，应检查供方提供的安全卫生检测报告，必要时进行相关项目的验证。

（2）原辅料的贮藏和运输

①应根据产品特性，将不同的原辅料分别存放于适宜的贮存库中，避免交叉污染、串味和变质。

②不同种类的原辅料应分别存放，应配备温度显示仪器和自动温度记录装置。

③原辅料的进出应避免与成品、人员发生交叉污染。

④原辅料的使用应遵从先进先出原则。

⑤冷冻原料解冻时应在能防止原料品质下降的条件下进行。

2. 食品添加剂的控制

（1）食品添加剂的采购和验收

①食品添加剂应当符合相关产品标准和安全卫生要求。

②应建立食品添加剂合格供方名录，并制定食品添加剂的验收标准、抽样方案及检验方法等有效措施。

③食品添加剂接收时，应检查供方提供的安全卫生检测报告，验收合格后，方可入库。

（2）食品添加剂的贮藏

食品添加剂应根据产品特性存放于适宜的贮存库中，必要时分别存放，并有标志。避免交叉污染、失效。领取时应记录使用的种类、许可证号、进货量、使用量及有效期限等。

（3）食品添加剂的使用

①食品添加剂的使用应符合 GB 2760—2014 和其他相关安全卫生要求。

②应对食品添加剂的称量与投料建立复核制度，有专人负责，使用添加剂前，操作人员应逐项核对并依序添加，确保正确执行并做好记录。

3. 含过敏原、转基因成分原料的控制

（1）应建立过敏原、转基因原料一览表，包括原料名称、对应的合格供方名录、产品名称、加工中进入的工序以及产品的相应标志等。

（2）含有过敏原、转基因成分的原料在生产加工过程中，应采取区域隔离；产品更换过程中采取严格的清洗、消毒程序等措施，以确保产品的安全性。

（3）应建立过敏原、转基因的控制措施并保持相应记录，包括合理的生产排序、生产品种转换时的清洁、标志的传递、返工管理、标签和配方的核对等。

4. 内包装材料的控制

（1）内包装材料的采购和验收

①内包装材料的材质应当符合相关安全卫生要求。

②应建立与食品直接接触的内包装材料合格供方名录，制定验收标准，并有效实施。

③内包装材料接收时应检查供方提供的安全卫生检测报告，必要时进行相关项目的验证。

④当供方包装材料的材质发生变化时，应重新评价，并要求供方提供有资质的机构出具的安全卫生项目检验报告。

（2）内包装材料的贮藏和运输

①内包装材料应存放于适宜的贮存库中，有适当的防护设施避免交叉污染，并有标志。对温、湿度敏感的，应控制贮存库的温、湿度。

②运输工具应清洁干燥，避免污染内包装材料。

5. 加工过程的控制

（1）对于加工过程中安全和卫生控制点，应规定检查和（或）检验的项目、依据标准、抽样规则及方法等，确保执行并做好记录。

（2）加工中发生异常现象时，应迅速追查原因并加以纠正，对在异常情况下生产的产品应分别存放，正确评估，按照纠正措施的要求进行处理。

（3）对时间和温度有控制要求的工序，如漂烫、蒸煮、冷却和贮存等，应严格按照产品工艺要求进行操作。

（4）应控制馅心类半成品暂存过程的温度、时间，并验证其对产品安全性无影响。

（5）更换产品时应对生产流水线、工器具进行清洗、消毒，以避免交叉污染，同时做好标志区分。

（6）当加热工序由操作性前提方案或 HACCP 计划进行控制时，应对加热工艺规程进行确认，当控制因素发生变化时，进行再确认。

（7）当存在返工或回料投放时，应制定控制措施，并有效实施以确保产品的安全卫生。

（8）加热后的产品，速冻前应在符合卫生要求的预冷设施内进行预冷处理，预冷中要防止污染，同时应采用有效的除冷凝水措施，预冷后的产品应及时速冻。

（9）速冻时，产品应以最快的速度通过产品的最大冰晶区（大部分食品是 -5 ~ -1℃）。产品冻结后，中心温度应低于 -18℃。速冻加工后的食品在运送到冻藏库过程中，应采取有效的措施，使温升保持在最低限度。

（10）包装应在温度受控制的环境中进行。

6. 贮存过程的控制

（1）冻藏库室内空气应适当均匀流动，温度应保持在 -18℃或以下。

（2）冻藏库的库内温度应定时核查、记录。应配备温度显示装置和自动温度记录仪。

（3）冻藏库内产品的堆码不应阻碍空气循环。产品与地面的间隔不小于 10cm，产品与库墙的间隔不小于 30cm。

（4）冻藏库内贮存的产品出库，应遵从先进先出的原则。

（5）冻藏库应定期整理、清洁和消毒。

7. 运输和配送过程的控制

（1）运输和配送产品应使用适宜的运输工具，并保持工具清洁卫生。

（2）运输和配送产品的冷藏车应设有能记录运输过程厢体温度的仪表，还应有车厢外面能直接观察的温度显示设施，运输人员应定时检查车厢内的温度并控制温升。冷藏车厢体温度在装载前应预冷到 10℃或更低，产品装载要迅速。

（3）运输产品的厢体宜使产品温度保持在 -18℃或以下，运输初期产品温度应保持在

-18℃或以下，途中产品温度不得超过-15℃。

（4）配送过程中产品温度应保持在-18℃或以下，最高不得高于-12℃，并在交货后尽快降至-18℃。

8. 冷链的保持及控制

（1）应采取有效措施确保以下过程中的温度控制要求得到满足：

①冷冻原料（如：畜肉、禽肉、水产品等）的运输和贮存。

②馅料或半成品的调制和暂存。

③速冻过程控制。

④内包装工序。

⑤产品运输和配送。

（2）应配置冷链控制所需的温度监控仪、全程制冷车辆等设施。

（3）应做好各冷链控制过程的记录。

9. 检验

（1）检验能力

①企业应有与生产能力相适应的内部检验部门，并具备相应资格的检验人员。

②企业内部检验部门应具备检验工作所需要的标准资料、检验设施和仪器设备；检测仪器应按规定进行校准和（或）检定，并具备相应的检测能力。

③企业委托外部检验机构承担检测工作的，该检验机构应具备相应的资质和能力。

（2）检验要求

抽样应按照规定的程序和方法执行，确保抽样工作的公正性和样品的代表性、真实性，抽样方案应科学；抽样人员应经专门的培训，具备相应资质。

产品检测方法应满足现行有效的国家标准和行业标准的要求；农残、兽残等项目检测，按现行有效的国家标准执行；出口产品按进口国法律法规及合同、信用证规定的方法执行。

三、方便食品的卫生标准

方便食品的种类较多，主要的卫生标准有：GB 17400—2015《食品安全国家标准　方便面》，SB/T 10423—2017《速冻汤圆》，GB 19295—2011《食品安全国家标准　速冻面米制品》等。

第十三节　糕点类食品的卫生及其管理

一、糕点类食品的主要卫生问题

糕点是以粮、油、糖、蛋等为主要原料，添加适量辅料，并经过配制、成型和成熟等工序制成的食品。目前糕点类食品存在一系列的安全卫生问题，主要表现如下。

（一）厂房设计与卫生设施不符合要求

如均为大车间，未设专用冷却、包装间，糕点冷却、包装与和面、成型以及烘烤工序共在一间或两间内完成；未设专门洗刷糕点盛放器的专用间。

（二） 从业人员个人卫生习惯有待提高

从业人员缺乏卫生知识，卫生习惯较差，不能严格执行生产操作卫生规范，留长指甲和戴戒指上岗工作，不穿戴清洁工作衣帽等。

（三） 采购原料索证不规范

有索证制度的厂家只占1/3左右，即便是索证的厂家，索证也不规范，采购原辅料时，只向经销商索取经销商的卫生许可证，未同时索取原辅料生产厂家的卫生许可证及所购原辅料的检验合格证，或只在第一次采购时索证，在以后采购时未再向销售者索取与所购原辅料相同批次的检验合格证。

（四） 微生物超标问题

糕点类食品具有丰富的营养和较高的水分，是微生物的天然优良培养基。除大中型糕点企业已建立具有良好操作规范的现代生产线外，占绝大多数的小企业、小作坊和大部分中式糕点企业主要采用手工制作，容易在生产过程中造成生物性污染。特别是现做现卖式和小作坊式企业，由于硬件设施条件不完善，卫生意识淡薄，微生物污染严重。作为糕点主要原料之一的鸡蛋，是沙门菌的主要来源，部分企业和作坊由于所使用的原料蛋未经挑选、清洗和消毒，很容易造成糕点中沙门菌的污染。此外，霉菌污染和霉菌毒素超标也是糕点食品中的主要危害之一。

（五） 食品添加剂的使用不符合卫生要求

1. 防腐剂超量、超范围使用问题

糕点类食品是微生物良好的培养基，在生产和销售中很容易污染微生物，特别是抑制霉菌生长是糕点的一个难题。控制糕点中微生物污染的关键是具有良好的生产条件和操作规范，进行完整的包装，并辅以少量的防腐剂对可能感染的少数微生物起抑制作用。生产企业由于硬件条件达不到要求，往往过量添加允许范围内的防腐剂，甚至私自使用禁止在糕点中使用的防腐剂，如苯甲酸、苯甲酸钠和富马酸二甲酯等，来达到保证糕点货架期的目的。

2. 铝含量超标问题

膨松剂是糕点类食品在生产过程中需要使用的主要添加剂之一，特别是以松软为主要特点的糕点制品。目前，我国标准规定允许应用于糕点中的膨松剂有碳酸氢钠（钾）、碳酸氢铵、轻质碳酸钙、磷酸氢钙和酒石酸氢钾。但部分厂家为保持良好的口感和节约成本，经常加入、甚至过量加入在糕点中禁止使用的硫酸铝钾、硫酸铝铵膨松剂，造成终产品中铝含量超标。铝含量超标是导致糕点不合格的主要因素之一。我国标准中规定，面食制品中铝的限量为100mg/kg。铝含量过高会引起神经系统病变，表现为记忆减退，视觉与运动协调失灵，严重的会对人体细胞的正常代谢产生影响，引发老年性痴呆。正在成长和智力发育过程中的儿童，过量食用铝超标食品，会严重影响其骨骼和智力发育。

3. 色素使用问题

糕点是色素应用最普遍的食品行业之一，除了糕点主体需要适宜的色素以得到所需要的色泽外，色素对蛋糕装饰加工尤为重要，鲜艳的色泽不但能给人以美的享受，而且能够刺激食欲。其中，对人体潜在危害最大的人工合成色素，在糕点中基本上都在使用。我国食品添加剂使用标准中规定，人工合成色素只能应用于糕点的彩装和中式糕点中的红绿丝，而且对于使用限量具有严格规定，严禁用于糕点主体。有的不法生产企业和作坊甚至使用更便宜的工业色素。

4. 甜味剂的使用问题

甜味是糕点类食品的一个重要特点，绝大多数糕点食品在生产加工过程中都要使用蔗糖或其他甜味剂。目前，市场上常用的甜味剂基本上都允许在糕点中添加，但有一定限制。部分甜味较重的糕点可能在生产过程中，超量使用价格较低的糖精钠及甜蜜素等甜味剂；另外，部分糕点中可能加入甜味素（阿斯巴甜），但没有在标签上注明，或者使用“蛋白糖”等易误解的不规范标注，致使苯丙酮尿症（PKU）患者在食用后受到危害。

（六） 油脂酸败问题

油脂是糕点生产过程中的重要原料，是决定糕点终产品质量的关键因素之一，同时也是糕点制作成本中占比重最高的部分。一方面，部分企业为了降低生产成本，采用质量较低的油料，甚至许多不法企业和生产作坊采用或部分采用国家明令禁止的工业油脂、回收“地沟油”等生产糕点；另一方面，特别是中式糕点没有采用现代化包装技术，甚至长时间以散装形式销售，容易使糕点中的油脂在自然环境中产生酸败，容易对人体产生危害。

（七） 食品标签标识不规范

定型包装食品标签上没有标注配料表，有的没有标注企业名称或地址，有的只标注了日期，但无任何说明是生产日期，还是限制食用的最后日期，有的在食品外包装上用不干胶标签表示生产日期与保质期，容易发生与包装物分离，或已过期食品取下旧日期标签更换新标签的问题；还有的未如实标注生产日期，将糕点的出厂日期作为生产日期。

（八） 专用裱花间的卫生问题

生产裱花蛋糕企业均设有封闭式专用裱花间，无二次更衣设施的缓冲间；裱花间未按规定对加工用具容器、空气、操作人员手进行有效消毒，都容易造成糕点类食品的污染。

（九） 缺乏自检设备与人员配置

生产传统糕点食品与节令糕点食品的加工生产企业，尚未设立与生产能力相适应的食品卫生质量检验室，未配备经专业培训合格的检验人员，未按规定对投产前的原辅料、出厂前的成品进行检验。

二、 糕点类食品的卫生管理

（一） 原材料采购、 运输、 贮藏的卫生

1. 采购

（1）采购的原料必须符合国家有关的食品安全标准或卫生规定。必须采用国家允许使用的、定点厂生产的食用级食品添加剂。

（2）采购原、辅材料时，须向售方索取该批原、辅料检验合格证书或化验单；必要时应对货源生产加工场地进行实地考察，了解全面卫生质量情况。

2. 运输

工厂应配备专用的原、辅料运输车辆，定期冲洗，经常保持清洁。运输原辅料时应避免污染，应做到防尘、防雨，轻装轻卸，不散不漏。

3. 贮藏

（1）原、辅料进库前必须严格检验，发现不合格或无检验合格证书又无化验单者，拒绝入库。

（2）原、辅料库内必须通风良好，经常清扫，定期消毒，保持洁净；应有防潮、防鼠、防霉以及防虫设施。

（3）贮藏固态原、辅料应离地 20 ~ 25cm、离墙 30cm 以上，分类、定位码放，并有明显标志。贮藏液态原料应使用密封罐，管道输送。易受污染的辅料（如果酱、馅等）应与其他原料分开存放，防止交叉污染。

（二）糕点加工过程中的卫生

1. 原、辅料

（1）所用的原、辅料必须符合国家规定的各项卫生标准或规定。投料前必须经严格检验，不合格的原辅料不得投入生产。

（2）应有专用辅料粗加工车间。各种辅料必须经挑选后才能使用，不得使用霉变或含有杂质的辅料。

（3）应有专用洗蛋室，备有照蛋灯和洗蛋、消毒设施。

①选蛋：挑出全部破蛋、劣蛋。

②洗蛋：将挑选后的合格蛋用水浸泡，然后洗去污物。

③消毒：先用 30 ~ 50g/L 的次氯酸钠浸泡 3 ~ 5min，再用清水洗净。

④投料前的油、糖、面、蛋等主要原、辅料，应过筛、过滤。

2. 生产用水

生产用水必须符合 GB 5749—2006《生活饮用水卫生标准》的规定。

3. 清洗、消毒

（1）加工糕点时用的烤盘应设专人一用一擦（必须用洁净的抹布擦拭）。操作台、机器设备和工器具用前应仔细检查，是否符合卫生要求；使用后应洗刷、消毒，并用防尘罩遮盖严密。

（2）应设有专门洗刷糕点盛放器（木箱、塑料箱）的专用室（间）；洗刷盛放器应分步进行。

①用热水浸泡。

②用清洗剂刷洗。

③用 50g/L 次氯酸钠清液浸泡 2 ~ 3min。也可使用其他消毒剂。

④清洗、消毒后的盛器不得直接接触地面。

4. 剩料、下脚料

加工糕点时的剩料、残次品和下脚料，如符合有关卫生标准时应及时再加工，否则应及时处理掉。下班后不得存放余料，以免腐败变质，污染成品。

5. 成品包装

（1）包装糕点用的包装纸、塑料薄膜以及纸箱必须符合 GB 9693—1988《食品包装用聚丙烯树脂卫生标准》、GB 4806.1—2016《食品接触材料及制品通用安全要求》和 GB 4806.8—2016《食品接触用纸和纸板材料及制品》的规定。严禁使用再生纸（包括板纸）包装糕点。

（2）小包装糕点应在专用包装室内包装。室内设专用操作台、专用库及洗手、消毒设施。

（3）盒装、袋装及其他小包装糕点的包装标志，必须符合 GB 7718—2011《预包装食品标签通则》的规定。

（三）成品贮藏、运输的卫生

（1）散装糕点须放在洁净在木箱或塑料箱内贮存。箱内须有衬纸，将糕点严密包裹。

（2）成品库应有防潮、防霉、防鼠、防蝇、防虫以及防污染措施。库内通风良好、干燥。贮存糕点时应分类、定位码放，离地20～25cm，离墙30cm，并有明显的分类标志。库内禁止存放其他物品。

（3）不合格的产品，一律禁止入库。

（4）运输成品时，须用专用防尘车。车辆应随时清扫，定期清洗、消毒。成品专用车不得贮存其他物品。

（5）各种运输车辆，一律禁止进入成品库。

（四）工厂设计与设施的卫生

1. 选址

糕点厂必须建在无有害气体、烟尘、灰沙及其他危害食品安全卫生的物质的地区。30m内不得有粪坑、垃圾站（场）、污水池、露天坑式厕所等；1500m内不得有大型粪场。

2. 厂区与道路

（1）工厂生产、生活区要分开，生产区建筑布局要合理。

（2）厂区应绿化。厂区主要道路应用水泥、沥青或石块铺砌，防止尘土飞扬。路面平坦无积水，并有良好的排水系统。

3. 厂区的卫生设施

（1）垃圾及废弃物临时存放设施应远离糕点加工车间。垃圾及废弃物须当天清理出厂。该设施应采用便于清洗、消毒的材料制成，结构严密，能防止害虫侵入，避免废弃物污染食品、生产用水、设备和道路。

（2）锅炉（包括茶炉）应设在厂区常年主风向的下风方向，并有消烟、除尘措施，烟尘排放必须符合GB 13271—2014《锅炉大气污染物排放标准》的规定。

（3）生产中产生噪声、震动大的机器设备均应装置消声、防震设施。

（4）厂区厕所应有冲水、洗手设施和防蝇、防虫设施。墙裙应砌浅色瓷砖或相当的建材。地面应平整，易于清洗、消毒，并经常保持清洁。厕所应远离生产车间25m以上。

4. 厂房与设施

（1）厂房应按工艺流程合理布局。须设有与产品种类、产量相适应的原、辅料处理、生产加工、成品包装等生产车间及原料库、成品库。须冷加工的产品应设专用加工车间。

（2）必须设有与生产人员相适应的通风良好、灯光明亮、清洁卫生、并与车间相连接的更衣室、厕所、工间休息室和淋浴室。这些场所应布局合理，厕所门、窗不得直接开向生产车间。

（3）车间墙壁、地面应采用不透水、不吸潮以及易冲洗的材料建造。墙壁高3m以上，下有1.5m的墙裙（白瓷砖或相当材料），地面稍向下水口处倾斜，利于清洗、冲刷。下水口应有翻碗或鼻盖。墙角、地角和顶角呈弧形。内窗台向下斜45°。

（4）生产车间应有充足光线，门窗必须有防蝇、防虫及防鼠措施，做到车间无蝇、无虫、无鼠。

（5）车间出入口处，应配备与生产人数相适应的自动开关的冷、热水洗手和消毒设施、并备有烘干手设施。

（6）各车间应单设工具、零部件专用洗刷室，并有冷、热水设施。

（7）车间内水、汽管道须避开操作场地的上方。灯具应有防护罩，以免破碎后混入食品中。

（8）生产车间固定设备的安装位置应便于清洗、消毒，离墙25～30cm，设备传动部分应有防护罩。

（9）生产用操作台（案）和直接接触食品的工具、容器等，应用硬质木料或对人身体无毒害的其他材料制作，表面应光滑、无凹坑及裂痕。

5. 西点冷作间

（1）应为封闭式，室内装有空调和紫外线灭菌灯，并设有冷藏柜。

（2）更衣室需要具备两次更衣设施。操作间与更衣室之间应有缓冲间；进门处应有冷、热水洗手消毒设施；一次更衣与二次更衣之间的门应有风幕；二次更衣室内应有紫外线灯。

（五）个人卫生及健康要求

1. 健康检查

糕点加工人员及有关人员，每年至少进行一次健康检查，必要时接受临时检查。新参加或临时参加工作的人员，必须经健康检查，取得健康合格证后方可工作。工厂应建立职工健康档案。

2. 健康要求

凡患有下列病症之一者，不得在糕点加工车间工作：传染性肝炎；活动性肺结核；肠道传染病及肠道传染病带菌者；化脓性或渗出性皮肤病、疥疮；手有外伤者；其他有碍食品卫生的疾病。

3. 卫生教育

新参加工作或临时参加工作的人员，必须经卫生安全教育后方可参加工作。

4. 个人卫生

（1）糕点加工人员应保持良好的个人卫生，勤洗澡、勤理发、勤换衣，不得留长指甲和涂指甲油及使用其他化妆品。

（2）糕点加工人员进车间必须穿戴本厂统一的工作服、工作帽和工作鞋（袜），头发不得外露，工作服和工作帽必须每天更换，不得将与生产无关的个人用品和饰物带入车间。

（3）糕点加工人员不得穿戴工作服、工作帽和工作鞋进入与生产无关的场所。

（4）严禁一切人员在车间内吃食物、吸烟、随地涕吐、乱扔废弃物。

（5）糕点加工人员应自觉遵守各项卫生制度，养成良好的卫生习惯；操作前必须洗手消毒，衣帽整齐；西点冷作车间的操作人员必须戴口罩。

（6）非加工人员经获准进入糕点加工车间时，必须遵守糕点加工人员进车间的规定。

（六）工厂的卫生管理

（1）工厂应根据本规范的要求，制定卫生实施细则。

（2）工厂和车间都应配备经培训合格的专职卫生管理人员，按规定的权限和责任负责监督全体工作人员，执行本规范有关的规定；卫生管理监督人员应占全厂人数的2%～4%。

（3）加工车间的设备及工器具应经常检修，必须保证正常运转，符合卫生要求。

（4）每天工作结束后，应将加工场所的地面、墙壁、机器、操作台、工器具以及容器等彻底清洗、擦拭，必要时要进行消毒。工器具应按类别存放在专用柜内。

（5）除虫灭害

①厂区周围及厂区内应定期或在必要时进行除虫灭害，防止害虫滋生。

②车间内使用杀虫剂时，应按卫生部门的相关规定，并采取妥善措施，不得污染食品、设备、工器具和容器；使用杀虫剂后应彻底清洗，去除残留药剂。

（6）凡直接参与糕点加工的人员，每人必须备有两套工作服、帽，并应经常洗换，保持清洁。

第十四节　水的卫生及其管理

一、食品工厂的水源

水源可分地面水，地下水及大气中的水蒸气三种。大气中的水蒸气是食品工厂无法使用的，故任何食品工厂使用的水来源于地面水和地下水。

地面水是指河流、湖泊、水库中的水，地面水具有以下几个特性：

（1）水量大，很少有缺水情况，适用城市和工业区用水。

（2）地面水易受动植物及人类的污染，故使用时应注意净化。

（3）地面水病菌含量较多，易受生活废水及工业废水的污染。

（4）地面水的硬度较地下水低，但由于它与大气直接接触，因此混浊度较高；悬浮物杂质含量也高；水温变化较大。

地下水具有以下几个特点：

（1）因为远离地表，故混浊度低，杂质少。悬浮物的含量均较地面水低。

（2）地下水受生活、工业废水、废物污染的机会少，一般细菌含量较低。

（3）地下水的硬度较高，因为地下水带有土壤中的有机物所产生的 CO_2，可将 $CaCO_3$、$MgCO_3$ 和 $FeCO_3$ 溶解，这些溶解在地下水中的钙、镁等就增加了水的硬度。

（4）地下水由于有地层的保温作用，因此其温度较稳定，不受四季温度的变化而变动。

（5）地下水中铁质、硫化氢以及锰等矿物质含量较高，使用前若不加处理去除，很容易受空气氧化而发生不良影响（水色、水味发生变化）。

二、食品工厂的水质

判断食品工厂水质是否适于使用，决定于水的物理性质与化学性质。

（一）水的酸、碱度

水的酸度与水的腐蚀性有关，一般应为中性，太高或太低均不适用于食品工厂使用。

水的碱度是指水能接受质子的容量，它包括重碳酸盐、碳酸盐及氢氧化物，碱度与水质处理时的加药量有关。

pH 为氢离子浓度倒数的对数，pH 太高或太低均不适于饮用。而且水的 pH 与输水管的腐蚀有很大关系，大多水 pH 在 4 ~ 9，适用食品工厂的 pH 为 6.5 ~ 8.5。

（二）硬度

水的硬度是指水中的钙与镁离子的总含量（常以碳酸钙计），水的硬度太大不适于人体饮用，同时对食品工厂的加热设备有危害。硬度单位一般以 mmol/L 表示，测定方法一般采用 EDTA 滴定法。

（三）铁质

水中所含的铁质都是可溶性的二价铁（Fe^{2+}），当它被氧化后，就会产生三价不溶性氢氧化铁（pH5 以上），这些氢氧化铁常会造成水管变色、阻塞等不良情况。

（四）砷

砷是一个重要毒理学指标。常人摄入 100mg 的砷就可引起严重的中毒，因此含砷量太高（0.03mg/kg 以上）的水最好不要使用或饮用，也不适宜食品工厂使用。

（五）氯盐与余氯、耗氯量

氯盐为水中的主要阴离子，氯盐在水中常与钠离子作用而产生咸味。水中氯盐浓度太大，对食品工厂中的金属管路产生不良的腐蚀作用。

余氯则是食品工厂用水处理中加氯消毒的重要一环。其目的是杀菌，并使水中含有有效氯存在，这些有效氯即为余氯。食品工厂内的水因用途不同对余氯规定也不一样。

耗氯量是指在加氯消毒时，在水中开始产生有效游离氯之前所消耗的氯量，这些消耗的氯是被水中的各种无机还原性物质和亚铁、亚锰、亚硝酸盐、硫化物与亚硫酸盐离子、氨、氰盐离子等所还原，而失去其杀菌作用（即为无效之氯盐）。

（六）水色与浊度

水色是指水的浊度去除后的颜色。这些颜色大多数是由于天然存在的铁、锰离子、腐殖质、泥煤、藻类、芦草及工业废物所引起。水的颜色常与 pH 有关，pH 升高，颜色往往加重。

浊度是由于泥土，泥沙，有机物，藻类和其他微生物等悬浮在水中所致。生活饮用水及食品工厂的用水浊度必须很低，用水处理时应以凝胶、沉淀与过滤等方法将浊度成分去除。

（七）锰

地下水中的锰大多数以二价状态存在，水中的锰常会污染衣物及卫生设备，因此水中的锰限量很低。水中去除锰方法比较麻烦，必要时采用化学沉淀、调整 pH、气曝、过量氧化及离子交换法等除去。

（八）比导电度

比导电度为测定水引导电流的能力。它与水中电解质的浓度及温度有关，利用比导电度的测定，可以测定纯水与蒸馏水的纯度，以及原水中溶解矿物质浓度之变化和沉淀作用中所需试剂的用量。

（九）细菌学指标

1. 细菌总数

水中所含细菌的总数，我国规定生活饮用水细菌总数不超过 100 个/mL。

2. 大肠菌群

水中是否有肠道细菌存在，通常用来做水源是否遭受动物排泄物污染的指标。在生活饮用水中肠道细菌不得超过 3 个/L。必要时，食品工厂也检测致病菌。

三、 食品工厂的水质标准

食品厂因生产的产品不同，水质标准也不完全一样。但总的来讲，食品工厂的水质标准应满足生活饮用水的水质标准；各种不同类型的食品工厂也不完全一样，水质标准各异。

高质量的饮料与高品质的水分不开，随着饮料工业生产的科学化和现代化，饮料加工工艺越来越仔细，对水质要求越来越高。

表 5 -10　　GB 5749—2006 生活饮用水卫生标准

指标		限值
微生物指标	总大肠菌群/（MPN/100mL 或 CFU/100mL）	不得检出
	耐热大肠菌群/（MPN/100mL 或 CFU/100mL）	不得检出
	大肠埃希菌/（MPN/100mL 或 CFU/100mL）	不得检出
	菌落总数/（CFU/100mL）	100
毒理指标	砷含量/（mg/L）	0.01
	镉含量/（mg/L）	0.005
	铬（六价）含量/（mg/L）	0.05
	铅含量/（mg/L）	0.01
	汞含量/（mg/L）	0.001
	硒含量/（mg/L）	0.01
	氰化物含量/（mg/L）	0.05
	氟化物含量/（mg/L）	1.0
	硝酸盐（以 N 计）含量/（mg/L）	10 地下水源限制时为 20
	三氯甲烷含量/（mg/L）	0.06
	四氯化碳含量/（mg/L）	0.002
	溴酸盐（使用臭氧时）含量/（mg/L）	0.01
	甲醛（使用臭氧时）含量/（mg/L）	0.9
	亚氯酸盐（使用二氧化氯消毒时）含量/（mg/L）	0.7
	氯酸盐（使用复合二氧化氯消毒时）含量/（mg/L）	0.7
感官性状和一般化学指标	色度（铂钴色度单位）	15
	浑浊度（散射浑浊度单位）/NTU	1 水源与净水技术条件限制时为 3
	臭和味	无异臭、无异味
	肉眼可见物	无
	pH	不小于 6.5，且不大于 8.5
	铝含量/（mg/L）	0.2
	铁含量/（mg/L）	0.3

续表

指标		限值
感官性状和一般化学指标	锰含量/（mg/L）	0.1
	铜含量/（mg/L）	1.0
	锌含量/（mg/L）	1.0
	氯化物含量/（mg/L）	250
	硫酸盐含量/（mg/L）	250
	溶解性总固体含量/（mg/L）	1000
	总硬度（以 $CaCO_3$ 计）/（mg/L）	450
	耗氧量（CODMn 法，以 O_2 计）/（mg/L）	水源限制时为3，原水耗氧量6mg/L时为5
	挥发酚类（以苯酚计）含量/（mg/L）	0.002
	阴离子合成洗涤剂含量/（mg/L）	0.3
放射性指标		指导值
	总 α 放射性/（Bq）	0.5
	总 β 放射性/（Bq）	1

四、 食品工厂的水处理方法

食品工厂用水根据用途及对水质标准的要求不同，一般均对原水进行处理，经检验分析合格后方可使用。水处理方法主要有混凝沉淀、过滤、消毒、软化、电渗析、反渗透以及超滤等方法。

1. 混凝沉淀

在水中加入混凝剂，使水中细小悬浮物及胶体物质互相吸附结合成较大的颗粒，从水中沉淀出来，这种作用过程叫混凝沉淀。常用的混凝剂有明矾、硫酸铝、三氯化铁和硫酸亚铁等。

2. 过滤

过滤净水的作用有两种，一是隔滤作用，阻留粒径大于滤料间孔隙的颗粒悬浮杂质；二是接触混凝作用，当水通过时，绒体和悬浮颗粒与滤料砂粒碰撞被吸附在砂料表面形成滤膜的作用。常用的过滤装置有普通快滤池、双层或三层滤料滤池、重力式无阀滤池等。在食品工厂当用水量较少，原水中只含少量有机物、细菌及其他杂质时，可采用砂滤棒过滤器。滤出的水可达到基本无菌。

3. 石灰软化

水的软化是指除去水中钙、镁离子的过程。常用的化学软化法是往水中加入一定量化学药剂如石灰、碳酸钠、氢氧化钠等，使水中所含的钙、镁可溶性盐转化成为难溶性盐而沉淀出来，以达到软化目的。石灰软化法适用于碳酸盐硬度较高，非碳酸盐硬度较低，不要求高度软化的原水，也可以用于离子交换水处理的预处理。石灰－纯碱软化法适用于总硬度大于总碱度的水，用石灰除去水中碳酸盐硬度，纯碱除去非碳酸盐硬度。

4. 电渗析和反渗透法

对于含盐量比较高的水进行处理，使用电渗析法或反渗透法效果较好。反渗透是通过反渗透膜把溶液中的溶剂（水）分离出来；电渗析是通过离子交换膜，把溶液中的盐分离出来。

5. 离子交换法

离子交换法是利用离子交换剂吸附水中的阴阳离子，从而使水得以纯化。使用不同的离子交换剂和不同的处理方式，可得到不同的去离子水。

在食品工厂水处理过程中，以上各种方法可以采用联合处理的方法，效果较好。

6. 消毒

在水质处理过程中，会有相当一部分细菌被除去，为保证水质安全，因此必须最后进行消毒处理，杀灭水中的致病菌。水的消毒方法很多，目前国内外常用的是氯消毒、臭氧消毒及紫外线消毒。氯消毒是在水中加入氯气或含氯的化合物，如漂白粉和氯胺，有效氯在水中形成次氯酸或次氯酸根，破坏细菌的酶系统而使细菌死亡。氯消毒能力强，价廉，设备较简单，出厂水进入管网后，可保持一定的余氯量，防止管道中细菌再度繁殖。紫外线消毒是食品厂水消毒的常用方式，紫外线可导致微生物死亡，且对清洁透明的水具有一定的穿透能力，所以能使水消毒。臭氧的杀菌能力很强，且具有除去水臭、水色及铁和锰的作用，故欧洲广泛用于水的消毒。因其成本较高，国内应用不很普遍。

思考题

1. 豆类食品的有毒有害因子有哪些，如何去除？
2. 试述肉及肉制品微生物污染的来源、种类及其预防措施。
3. 试述蛋及蛋制品微生物污染的来源、种类及其预防措施。
4. 试述乳及乳制品微生物污染的来源、途径及其预防措施。
5. 试述水产品微生物污染的来源、途径及其预防措施。
6. 试述冷饮食品的主要卫生问题及预防措施。

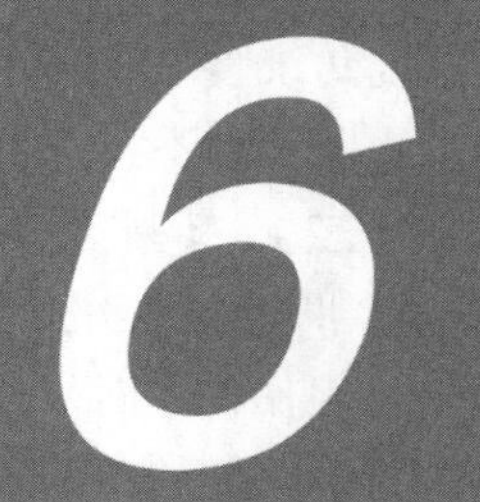

第六章

特殊食品的卫生及其管理

[学习目标]

1. 掌握转基因食品、保健食品和辐照食品的基本理论、一般卫生问题及其安全性评价和管理办法。

2. 了解转基因食品、保健食品和辐照食品研究发展的前沿动态；了解新资源、新技术所带来的特殊食品的卫生安全问题。

第一节　转基因食品的卫生及其管理

一、 转基因食品的概念和分类

（一） 转基因食品的概念

转基因食品（Genetically Modified Food，GM 食品，又称基因改性食品）是指用转基因生物制造或生产的食品、食品原料及食品添加剂等，包括：转基因动植物、微生物产品；转基因动植物、微生物直接加工品；以转基因动植物、微生物或其直接加工品为原料生产的食品和食品添加剂。

转基因食品通过一定的遗传学技术将有利的基因转移到另外的微生物、植物或动物细胞内而使它们获得有利特性，如增强动植物的抗病虫害能力、提高营养成分等，由此可增加食品的种类、提高产量、改进营养成分的构成、延长保质期等。通俗地说，就是将植物、动物或微生物的基因从细胞中取出并插入到另外的生物细胞中去，以获得某些有利特性的新生物，由这些生物制成的食品或食品添加剂就是转基因食品。

转基因食品具备如下特征：

（1）具有食品或食品添加剂的特征；

（2）产品的基因组发生改变，并存在外源 DNA；

（3）食品的成分中存在外源 DNA 的表达产物及其生物活性；

（4）具有基因工程所设计的性状和功能。

与传统食品相比，转基因食品有很多优势，如增加食品原料产量，改善食品营养价值和风味，去除食品不良特性，减少农药使用等。

（二）转基因食品的分类

21 世纪是生物技术的世纪，而转基因技术是生物技术的核心和重点。有数字统计表明，在转基因作物方面，自 1983 年首例转基因烟草问世以来，目前国际上已经培育出以抗虫、抗病和抗除草剂的转基因棉花、大豆、玉米、油菜和马铃薯为重点的至少 120 种转基因植物。从不同转基因作物种类看，转基因大豆发展最快，当前国际市场上转基因大豆主要有两种，即抗除草剂转基因大豆和抗虫转基因大豆，它们中的很大一部分是用作大豆油生产的原料。其次是转基因棉花，农业部 1997 年首次批准了转基因抗虫棉花商业化种植，转基因抗虫棉是解决棉铃虫危害的有效手段，在我国已经取得了巨大成功。美国、巴西、阿根廷、墨西哥等是转基因玉米种植大国。

目前批量商业化生产的转基因食品中 90% 以上为转基因植物及其衍生产品，因此，现阶段所说的转基因食品实际上主要是指转基因植物性食品，其主要品种见表 6－1。

表 6－1　　国际市场上流通的转基因食品

作物	特性	批准的国家、地区
玉米	抗虫害	阿根廷、加拿大、南非、美国、欧盟
玉米	耐受除草剂	阿根廷、加拿大、美国、欧盟
马铃薯	耐受除草剂	阿根廷、加拿大、南非、美国、欧盟（仅适用于加工）
甘蓝型油菜	耐受除草剂	加拿大、美国
菊苣	耐受除草剂	欧盟（仅适用于加工）
南瓜	抗病毒	加拿大、美国
马铃薯	抗虫害、耐受除草剂	加拿大、美国

转基因生物的安全问题主要涉及两个方面：

①对生态环境的安全；

②转基因食品对人体和动物的食用安全性。

就转基因食品的管理而言，主要涉及三个方面：

①转基因食品的食用安全性；

②食品中转基因成分的检测和抽样方法；

③如何科学合理地对转基因食品进行标识管理。

二、转基因食品的安全性及安全性评价

（一）转基因食品的安全性

国际社会对转基因技术和转基因产品安全性问题的态度主要有三种：一种是以美国、阿根廷和巴西为代表的食品输出国，对转基因技术持较积极和开放的态度；一种是以欧盟和日本等

为代表的食品进口国，则持反对态度；而大多数发展中国家认为，对转基因技术和转基因食品的安全性问题需要进一步探讨。我国对转基因食品的官方意见是，鼓励相关的研究开发，对转基因食品是否会对人体产生影响进行科学的探讨。

转基因产品的安全性问题，主要表现在食品安全性和环境安全性两个方面。

1. 转基因食品对人体健康可能产生的影响

（1）可能含有已知或未知的毒素，引起人类急性、慢性中毒或有致癌、致畸、致突变的作用。

（2）可能含有已知或未知的免疫或致敏物质，引起机体产生变态反应或过敏性反应。例如 1996 年，巴西豆过敏事件，科学家把一种巴西豆的基因转入到大豆中，导致部分人发生过敏反应，后来这个计划被迫放弃。还有美国的星联玉米（Star link 玉米）事件，星联玉米是 1998 年美国环保局批准商业化生产用作动物性饲料，不能用于人食用，因为它对人体有过敏，可能产生皮疹、腹泻。但在 2000 年，在市场上 30 多种玉米食品当中发现了这种玉米的成分，所以美国政府下令把所有的星联玉米收回。

（3）转基因产品中的主要营养成分、微量营养成分及抗营养因子可能产生变化，会降低食品的营养价值，使其营养结构失衡，使人体出现某种病症等。

在科学上，对一种没有表现短期毒性和安全问题的食品，如果怀疑其可能存在隐患，则必须观察其远期毒性和安全问题是否存在，这种远期跟踪监测通常要用一二十年，因此，截至目前科学界尚未对转基因食品的安全性做出定论。

2. 转基因食品对环境可能产生的影响

（1）基因漂移　目前转入植物的基因以抗除草剂的为多，其次是抗虫和抗病毒。通过花粉的传播与受精，这些基因（主要是抗除草剂基因）有可能漂入野生近缘种或近缘杂草而产生难以控制的“超级杂草”或“超级害虫”，更难于防治。根瘤菌基因如果转移到杂草上，将促进野生杂草的繁殖，给农业生产带来隐患（如 1998 年和 1999 年的加拿大“超级杂草”事件）。

（2）抗逆　有研究表明，棉铃虫已对转基因抗虫棉产生抗性。转基因抗虫棉对第一代、第二代棉铃虫有很好的毒杀作用，但第三代、第四代棉铃虫已对转基因棉花产生抗性。如果这种具有转基因抗性的害虫变成对转基因表达蛋白具有抗性的超级害虫，就需要喷洒更多的农药，将会对农田和生态环境造成更大的伤害。

（3）对生物多样性的影响　一些动物试验证明，植物引入了具有抗除草剂或抗虫的基因后，有些小生物食用了具有杀虫功能的转基因作物可能死亡，如 1999 年《科学》杂志报道 Bt 抗虫玉米杀死非目标昆虫；有的使一些害虫产生抵御杀虫剂的抗体；有的造成生物数量剧减甚至灭绝的危险等（如“美国斑蝶”事件以及“墨西哥玉米”事件）。中国是大豆的起源地和品种多样性的集中地。有 6000 多份野生大豆品种，占全球 90% 以上。进口转基因大豆，从运输到加工的各个环节中，都可能有一部分转基因大豆遗落到田野，或者被农民私自种植。如果野生大豆一旦受到污染，中国大豆的遗传多样性就有可能丧失。目前，中国没有批准转基因大豆的商业生产。

（二）转基因食品的安全性评价

1. 转基因食品安全性评价的目的

（1）提供科学决策的依据；

（2）保障人类健康和环境安全；

（3）回答公众疑问；

（4）促进国际贸易，维护国家权益；

（5）促进生物技术的可持续发展。

2. 实质等同性原则（Substantial equivalent）与安全性评价

（1）实质等同性原则的定义　1990 年召开的第一届 FAO/WHO 专家咨询会议，讨论了在进行转基因食品安全性评价时的一般性和特殊性问题，认为基于毒性分析的传统食品安全性评价，并不一定完全适合于生物技术产品，生物技术产品的安全性需根据其分子生物学及化学性质来决定。

1993 年经济合作发展组织（OECD）提出了食品安全性评价的实质等同性原则。其含义是“在评价生物技术产生的新食品和食品成分的安全性时，现有的食品或食品来源生物可以作为比较的基础。如果一种转基因食品与现有的传统同类食品相比较，其特性、化学成分、营养成分、所含毒素以及人和动物食用和饲用这种食品情况是类似的，那么它们就具有实质等同性。”

1996 年 FAO/WHO 召开的第二次生物技术安全性评价专家咨询会议建议“以实质等同性原则为依据的安全性评价，可以用于评价转基因生物衍生的食品和食品成分的安全性”。实质等同性可以证明转基因产品并不比传统食品不安全，但并不能证明它是绝对安全的，因为证明绝对安全是不切实际的。

（2）确定实质等同性的比较内容

①生物学特性的比较：生物学特性的比较对植物来说包括形态、生长、产量、抗病性及其他有关的农艺性状；微生物方面是分类学特性（如培养方法、生物型、生理特性等）、浸染性、寄主范围、有无质粒、抗生素抗性、毒性等；动物方面是形态、生长生理特性、繁殖、健康特性及产量等。

②营养成分比较：营养成分比较包括主要营养素、抗营养因子、毒素、过敏原等。主要营养因子包括脂肪、蛋白质、碳水化合物、矿物质、维生素等；抗营养因子主要指一些能影响人对食品中营养物质的吸收和对食物消化的物质，如豆科作物中的一些蛋白酶抑制剂、脂肪氧化酶以及植酸等；毒素指一些对人有毒害作用的物质，在植物中有马铃薯的茄碱，番茄中的番茄碱等；过敏原是指能造成某些人群食用后产生过敏反应的物质，如巴西坚果中的 2S 白蛋白。

（3）安全性评价的主要内容和步骤　转基因食品安全性评价的主要内容和步骤如图 6－1 所示。

从图 6－1 中可以看出，转基因食品安全性评价的程序包括以下几个方面：

①新基因产品特性的研究；

②分析营养物质和已知毒素含量的变化；

③潜在致敏性的研究；

④转基因食品与动物或人类肠道中的微生物群进行基因交换的可能性及其影响；

⑤活体和离体的毒理和营养评价。

值得注意的是实质等同性是一个指导原则，并不是代替安全性评价。它是从事和管理安全性评价的科学家的有用工具。在评价新食品、饲料或加工产品的安全性时为鉴定中提出的问题提供帮助指导，并不是评价的终结。

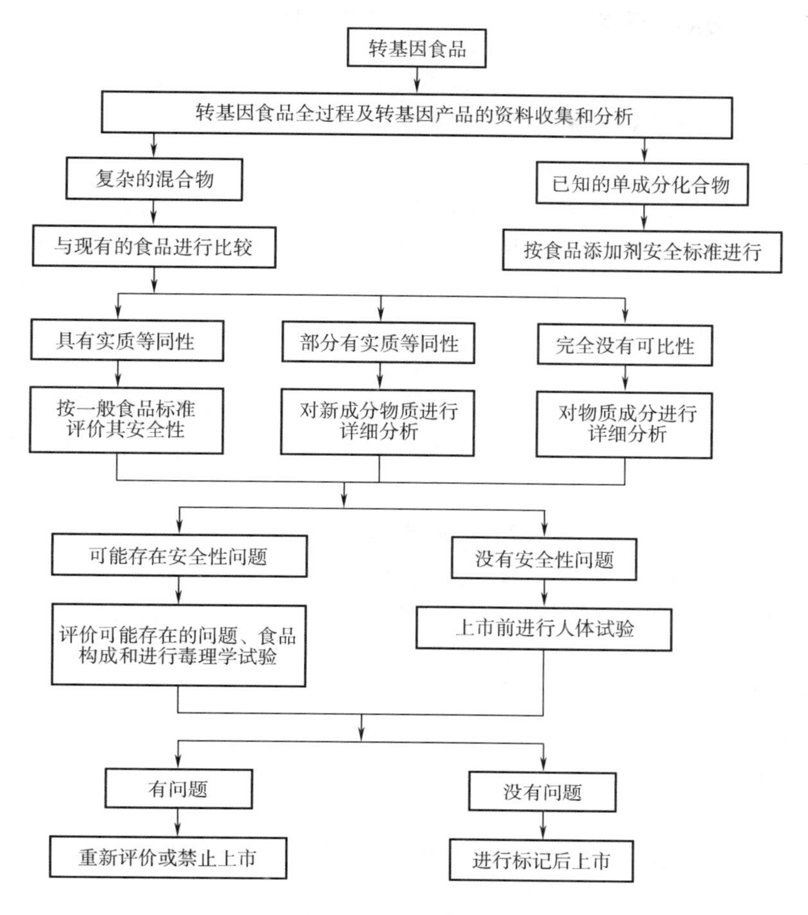

图6－1　转基因食品安全性评价的主要内容和步骤

三、转基因食品的管理

世界主要发达国家和部分发展中国家都已制定了各自对转基因生物的管理法规，负责对其安全性进行评价和监控。主要分为两大集团，美国、加拿大、阿根廷以及中国香港特区对转基因生物采取自愿标识的管理办法；其他国家及地区主要采取强制标识的管理办法。一些国际组织如经济合作发展组织（DECD）、联合国工业发展组织（UNIDO）、联合国粮农组织（FAO）和世界卫生组织（WHO）等在近年来都组织和召开多次专家会议，积极组织国际间的协调，试图建立多数国家（尤其是发展中国家）能够接受的生物技术产业统一管理标准和程序。但由于存在许多争议，目前尚未形成统一的条文。

1. 美国、加拿大

美国的转基因食品主要由美国食品与药物管理局（FDA），美国农业部（USDA）和美国环保局（EPA）负责检测、评价和监督。其中，FDA 的食物安全与应用营养中心是管理绝大多数食品的法定权力机构，美国农业部的食品安全和检测部门则负责肉、禽和蛋类产品对消费者的安全与健康影响的管理，EPA 则负责管理食品作物杀虫剂的使用和安全。各部门的管理范围由 GMO 产品的最终用途而定。一个产品可能涉及多个部门的管理。而且各部门相对独立，分工明确，权责明晰，相互协调统一，且运作效率高。由于美国对转基因食品的管理采取相对宽松的政策，美国的转基因作物和转基因食品发展非常快，在世界上处于垄断地位。但在转基因食品管理、法律方面仍存在严重的不足，即认为转基因食品只要通过审核，即可视为传统食品，不需标识；只有在成分、营养价值和致敏性方面跟同类传统食品差别很大的转基因食品才加上转基因食品标签。

加拿大主要由两家管理机构负责对转基因植物产品进行监督：一是加拿大食品检查服务站（CFIA），主要负责环境排放、田间测试、对环境的安全性、种子法案、饲料法案、品种登记等。二是加拿大健康组织（HC）主要负责新型食品的安全性评估。加拿大规定转基因食品的厂家须在生产前向“健康保护部门”备案，并得到该部门的审批；此类食物及其产品都应符合所有适用进入市场之后的标准；生产厂商应负责确保食物及产品安全，而且符合条例管理要求。加拿大关于转基因食品的有关条例主要有《新食品法规》（1995，1996），《新食品安全性评估标准》（1994），并且从2001年1月起对上市销售的转基因食品和药物进行标识。

2. 欧盟

欧盟对转基因生物标识采取了非常严格的管理办法。从1990年到2003年先后四次颁布实施欧盟理事会条例对转基因产品的标识作出了严格的规定。其特点是：

（1）逐步对转基因产品实行强制性的、细致的、规范的、严格而科学的标识制度。

（2）强制性地要求对来源于转基因生物的产品，无论是否可以检测出含有转基因的DNA和蛋白质成分，都必须标识。

（3）标识的阈值上限由1%降低到0.9%，即由于偶然因素或技术上不可避免的因素而造成的某一个产品中的每一个独立成分中转基因成分超过此独立成分的0.9%，则这一产品必须标识。

在对转基因产品实施严格标识的同时，2003年9月欧洲议会和欧洲理事会的1830/2003条例提出了关于转基因生物的可追溯性和标识，及由转基因生物制成食品和饲料产品的可追踪性。

3. 中国

20世纪80年代，中国在开展转基因技术研究的同时，国务院有关部门就十分重视基因工程的安全问题。1993年，国家科委颁布了《基因工程安全管理办法》。依此办法，1996年7月10日，农业部颁布了《农业生物基因工程安全管理实施办法》，成立了农业生物基因工程安全委员会和农业基因工程安全管理办公室。1997年，农业部开始受理在中国境内从事基因工程研究、试验、环境释放和商品化生产的转基因植物、动物、微生物的安全评价与审批，对转基因生物及其产品的商品化生产进行了严格的安全评价。1999年，国家环境保护总局发布了《中国国家生物安全框架》，提出了我国在生物安全方面的政策体系、法规框架，风险评估、风险管理技术准则、国家能力建设，还成立了有关的机构。2001年5月23日国务院以304号令公布了《农业转基因生物安全管理条例》。这个条例把农业转基因生物进行了定义，规定了对研究、试验的要求，要取得的安全证书。生产、加工要取得生产许可证。经营要取得经营许可证。要求在中国境内销售列入目录的农业转基因生物要有明显的标识。对进口与出口也作了规定，所有出口到中国来的转基因的生物以及加工的原料，都需要取得中国颁发的转基因生物安全证书，如果不符合要求，要退货或者销毁处理。2002年3月20日原农业部又发布了三个配套的管理办法。2002年4月8日，卫生部也发布了《转基因食品卫生管理办法》，从2002年7月1日实施，也是要求对所有的转基因食品作标识。

以上各项工作的开展，使中国农业生物基因工程安全管理从无到有，逐步走上规范管理的轨道，对于促进我国农业生物技术研究的健康发展，维护我国民族生物技术产业的发展和转基因食品的安全，保护农业生态环境和人类健康，起到了重要的作用。

4. 澳大利亚、新西兰

2001 年 7 月开始对所有转基因食物实施标识制度，阈值为每种成分的 1%，即当某一种成分内的转基因成分超过 1%，则必须标识为转基因食物。

5. 瑞士

2000 年 1 月开始，将转基因药品纳入标识制度，使瑞士成为第一个把药物纳入转基因标识制度的国家。对转基因生物及其产品实施“零允许量”。2003 年 3 月，瑞士议会通过新法，对转基因生物造成的损失实行“全额赔偿”，并采用“污染者赔付原则”。瑞士至今未批准转基因生物的商业生产。

6. 巴西

2003 年 4 月实施新的标识制度，要求对所有转基因食品以及食品成分实施标识，阈值为每一成分的 1%，但是，对 2003 年后巴西生产的专用于人类和动物消费的转基因大豆产品，标识为“可能含有转基因大豆”。

第二节　保健食品的卫生及其管理

一、 保健食品的概念

我国卫生部于 1996 年颁布并施行的《保健食品管理办法》中第一次明确了保健食品的定义：“保健食品是指表明具有特定保健功能的食品，即适宜于特定人群食用，具有调节机体功能，不以治疗疾病为目的的食品。”

2003 年，我国保健食品的管理由卫生部转给国家食品药品监督管理局。2005 年 7 月 1 日，国家食品药品监督管理局颁布并施行了《保健食品注册管理办法（试行）》。办法中规定：“保健食品是指声称具有特定保健功能或者以补充维生素、矿物质为目的的食品，即适宜于特定人群食用，具有调节机体功能，不以治疗疾病为目的，并且对人体不产生任何急性、亚急性或者慢性危害的食品。”上述最新定义与 1996 年原卫生部所给定义基本一致，但进一步说明了保健食品是包含以补充维生素、矿物质为目的的食品（营养素补充剂），并强调了保健食品的食用安全性。

保健食品必须申请注册，经审查批准后方可称为保健食品。我国规定的保健食品标志为天蓝色图案，素有“蓝帽子”之称，下面有“保健食品”字样（如图 6－2）。

图 6－2　我国保健食品标志

世界各国对保健食品的称谓不同，但基本看法一致，即保健食品应具有以下特点：

（1）保健食品首先是食品而不是药品，应具有一般食品的共性，即营养性、感官性、安全性。药品是用来治疗疾病的，允许有一定程度的毒副作用。而保健食品不以治疗疾病为目的，不追求临床治疗效果，也不能宣传治疗作用。

（2）保健食品应具功能性，即它至少应具有调节人体机能作用的某一种功能，如增强机体免疫力、延缓衰老、改善记忆力、降血压、降血糖、降血脂、促进生长发育、缓解疲劳、改善胃肠道、减肥等。其功能必需经必要的动物或（和）人群功能试验，证明其功能明确、可靠。这是保健食品与一般食品的区别。

（3）保健食品适于特定人群食用，一般需按产品说明规定的人群食用。

（4）保健食品也有别于药膳食品、黑色食品、绿色食品、新食品原料等。

二、保健食品的功能定位与评价

（一）保健食品的功能分类

2003年4月卫生部发布了《保健食品功能学评价程序与检验方法规范》。这一新标准，明确了自2003年5月1日起，卫生部受理的保健功能分为27项（见表6－2）。

表6－2　我国保健食品的功能分类

序号	分类	序号	分类
1	增强免疫力功能	15	减肥功能** #
2	辅助降血脂功能**	16	改善生长发育功能**
3	辅助降血糖功能**	17	增加骨密度功能
4	抗氧化功能**	18	改善营养性贫血**
5	辅助改善记忆功能**	19	对化学肝损伤有辅助保护功能
6	缓解视疲劳功能*	20	祛痤疮功能*
7	促进排铅功能**	21	祛黄褐斑功能*
8	清咽功能**	22	改善皮肤水分功能*
9	辅助降血压功能**	23	改善皮肤油分功能*
10	改善睡眠功能	24	调节肠道菌群功能**
11	促进泌乳功能**	25	促进消化功能**
12	缓解体力疲劳#	26	通便功能**
13	提高缺氧耐受力功能	27	对胃黏膜损伤有辅助保护功能**
14	对辐射危害有辅助保护功能		

注：** 动物试验＋人体试食试验；* 人体试食试验；# 增加兴奋剂检测。

这27项保健功能大体可分为三种类型。

1. 营养保健食品

营养保健食品指的是以增进健康和各项体能为主要目的的保健食品，食用对象可以是一般健康人群或亚健康人群。

这类保健食品一般含有较全面的营养素，或是易于消化吸收，提高人体营养水平，增强机体免疫功能，具有一定的滋补性，从而起到保健作用。在我国保健食品中，主要以调节人体免疫功能而审批的大部分属于这一类，如枸杞子、鳖精、灵芝类产品、北芪神茶、蜂产品、螺旋藻类产品等。有抗疲劳、调节肠胃功能的，如乳酸菌、双歧杆菌、SOD 产品等大部分也属于此类。另外，包括氨基酸补剂、维生素补剂、微量元素补剂，各种钙补剂等“营养素补充剂”也属于此类。

2. 专用保健食品

专用保健食品指的是以特殊生理需要或特殊工种需要的人群为食用对象的保健食品。

这类食品强调其成分能充分显示身体防御功能，并调节生理节律。这类保健食品包括抗衰老食品、婴儿保健食品、儿童益智食品、促进生长发育食品、孕妇保健食品以及适合特殊工作条件的人群（如井下、高空、低温、高温环境下工作的及运动员等）需要的保健食品等。

3. 防病保健食品

防病保健食品指的是主要供给健康异常的人食用的保健食品，以防病抗病为目的。

这类保健食品着眼于特殊消费群体，专一性比较强。如糖尿病患者、高血脂患者、心脑血管病人、胃肠功能不适患者及肥胖人等，在积极治疗的同时，通过食用相关的保健食品，通过自身功能的调节作用，达到预防并发症、促进康复的目的。

（二）保健食品功能性评价（Functional evaluation）的基本要求

功能性评价，是对保健食品的功能进行动物或（和）人体试验，加以评价确认。保健食品所宣称的生理功效，必须是明确而肯定的，且经得起科学方法的验证，同时具有重现性。

1. 受试样品的要求

（1）提供受试样品的原料组成或（和）尽可能提供受试样品的物理、化学性质（包括化学结构、纯度、稳定性等）等有关资料。

（2）受试样品必须是规格化的定型产品，即符合既定的配方、生产工艺及质量标准。

（3）提供受试样品的安全性毒理学评价的资料以及卫生学检验报告，受试样品必须是已经过食品安全性毒理学评价确认为安全的物质。

（4）应提供功效成分或特征成分、营养成分的名称及含量。

（5）如需提高受试样品违禁药物检测报告时，应提交与功能学评价同一批次样品的违禁药物检测报告。

2. 实验动物的要求

（1）根据各种试验的具体要求，合理选择实验动物。常用大鼠和小鼠，品系不限，推荐使用近交系动物。

（2）动物的性别、年龄可根据试验需要进行选择。实验动物的数量要求为小鼠每组至少 10 只（单一性别），大鼠每组至少 8 只（单一性别）。动物的年龄可根据具体试验需要而定，但一般多选择成年动物。

（3）实验动物应达到二级实验动物要求。

3. 受试样品的剂量及时间要求

（1）各种试验至少应设 3 个剂量组，另设阴性对照组，必要时可设阳性对照组或空白对照组。剂量选择应合理，尽可能找出最低有效剂量。在 3 个剂量组中，其中一个剂量应相当于人推荐摄入量的 5 倍（大鼠）或 10 倍（小鼠），且最高剂量不得超过人体推荐摄入量的 30 倍（特殊情况除外），受试样品的功能实验剂量须在毒理学评价确定的安全剂量范围之内。

（2）给受试样品的时间应根据具体实验而定，一般为 30d。当给予受试样品的时间已达

30d 而实验结果仍为阴性时，则可终止实验。

4. 受试样品处理的要求

（1）受试样品推荐量较大，超过实验动物的灌胃量、掺入饲料的承受量等情况时，可适当减少受试样品的非功效成分的含量。

（2）对于含乙醇的受试样品，原则上应使用其定型的产品进行功能实验，其三个剂量组的乙醇含量与定型产品相同。如受试样品的推荐量较大，超过动物最大灌胃量时，允许将其进行浓缩，但最终的浓缩液体应恢复原乙醇含量，如乙醇含量超过 15%，允许将其含量降至 15%。调整受试样品乙醇含量应使用原产品的酒基。

（3）液体受试样品需要浓缩时，应尽量选择不破坏其功效成分的方法。一般可选择 60 ~ 70℃减压进行浓缩。浓缩的倍数依具体实验要求而定。

（4）对于以冲泡形式食用的受试样品，可使用该受试样品的水提取物进行功能实验，提取的方式应与产品推荐饮用的方式相同。如产品无特殊推荐饮用方式，则采用下述方法提取：常压，温度 80 ~ 90℃，时间 30 ~ 60min，水量为受试样品体积的 10 倍以上，提取 2 次，将其合并浓缩至所需浓度。

5. 给受试样品方式的要求

必须经口给予受试样品的，首选灌胃。如无法灌胃的则加入饮水或掺入饲料中。

6. 合理设置对照组的要求

以载体和功效成分（或原料）组成的受试样品，当载体本身可能具有相同功能时，应将该载体作为对照。

（三）功能性评价的影响因素

人的可能摄入量，除一般群体的摄入量外，还应考虑特殊的和敏感的群体，如儿童、孕妇及高摄入量群体。

由于存在着动物与人之间的种属差异，在将动物试验结果外推到人时，应尽可能收集群体服用受试样品后的效应资料。若体外或体内动物试验，未观察到或不易观察到食品的保健效应，或观察到不同效应，而有关资料提示对人有保健作用时，在保证安全的前提下，应按照有关规定进行必要的人体试食试验。

在将所列试验的阳性结果，用于评价功能性食品的保健作用时，应考虑结果的重复性和剂量反应关系，并由此找出其最低有效剂量。

三、保健食品的主要卫生问题

1. 保健食品与普通食品的异同

考虑保健食品卫生质量问题时，首先应想到保健食品与普通食品有何异同。

（1）保健食品必须是食品，符合食品所应具有无毒无害，具有一定营养价值，感官性状良好的要求。从形态上，保健食品既可以以传统食品为载体，也可以是胶囊、片剂、口服液、散剂等。

（2）保健食品的要求与普通食品又有所不同，其不同点在于：

①保健食品有特定保健功能，而且功能的确定性和稳定性必须经过功能实验证实。

②保健食品有特定适用人群，这一特点是与其特定功能相对应。

③保健食品有特定的功效成分或能产生功效的原料成分。

2. 保健食品卫生质量安全问题

①不以传统食品为载体的保健品具有其特有的卫生质量安全问题。

②以传统食品为载体的，还要考虑相应食品卫生安全问题。

所以，以传统食品为载体的保健食品，其质量安全与一般食品质量安全考虑大致类同。例如，以植物源传统食品为载体：大米、蔬菜、瓜果、玉米、植物油等，要考虑农药残留、植物生长刺激素、有机污染物等，而以动物源传统食品为载体的保健食品，如以鱼、贝、虾、海参、禽肉蛋、蜂蜜、乳制品、蜂胶、王浆等为载体的要考虑：抗生素、激素、抗菌类药物、有害元素、微生物污染等。同时作为保健食品特有的质量安全问题，我们须高度关注：保健食品中加入化学药物问题，各种功效成分、提取物内源性毒物卫生问题，新食品原料、新技术、功能食品安全问题，进口保健食品卫生问题，伪劣保健食品问题等。

四、 保健食品的管理

保健食品作为一类特殊食品，既具有一般食品的共性，又因其具有特定的保健功能而倍受特定人群喜爱，尤其在现代社会中，随着人们自我保健意识的增强，保健食品更为人们所青睐。进入20世纪90年代，市场上保健食品琳琅满目，但由于法规建设跟不上，保健食品的研制、生产和销售缺乏监督和管理，处于一种无序状态。因此要加快保健食品的法制建设，加强监督管理，将我国保健食品引入健康发展轨道。

2009年2月28日第十一届全国人民代表大会常务委员会第七次会议通过《中华人民共和国食品安全法》，标志着我国保健食品发展进入一个新的里程碑。它使整个保健食品行业逐步走上健康发展轨道。

（一） 保健食品的审批

根据《中华人民共和国食品安全法》，国家对声称具有特定保健功能的食品实行严格监管，本法对保健食品的审批作了严格的规定。《保健食品管理办法》具体规定：凡声称具有保健功能的食品必须经卫生部审查确认。研制者应向所在地的省级卫生行政部门提出申请，填写《保健食品申请表》并报送下列资料：

（1）保健食品申请表；

（2）保健食品的配方、生产工艺及质量标准；

（3）毒理学安全性评价报告；

（4）保健功能评价报告；

（5）保健食品的功效成分名单及功效成分的定性或定量检验方法，稳定性试验报告。在现有技术条件下，不能明确功效成分的，则须提交食品中与保健功能相关的主要原料名单；

（6）产品的样品及卫生学检验报告；

（7）标签及说明书（送审样）；

（8）国内外有关资料；

（9）根据有关规定或产品特性应提交的其他材料。

按照《保健食品评审技术规程》，由所在地的省级卫生行政部成立由食品卫生、营养、毒理、医学及其他相关专业的专家组成的评审委员会，对上述资料进行初审，初审同意后，上报卫生部审批，卫生部评审委员会每年举行四次评审会，一般在每季度的最后一个月召开。卫生部根据评审委员会的意见，在评审后的30个工作日内作出是否批准的决定，对评审合格的，卫生部发给申请者《保健食品批准证书》，批准文号为“卫食健字（）第（）号”。并获得准许使用卫生部规定的保健食品标志。如果申请者申请获准进口保健食品时，申请书应由进口商或代理人向卫生部提出。

（二）保健食品的生产与监督管理

1. 保健食品的生产

在生产保健食品前，食品生产企业必须向所在地省级卫生行政部门提出申请，经同意后，并在申请者卫生许可证上加注“××保健食品”的许可项目后方可生产。

保健食品生产者必须按照批准内容组织生产，不得改变产品配方、生产工艺、企业产品质量标准以及产品的名称、标签、说明书等。

2. 保健食品的监督管理

各级卫生行政部门对保健食品进行监督及管理，经审查不合格者或不接受重新审查者由卫生部撤消“保健食品批准证书”。

第三节　辐照食品的卫生及其管理

一、概述

1895 年 Roentgen 发现了 X 射线，几乎同时 Becquerel 发现了射线的放射能。1898 年 Rieder，Pacinotti 和 Porcelli 开始了电离射线对微生物的致死作用研究。1916 年瑞典首次对草莓进行辐照处理，开创了辐照法保藏食品的先河。1921 年美国申请了第一份有关食品辐照保鲜技术的专利。随着科学技术的迅速发展以及食品工业的需要，辐照技术已广泛用于食品的加工贮藏中。

因此，辐照食品逐渐被公众所了解，电离射线的安全性，以及由此引发的辐照食品的安全性，是近年来消费者普遍关心的问题。2009 年 6 月 7 日，河南省开封市杞县利民辐照中心辐照装置运行时货物意外倒塌，导致放射源保护罩倾斜，钴 60 放射源被卡住，无法回到水井中。由于放射源的长时间照射，接受辐照加工的辣椒粉发生自燃。近年来，我国对辐照食品的研究进行了大量的工作，早在 1986 年卫生部就颁发了《辐照食品卫生管理暂行规定》。目前，我国已先后颁布了辐照大蒜、花生仁、蘑菇、马铃薯、稻谷加工大米、洋葱、苹果的卫生标准，对辐照食品的感官指标、理化指标和放射性物质限制量做了规定。

（一）定义

自然界中存在着一些天然的不稳定同位素，但有些同位素可以使用原子反应堆及粒子加速器进行人工制造。由于原子核结合能的差异，有的稳定，有的不稳定，从而产生原子核衰变或放射性衰变。这样，原子核会随时间按照一定的规律（指数规律）衰变而产生可量度变化，会自发地改变结构，并伴随着放出带电或不带电粒子而转变成另一种原子核或过渡到另一种状态，这种不稳定的核称为放射性核。相应的不稳定同位素称为放射性同位素或放射性核素。这种现象称为放射性衰变或原子核衰变。核衰变产生放射线，其方式主要有 5 种，分别是 α、β、β^+、γ 衰变和电子俘获（EC）射线。伴随着衰变同位素能发射 α、β、β^+、β^- 及 γ 射线。

利用这些原子能射线的幅照能量对新鲜肉类及其制品、水产品及其制品、蛋及蛋制品、粮食、水果、蔬菜、调味料、饲料以及其他加工产品进行杀菌、杀虫、抑制发芽、延迟后熟等处理，从而可以最大限度地减少食品的损失，使它在一定的期限内不发芽，不腐败变质，不发生品质和风味的变化，因此可以增加食品的供应量，延长食品的保藏期。这种保藏食品的技术被称为辐照保藏技术，而经过这种技术处理的食品就是辐照食品。按《辐照食品卫生管理办法》，辐照食品是指“用^{60}Co、^{137}Cs产生的γ射线或电子加速器产生的低于10MeV电子束照射加工保藏的食品。”

（二）特点

辐照加工保藏相对其他加工保藏方式如热杀菌、冷冻和化学保藏等，具有以下特点：

1. 有利方面

（1）杀菌效果好，可按目的进行剂量调整，对食品进行辐照阿氏杀菌、辐照巴氏杀菌和辐照耐贮杀菌，达到多种加工目的。如马铃薯、洋葱、大蒜等块茎类的抑制发芽需要的剂量仅为0.08～0.1kGy，而水果、蔬菜保鲜则需要0.2～1kGy，熟肉制品或其他食品辐照杀虫灭菌则需1～10kGy。

（2）低剂量（5kGy）照射的食品在感官上并没有什么变化。即使是高剂量（10kGy）辐照，食品中的化学变化也很小。因为是冷加工处理，所以食品内部温度不会升高，不会引起食品在色、香、味方面的重大变化，外观好，营养价值不降低，保鲜效果优于其他方法。

（3）不会留下残留和污染，辐照加工是一种物理加工过程，不加任何添加剂，也无需加任何化学药品，因此无药物残留，无射线残留，也不会对食品和环境造成任何污染。

（4）与加热杀菌相比，射线穿透性强，能瞬间、均一地到达内部，杀灭病菌和害虫。

（5）节省能源，加工效率高。

（6）处理方法简便，适应范围广。不论食品是固体、液体、冻结状态、干货还是鲜货、大包、小包还是散包，均可包装或捆包后进行杀菌处理。

2. 不利方面

（1）食品中酶可能会因杀菌剂量不同而不能完全失活。

（2）由于游离基的作用，食品有可能产生不好的感官性变化。

（3）微生物的辐照致死剂量对人来说是相当大的，因此，必须做好操作人员的防护，并且必须经常地对作业区域和作业人员进行连续监护。

（三）辐照剂量

在食品辐射过程中，若吸收能量太低，则达不到辐照加工和保藏的目的；若吸收能量太高，则会损害食品正常组织，降低食品营养。因此，从某种意义上，控制物质吸收能量也就是控制了辐照的效果。

吸收剂量是引起辐照物质发生辐射引发反应所吸收的能量，是一个非常严格的定义，它一般是通过剂量计与被辐照物质同时辐照时所测得的辐照剂量经换算而得到的。辐照剂量指与被辐照物质同时辐照时剂量计的吸收剂量。严格地讲，如果剂量计与被辐照物质的化学组成不一样，则吸收剂量与辐照剂量也是有差别的，但对辐照加工而言，由于辐照剂量与吸收剂量相差不大，且对同一物质和同种剂量计存在的是系统误差，因此常用辐照剂量来替代吸收剂量。

（四）各国辐照食品种类

在20世纪80年代，国际上曾像控制添加剂一样对食品辐照杀菌处理进行限制，但现在的研究已明确，它是一种安全、便捷的加工手段，这种方法尤其是在发展中国家，可以有效地解决因加工技术水平低而造成的粮食、水果、蔬菜等农产品的腐败和霉烂等问题。

目前，全世界已有42个国家和地区批准辐照农产品和食品240多种，年市场销售辐照食品总量达20多万吨。辐照食品种类逐年增加，截至2005年，辐照食品种类已达7大类56个品种。7大类分别是辐照豆类、谷物及其制品，辐照干果果脯类，辐照熟畜禽肉类，辐照冷冻包装畜禽肉类，辐照香辛料类，辐照水果、蔬菜类，辐照水产品类。食品辐照技术已成为传统食品加工和贮藏技术的重要补充和完善。各国辐照技术在食品上的应用范围见表6－3。

表6－3 各国辐照食品种类

国家	辐照食品种类
中国	辐照豆类、谷物及其制品；辐照干果果脯类；辐照熟畜禽肉类；辐照冷冻包装畜禽肉类；辐照香辛料类；辐照水果、蔬菜类；辐照水产品类
美国	20世纪60年代批准：小麦及其制品、马铃薯、咸肉和包装材料 20世纪80年代批准：香辛料（最高允许剂量30kGy）、猪肉防旋毛虫、粮食杀虫和新鲜水果蔬菜延长保质期的辐照处理 2002年3月批准：水果、蔬菜 2003年3月批准：柚子和柑橘的辐照处理果蝇
澳大利亚、新西兰	2001年5月批准：药草、香料、药草浸出物、热带水果
加拿大	至2003年2月批准：辐照马铃薯和洋葱控制发芽；小麦、面粉和全麦粉的辐照防虫；香料和脱水调味品的辐照减菌、辐照芒果杀虫、辐照新鲜禽肉和冷冻禽肉控制病源菌及延长保质期、辐照鲜、干或预处理的虾和冷冻的虾控制病源菌及延长保质期、辐照冷藏的碎牛肉控制病源菌及延长保质期
日本	1972年至今批准：马铃薯辐照抑制发芽
韩国	1991—1995年：香辛料、脱水蔬菜

二、辐照食品的安全适用性

辐照食品的安全性一直是广大消费者最为关注的问题，也是多年来国际上争议最多的问题，即辐照食品有无放射性污染，是否会产生诱导放射性，是否会使食品产生有毒、致癌、致畸、致突变的物质，营养成分是否严重破坏等涉及毒理学、营养学等方面的问题。由24个成员国组成的国际辐照食品研究计划机构，对辐照食品的卫生安全性进行了长达10年的研究，各国也独立进行了试验。1980年10月在日内瓦召开的FAO/IAEA/WHO食品辐照联合专家委员会指出："总体平均剂量为10kGy以下辐照的任何食品，没有毒理学上的危险，不再需要做毒理实验。同时在营养学上和微生物学上也是安全的。"我国在辐照农产品的研究与开发方面起步比较晚，但发展比较快，在安全性方面做了大量研究。

关于辐照食品的安全性，主要有以下几个问题值得考虑。

（一）辐照对营养质量的影响

辐照对食品营养质量的影响，主要是由于其引起了食品内各组分（如水、碳水化合物、蛋白质和脂肪及其衍生物、乳化剂、色素、风味物等有机物质等）的变化而造成的。

1. 对水的影响

水分子对辐照很敏感。水分子受到辐照接受能量后，首先被电离激活，随后产生水合电子、氢原子自由基、羟基自由基、氢原子、羧基离子、过氧化氢分子等中间产物，在有氧存在时，还形成过氧化氢自由基。这些中间产物对食品和其他生物物质的辐照效应有着重要影响，因为这些中间产物可以和其他有机体的分子发生反应。食品中的水溶性维生素、生物细胞中的各种具有生物化学活性的物质，均以水溶性状态存在的。这些物质经照射后，生化活性降低，且在代谢过程中损伤扩大。从而破坏细胞的正常功能。水辐照的最终产物是氢气和过氧化氢。

2. 对蛋白质的影响

辐照引起蛋白质分子的物理变化主要是其二硫键、氢键、盐键、醚键容易断裂，二级结构、三级结构遭到破坏，蛋白质的物理性质发生改变，如电导率增大，电泳迁移速度加快，黏度升高，沉降系数加大，旋光度、折射率、表面张力发生改变等。辐照引起蛋白质分子的化学变化主要有脱氨，放出二氧化碳，硫氢基的氧化、交联和降解。一般来说，在低剂量下辐照，主要发生特异蛋白质的抗原性变化。高剂量辐照可能引起蛋白质伸直、凝聚、伸展甚至使分子断裂并使氨基酸游离出来。

3. 对碳水化合物的影响

一般来说，碳水化合物对射线是相当稳定的，只有在大剂量照射下才会引起氧化和分解。

放射线对低分子糖类照射时，无论是固态还是液态，随着照射剂量增加，糖的旋光度减少，而且发生褐变，还原性以及吸收光谱等均发生变化。

低聚糖可成为单糖，最后产物与单糖辐照相同。另外，在照射过程中，还有 H_2、CO、CO_2、CH_4等气体的生成。多聚糖的辐照如淀粉、纤维素等可被降解成葡萄糖、麦芽糖、糊精等。在植物组织中的果胶质也有解聚现象从而使组织变软。动物组织中的糖原也会由于辐照而断裂成小分子。多糖类经辐照后会发生熔点降低、旋光度降低、吸收光谱变化、褐变和结构变化等现象。

4. 对脂类化合物的影响

辐照脂类的主要作用是在 C—C 键处断裂而产生正烷类化合物；又由于次级反应，化合物进一步转化为正烯类；在有氧存在时，由于烷自由基的反应而形成过氧化物及氢过氧化物，此反应与常规脂类的自动氧化过程相似，最后导致醛、酮等化合物的生成。但其羰基化合物的数量比正烷类及正烯类要少。

放射线照射促进了脂质的自动氧化过程，若照射前后有氧存在，氧化过程会被进一步加剧。其结果促进了自由基的生成，过氧化氢和抗氧化物质的分解反应。其分解产物为醛，氧化性酸，碳氢化合物，乙醇，酮，含氧酸，酮酸，内酯等。因此，放射线剂量、强度、温度、氧、脂肪组成、氧化促进剂、抗氧化物质等对自动氧化过程均有影响。

5. 对维生素的影响

水溶性维生素中以维生素 C 的辐照敏感性最强。在水溶液中维生素 C 可以与水辐照分解出的自由基发生反应。在冷冻状态下辐照可以保存维生素 C，这是由于水分子的自由基流动性较小的缘故。其他水溶性维生素，如维生素 B_1、维生素 B_2、泛酸和维生素 B_6、叶酸等对辐照也比较敏感，而维生素 B_5（烟酸）对辐照很不敏感。

脂溶性维生素对辐照均很敏感，尤其是维生素 E 及维生素 K 的放射线敏感性最高。在其他成分相同的食品中，特定的维生素对放射线的稳定性受食品含气情况、温度以及其他环境因子的影响。一般维生素在复杂体系或食品中的稳定性比在单纯溶液中的稳定性高。

（二）辐照对微生物的影响

在有的食品中还附有其他生物机体如微生物、害虫、病毒等，它们会引起食品的腐败，影响食品的品质。现将辐照对其影响分述如下：

1. 病毒

病毒是最小的生活实体，它没有呼吸，寄生在活体组织或食品中。例如脊髓灰白质病毒及传染性肝炎病毒据推测是由食品污染带来的。口蹄疫病毒可传染很多种动物，这种病毒只有使用高达 30kGy（干燥状态下需 40kGy）的剂量才能抑制其活动。但使用过高的剂量时对新鲜食品的质量有影响。若采用加热与辐照并举的办法，用低剂量便可达到抑制病毒活动的目的。

2. 细菌

细菌的种类很多，有不同的形态学和生理学特征，一般来讲，辐照灭菌难易辨别的主要依据是看它们有无芽孢形成。带芽孢的菌体比无芽孢者对外界的强制性条件更有抵抗力。

辐照灭菌一般以一定灭菌率所需的剂量来表示，即以杀灭原有微生物数量的 90%，残存微生物数量下降到原来数量的 10% 时所需的剂量来表示，并记为 D_{10}。微生物种类不同，对辐照敏感性也各不相同，因而 D_{10} 值也不同。但是考虑到辐照食品的安全性，必须严格限制辐照的剂量，通常要从杀菌效果和辐照副作用两个方面进行权衡。

（三）辐照食品毒理学安全性

在通常毒理学研究中，人们以测定某一化合物经辐照或其他方法处理后所引起的变化，如化学物质对生物学活性的影响以及产生这些效应所需要的数量来表示其对人体或生物体的安全性。

食品不是一种简单的化学物质，因此主要依靠动物饲喂试验进行研究。试验动物饲喂一定数量的辐照农产品或其制品后，并经过几代之久，若发现没有引起慢性或急性疾病和致癌、致畸、致突变，就可以作为预测人类消费时安全评价的有力依据。评价辐照食品毒理学安全的另一个方法就是食品辐射化学的研究，通过应用高灵敏度的分析技术鉴定出食品的辐射分解产物。只要辐射分解产物被鉴定出来并被测定，就可以对其毒理学作用进行评价。基于辐射化学研究取得的信息用来评价辐照食品毒理学安全性的方法，称为“化学准许（Chemical allowance）”，是一种很有价值的评估辐照食品安全性的方法。

动物喂养实验和化学准许方法在评估辐照食品的毒理学研究中互相支持，互为补充。动物喂养实验能够全面评估辐照食品的生物学、生理学和遗传学效应，而采用鉴定所形成的特定化合物以及测量每种化合物的数量的辐射化学方法非常灵敏。因此利用这些方法能够对辐照食品的毒理学进行有效的评价。

早在 1926 年德国就进行了辐照食品的动物饲喂实验。自从 20 世纪 40 年代以来，世界上许多国家进行了辐照食品的动物饲喂实验。奥地利、澳大利亚、加拿大、法国、德国、日本、瑞典、英国和美国的食品和药物及相关研究机构进行了 25～50kGy 的辐照食品喂养实验动物实验，观察临床症状、血液学、病理学、繁殖及致畸等项目，没有发现辐照食品对实验动物有致畸、致突变和致癌作用。将辐照的饲料用于家畜饲养以及免疫缺陷的动物长期食用辐照的农产品及其制品，也未发现有任何病理变化。

在动物实验的基础上，一些国家进行了辐照食品的人体食用实验。

中国关于辐照农产品及其制品卫生安全性评价，在20世纪60~80年代先后完成了食用辐照大米、马铃薯、蘑菇、花生仁、香肠和混合食物等食物的人体试食试验，试验检测项目为体重、血液指标和一些血浆酶活性。先后进行了八批短期志愿者人体实验，辐照香肠的最高吸收剂量3kGy，在实验对象食物中辐照香肠最大含量是60%~66%，实验持续7~15周，志愿者总人数739名，检测参数包括体重、血液学指标、肝肾功能测定、血浆酶活性、血液和尿液17-羟类固醇、EKG（心电图）、B-超声波检查、外周血淋巴细胞染色体畸变试验和Ames试验等。全部人体试验结果均未显示与辐照食品有关的不良效应。为此，担心人类食用与辐照农产品及其制品的安全性是没有必要的。

几十年来各国科学家在农产品的辐照化学、辐照食品的营养学、微生物学与毒理学方面进行了大量细致的研究，结果表明，食用10kGy以下辐照农产品及其制品是安全卫生的。

三、辐照食品的管理

（一）管理原则

国家对食品辐照采用审批制度，所有辐照食品卫生标准的审批发布，须经卫生部统一审定。新研制的辐照食品品种，由辐照加工单位或个人向卫生部提出申请，经卫生部审核批准后发给辐照食品品种批准文号，批准文号为“卫食辐字（×）第×号”。研制10kGy以下的辐照食品新品种，向省级卫生行政部门申请初审，初审合格后由研制单位报卫生部审批。研制10kGy以上的辐照食品新品种，直接向卫生部申请。卫生部聘请有关专家组成辐照食品卫生安全评价专家组，对感官性状、营养、毒理及辐解产物、微生物等指标进行卫生安全性评价工作。卫生部设立的辐照食品检测中心是全国辐照食品检测的最高技术仲裁机构，是全国辐照食品技术指导中心。

食品（包括食品原料）的辐照加工必须按照规定的生产工艺进行，并按照辐照食品卫生标准实施检验，凡不符合卫生标准的辐照食品，不得出厂或者销售。严禁用辐照加工手段处理劣质不合格的食品。从事辐照加工食品的单位，必须按照国家辐照食品的卫生法规、标准，制定良好的辐照食品工艺（GIP），并配备中、高级专业人员及足够数量的、经过训练并考核合格的操作人员。

（二）组织管理体系

目前，在中国对于辐照食品的监督管理，已初步形成了一个三级组织管理网络，他们在不同层次上，各司其职，各负其责，具体分工是：

1. 国家级监督职责

组织辐照食品卫生法规、标准的编制，负责审批和发布；负责进口辐照食品的卫生监测和审批。负责新食品原料的卫生检测和审批。

2. 省级监督职责

负责辐照食品卫生许可证审批与发放；负责辐照设施运行许可登记证的审批与发放；负责操作人员培训、考核以及《放射工作人员证》的审批发放；负责放射工作人员个人剂量的监测（每人每年4~6次）及个人健康的监督（每人1年或2年体检1次）。

3. 市级监督职责

定期对辐照设施场所的辐照防护进行监测与评价（包括对井水的监测）每年2次；对市场上销售的各种食品的卫生质量进行不定期抽检。

上述监督监测的数据资料，按照国家执行的统计报表格式，每年于11月底上报卫生部，由卫生部汇总分析后，于第二年第一季度向社会公开发布，此项制度从1990年已开始执行。

四、辐照食品的检测

针对食品在辐照过程中产生的独特细微的物理化学变化及微生物迹象，人们进行了大量的分析测试研究；并且提出了一些有效的检测方法和手段。依据联合国国际原子能机构（IAEA）的标准，理想的检测方法应该满足以下要求：

（1）不受食品的其他加工方法及贮藏的影响；

（2）准确及良好的重现性；

（3）能甄别用于食品中的可能最小剂量；

（4）能估计辐照剂量；

（5）快速且容易操作；

（6）适用范围较广。

但在实际中很难完全满足上述要求，因为在辐照食品中没有产生明显的化学、物理或感官的变化，辐照食品的检测只能从细微的变化入手。通常应当重点检测辐照食品中化学的、物理的、形态学的、组织学的以及生物学的变化，主要有以下几种检测方法。

（一）微生物计数比较法

直接表面荧光过滤器技术（Direct Epifluorescent Filter Technique，DEFT）与平板计数（Aerobic Plate Count，APC）是专门用于验证食品辐照处理的微生物定性的标准方法，可测定各种需氧菌的总数与活的微生物数的比值，来判断食品是否被辐照。因为对于未辐照食品来说，两种计数法的结果应相近；而对于辐照食品来说，需氧平板计数法的结果少于直接表面荧光过滤技术。该检测方法可用于辨别5kGy的辐射剂量。但是如果辐照前的食品污染程度很轻，辐照的剂量很低，或者辐照的目的是为了延缓成熟而不是灭菌，这种技术就受到限制。这种方法已成功地用于草药和香料的检测。

（二）DNA裂解产物的检测

这是含有DNA食品的标准筛选方法。由于离子辐照等各种化学和物理方法处理产生了大量单链和双链的DNA片段。辐照导致DNA产生的裂解物可作为辐照处理的标记物，使用一种相对简单的凝胶电泳法进行检测。目前这种检测方法已成功应用于多种食品，包括动物食品和植物食品。需要说明的是，这是一种筛选试验，其结果需要用另一种特定的技术鉴定，因为DNA片段可能是由其他原因得到的。

DNA分子对辐照特别敏感。辐照产生的DNA分子裂解物可作为辐照处理的标记物，通过测定这些DNA变化的数量，就有可能判断一种未经烹饪的食品是否被辐照。这种方法需进一步完善，即要设法把由于辐照所引起的变化与其他加工处理所引起的变化区分开来。

（三）超临界流体抽提法与GC－MS联用方法

Horvatovich等提出用于辐照食品检测的新方法，即超临界CO_2抽提法，检测食品饱和脂肪酸的辐照分解产物2－十二烷基环丁酮。该方法必须对辐照的植物食品预先用类脂抽提，然后进行选择性的2－十二烷基环丁酮索氏抽提和进行气相色谱、质谱联用检测。Crone等人在经辐照但未烹饪的含脂食品中检测到了2－烷基环丁酮。这种方法检测范围小，受制于超临界抽提。其实验样品的辐照剂量低（≤100kGy），为了要得到高浓度2－十二烷基环丁酮，索氏抽提所用的类脂要在高剂量（100kGy）辐照的干酪样品中抽取得到，而且要保持该物质的较高纯度。抽提物必须符合进行气相色谱－质谱（GC－MS）的条件。根据GC－MS分析所得到的图谱结果就可以确定食品辐照与否。与其他的国际检测方法相比，这种食品辐照检测方法的应用可节省大量时间，并且很大程度降低了分析费用。此外，这种方法检测的最小剂量稍低于其他各种有关的方法。考虑到环境保护和工作人员的健康，该方法大大减少了有机溶剂的大量使用，将日益引起重视。

（四）物理特性变化的检测

检测辐照食品某些物理特性的变化如细胞膜的破坏，电阻抗、黏度、电势电位、电子自旋共振，进行热分析及远红外光谱分析等，这种方法很有潜力。Hayasbi的研究结果表明，电阻抗的测定对判断土豆是否经过辐照处理很有效。Danderson等报道称电子自旋共振法对检测经过辐照的含骨类食品及贝类食品很有效。

（五）热致发光（Thermoluminescence，TL）分析法

这一分析法依赖的是食品中的硅酸盐矿物质，而与食物产品的种类无关。食品中如果含有或沾染硅酸盐粒子（如尘埃），在辐照过程中，硅酸盐粒子吸收能量，分离出的硅酸盐粒子在控制加热的条件下释放出其吸收的能量，从而放出光（荧光），这样可测得TL发光曲线。TL信号主要受控于发光曲线温度，信号越强，温度就越高，信号多稳定于200～250℃。非辐照食品中TL检测信号在发光温度300℃以上时会出现最大亮度，在200～250℃产生最小亮度，这种现象会严重影响检测结果。操作中应注意由于食物中所含的硅酸盐种类不同，矿物质含量不同。因此在测得分离矿物质的辉光后，需要将同样的样品经固定剂量辐照，再测定其辉光，两者比较得出结论。它常用于香料以及沾染了灰尘的食物，如水果的辐照鉴定。该方法已成功应用于多种辐照食品如草药、香料及混合物、甲壳类动物如虾、新鲜蔬菜、脱水蔬菜和马铃薯等的检测。

此法已成功地用于检测20多种经过辐照的调味品。Sanderson证实调味料中污染的矿物质与热致发光有关。因此热致发光有可能应用于田间作物如水果、蔬菜、谷物等的辐射检测，因为它们都含有某些矿物质。

（六）辐照食品的电子自旋共振光谱检测法（ESR）

一般来说，辐照会产生大量的自由基，而自由基的寿命很短，尤其液态下很不稳定。但在固相成分如骨头或碎骨、纤维素等中时，自由基则能为其所捕获而稳定，当辐照剂量为6～8kGy时，辐照产生的自由基在固相成分中可采用ESR法测得。含有纤维素的食物如坚果、花生、胡桃辐照后可测得ESR吸收光谱。含有骨或碎骨的禽肉和鱼肉辐照后在ESR光谱中能观测到相似的信号。Chawla等已进行了ESR信号感应对羊骨辐照结果产生影响的大量因子的研究，结果表明信号随辐照剂量增加而增强，且样品与处理方法对光谱的吸收峰也有一定影响。ESR检测法还可用于含结晶糖辐照食品的检测。辐照后样品中不同的单糖和二糖会显现不同的ESR谱线，其检测信号的强度随着顺磁性化合物的浓度和辐照剂量的增加而增强。

（七）高效液相色谱检测法（HPLC）

苯丙氨酸或含苯丙氨酸的蛋白质食品经辐照后产生羟基化产物——邻酪氨酸和间酪氨酸，这些产物的存在可被看作为食品已被辐照的标志。而在辐照生成的酪氨酸异构体中，邻酪氨酸的量最大。鉴于此，可选用邻酪氨酸作为检测含蛋白质辐照食品的探针化合物，应用柱前衍生－高效液相色谱法检测邻酪氨酸的含量。经10kGy以下剂量辐照过的鸡肉、猪肉、牛肉和金

枪鱼可以被检测出来。10kGy 以上剂量照射的鸡肉和猪肉能成功检测到，但该剂量下的牛肉和金枪鱼则很难测定。10kGy 辐照的鸡肉在 -20℃ 保藏 3 个月后辐照仍能测得。目前这种检测法仅用于检测 10kGy 辐照的冷冻肉类，比其他物理化学方法应用较广。

总的来说，目前这几种检测方法可以用于检测一些辐照食品，但还没有一种方法可适用于所有的辐照食品，含脂食品的烃类化合物和环丁酮检测，含骨食品的电子自旋共振检测和含硅酸盐矿物质食品的热致发光检测，有可能被国际共同采纳。因此，还需要进一步的研究和协调工作，以发展更为普遍适用的辐照食品的检测方法。

思考题

1. 转基因技术对食品安全的影响有哪些？
2. 为什么要对转基因食品进行安全性评价？
3. 转基因食品安全性评价的原则是什么？
4. 如何对转基因食品进行安全管理？
5. 保健食品功能性评价的基本要求有哪些？
6. 影响保健食品功能性评价的因素有哪些？
7. 辐照食品有哪些特点？
8. 辐照食品的安全性问题有哪些？请结合目前辐照食品的安全现状，阐述其发展前景。

第七章

食品包装材料的卫生及其管理

CHAPTER 7

[学习目标]

1. 掌握食品包装材料概念与种类；食品包装材料的问题与发展趋势。

2. 熟悉我国食品包装材料的法规标准及监管概况；了解食品包装材料标准存在问题与完善工作。

3. 了解食品包装材料对食品安全的影响与卫生安全评价。

4. 掌握加强食品包装材料的卫生管理措施；建立食品包装材料安全保障体系途径。

5. 从包装材料的选择、包装废弃物的回收两个方面，掌握中国食品包装可持续设计的思路与方向。

第一节 食品包装材料概念与发展情况

一、概念

（一）食品包装材料和容器概念

《中华人民共和国食品安全法》（以下简称《食品安全法》）中，食品的包装材料和容器，指包装、盛放食品或者食品添加剂用的纸、竹、木、金属、搪瓷、陶瓷、塑料、橡胶、天然纤维、化学纤维、玻璃等制品和直接接触食品或者食品添加剂的涂料。

（二）食品包装材料和容器用添加剂概念

在 GB/T 23508—2009《食品包装容器及材料 术语》中，食品包装容器（food packaging container）指包装、盛放食品或食品添加剂用的制品，如塑料袋、玻璃瓶、金属罐、纸盒、瓷器等。食品包装材料（food packaging article）指直接用于食品包装或制造食品包装容器的制品，如塑料膜、纸板、玻璃、金属等。食品包装辅助材料（auxiliary food packaging article）指在食品包装上起辅助作用的材料总称，主要包括直接接触食品或者食品添加剂的涂料、黏合剂和油墨。食品包装辅助物（food packaging auxiliary）指在食品包装上起辅助作用的制品总称。主要包括直接接触食品的封闭器（如密封垫、瓶盖或瓶塞）、缓冲垫、隔离或填充物等。

GB 9685—2016《食品安全国家标准 食品接触材料及制品用添加剂使用标准》中，食品容器、包装材料用添加剂指在食品容器、包装材料生产过程中，为满足预期用途，所添加的有助于改善其品质、特性或辅助改善品质、特性的物质；也包括在食品容器、包装材料生产过程中，所添加的为促进生产过程的顺利进行，而不是为改善总产品品质、特性的加工助剂，为了便于管理，标准也包括食品容器、包装材料加工过程中所使用的部分聚合物单体或聚合反应的其他起始物，简称添加剂。

二、 食品包装功能与重要性

（一） 包装功能

包装可以提供一种使食品自离开生产线，储存，运输直至到消费者手中的这段时间内保持良好状态的方法。良好的包装具有以下功能：

（1） 保持产品清洁，防止灰尘与其他污染物污染产品；

（2） 保护食品不受物理化学损害（如水、水蒸气、氧气和光等），保护食品免遭虫害；

（3） 方便物流，包装的设计要确保安全，还要确保搬运、运送、流通与销售过程中的便携。尤其要考虑到包装物的尺寸、形状与大小；

（4） 包装标识要确保食品正确使用，并能增加卖点。

（二） 包装的重要性

（1） 适当的包装便于分送；

（2） 快速有效地流通，有利于减少食物损害，有利于疏散当地过剩食物，有利于提供给消费者更多的选择机会；

（3） 包装与流通可降低后熟造成的损失，而这些扩大的市场可使生产者增加收入。

三、 传统食品包装材料种类

这些材料可用于存放食物，但只能保持食物较短货价期。

（一） 叶

香蕉或车前草叶是包装食品最为普通与广泛的叶子，例如包装一些干酪和糖果等。玉米壳用来包装玉米糊或块状红糖。

（二） 椰子叶

由绿色椰子叶和纸草叶编织成的袋子或篮子，在世界各地用来运送肉和蔬菜。也可将椰子叶编制成箱子用来运输熟制品。

（三） 植物纤维

包装用的纱、线或绳，由天然纤维原料转化成纤维后加工制成的。这些原料组成纤维分类上不同，但却有着共同的特性：柔韧，具有一定的撕裂强度，能渗透水和水蒸气，轻便易于装卸和运输。

天然纤维原料麻袋与合成的纤维麻袋相比，因表面较粗糙更易堆垛，不易腐烂，可燃性降低，不滑，撕裂强度高，耐磨性好。它们可包装大量不同种散装食品（如谷物、面粉、糖、盐），便于运输。另一不同是，天然原料在自然状态下可生物降解，但它们重复使用的次数受到潮湿度的限制。

（四） 竹子和藤条

竹子与藤条主要是制作篮子的原料。竹茎还可裁剪成竹罐使用。

（五） 处理加工后的皮

皮革作为非易碎的容器或瓶子已使用了很多世纪。水和酒经常储存在皮制容器（骆驼，猪和山羊皮革）中运输。木薯粉和固体糖经常被包装在皮革容器或袋子中。

（六） 木制品

木制的运输容器应用范围较广，既可包装固体食物，也可包装液体食物，如水果、蔬菜、茶叶、鱼和啤酒等。木制容器具有良好的机械保护性，高的重量强度比，易堆垛。

四、 现代食品包装材料种类

食品包装材料主要有塑料、纸和纸板、包装用金属容器、陶瓷、搪瓷、玻璃容器等，这些包装材料一方面对食品起保护作用，但另一方面由于包装材料本身的问题也可能给食品带来污染，下面分别作简单介绍。

（一） 塑料包装材料

温州地区出口的黄酒、盐水虾、盐水蘑菇、食用油等大多为塑料容器包装。塑料本身是无毒的，它对食品的污染主要来源于其残留的单体和一些添加剂。加聚氢乙烯的单体氢乙烯是一种致癌物质，我国标准规定聚氢乙烯产品中单体含量低于5mg/kg才可用于食品包装，如果用的是再生塑料（用废旧回收塑料熔化后制成），因其可能含有农药、煤油、工业用颜料、添加剂等危害更大，因此严禁将再生塑料用于食品包装。

（二） 金属包装容器

用于食品包装的金属容器一般有铝箔、铝罐、镀锡马口铁罐等，如罐头啤酒、饮料等大多用该类容器。铝制容器是安全可靠的，但镀锡马口铁罐镀层易被食品中有机酸溶解而生成有毒的有机锡盐。

（三） 陶瓷和搪瓷制品

陶瓷和搪瓷容器表面均通过上釉处理，所用的釉和着色颜料中含有铅、镉，大多数烧制温度较高的产品，其所含的铅、镉形成不溶性盐，使用较为安全。但对于那些烧制温度较低的产品，铅镉溶出量较大，则是不安全卫生的。

（四） 玻璃包装容器

部分酒类、调味品用玻璃容器包装，对食品的污染主要来源于玻璃软化剂，因软化剂常采用砷化物，而砷能引起人体中毒，因此用于食品包装的玻璃容器不可用砷化物作软化剂。

玻璃容器具有以下优点：①玻璃容器可以使内容物不受潮湿、气体、气味与微生物的影响；②不与食品反应，成分也不会迁移至食品中；③密封后适于热处理；④可重新加盖密封；⑤透明可显示内容物；⑥硬质容器，无容器损坏时可堆垛；⑦可再生，循环使用。

玻璃容器具有以下缺点：①比其他原料重，致使运输费用也较其他包装材料成本高；②存在玻璃碎片进入食品中的潜在严重危害；③较其他材料对热冲击与破裂的抵抗性差；④尺寸较金属或塑料容器随温度变化较大。

（五）纸和纸板包装容器

该类包装对食品的污染主要来源于其增白剂中所含的荧光物质等。经消毒处理的未经着色和漂白的本色纸不仅对食品无污染，而且具有对环境污染少，生产成本低等优点，因此被喻为“绿色包装”，堪称理想的包装材料。

（六）薄膜

通常，薄膜具有以下特性：①成本相对较低；②防潮性和阻隔性好；③可热封，防止内容物泄漏；④具有干湿强度；⑤易装卸，便于加工者、零售者和消费者搬运携带；⑥几乎不增加产品重量；⑦紧密地包裹着食品，因此在储存与流通中不会浪费空间。

不同类型的薄膜总结如表 7－1 所示。

表 7－1　　薄膜包装材料特性

膜类型	涂层	防潮性	透明度	强度	空气气味	正常厚度/μm
纤维素薄膜	—	*	***	*	***	21～40
纤维素薄膜	PVDC	***	***	*	***	19～42
纤维素薄膜	铝	***	—	*	***	21～42
纤维素薄膜	硝化纤维	***	—	*	***	21～24
聚乙烯（低密度）薄膜	—	**	*	**	*	25～200
聚乙烯（高密度）薄膜	—	***	*	***	**	350～1000
聚丙烯－薄膜	—	***	***	***	*	20～40
聚丙烯－薄膜	PVDC	***	***	***	***	18～34
聚丙烯－薄膜	铝	***	—	***	***	20～30
聚酯薄膜	—	**	**	***	**	12～23
聚酯薄膜	—	***	**	***	***	—
聚酯薄膜	—	***	—	***	***	20～30

注：* ＝低，** ＝中，*** ＝强；每种类型较厚的膜会有更好阻隔特性；PVDC 指聚偏二氯乙烯。

另有其他薄膜，如聚苯乙烯薄膜、涂层膜、迭层膜（表 7－2）、复合膜（表 7－3）。

表 7－2　　迭层膜食品包装应用领域

类型	典型食品应用
涂聚丙烯聚偏二氯乙烯膜（两层）	薯条、点心、糖果、冰淇淋、饼干、巧克力
纤维素－聚乙烯－纤维素膜	馅饼、硬皮面包、咸肉、咖啡、熟肉、奶酪
涂聚丙烯－聚乙烯聚偏二氯乙烯膜	焙烤食品、奶酪、糖果、干果、速冻蔬菜
醋酸纤维素纸箔－聚乙烯－膜	汤粉
镀金属聚酯－聚乙烯膜	咖啡、乳粉
聚乙烯－铝－纸膜	汤粉、干菜、巧克力

表 7－3　复合膜应用领域

复合膜类型	应用
耐冲击性聚苯乙烯－聚对苯二甲酸乙二醇酯膜	人造奶油、黄油盆
聚苯乙烯－聚苯乙烯－聚偏二氯乙烯－聚苯乙烯膜	果汁、牛奶瓶
聚苯乙烯－聚苯乙烯－聚偏二氯乙烯－聚乙烯	黄油、奶酪、人造奶油、咖啡、蛋黄酱、果汁盆或瓶子

五、食品包装材料对食品安全性的影响

（一）纸包装材料的食品安全性问题

1. 造纸原料本身带来的污染

生产食品包装纸的原材料有木浆、草浆、废纸等，存在农药残留及铅、镉、多氯联苯等有害物质。

2. 造纸过程中的添加物

造纸需在纸浆中加入化学品，如施胶剂、填料、漂白剂、染料等。食品安全卫生法规定，食品包装材料禁止使用荧光染料或荧光增白剂，它是一种致癌物。此外，从纸制品中还能溶出防霉剂。

3. 油墨污染较严重，引起食品安全问题

中国没有食品包装专用油墨，在纸包装上印刷的油墨，大多是含甲苯、二甲苯的有机溶剂型凹印油墨，与食品的卫生安全有密切的关系：一是残留的苯类溶剂超标的问题。苯类溶剂在 GB 9685—2016 标准中不被许可使用，但仍被大量违规使用；二是油墨中所使用的颜料、染料中，存在着重金属（铅、镉、汞、铬等）、苯胺或稠环化合物等物质，引起重金属污染，而苯胺类或稠环类染料则是明显的致癌物质。印刷时因相互叠在一起，造成无印刷面也接触油墨，造成二次污染。

4. 贮存过程中的污染

纸包装物在贮存、运输时表面受到灰尘、杂质及微生物污染，对食品安全造成影响。

5. 使用玻璃纸、锡纸引起的食品安全问题

玻璃纸的溶出物基本同纸一样，不同之处就是玻璃纸使用甘油类柔软剂。防潮玻璃纸需要进行树脂加工。目前市场上有不少高级食品的包装使用了锡纸。据报道，66% 的锡纸中含铅量都超过 GB 4806. 8—2016《食品安全国家标准　食品接触用纸和纸板材料及制品》规定的食品包装纸的理化卫生指标。铅是公认的造成急、慢性重金属中毒的元凶，因此要严格控制锡纸中的含铅量，同时也应避免食品与锡纸的直接接触。

（二）塑料包装材料的食品安全性问题

1. 树脂的毒性

树脂本身有一定的毒性，树脂中未聚合的游离单体、裂解物、降解物及老化产生的有毒物质对食品安全均有影响。聚氯乙烯游离单体氯乙烯具有麻醉作用，可引起人体四肢血管的收缩而产生痛感，同时具有致癌、致畸作用。聚苯乙烯中残留物质苯乙烯、乙苯、甲苯和异丙苯等对食品安全构成危害。苯乙烯可抑制大鼠生育，使肝、肾重量减轻。低分子质量聚乙烯溶于油脂产生蜡味，影响产品质量。制作奶瓶用的聚碳酸酯树脂原料产生苯酚，有一定毒性，产生异

味。这些有害物质对食品安全的影响程度取决于材料中这些物质的浓度、结合的紧密性、与材料接触食物的性质、时间、温度及在食品中的溶解性等。

2. 生产过程中添加的稳定剂、增塑剂、着色剂和其他添加物等带来的危害

这些添加剂因本身质量存在问题，它们也易从塑料中迁移。

增塑剂根据其化学组成可分为五大类，即邻苯二甲酸酯类、磷酸酯类、脂肪族二元酸酯类、柠檬酸酯类、环氧类，其中后三类的毒性较低。磷酸酯类增塑剂一般毒性都比较大，但其中的个别品如磷酸二苯一辛酯（DPOP）经各种毒性试验证明是无毒的。邻苯二甲酸酯类增塑剂中有不少品种长期以来一直被允许用于食品包装，但其中的一些品种现在正引起争议。如用途十分广泛的邻苯二甲酸二辛酯（DOP）过去一直认为是无毒的，但现有报道用含有 DOP 的聚氯乙烯血袋给病员输血，血液在 PVC 袋中保存时间越长，肺原性休克的几率就越大。

包装塑料中 PVC 和氯乙烯共聚物在加工时必须加入热稳定剂。PE、PP、PS、PA、PET 等根据不同的用途和加工要求，也要加入某些防氧化剂、防紫外线剂等类的稳定剂。食品包装用塑料的稳定剂必须是无毒的，许多常用的稳定剂如铅化合物、钡化合物、镉化合物和大部分有机锡化合物，由于毒性大而都不能用于食品包装塑料。现各国公认允许用于食品包装用塑料的热稳定剂有钙、锌、锂脂肪酸盐类。

塑料着色除了赋予其各种色彩外，还有遮光阻隔紫外线的作用，但大部分着色剂都有着不同程度的毒性，有的还有强致癌性，因此，接触食品的塑料最好不要着色。当必须要着色时，也一定要选用无毒的着色剂。允许用于食品包装的着色剂有：TiO_2、ZnO、Fe_2O_3、群青（佛青、云青）、Cr_2O_3、碳黑、柠檬黄等。

3. 油墨污染

同纸制包装物一样，在塑料食品包装袋上印刷的油墨，因苯等一些有毒物不易挥发，对食品安全的影响更大。用于塑料印刷中的油墨大都是聚酰胺油墨，也有苯胺油墨和醇溶性酚醛油墨。聚酰胺本身无毒，但其溶剂中有较多的甲苯和二甲苯，这些均为有毒物质。由于塑料印刷用油墨均有一定的毒性，其包装材料的印刷层不宜与食品直接接触。

4. 复合薄膜用黏合剂对食品安全的影响

目前，多数复合薄膜生产厂家采用聚氨酯型黏合剂黏合生产，它含有芳香族异氰酸酯，用这种袋装食品后经高温蒸煮，可使它迁移至食品中并水解生成芳香胺，是致癌物质。个别生产供应商使用回收的不纯净的醋酸乙酯，其中杂质（不明物）含量多，有异味、臭味，甚至一些包材生产厂还采用以甲苯、二甲苯为溶剂的单组分压敏胶。我国目前没有食品包装用黏合剂的国家标准，各个生产供应商的企业标准中也没有重金属含量指标，但欧共体的 94/62/EC 或 90/128/EEC 指令中，已对制造复合包装材料用胶和包装袋成品中铅、汞、镉、铬的含量规定了严格的指标要求。

5. 回收塑料对食品安全的影响

塑料材料的回收复用是大势所趋，由于回收渠道复杂，回收容器上常残留有害物质，难以保证清洗处理完全。有的为了掩盖回收品质量缺陷，往往添加大量涂料，导致涂料色素残留大，造成对食品的污染。因监管原因，甚至大量的医学垃圾塑料被回收利用，这些都给食品安全造成隐患。国家规定，聚乙烯回收再生品不得用于制作食品包装材料。

6. 塑料包装表面污染

因塑料易带电，易吸附微尘杂质和微生物，对食品形成污染。

（三） 金属包装材料对食品安全性的影响

金属包装材料因其化学稳定性差，特别是包装酸性内容物，金属离子易析出而影响食品风味。铁和铝是目前使用的两种主要的金属包装材料，最常用的是马口铁、无锡钢板、铝和铝箔等。铝制容器是卫生安全的，其主要的食品安全性问题在于铝中和回收铝的杂质。目前使用的铝原料的纯度较高，有害金属较少，而回收铝中的杂质和金属难以控制，易造成食品污染。而镀锡铁罐内层锡易被有机酸溶解而形成有机锡盐，有机锡盐具有毒性。国内外已采取先进的保护性措施使锡不致溶出，如在镀锡铁罐上涂保护涂料。但目前使用的涂覆漆中有部分含有酚类、氯乙烯等，这些物质也有毒性，溶解在食物中达到一定量时可引起中毒，使罐中的迁移物质变得更为复杂。另外，由于金属材料的阻隔性优于其他材料，故放置一定时间后包装内部处于无氧或少氧的状态，所以厌氧或兼性厌氧的微生物有增殖的可能。特别是高含量动物蛋白质类的食品，尤其应注意肉毒梭状芽孢杆菌的存在，它产生的毒素不耐加热，但是其毒力远大于氰化钾。

（四） 玻璃包装材料的食品安全性问题

玻璃是一种惰性材料，无毒无味，一般认为玻璃与绝大多数内容物不发生化学反应，其化学稳定性极好，并且具有光亮、透明、美观、阻隔性能好、可回收再利用等优点。但玻璃的高度透明性对某些内容物是不利的，为了防止有害光线对内容物的损害，通常用各种着色剂使玻璃着色。绿色、琥珀色和乳白色称为玻璃的标准三色。玻璃中的迁移物质主要是无机盐和离子，从玻璃中溶出的物质是二氧化硅。同时对食品的污染还有玻璃软化剂，因软化剂常采用砷化物，而砷能引起人体中毒，因此用于食品包装的玻璃容器不可用砷化物作软化剂。

（五） 橡胶对食品安全的影响

天然橡胶是以异戊二烯为主要成分的天然长链高分子化合物，本身不分解也不被人体吸收。加工时橡胶的添加剂有交联剂、防老化剂、加硫剂、硫化促进剂及填充料等。天然橡胶的溶出物受原料中天然物质（蛋白质、含水碳素）的影响较大，而且由于硫化促进剂的溶出使其数值加大。合成橡胶是用单体聚合而成，使用的防老化剂对溶出物的量有一定影响。单体和添加物的残留对食品安全有一定影响。

（六） 木制容器存在的问题及对食品安全的影响

木制食品包装容器表面都要经过处理，或涂涂料或上釉。涂料、釉都是化学品（釉含硅酸钠和金属盐，以铅较多）。另外，着色颜料中也有金属盐，因此存在安全隐患。密度纤维板制月饼、茶叶包装盒，因含有大量游离甲醛和其他一些有害挥发物质而给食品安全带来影响。

（七） 陶瓷与搪瓷容器存在的问题及对食品安全的影响

釉涂覆在陶瓷或搪瓷坯料表面，配方复杂，釉料主要由铅、锌、镉、锑、钡、铜、铬、钴等多种金属氧化物及其盐类组成，多为有害物质。搪瓷在800～900℃下烧制而成，陶瓷在1000～1500℃下烧制而成，如果烧制温度低，就不能形成不溶性的硅酸盐，在盛装酸性食品（如醋、果汁）和酒时，这些物质容易溶出而迁入食品，引起安全问题。

（八） 食品包装材料的痕量污染物

在食品包装或加工操作中通常存在着痕量污染物的潜在危险，在塑料加工过程中用于聚合反应的催化剂残留物可能出现在食品成品中，包装加工机械的润滑剂也可能进入食品中。微生物的影响在食品包装材料中也是一个值得注意的问题，包装材料中的微生物污染主要是真菌在纸包装材料上的污染。其次是发生在各类软塑料包装材料上的污染，在包装容器制品的制造和贮运期间，会受到环境中的微生物直接污染和器具的污染。就外包装而言，由于被内装物污染，包装操作时的人工接触，黏附有机物或吸湿或吸附空气中的灰尘等都能导致真菌污染。因此，如果包装原材料存放时间较长且环境质量又差，在包装操作前又不注意包装材料或容器的灭菌处理，包装材料的二次污染则成为包装食品的二次污染。

（九）其他

各种包装材料的使用有其一定的局限性，包装材料产品标识不当，误导下游厂家使用，而造成食品安全问题，如GB/T 10004—2008《包装用塑料复介膜、袋干法复合、挤出复合》中小同材质构成的膜袋使用条件要求完全不同，普通级的产品使用温度为≤800℃，水煮级（>800℃，≤100℃）半高温蒸煮袋（>100℃，≤121℃），高温蒸煮（>121℃，≤145℃），不同材质构造的使用条件完全不同，产品标识不当，造成下游厂家误用，而造成食品质量安全问题。

第二节　食品包装材料卫生安全评价与食品安全

近年来，塑化剂、婴儿奶瓶双酚A、方便面荧光碗等事件屡次出现，暴露了我国食品包装还存在盲区，急需彻底开拓，系统性提高其安全水平。随着食品包装材料越来越广泛的生产与应用，其所带来的食品质量安全问题日益突出。而当下人们对食品安全问题更加关注，包装作为食品加工的最后一道“防线”，越来越受到人们的关注。食品包装材料作为食品不可分割的部分，其对食品安全性的影响已经受到国际社会关注。

一、食品包装材料的卫生安全性评价

（一）美国

1. 化学性安全评价的主要内容

（1）物质的特性　包括化学名、普通名和或商业名、化学分类号、化学组成、物理和化学特点以及分析方法。

（2）使用条件　包括最高使用温度、拟接触的食品、单次使用或重复使用、接触时间等。

（3）拟起到的技术效应　该技术效应是指对食品包装材料的技术效应，而非针对食品的技术效应。例如，抗氧化剂预防某一特殊多聚体降解的效应。同时，还需提供数据证明起到预期效应的最小使用量。

（4）迁移实验和分析方法。

（5）暴露评估。

2. 毒理学安全评价的主要内容

（1）最少的检测内容　FDA建议对食品包装材料的评价应以累积的估计每日摄入量（cumulated estimated daily intakes，CEDIs）为基础，这与暴露风险随着暴露剂量的增加而增加的原则相同。FDA建议通告者至少提供以下研究资料和其他信息（可能的情况下每种组分的含量）。

①饮食中的暴露剂量≤0.5ng/g（1.5μg/d）。

②积累暴露剂量>0.5ng/g（1.5μg/d），但≤50ng/g（150μg/d）。

③积累暴露剂量>50ng/g（150μg/d），但≤1μg/g（3mg/d）。

④积累暴露剂量 > 1μg/g（3mg/d）。

（2）生物杀灭剂的安全测试建议 生物杀灭剂（Biocides）是一类有毒的食品包装材料。FDA 建议，当 CEDIs 是其他种类食品包装材料的 CEDIs 的 1/5 时，按照最少推荐实验的建议进行评价。

3. 环境性安全评价的主要内容

食品接触通告中应有环境评估，或者应有宣称免于环境评估的材料。

（二） 欧盟

1. 食品包装材料的安全性评价

要评估被人体吸收的食品包装材料的安全性，需要毒理学数据和人体暴露后潜在风险的数据。但是人体暴露数据不易获得。因此，食品科学委员会要继续使用迁移到食品或食品类似物的数据，同时，假定每人每天摄入含有此种食品包装材料的食品的最大量不超过 1kg。通常，迁移到食品中的食品包装材料越多，需要的毒理学资料越多。对于高迁移量的食品包装材料（例如 5 ~ 60mg/kg 食品），需要大量的数据进行安全性评价；对于迁移量介于 0.05 ~ 5mg/kg 食品的食品包装材料，需要的数据就相对少一些；对于迁移量低于 0.05mg/kg 食品的食品包装材料，只需要较少的数据。

2. 申请食品包装材料所需提供的资料

申请食品包装材料所需提供的资料包括：①物质的特性：包括名称及其相关的信息，纯度、降解性以及降解产物。②物质的物理和化学属性：所有相关的物理和化学信息、降解性及其降解产物。③对其将要利用的用途进行叙述。④物质的微生物属性：包括所有相关的微生物属性。⑤该物质的批准使用情况：该物质在 EU 成员国或其他国家，如美国、日本的批准使用的信息。⑥该物质的迁移数据。⑦该物质在食品中的残留物浓度。⑧毒理学数据。

二、 食品包装材料的安全性检测要求

食品包装材料因分子结构、所加助剂及成型工艺不同而表现出较大差异，所以必须对食品包装材料有关安全的各项性能进行检测，主要的安全检测性能有以下几项。

（一） 阻隔性能

阻隔性能就是包装材料对氧气和水汽的阻透性能，它包括透气阻隔和透湿阻隔，是食品包装的一项核心检测项目：包装材料透气阻隔性能好，可以阻止气体侵入，避免商品受潮霉变；有些食品又需要有较好的透气性和透湿性，以利于包装内外的气体交换。

（二） 机械性能

包括抗压、抗冲击力、拉伸强度、拉断力、剥离强度、耐穿刺性等性能。以保护食品在贮藏堆码、运输流通、搬运装卸等过程中能抵抗外界各种破坏力。

（三） 热封性能

热封性能也是食品包装材料的一项核心性能。热封是复合包装材料最普遍、最实用的一种制袋方式。由于材料的配方问题，常出现包材的热封性能不稳现象；自动包装更应掌握热封温度、时间、压力，避免漏封、虚封，否则会影响包装外观和食品安全。

（四） 溶剂残留量

包装的溶剂残留一般产生于油墨印刷、干复工艺使用溶剂的生产工艺过程中，常用的溶剂有甲苯、丁酮、乙酸乙酯等。包装材料中的残留溶剂会向被包装的食品中迁移，对人体和环境造成危害。

（五） 化学成分组成测试

为保证消费者饮食安全，必须对食品包装使用的材料、辅料中所含有毒有害的重金属及有机化合物进行严格的限制，这是保证食品安全的重要检测项目。

（六） 迁移性能

迁移测试是用于评测包装材料向食品中流失出来的有毒有害物质的含量水平。迁移量除取决于迁移物质本身的性质和用量外，还与接触物质（如在肉类、油脂、酒精中迁移物质就容易迁移）和环境条件（如温度、时间）有关。新型包装材料必须经过迁移测试。

（七） 密封性要求

指对食品包装的整体密封性能。包装在其成型、充填、热封、杀菌等过程中，如产生微小孔洞就会导致包装密封性不好，从而引发食品包装安全问题。

三、 食品包装材料产生食品安全危害的控制措施建议

食品包装材料对食品造成的危害按其污染物的性质可分为：化学性、物理性、生物性污染，通常包装材料直接造成化学性污染可能性较大，生物性污染次之，但化学与生物方面造成的污染，只要生产商规范生产、贮运管理控制，该类污染是可控制在可接受水平内的；食品包装材料对食品造成物理性污染通常是肉眼可见的异物等，但产生感官不易识别而造成的间接污染通常会被忽略，如包装罐、袋的封口气密性不良，极易造成食品在货架期间内残留微生物滋长与产毒，从而间接导致产生生物与化学性危害，造成隐患。

（一） 化学性危害控制措施

化学性污染控制主要是在原料、油墨、色母料、涂料采购选择控制按规范采购符合食品级要求的原辅材料。

1. 原材料采购与使用控制

有些不法厂家为了降低成本，使用废塑料及非食品级工业原料，如使用废旧塑料生产纯净水桶，易造成化学污染物迁移超标。食品包装用材料的材质应符合相应的产品食品级包材卫生标准及产品标准要求，如 GB 4806. 7—2016《食品包装用聚乙烯成型品卫生标准》等。

2. 油墨使用控制

部分包装材料生产企业使用含苯类溶剂型油墨，导致苯类溶剂迁移到食品；含苯类溶剂型油墨生产已列入 2011 产业结构调整指导目录（2011 年本）淘汰类产品，任何企业个人不得生产使用，食品包装印刷用油墨企业应按《危险化学品油墨产品实施细则》要求取得生产许可证，其生产的油墨产品应符合 GB 9685—2016《食品接触材料及制品用添加剂使用标准》及相应产品标准要求。

3. 违规使用色母料等添加剂

超量、超范围使用色母料而导致化学污染物迁移到食品，色母料产品应符合 GB 9685—2016《食品接触材料及制品用添加剂使用标准》及相应产品标准要求。

4. 涂料使用控制

金属罐产品的涂料应符合相应产品标准要求，如铁罐罐头的涂料应符合 GB 4806. 10—2016《食品接触用涂料及涂层》。

（二） 生物性危害控制措施和建议

首先是食品包装材料生产场所硬件卫生条件不良，不能有效防止环境污染造成的危害，其

次是生产过程中消杀工序措施控制不当，不能有效控制生物性的交叉污染；再者是生产、贮运环节卫生防护不当，造成二次污染等。食品包装材料生产企业应按相关规范要求，不断强化内部管理，提高产品质量安全水平，如参照 GB/T 23887—2009《食品包装容器及材料生产企业通用良好操作规范》，不断改进厂区环境、厂房和设施、设备和生产过程及操作控制、卫生质量管理水平，提高人员的素质、能力等，保证产品稳定的质量安全水平。

（三）物理性危害控制措施和建议

物理性危害主要是：对于肉眼可见异物，如材料本身的碎屑、员工的毛发、环境蚊虫等混入产品，造成的污染，可根据其来源采取对应措施进行有效控制，但肉眼不可见的封口气密性等，该项目是反映包装材料厂家产品质量另一个主要参数，如食品中最常见的复合膜袋，随材质及构造选定，其产品本身的性能已确定，但由于复合膜袋构成至少两种以上材质膜及黏合剂等，材质厚度的均匀性及生产过程黏合剂使用的均匀对终产品袋的封口气密性起决定性作用，目前膜的厂家质量参差不齐，每批原料膜的采购均匀性控制成为决定终产品质量的关键因素，应严格按规范要求每批采购均一合格的产品。

（四）其他方面危害控制措施和建议

其他方面的危害主要是食品包装材料产品标识不规范，未能正确指导下游的食品企业正确使用，食品包装材料生产企业应按相关规范要求，正确标识，引导下游的食品企业按标注的要求使用。

第三节 我国食品包装材料的法规及监管概况

一、我国食品包装材料的法规与标准体系

（一）食品包装材料和容器现行法规的概况

食品包装材料和容器的现行法规主要有 3 类：法规类、导则类和 GMP 类，详见图 7－1。

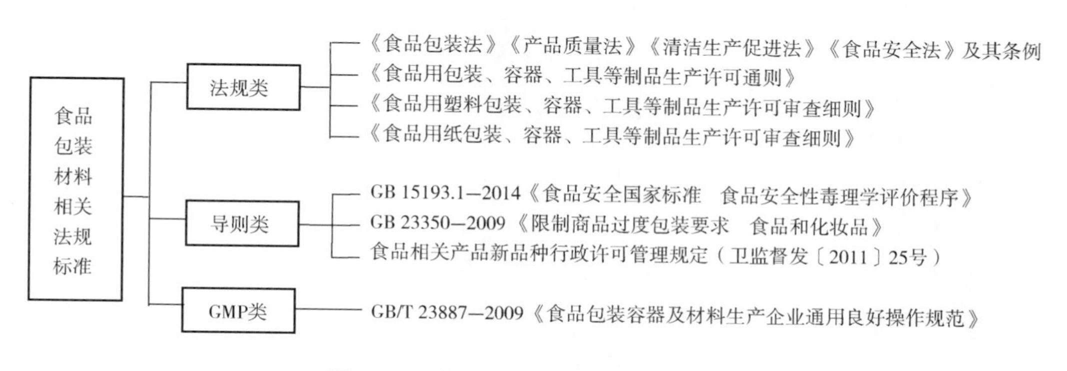

图 7－1 食品包装材料和容器现行法规

（二）食品包装材料和容器现行标准体系

目前，我国食品包装材料标准主要包括国家标准和行业标准，由于行业标准仅适用于某一

行业或部门，故本文主要介绍国家标准。食品包装材料标准主要由基础标准、产品标准、检验方法标准及规范四部分构成，现已初步形成了较为完整的食品包装材料标准体系。目前食品包装材料最重要的基础标准为 GB 9685—2016《食品接触材料及制品用添加剂使用标准》，产品标准分为产品安全标准和产品质量标准，检验方法标准主要包括食品包装材料产品安全标准的分析方法和迁移试验方法，以及一些包装规范标准等。这些标准涵盖了塑料、橡胶、纸、玻璃、陶瓷、搪瓷、涂料、金属以及复合材料等食品容器和包装材料，见表 7－4。

食品安全国家标准审评委员会成立后，其下属的食品相关产品分委员会按照《食品安全法》的要求，将正在修订的一系列食品包装材料产品卫生标准按照统一要求修订为食品安全标准。

表 7－4　食品包装材料产品主要安全标准汇总表

序号	标准编号	标准名称
1	GB 4806. 2—2015	食品安全国家标准　奶嘴
2	GB 4806. 3—2016	食品安全国家标准　搪瓷制品
3	GB 4806. 4—2016	食品安全国家标准　陶瓷制品
4	GB 4806. 5—2016	食品安全国家标准　玻璃制品
5	GB 4806. 6—2016	食品安全国家标准　食品接触用塑料树脂
6	GB 4806. 7—2016	食品安全国家标准　食品接触用塑料材料及制品
7	GB 4806. 8—2016	食品安全国家标准　食品接触用纸和纸板材料及制品
8	GB 4806. 9—2016	食品安全国家标准　食品接触用金属材料及制品
9	GB 4806. 10—2016	食品安全国家标准　食品接触用涂料及涂层
10	GB 4806. 11—2016	食品安全国家标准　食品接触用橡胶材料及制品
11	GB 31604. 2—2016	食品安全国家标准　食品接触材料及制品　高锰酸钾消耗量的测定
12	GB 31604. 3—2016	食品安全国家标准　食品接触材料及制品　树脂干燥失重的测定
13	GB 31604. 4—2016	食品安全国家标准　食品接触材料及制品　树脂中挥发物的测定
14	GB 31604. 5—2016	食品安全国家标准　食品接触材料及制品　树脂中提取物的测定
15	GB 31604. 6—2016	食品安全国家标准　食品接触材料及制品　树脂中灼烧残渣的测定
16	GB 31604. 7—2016	食品安全国家标准　食品接触材料及制品　脱色试验
17	GB 31604. 8—2016	食品安全国家标准　食品接触材料及制品　总迁移量的测定
18	GB 31604. 9—2016	食品安全国家标准　食品接触材料及制品　食品模拟物中重金属的测定
19	GB 31604. 16—2016	食品安全国家标准　食品接触材料及制品　苯乙烯和乙苯的测定
20	GB 31604. 25—2016	食品安全国家标准　食品接触材料及制品　铬迁移量的测定
21	GB 31604. 46—2016	食品安全国家标准　食品接触材料及制品　游离酚的测定和迁移量的测定
22	GB 31604. 48—2016	食品安全国家标准　食品接触材料及制品　甲醛迁移量的测定
23	GB/T 5009. 59—2003	食品包装用聚苯乙烯树脂卫生标准的分析方法
24	GB/T 5009. 61—2003	食品包装用三聚氰胺成型品卫生标准的分析方法
25	GB/T 5009. 67—2003	食品包装用聚氯乙烯成型品卫生标准的分析方法

续表

序号	标准编号	标准名称
26	GB/T 5009.71—2003	食品包装用聚丙烯树脂卫生标准的分析方法
27	GB/T 5009.80—2003	食品容器内壁聚四氟乙烯涂料卫生标准的分析方法
28	GB/T 5009.98—2003	食品容器及包装材料用不饱和聚酯树脂及其玻璃钢制品卫生标准分析方法
29	GB/T 5009.99—2003	食品容器及包装材料用聚碳酸酯树脂卫生标准的分析方法
30	GB 13115—1991	食品容器及包装材料用不饱和聚酯树脂及其玻璃钢制品卫生标准
31	GB 19778—2005	包装玻璃容器　铅、镉、砷、锑溶出允许限量
32	GB 9683—1988	复合食品包装袋卫生标准
33	GB 9685—2016	食品安全国家标准　食品接触材料及制品用添加剂使用标准
34	GB 19790.1—2005	一次性筷子　第一部分：木筷
35	GB 19790.2—2006	一次性筷子　第二部分：竹筷
36	GB 17762—1999	耐热玻璃器具的安全与卫生要求

二、国内外食品包装材料卫生标准现状与问题分析

《食品安全法》进一步明确了食品相关产品（包括食品容器、包装材料）中健康危害因素的限量为食品安全标准管理范畴。《食品安全法》实施后，我国食品包装材料安全标准体系正在逐步构建和完善中。结合美国、欧盟和日本食品包装材料法规的相关规定，主要从食品包装材料的框架性标准、成型品标准、树脂标准、物质限量标准和检测方法标准5个方面对各国法规进行简要分析和比较，重点分析我国食品包装材料标准存在的问题，并结合我国国情提出解决办法和建议。

（一）框架性标准

框架性标准指各国建立的所有食品包装材料均应遵循的通用安全要求。目前，我国《食品安全法》对广义上的食品（包括食品和食品相关产品）的安全使用进行了原则性规定，但未涉及对食品包装材料安全性的通用性规定。GB 9685—2016 中规定了食品接触材料及制品用添加剂的使用原则、允许使用的添加剂品种、使用范围、最大使用量、特定迁移量或最大残留量、特定迁移总量限量及其他限制性要求。我国还建立了 GB/T 23887—2009《食品包装容器及材料生产企业通用良好操作规范》，用于规范食品包装材料生产过程。但我国目前尚未建立针对所有食品包装材料的通用安全标准，这种情况导致一些食品包装材料安全性管理问题无据可依，如食品包装材料涵盖范围；复合材料中外层材料的管理；功能阻隔层的问题；杂质、溶剂等物质如何管理以及豁免原则等相关问题。

为尽快解决以上问题，建议尽快制定食品包装材料生产规范国家标准，以通过强制性要求在食品包装材料生产环节有效控制可能会导致食品安全问题的因素，从源头上保证产品的安全。我国也有必要尽快制定食品包装材料通用安全标准，在保证与整个食品安全标准体系协调一致的基础上，统筹考虑我国食品包装材料标准体系走向，以期能够逐步解决目前面临的食品包装材料管理性问题。

（二）成型品标准

成型品指的是食品包装材料的终产品，是消费者直接使用的、和食品接触的最终状态。

我国食品包装材料成型品卫生标准覆盖了塑料、橡胶、涂料、金属、陶瓷、搪瓷等十几类产品。管理方式和日本类似，通过蒸发残渣、高锰酸钾消耗量、重金属等通用性卫生指标以及部分食品包装材料的特异性指标来控制成型品的安全性。此外，成型品标准对各类食品包装材料成型品的标识进行了规定，产品上应统一标注“食品接触用”，并针对部分食品包装材料的特殊使用要求进行了标识上的规定。

设置成型品卫生标准是适应我国特殊国情的管理方式。按照目前市场现状，此种状态仍将是我国控制食品包装材料安全的主要形式，短期内不会改变。但我们应逐步转变指标理念，参考发达国家做法，将管理重点转移到源头管理上，逐步简化成型品标准，通过控制原料来控制最终产品的安全，将产品中的有害因素控制在生产阶段。

（三）树脂标准

随着市场发展、工艺改进，市场上出现了很多未被产品卫生标准涵盖的新树脂，如采取过去标准审评的模式建立新树脂的产品卫生标准，所需时间将很长，不利于市场发展，且企业不了解或未能按照规定程序申报新树脂标准，导致很多树脂产品处于无监管的状态。在这种情况下，我国2009—2012年开展了食品包装材料清理工作，对目前市场上使用的、安全性没有问题的、未被产品卫生标准涵盖的树脂新品种进行审批。作为清理工作的重要产出，原卫生部网站已公布了107种可用于食品包装材料的树脂名单，后续新树脂申报工作由企业通过食品相关产品行政许可程序进行申报。

目前，我国对树脂的管理存在的较为突出问题是协调可用树脂名单和树脂产品卫生标准之间的关系以及尚未建立系统的树脂质量规格标准两大问题。建议在构建我国食品包装材料标准体系时可考虑结合美国和日本模式，不逐一建立每个树脂的质量规格，仅建立各大类树脂的通用质量规格，同时强制性要求企业按照良好生产规范的要求进行生产，将生产过程中产生的可能危害消费者健康的有害因素降到最低，以此来控制树脂产品的安全。

（四）物质限量标准

食品包装材料用物质分为单体（或原料）和添加剂。目前，我国对添加剂采取肯定列表管理方式。GB 9685—2016列出了允许用于食品包装材料的添加剂名单，并参考美国和欧盟模式以最大使用量和特定迁移量、最大残留量相结合的双重模式严格管理添加剂的安全。食品包装材料用添加剂如未列在GB 9685—2016中则不能使用，这种单纯的管理方式需要所有在食品包装材料中使用的添加剂均列在标准中，未列在标准中的添加剂必须通过食品相关产品行政许可程序进行申请。这种管理方式直观、简便，但是其局限性在于很多在终产品中残留量极低、不会造成健康风险，或有功能阻隔层阻隔、迁移到食品中的量极低无健康风险的物质，均需要进行逐一申请，需要耗费很大的人力物力，实际操作困难。因此，在GB 9685—2016的修订过程中，可适当借鉴欧盟、美国等国家的规定，结合我国国情，在保证产品安全性的前提下，考虑补充添加剂的通用管理规定，引入相关豁免条款，如对一些功能阻隔层内物质，以及一些本身可用作食品原料、食品添加剂的物质进行豁免。

此外，我国考虑到建立禁止用于食品包装材料物质名单会产生肯定列表和否定列表之外的物质是否处理的新问题，在我国目前市场环境下不宜建立。建议可在通用管理规定部分明确禁止使用物质范围，如致癌、致畸、致突变等。针对监管部门多次提出的食品包装材料用添加剂质量规格问题，也需要结合我国市场现状研究质量规格标准的设置方式。

鉴于以上情况，建议对我国食品包装材料用单体是否需要参考其他国家模式建立肯定列表进行系统研究，特别是在我国食品包装材料标准框架体系构建中协调树脂通用标准和原料物质标准的适用范围和相互关系，最终达到有效管理我国食品包装材料用原料物质的目标。

（五） 检测方法标准

我国采取和产品卫生标准一一对应的方式建立了一系列方法标准，规定了产品卫生标准中的卫生指标的检测方法。由于各产品卫生标准中的卫生指标设置存在重复的现象，导致方法标准中存在相关指标多次重复、相互引用的问题，建议考虑对产品标准检测方法中的同一指标予以合并，按照指标建立检测方法标准，便于实际操作。我国未系统建立食品包装材料中物质的迁移量检测方法标准。考虑到包装材料中所用物质种类繁多，且新物质不断出现，如逐个建立，将耗费很大人力物力，增加监管压力，建议参考发达国家普遍做法，测定总迁移量，辅以检测风险性较大、关注度较高、急需的特定物质，用以评价材料的总体卫生质量。如我国尚缺乏统一的食品包装材料中邻苯二甲酸酯类物质迁移量检测方法，但在目前食品安全监管和系统风险监测急需的情况下，应建立该检测方法标准，结合相关产品标准通用安全指标，保障产品的安全性。

（六） 食品包装材料标准存在问题与建议

通过以上 5 个方面的分析可见，我国食品包装材料标准体系由于起步时间较晚，加上管理体制和相关硬件配套条件的限制，存在很多问题。现将主要问题和解决办法归纳如下。

1. 现行标准制定年限过长

目前，现行的食品包装材料卫生标准大部分于 2015 年后有所更新，但仍有少部分卫生标准是 20 世纪八九十年代制定的，随着市场的不断发展，生产工艺不断优化，产品质量不断提高，现行标准中的很多内容已不能适应产品和市场需求，不能和发达国家的标准相接轨，结果势必影响产品的安全性和新产品的开发，降低我国产品在国际市场上的竞争力。

2. 通用安全标准的缺失

由于我国未建立系统的食品包装材料标准体系，且存在多部门制定包装材料标准的情况，导致我国食品包装材料标准缺失问题较严重，主要反映在以下几个方面：

（1）产品安全标准缺失　目前现行的产品安全标准仅涵盖了市场上的部分产品，一些日常生活中长期使用的产品缺乏相应的产品安全标准，远远不能满足市场的需求。这种情况使得生产企业和监管部门无标准可依，导致对市场上产品的管理处于“空白状态”。如铁制烹饪工具和餐具是一种长期使用的、极为普遍的食品接触材料，但目前我国没有适用于该类产品的安全标准，各种各样铁制材料缺乏统一的卫生要求，人们在使用该类产品时得不到安全保障，对健康造成了威胁。

（2）检测方法标准缺失　目前，我国缺乏的检测方法标准主要是针对迁移试验通用要求和迁移试验方法的标准。迁移试验通用要求包括食品模拟物和试验条件的规定。另外，针对 GB 9685—2016《食品接触材料及制品用添加剂使用标准》中所规定食品包装材料用添加剂的迁移试验方法标准，GB/T 23296—2009《食品接触材料中物质的迁移量测定》系列标准为参考欧洲标准制定，仅涵盖了少部分包装材料用物质的迁移试验，GB 9685—2016《食品接触材料及制品用添加剂使用标准》中涉及的大部分添加剂的特殊迁移量指标仍缺乏配套的试验方法标准。这种情况导致有限量无方法的局面，给监管带来了很大的难度，也使不法企业有机可乘。

（3）缺乏食品包装材料用原料物质的标准　目前我国仅有适用于食品包装材料用添加剂的一项基础标准 GB 9685—2016《食品接触材料及制品用添加剂使用标准》，缺乏针对食品包装材料原料用物质的标准。相对添加剂物质来说，食品包装材料的主要组成部分为基础材料，即原料物质。目前我国是通过产品标准来管理相应原料物质的，即如国家已制定某种材料的产品标准，则该材料可作为原料物质使用。这种管理方式过于笼统，未明确新开发物质的管理，且缺乏卫生指标的限制，易造成安全隐患。欧盟 10/2011 法规列出了可用于食品接触塑料材料的单体（即基材）和添加剂名单，并对其相应限量作了规定，美国 21CFR 也列出了可用于制成各种包装材料的添加剂和基材物质。我国可适当借鉴美国和欧盟的做法，逐步建立原料物质基础标准。

（4）缺乏食品包装材料物质的质量规格标准　无论是食品包装材料，还是用于生产食品包装材料的原料物质和添加剂，目前我国均没有制定相应的质量规格国家标准。质量规格标准对物质的纯度、杂质含量、重金属等质量指标进行限制，对于鉴别、规范物质的安全生产和使用具有极为重要的作用。美国食品接触物质通报（Food Contact Notification，FCN）在公布可用于食品接触材料的物质名单的同时，也对这些物质的质量规格标准和用途、使用条件进行了详细的规定，这种做法证明只规定哪些物质可以用于食品接触材料是远远不够的，因为同样的物质如质量规格不同，其安全性也千差万别。因此，应尽快明确我国食品包装材料质量规格的管理方式。

3. 如何突出管理重点，标准管理模式亟待改进

我国目前对包装材料的管理采用原料、中间产品和成型品多重管理的方式，此种管理方式虽然能更大程度地保证产品安全，但也必然为标准的制定、执行和监管带来过度压力。建议在保证产品安全的前提下，将管理重点逐步前移到生产环节，尽快建立食品包装材料生产企业通用卫生规范，控制源头、把好产品的生产安全，逐步弱化终端管理。

我国食品包装材料标准体系应充分借鉴发达国家管理经验，逐步将控制重点前移，尽快建立食品包装材料使用卫生规范，同时加强标准宣传，强化企业守法意识，提高企业诚信，两手并举才能达到有效控制食品包装材料安全的目的。

4. 协调统一树脂标准

我国现行食品包装用树脂管理采取产品标准和允许使用树脂名单两种管理方式，二者之间面临如何协调统一的难题。建议不按树脂产品类别逐个设立产品标准，可按照树脂大类将允许使用树脂名单中的每类树脂囊括进来，制定树脂通用标准。

5. 食品包装材料用物质和树脂质量规格

迄今，我国尚未针对食品包装材料用具体物质和树脂建立质量规格标准，因此，存在同一种产品使用的物质或树脂质量规格不同的情况。建议借鉴美国和日本的模式，仅规定大类产品的通用质量规格，通过强制性生产规范控制产品的安全。

6. 物质管理方式单一的问题

我国对食品包装材料用物质采取肯定列表和产品标准双重管理方式，未列在标准中的物质则不能使用。但食品包装材料中使用化学物质种类和功能复杂，确实存在一些危害低且迁移到食品中的量也很低的物质。建议在相关标准修订中参考发达国家法规，在保证物质安全的前提下，适当实行豁免原则，以提高我国相关标准的制修订效率和食品包装材料管理的灵活性。

7. 标准支撑体系建设亟待加强，标准不能得到有效实施

我国食品包装材料标准制定多以部门为主，缺乏统筹规划和综合协调，没有形成标准制定和修订工作的合力。食品包装材料标准研制力量薄弱，专业技术人才队伍明显不足，少数起草单位工作责任心亟待提高，这些都与标准制定工作的实际需要存在较大差距。

要实现真正控制食品包装材料安全性的目的，除了有完善的标准体系之外，企业和监管部门采取有效手段正确实施标准也至关重要。目前一些出现的食品安全问题很多是源于企业行业、监管机构对标准的理解不正确，导致不能正确实施标准。

第四节　加强食品包装材料的卫生管理措施

一、建立食品包装安全控制体系

借鉴发达国家的经验，建立科学、有针对性、实用的食品包装安全控制体系。加快推进包装材料质量安全市场准入制度，积极开展强制性认证工作，加大监管、执法力度。包装材料质量安全认证在发达国家已普遍推行，它是从生产必备条件抓起，狠抓源头，产品从原材料的采购到生产工艺，到使用过程中人体的安全，以致使用完的废弃物对环境的安全都纳入监管，从根本上保证产品的质量。要大力加强证后监管，建立健全长效机制。对已获得生产许可证的企业要通过实施巡查、回访、年审、强制检验、监督抽查等监管措施，督促获证企业履行法律义务，加大对小企业、家庭作坊企业的监管力度和违规企业的惩处力度，持续保持出厂产品合格。对严重影响质量安全的企业既要经济处罚，还要加大刑事追究力度。此外，应清理监督部门职能不清、重复监督和监管漏洞并存的局面，提高管理效能。

二、建立食品包装材料安全保障体系

基于上面的分析，为杜绝因食品包装材料（包括各种添加剂、黏合剂、涂料、印刷油墨）及器具的成分、性能和选用不当而引发食品安全问题，我们应建立由严把原材料质量的食品包装材料安全标准、法规及检测体系，严把生产过程质量的食品包装材料及器具的市场准入制度，监控食品及包装全过程安全管理的供应链跟踪和追溯的高效管理系统 FRID，具备快速反应能力的食品及包装行政监管系统等四部分组成的食品包装材料安全保障体系。

三、企业要广泛实施危害分析和关键控制体系（HACCP）

企业是产品安全第一责任人，企业要广泛实施危害分析和关键控制体系（HACCP）。HACCP 体系是世界公认的行之有效的食品安全质量保证系统。HACCP 体系的目标在于有效预防和控制可能存在的食品安全隐患，它通过对产品生产的整个过程进行分析，找出对食品安全有影响的环节，确定关键性的控制点，并为每个关键点确定衡量限制和监控程序。在生产中对关键点严密监控，一旦出现问题，马上采取纠正和控制措施消除隐患。HACCP 可为保证产品安全奠定可靠的基础。建议尽快把 HACCP 认证也纳入强制认证制度，以确保食品包装的安全生产。

四、 食品包装材料的可持续性选择

在食品包装设计的整个过程中，“材料”是所有设计环节的物质基点，也是食品的物质载体。科学技术的进步使材料日新月异，材料的高级功能和丰富表现力为设计师提供了无限可能性。设计的用料是否具有可持续性，以前的污染是否被降低甚至消除，成为了食品包装是否具有可持续性的先决条件。

第一，可持续性的材料的选择要满足“无害性”原则，即能保证食品包装的绝对安全。多年以来，人们对不同的包装材料产生了不同的安全信任度。其中，综合得分比较高的是玻璃类、纸类及金属类包装制品。但是从食品安全的角度来看，人们的经验并不是绝对可靠的，比如，玻璃通常被认为是安全的，但是一些玻璃瓶和啤酒杯中含有铅。随着纸食品包装的使用，对环境健康的关注主要集中在纸制品的回收利用。德国进行的一项研究发现，婴儿食品用带有铜版纸衬里的回收纸板箱包装后，含有邻苯二甲酸二异丁酯和邻苯二甲酸二正丁酯，前者在一些样品中的含量超过欧盟对于食品污染物的限制。

第二，可持续性包装材料选取“低定量、轻型化”原则。例如对于塑料和玻璃材料，可通过科学合理的结构设计、正确的工艺安排及有效的表面处理等方法达到瓶壁薄、强度高的目标。

第三，根据不同材料在加工过程中需要的能耗和造成污染的程度不同，设计师应不断探索使用环境负担最小、再循环利用率高的材料，如使用可降解塑料、可食性包装材料、纳米基包装材料和再生材料等，力求达到减少生产能耗，减少温室气体排放。以下是几种传统包装材料的可持续性效果分析（表7－5）。

表7－5 传统包装材料的可持续性效果分析

材料	优点	缺点
金属包装	可回收性强	降解能力低
	再次利用率高，二次成品性质良好	提炼过程耗能高
玻璃包装	性质稳定，无毒无害	无色，可回收率较低
	可回收	几乎不可降解
纸包装	可回收，回收效率最高	消耗森林资源
	可降解	排放大量污水
陶器包装	可降解	陶器原料的获取会破坏水土资源
	可回收	生产过程会造成环境污染
塑料包装	轻便，运输成本低	不可降解
	可回收	燃烧产生有毒气体和重金属
天然材料	可降解	消耗自然资源
	无毒无害	生产效率低

（一） 可重复利用的包装材料

包装容器的重复利用（Reuse），可较大程度减少废弃物的量，为食品包装的低碳而且还可以减少对包装材料的使用，提高企业的利润。对容器进行完全的回收利用，极大地提高了包装物的利用率。一方面有利于降低产品的成本，另一方面又有利于减少碳排放，促进生态环境的保护。

（二） 可食用的包装材料

多年来，我们常采用可食包装材料，如糖果包装上使用的糯米纸及包装冰淇淋的玉米烘烤包装杯都是典型的可食包装。可食用的包装材料按原料分，可分为淀粉类、蛋白质类、多糖类、脂肪类、复合类等。

（三） 可降解的包装材料

可降解材料是指在特定时间内造成性能损失的特定环境下，其化学结构发生变化的一种特殊材料。可降解包装材料在具备传统塑料的功能和特性的基础上，还能在完成使用寿命之后，通过光合作用或土壤和水中的微生物作用，在自然状态中分裂降解，最终以无毒无害形式回归大自然。可降解材料根据其生成的机理又可分为生物降解材料、光降解材料、光生物降解材料、水降解材料四种类型。

（四） 纳米材料包装

所谓纳米材料包装，就是应用纳米技术，采用分散相尺寸为1～100nm的颗粒或晶体与其他包装材料复合或添加制成纳米材料，使包装具有超级功能或奇异特性的一类包装。近年来，纳米技术在食品包装业中取得了快速的发展。纳米包装材料抗菌效果好、机械强度高、阻隔能力强的特点在现代食品包装市场上取得了快速发展。

（五） 活性智能包装

活性智能包装（Active and intelligent packaging）是基于与食品或食品所接触的环境的相互作用来提高食品的质量和安全。这样的技术包括延迟氧化和控制呼吸速率，抑制微生物的生长和水分的迁移。同时，还包括二氧化碳的吸收发射剂，气味的吸收剂，乙烯去除剂和香味的发散剂。而智能包装还包括时间温度指标，成熟度指标，生物传感器和无线电频率识别。在1935/2004/EC和450/2009/EC号规定中，认为活性材料“是为了延长保质期或维持或提高包装食品的环境的材料和物品”，设计他们的目的是将组件会向包装食品和周边环境中释放或吸收物质，换而言之，智能材料包装即“监控包装食品和周边的食品环境的条件的材料和物品”。

（六） 可持续性印刷

可持续性包装与绿色印刷是相辅相成、密不可分的。绿色印刷主要体现在：一是尽量采用新型的环保油墨，即大豆油墨和水性油墨；二是尽量采用绿色化印刷技术，即柔性版印刷、无水胶印技术和直接制版技术。

新型油墨在中国应用较少，其中有技术方面的因素，更大一部分是因为认识上的不足。绿色油墨是食品包装产业未来发展的必然趋势，是可持续发展的要求，也为可持续加工过程提供了很大的机会，推动企业的可持续环保进程。随着人们环保意识的增强，绿色油墨在国内的市场会慢慢发展起来。

五、 食品包装废弃物的可持续性回收

回收包装废弃物的主要办法有：填埋、焚化、循环利用、降解等。虽然填埋的处理方便、成本低，但是随着固体废弃物的增多，很多国家的市郊已无地可埋。同时包装废弃物长期埋于

地下缺少氧化，自然退化缓慢，有可能会造成污染地下水源等二次污染，对生态环境造成不利影响，也是一种资源浪费。焚化也是一种效率高、方便易行的处理方法。但有些废弃物焚化时会产生有害气体及烟尘造成大气污染，因此不能回收热能的焚化已经逐渐受到限制。回收利用可以分为三种情况：回收重装、回收再生和堆肥化。循环重用是指包装在第一次使用过后，继续多次的重复使用。

对包装废弃物进行有效的回收和利用能给生态、经济和社会带来巨大的效益，不仅可以减少企业的生产成本，降低废弃物对于环境的污染，同时还能提高整个社会的公平性与和谐。针对目前中国食品包装回收率较低的情况，企业需要承担起相应的可持续发展的责任，建立科学的回收体系。为了提高回收利用的可能性，设计师在设计食品装时可用的方法有：一是拆解设计（材料单一化；连接简单化；零件最少化；部分材料标签化），二是回收系统设计。

六、加强舆论宣传，消费者要加强自我保护意识

消费者对食品包装材料的安全意识非常薄弱，安全知识缺乏，如无法认清标签上的信息标签，影响到了对安全信息的接受程度。对因食品包装材料引起的重金属污染、苯残留等，消费者不能从外观上直接识别。因此，政府和相关部门要发布安全警示，广泛开展有关包装安全的教育，提高安全意识和识别能力。

增强消费者对食品包装材料安全性的认识，倡导绿色消费。如消费者在购买食品包装材料时，要认真阅读商品标签，按照产品包装上规定的温度范围使用，保鲜膜不要长期与食品直接接触。舆论宣传可以正确引导公众，并发挥监督的作用。

思考题

1. 食品包装材料种类有哪些？
2. 食品包装材料和容器现行法规有哪些？
3. 简述食品包装材料和容器现行标准体系。
4. 简述我国食品包装材料卫生标准存在的问题。
5. 食品包装材料对食品安全性有哪些影响？
6. 简要说明食品包装材料产生食品安全危害的控制措施。
7. 何为危害分析和关键控制体系（HACCP）？
8. 加强食品包装材料的卫生管理措施有哪些？
9. 如何建立食品包装材料安全保障体系？
10. 何为监控食品及包装全过程安全管理的高效管理系统 RFID？
11. 食品包装设计的可持续性选择有哪些？
12. 简要说明食品包装废弃物的可持续性回收设计。
13. 举例说明食品包装相关企业的可持续性管理。

第八章

CHAPTER 8

食品的安全性评价

[学习目标]

1. 正确认识食品的安全性及安全性评价的概念。
2. 学习并理解食品安全性评价的方法。
3. 掌握食品安全性评价程序。

第一节 食品安全性评价的概念、目的和意义

一、食品的安全性

（一）食品安全性的概念

食品的安全性主要指两大概念：数量的和质量的安全，本书主要论述食品的质量安全。

1984年世界卫生组织（WHO）将食品安全性定义为："生产、加工、储存、分配和制作食品过程中确保食品安全可靠，有益于健康并且适合人们消费的种种必要条件和措施"。

1996年WHO将食品安全性定义为"对食品按其原定用途进行制作和食用时不会使消费者受害的一种担保"，食品卫生则被解释为"确保食品安全性和适用性在食物链的所有阶段必须采取的一切条件和措施"，在此把食品安全性与食品卫生作为两个概念加以区别。

2015年修订的《中华人民共和国食品安全法》中，定义食品安全（Food Safety）指食品无毒、无害，符合应当有的营养要求，对人体健康不造成任何急性、亚急性或者慢性危害。根据世界卫生组织的定义，食品安全是"食物中有毒、有害物质对人体健康影响的公共卫生问题"。

2015年修订《中华人民共和国食品安全法》第二十六条指出食品安全标准应当包括下列内容：

（1）食品、食品添加剂、食品相关产品中的致病性微生物，农药残留、兽药残留、生物毒

素、重金属等污染物质以及其他危害人体健康物质的限量规定。

（2）食品添加剂的品种、使用范围、用量。

（3）专供婴幼儿和其他特定人群的主辅食品的营养成分要求。

（4）对与卫生、营养等食品安全要求有关的标签、标识、说明书的要求。

（5）食品生产经营过程的卫生要求。

（6）与食品安全有关的质量要求。

（7）与食品安全有关的食品检验方法与规程。

（8）其他需要制定为食品安全标准的内容。

（二）食品安全与卫生、质量的关系

关于食品安全、食品卫生、食品质量的概念以及三者之间的关系，有关国际组织在不同文献中有不同的论述。国内专家、学者对此也有不同的认识。通俗的说食品质量是描述产品品质好不好的，食品安全是描述产品对人的健康危害性大不大的，食品卫生是描述产品生产和贮运过程是否干净卫生的。也就是说食品质量好的产品一定是安全的、卫生的；安全的食品一定是卫生的，但是品质好不好，是特级的、一级的、还是其他级别的就不确定了；而卫生的食品只能说没有杂质而且生产贮运过程环境清洁，微生物危害很低，至于它安不安全、质量好不好就不确定了。

食品安全与食品卫生：食品安全是种概念，食品卫生是属概念。食品卫生具有食品安全的基本特征，包括结果安全（无毒无害，符合应有的营养等）和过程安全，即保障结果安全的条件、环境等安全。食品安全和食品卫生的区别：一是范围不同。食品安全包括食品（食物）的种植、养殖、加工、包装、贮藏、运输、销售、消费等环节的安全，而食品卫生通常并不包含种植、养殖环节的安全。二是侧重点不同。食品安全是结果安全和过程安全的完整统一。食品卫生虽然也包含上述两项内容，但更侧重于过程安全。所以，《食品工业基本术语》将“食品卫生”定义为“为防止食品在生产、收获、加工、运输、贮藏、销售等各个环节被有害物质污染，使食品有益于人体健康所采取的各项措施”。

食品安全与生物安全：生物安全是指现代生物技术的研究、开发、应用以及转基因等生物产品的跨国、跨境转移，不存在可能损害或威胁生物多样性、生态环境以及人体健康和生命安全的物质。食品安全与生物安全属于交叉的关系，其中与生物产品消费相关的安全属于食品安全的范畴，而其他与生物种群、生态环境影响相关的安全则不属于食品安全的范畴。

从上面的分析可以看出，食品安全、食品卫生、食品质量的关系，三者之间绝不是相互平行，也绝不是相互交叉。食品安全包括食品卫生与食品质量，而食品卫生与食品质量之间存在着一定的交叉。以食品安全的概念涵盖食品卫生、食品质量的概念，并不是否定或者取消食品卫生、食品质量的概念，而是在更加科学的体系下，以更加宏观的视角，来看待食品卫生和食品质量工作。例如，以食品安全来统筹食品标准，就可以避免目前食品卫生标准、食品质量标准、食品营养标准之间的交叉与重复。

总之，在食品安全概念的理解上，国际社会已经基本形成如下共识：

首先，食品安全是个综合概念；其次，食品安全是个社会概念；再次，食品安全是个政治概念；第四，食品安全是个法律概念。

基于以上认识，食品安全的概念可以表述为：食品（食物）的种植、养殖、加工、包装、贮藏、运输、销售、消费等活动符合国家强制标准和要求，不存在可能损害或威胁人体健康的

有毒有害物质以及导致消费者病亡或者危及消费者及其后代的隐患。该概念表明，食品安全既包括生产安全，也包括经营安全；既包括结果安全，也包括过程安全；既包括现实安全，也包括未来安全。

二、 影响食品安全性的因素

食品中诸多不安全因素可能存在的食物链的各个环节表现为以下几方面：（1）微生物、寄生虫、生物素等污染；（2）环境污染；（3）营养不平衡；（4）农药与兽药残留。

此外，食品加工、运输和贮藏过程中产生的污染，食品添加剂的使用，食品掺伪，开发的食品资源及新工艺产品，转基因饲料原料，包装材料等都可能成为影响食品安全性的因素。

随着新的食品资源的不断开发，食品品种的不断增加、生产规模的扩大，加工、贮藏、运输等环节的增多，消费方式的多样化，使人类食物链变得更为复杂。影响食品安全性的因素是指任何能引起消费者健康风险的生物、化学或物理特性。一种危害存在于产品中能以损伤（或疾病）对消费者产生伤害的任何因子。消费者常把化学危害看作是最重要的因素，事实上化学危害在食品中常表现为相对低水平的健康风险，主要引起慢性危害；生物危害通常是通过潜伏的微生物引起食品败坏而使消费者急性中毒。

三、 雾霾对食品安全的影响

目前出现一个严重的问题，雾霾对食品安全的影响不容忽视。

自然和社会环境恶化导致的人类健康损害是显而易见的。尽管气候变化对食品安全的影响并没有像环境问题那么直观，但它对农业的影响会直接影响到食品的供应，这其中所产生的问题不仅只是食品的数量供给，也包括食品安全的影响。

例如，雾霾可能影响农作物的光合作用，进而影响植物的生长及最终的产量。对设施农业来说，雾霾也会通过对大棚温度、湿度的影响增加植物病害的几率。养殖业上，雾霾不仅恶化畜禽养殖舍内的环境，也成为畜禽致病菌滋生的温床与传播工具，并导致动物食欲不振、发病率提高等问题。毋庸置疑，动植物的健康关系到动植物源性食品的安全。

对此，值得注意的是，除了“洁土才有洁食”，大气污染也会对食品安全产生影响，而这往往被低估。事实上，大气污染一是通过颗粒的沉降对地表土壤造成污染，进而通过迁移富集在作物中。其二，植物也会在呼吸过程中通过叶片吸收大气中的污染物，如玉米籽粒通过叶面对于铅的吸收。

以雾霾这一空气污染来说，其本身带有灰尘、烟等有害物质而对人体健康造成危害，农业中的氨肥使用和秸秆燃烧也被认为是导致雾霾的“元凶”。当反思雾霾、农业、健康等关联性时，雾霾对农业的影响以及由此加剧的食品问题不容忽视。

除了大气污染，气候变化中的其他表现也同样影响着食品安全。气候的升温会使作物病虫害发生概率提高，农田杂草更旺盛。相应的，需要加大农药等投入品的使用才能抑制病虫草害。随之而来的，则是超标农药残留给食用农产品及其加工制品产生的健康隐患。而在洪涝暴发时，水源性疾病和食源性疾病是保障食品安全的重点和难点。

有鉴于此，无论是应对气候变化还是保证食品安全，气候不利变化对食品安全的影响都应引起应有的关注，进而通过综合治理一并加以考虑。

四、 食品安全性评价

（一） 食品安全性评价概念

食品安全性评价即阐述食品是否可以安全食用，食品中是否存在某种特定物质或成分具有毒性及潜在危害，同时借用毒理学动物试验结果和人群流行病学调查资料评价其对人体健康的影响性质和程度，预测人类接触后的安全程度，并确定其安全使用剂量的过程，这一过程称为食品的安全性评价。主要内容包括卫生学检验和毒理学评价两个方面。

卫生学检验即对样品中可能的污染物和微生物进行定性定量检测。其中，污染物指标包括农药残留、重金属离子及其他有毒有害物质，而微生物指标主要包括食品中的菌落总数、大肠杆菌数及其他致病菌数等。

毒理学安全性评价主要包括以下四个阶段：第一阶段是急性毒性试验，第二阶段是遗传毒性试验，第三阶段是亚慢性毒性试验，第四阶段是慢性毒性试验。

人类食物中含有的天然成分种类繁多、成分复杂，随着环境污染导致的食品污染与食品添加剂使用的不断增加，这些物质对人体健康的影响均已引起人们普遍关注。

（二） 适用范围

食品安全性评价的适用范围包括：

①用于食品生产、加工和保藏的化学物质，如食品添加剂、食品添加用微生物等。

②食品生产、加工、运输、销售和保藏等过程中产生和污染的有害物质和污染物，如农药、重金属和生物毒素以包装材料的溶出物、放射性物质和食品器具的洗涤消毒剂等。

③新食品原料及其成分。

④食品中其他有害物质。

（三） 食品安全性评价的目的和意义

食品安全性评价主要是阐明某种食品是否可以安全食用，食品中有关危害成分或物质的毒性及其风险大小，利用毒理学资料确认该物质的安全剂量，以便通过风险评估进行风险控制。

一般来说，一种有毒物质对于一群实验动物来说，都存在无作用水平（no observe effect level，NOEL），毒物的剂量在这一水平不会对实验动物产生任何特定的毒性反应。但是，当剂量超过这一水平，就可能使个别动物出现某些特定的毒性反应，随着剂量增大，产生这些特定毒性反应的动物数会随之增加。当剂量增加到一定水平时，能够使这些特定毒性反应的动物数达到最多，此时该群动物对毒性反应性也最高，这时的毒量就是能够引起实验动物死亡的平均剂量。

食品法典委员会（CAC）将风险分析分为风险评价、风险控制、风险信息交流 3 个部分，其中风险评价在食品安全性评价中占有中心位置，而 NOEL 是制定食品安全性评价中最重要的基本参数，它来之于食品安全性评价程序所限定的动物毒性试验。CAC 将危害性分析过程分为以下领域：食品添加剂、化学污染物、农药残留、兽药残留、生物性因素。CAC 分设有农药残留法典委员会（CCPR），FAO/WHO 农药残留专家委员会（JM－PR），兽药残留法典委员会（CCRVDF），FAO/WHO 食品添加剂专家委员会（JECFA），负责协调和制订国际食品中农药、兽药残留物和添加剂标准和法规。

2016 年 8 月 12 日，美国 FDA 发布一项最终规定，明确人用（或兽用）食品中所用成分 GRAS（generally recognized as safe，一般认为安全）认定的详细标准。FDA 指出，虽然 GRAS 成分无须像食品添加剂一样面临 FDA 的强制上市准入审批，但是必须满足与之相同的安全标准。该新规的发布将对进入美国市场的新型食品成分产生广泛影响。

新规明确了什么样的科学证据才能用于证明安全性，以及评价安全性科学证据是“广为可用和接受”过程中出版物所扮演的角色；新规标准要求人用和兽用食品中成分的安全使用必须获得“合适的”和“合格的”专家广泛认可；新规进一步规范了自愿性 GRAS 通知的程序，并“大力鼓励”企业通过这一程序向 FDA 进行申报，以帮助 FDA 获取重要信息加强食品安全监管。

需要强调的是，食品安全性评价工作是一个新兴的领域，对其评价方法仍然在不断研究、不断完善之中。在实际应用中可能会存在一些不同的观点，也是在所难免的。

例如，中国是一个产锑大国，湖南拥有世界上最大的锑矿之一。由于锑的广泛使用致使锑的污染程度越来越严重，环境中的高含量锑可被农作物进一步富集，继而通过食物链在人体内积累危害健康。据流行病学调查，在贵州省黔南地区长期生活在锑矿区的居民中发现了许多慢性锑中毒患者。

为了更好地保护人群健康，有效地收集有关食品中锑的相关数据成为控制食源性疾病与食源性危害的基础性工作，对社会经济发展和人们身心健康有重要作用和现实指导意义。因此，有必要系统地开展本地区食品中锑的污染监测与膳食暴露评估。为此，专家们从 2014 年开始，对湖南各地区主要食品中锑的含量进行了检测，并在此基础上对湖南居民膳食暴露情况进行了分析评估。

又如，河南省食药监局发布《河南省食品药品监督管理局关于 2016 年第 32 期食品安全监督抽检情况的通告》。通告显示，河南省食品药品监督管理局对在承担国家食品安全监督抽检任务中，抽检了餐饮食品、饮料 2 大类 381 批次样品。其中，餐饮食品 266 批次，全部合格；饮料 115 批次，不合格样品 1 批次。不合格样品为博爱县欣得利饮品有限公司生产的 1 批次月山欣得利碳酸饮料（清爽果味碳酸）。这款样品中被检出糖精钠。

糖精化学名称为邻苯甲酰磺酰亚胺，市场销售的商品糖精实际是易溶性的邻苯甲酰磺酰亚胺的钠盐，简称糖精钠。食用糖精对人体健康有害无益，长期食用，会导致青少年营养不良，个别人产生厌食行为，干扰青少年从正常膳食中摄取营养，对青少年的身体发育产生负面影响。GB 2760—2014《食品添加剂使用标准》于 2015 年 5 月 24 日开始实施，在新版食品添加剂使用标准中，禁止在面包、糕点、饼干、饮料等食品中使用糖精钠，进一步缩小了糖精钠在食品中的使用范围。同时，GB 2760—2014 还取消了含铝食品添加剂在小麦粉中的使用。

第二节　食品安全性毒理学评价程序

国家卫生和计划生育委员会于 2014 年 12 月 24 号发布了 GB 15193.1—2014《食品安全国家标准　食品安全性毒理学评价程序》，2015 年 5 月 1 号开始执行，其中主要内容如下。

一、范围

该标准规定了食品安全性毒理学评价的程序。

该标准适用于评价食品生产、加工、保藏、运输和销售过程中所涉及的可能对健康造成危害的化学、生物和物理因素的安全性，检验对象包括食品及其原料、食品添加剂、新食品原料、辐照食品、食品相关产品（用于食品的包装材料、容器、洗涤剂、消毒剂和用于食品生产经营的工具、设备）以及食品污染物。

二、 受试物的要求

（1）应提供受试物的名称、批号、含量、保存条件、原料来源、生产工艺、质量规格标准、性状、人体推荐（可能）摄入量等有关资料。

（2）对于单一成分的物质，应提供受试物（必要时包括其杂质）的物理、化学性质（包括化学结构、纯度、稳定性等）。对于混合物（包括配方产品），应提供受试物的组成，必要时应提供受试物各组成成分的物理、化学性质（包括化学名称、化学结构、纯度、稳定性、溶解度等）有关资料。

（3）若受试物是配方产品，应是规格化产品，其组成成分、比例及纯度应与实际应用的相同。若受试物是酶制剂，应该使用在加入其他复配成分以前的产品作为受试物。

三、 食品安全性毒理学评价试验的内容

（1）急性经口毒性试验　一次或在24h内多次经口给予实验动物受试样品后，动物在短期内出现的健康损害效应即为急性经口毒性试验。

（2）遗传毒性试验

①遗传毒性试验内容。细菌回复突变试验、哺乳动物红细胞微核试验、哺乳动物骨髓细胞染色体畸变试验、小鼠精原细胞或精母细胞染色体畸变试验、体外哺乳类细胞HGPRT基因突变试验、体外哺乳类细胞TK基因突变试验、体外哺乳类细胞染色体畸变试验、啮齿类动物显性致死试验、体外哺乳类细胞DNA损伤修复（非程序性DNA合成）试验、果蝇伴性隐性致死试验。

②遗传毒性试验组合。一般应遵循原核细胞与真核细胞、体内试验与体外试验相结合的原则。根据受试物的特点和试验目的，推荐下列遗传毒性试验组合：

a. 细菌回复突变试验：哺乳动物红细胞微核试验或哺乳动物骨髓细胞染色体畸变试验；小鼠精原细胞或精母细胞染色体畸变试验或啮齿类动物显性致死试验。

b. 细菌回复突变试验：哺乳动物红细胞微核试验或哺乳动物骨髓细胞染色体畸变试验；体外哺乳类细胞染色体畸变试验或体外哺乳类细胞TK基因突变试验。

c. 其他备选遗传毒性试验：果蝇伴性隐性致死试验、体外哺乳类细胞DNA损伤修复（非程序性DNA合成）试验、体外哺乳类细胞HGPRT基因突变试验。

（3）28天经口毒性试验。

（4）90天经口毒性试验。

（5）致畸试验。

（6）生殖毒性试验和生殖发育毒性试验。

（7）毒物动力学试验。

（8）慢性毒性试验。

（9）致癌试验。

（10）慢性毒性和致癌合并试验。

四、 对不同受试物选择毒性试验的原则

（一）凡属我国首创的物质，特别是化学结构提示有潜在慢性毒性、遗传毒性或致癌性或

该受试物产量大、使用范围广、人体摄入量大，应进行系统的毒性试验，包括急性经口毒性试验、遗传毒性试验、90 天经口毒性试验、致畸试验、生殖发育毒性试验、毒物动力学试验、慢性毒性试验和致癌试验（或慢性毒性和致癌合并试验）。

（二）凡属与已知物质（指经过安全性评价并允许使用者）的化学结构基本相同的衍生物或类似物，或在部分国家和地区有安全食用历史的物质，则可先进行急性经口毒性试验、遗传毒性试验、90 天经口毒性试验和致畸试验，根据试验结果判定是否需进行毒物动力学试验、生殖毒性试验、慢性毒性试验和致癌试验等。

（三）凡属已知的或在多个国家有食用历史的物质，同时申请单位又有资料证明申报受试物的质量规格与国外产品一致，则可先进行急性经口毒性试验、遗传毒性试验和 28 天经口毒性试验，根据试验结果判断是否进行进一步的毒性试验。

（四）食品添加剂、新食品原料、食品相关产品、农药残留和兽药残留的安全性毒理学评价试验的选择

1. 食品添加剂

（1）香料

①凡属世界卫生组织（WHO）已建议批准使用或已制定日容许摄入量者，以及香料生产者协会（FEMA）、欧洲理事会（COE）和国际香料工业组织（IOFI）四个国际组织中的两个或两个以上允许使用的，一般不需要进行试验。

②凡属资料不全或只有一个国际组织批准的先进行急性毒性试验和遗传毒性试验组合中的一项，经初步评价后，再决定是否需进行进一步试验。

③凡属尚无资料可查、国际组织未允许使用的，先进行急性毒性试验、遗传毒性试验和 28 天经口毒性试验，经初步评价后，决定是否需进行进一步试验。

④凡属用动、植物可食部分提取的单一高纯度天然香料，如其化学结构及有关资料并未提示具有不安全性的，一般不要求进行毒性试验。

（2）酶制剂

①由具有长期安全食用历史的传统动物和植物可食部分生产的酶制剂，世界卫生组织已公布日容许摄入量或不需规定日容许摄入量者或多个国家批准使用的，在提供相关证明材料的基础上，一般不要求进行毒理学试验。

②对于其他来源的酶制剂，凡属毒理学资料比较完整，世界卫生组织已公布日容许摄入量或不需规定日容许摄入量者或多个国家批准使用，如果质量规格与国际质量规格标准一致，则要求进行急性经口毒性试验和遗传毒性试验。如果质量规格标准不一致，则需增加 28 天经口毒性试验，根据试验结果考虑是否进行其他相关毒理学试验。

③对其他来源的酶制剂，凡属新品种的，需要先进行急性经口毒性试验、遗传毒性试验、90 天经口毒性试验和致畸试验，经初步评价后，决定是否需进行进一步试验。凡属一个国家批准使用，世界卫生组织未公布日容许摄入量或资料不完整的，进行急性经口毒性试验、遗传毒性试验和 28 天经口毒性试验，根据试验结果判定是否需要进一步的试验。

④通过转基因方法生产的酶制剂按照国家对转基因管理的有关规定执行。

（3）其他食品添加剂

①凡属毒理学资料比较完整，世界卫生组织已公布日容许摄入量或不需规定日容许摄入量者或多个国家批准使用，如果质量规格与国际质量规格标准一致，则要求进行急性经口毒性试

验和遗传毒性试验。如果质量规格标准不一致，则需增加28天经口毒性试验，根据试验结果考虑是否进行其他相关毒理学试验。

②凡属一个国家批准使用，世界卫生组织未公布日容许摄入量或资料不完整的，则可先进行急性经口毒性试验、遗传毒性试验、28天经口毒性试验和致畸试验，根据试验结果判定是否需要进一步的试验。

③对于由动、植物或微生物制取的单一组分、高纯度的食品添加剂，凡属新品种的，需要先进行急性经口毒性试验、遗传毒性试验、90天经口毒性试验和致畸试验，经初步评价后，决定是否需进行进一步试验。凡属国外有一个国际组织或国家已批准使用的，则进行急性经口毒性试验、遗传毒性试验和28天经口毒性试验，经初步评价后，决定是否需进行进一步试验。

2. 新食品原料

按照《新食品原料申报与受理规定》［国卫食品发（2013）23号］进行评价。

3. 食品相关产品

按照《食品相关产品新品种申报与受理规定》［卫监督发（2011）49号］进行评价。

4. 农药残留

按照GB/T 15670—2017进行评价。

5. 兽药残留

按照《兽药临床前毒理学评价试验指导原则》（中华人民共和国农业部公告第1247号）进行评价。

五、 食品安全性毒理学评价试验的目的和结果判定

（一） 毒理学试验的目的

1. 急性毒性试验

了解受试物的急性毒性强度、性质和可能的靶器官，测定LD_{50}，为进一步进行毒性试验的剂量和毒性观察指标的选择提供依据，并根据LD_{50}进行急性毒性剂量分级。

2. 遗传毒性试验

了解受试物的遗传毒性以及筛查受试物的潜在致癌作用和细胞致突变性。

3. 28天经口毒性试验

在急性毒性试验的基础上，进一步了解受试物毒作用性质、剂量－反应关系和可能的靶器官，得到28天经口未观察到有害作用剂量，初步评价受试物的安全性，并为下一步较长期毒性和慢性毒性试验剂量、观察指标、毒性终点的选择提供依据。

4. 90天经口毒性试验

观察受试物以不同剂量水平经较长期喂养后对实验动物的毒作用性质、剂量－反应关系和靶器官，得到90天经口未观察到有害作用剂量，为慢性毒性试验剂量选择和初步制定人群安全接触限量标准提供科学依据。

5. 致畸试验

了解受试物是否具有致畸作用和发育毒性，并可得到致畸作用和发育毒性的未观察到有害作用剂量。

6. 生殖毒性试验和生殖发育毒性试验

了解受试物对实验动物繁殖及对子代的发育毒性，如性腺功能、发情周期、交配行为、妊

振、分娩、哺乳和断乳以及子代的生长发育等。得到受试物的未观察到有害作用剂量水平，为初步制定人群安全接触限量标准提供科学依据。

7. 毒物动力学试验

了解受试物在体内的吸收、分布和排泄速度等相关信息；为选择慢性毒性试验的合适实验动物种（Species）、系（Strain）提供依据；了解代谢产物的形成情况。

8. 慢性毒性试验和致癌试验

了解经长期接触受试物后出现的毒性作用以及致癌作用；确定未观察到有害作用剂量，为受试物能否应用于食品的最终评价和制定健康指导值提供依据。

（二） 各项毒理学试验结果的判定

1. 急性毒性试验

如 LD_{50} 小于人的推荐（可能）摄入量的100倍，则一般应放弃该受试物用于食品，不再继续进行其他毒理学试验。

2. 遗传毒性试验

（1）如遗传毒性试验组合中两项或以上试验阳性，则表示该受试物很可能具有遗传毒性和致癌作用，一般应放弃该受试物应用于食品。

（2）如遗传毒性试验组合中一项试验为阳性，则再选两项备选试验（至少一项为体内试验）。如再选的试验均为阴性，则可继续进行下一步的毒性试验；如其中有一项试验阳性，则应放弃该受试物应用于食品。

（3）如三项试验均为阴性，则可继续进行下一步的毒性试验。

3. 28天经口毒性试验

对只需要进行急性毒性、遗传毒性和28天经口毒性试验的受试物，若试验未发现有明显毒性作用，综合其他各项试验结果可做出初步评价；若试验中发现有明显毒性作用，尤其是有剂量－反应关系时，则考虑进行进一步的毒性试验。

4. 90天经口毒性试验

根据试验所得的未观察到有害作用剂量进行评价，原则是：

（1）未观察到有害作用剂量小于或等于人的推荐（可能）摄入量的100倍表示毒性较强，应放弃该受试物用于食品；

（2）未观察到有害作用剂量大于100倍而小于300倍者，应进行慢性毒性试验；

（3）未观察到有害作用剂量大于或等于300倍者则不必进行慢性毒性试验，可进行安全性评价。

5. 致畸试验

根据试验结果评价受试物是不是实验动物的致畸物。若致畸试验结果阳性则不再继续进行生殖毒性试验和生殖发育毒性试验。在致畸试验中观察到的其他发育毒性，应结合28天和（或）90天经口毒性试验结果进行评价。

6. 生殖毒性试验和生殖发育毒性试验

根据试验所得的未观察到有害作用剂量进行评价，原则是：

（1）未观察到有害作用剂量小于或等于人的推荐（可能）摄入量的100倍表示毒性较强，应放弃该受试物用于食品。

（2）未观察到有害作用剂量大于100倍而小于300倍者，应进行慢性毒性试验。

（3）未观察到有害作用剂量大于或等于300倍者则不必进行慢性毒性试验，可进行安全性评价。

7. 慢性毒性和致癌试验

（1）根据慢性毒性试验所得的未观察到有害作用剂量进行评价的原则是：

①未观察到有害作用剂量小于或等于人的推荐（可能）摄入量的50倍者，表示毒性较强，应放弃该受试物用于食品。

②未观察到有害作用剂量大于50倍而小于100倍者，经安全性评价后，决定该受试物可否用于食品。

③未观察到有害作用剂量大于或等于100倍者，则可考虑允许使用于食品。

（2）根据致癌试验所得的肿瘤发生率、潜伏期和多发性等进行致癌试验结果判定的原则如下（凡符合下列情况之一，可认为致癌试验结果阳性。若存在剂量–反应关系，则判断阳性更可靠）。

①肿瘤只发生在试验组动物，对照组中无肿瘤发生。

②试验组与对照组动物均发生肿瘤，但试验组发生率高。

③试验组动物中多发性肿瘤明显，对照组中无多发性肿瘤，或只是少数动物有多发性肿瘤。

④试验组与对照组动物肿瘤发生率虽无明显差异，但试验组中发生时间较早。

8. 其他

若受试物掺入饲料的最大加入量（原则上最高不超过饲料的10%）或液体受试物经浓缩后仍达不到未观察到有害作用剂量为人的推荐（可能）摄入量的规定倍数时，综合其他的毒性试验结果和实际食用或饮用量进行安全性评价。

六、进行食品安全性评价时需要考虑的因素

（一）试验指标的统计学意义、生物学意义和毒理学意义

对实验中某些指标的异常改变，应根据试验组与对照组指标是否有统计学差异、其有无剂量反应关系、同类指标横向比较、两种性别的一致性及与本实验室的历史性对照值范围等，综合考虑指标差异有无生物学意义，并进一步判断是否具毒理学意义。此时，如在受试物组发现某种在对照组没有发生的肿瘤，即使与对照组比较无统计学意义，仍要给予关注。

（二）人的推荐（可能）摄入量较大的受试物

应考虑给予受试物量过大时，可能影响营养素摄入量及其生物利用率，从而导致某些毒理学表现，而非受试物的毒性作用所致。

（三）时间–毒性效应关系

对由受试物引起实验动物的毒性效应进行分析评价时，要考虑在同一剂量水平下毒性效应随时间的变化情况。

（四）特殊人群和易感人群

对孕妇、乳母或儿童食用的食品，应特别注意其胚胎毒性或生殖发育毒性、神经毒性和免疫毒性等。

（五）人群资料

由于存在着动物与人之间的物种差异，在评价食品的安全性时，应尽可能收集人群接触受

试物后的反应资料，如职业性接触和意外事故接触等。在确保安全的条件下，可以考虑遵照有关规定进行人体试食试验，并且志愿受试者的毒物动力学或代谢资料对于将动物试验结果推论到人具有很重要的意义。

（六）动物毒性试验和体外试验资料

本标准所列的各项动物毒性试验和体外试验系统是目前管理（法规）毒理学评价水平下所得到的最重要的资料，也是进行安全性评价的主要依据，在试验得到阳性结果，而且结果的判定涉及受试物能否应用于食品时，需要考虑结果的重复性和剂量－反应关系。

（七）不确定系数

不确定系数即安全系数。将动物毒性试验结果外推到人时，鉴于动物与人的物种和个体之间的生物学差异，不确定系数通常为100，但可根据受试物的原料来源、理化性质、毒性大小、代谢特点、蓄积性、接触的人群范围、食品中的使用量和人的可能摄入量、使用范围及功能等因素来综合考虑其安全系数的大小。

（八）毒物动力学试验的资料

毒物动力学试验是对化学物质进行毒理学评价的一个重要方面，因为不同化学物质、剂量大小，在毒物动力学或代谢方面的差别往往对毒性作用影响很大。在毒性试验中，原则上应尽量使用与人具有相同毒物动力学或代谢模式的动物种系来进行试验。研究受试物在实验动物和人体内吸收、分布、排泄和生物转化方面的差别，对于将动物试验结果外推到人和降低不确定性具有重要意义。

（九）综合评价

在进行综合评价时，应全面考虑受试物的理化性质、结构、毒性大小、代谢特点、蓄积性、接触的人群范围、食品中的使用量与使用范围、人的推荐（可能）摄入量等因素，对于已在食品中应用了相当长时间的物质，对接触人群进行流行病学调查具有重大意义，但往往难以获得剂量－反应关系方面的可靠资料；对于新的受试物质，则只能依靠动物试验和其他试验研究资料。然而，即使有了完整和详尽的动物试验资料和一部分人类接触的流行病学研究资料，由于人类的种族和个体差异，也很难做出能保证每个人都安全的评价。所谓绝对的食品安全实际上是不存在的。在受试物可能对人体健康造成的危害以及其可能的有益作用之间进行权衡，以食用安全为前提，安全性评价的依据不仅仅是安全性毒理学试验的结果，而且与当时的科学水平、技术条件以及社会经济、文化因素有关。因此，随着时间的推移，社会经济的发展、科学技术的进步，有必要对已通过评价的受试物进行重新评价。

第三节　食品毒理学实验室操作规范

一、范围

本标准规定了食品毒理学实验室操作的要求。

本标准适用于进行食品毒理学试验的实验室。

二、 术语和定义

1. 实验室负责人

全面负责实验室各项工作，确保试验按照实验室操作规范要求进行运作的人。

2. 项目负责人

全面负责开展某种受试物毒理学试验工作的人。

3. 质量保证人员

熟悉检验工作的特定人员，他们不参与所监督的试验，通过监督试验过程，从而保证实验室工作符合相关规范的要求。

4. 标准操作规程

常规试验操作的执行细则。

5. 试验计划

明确规定试验目的和试验设计等相关信息的书面材料。

6. 原始资料

试验研究过程中各项试验活动的观察记录，包括所有试验记录及数据、自动分析测试仪器上的记录资料、照片和声像记录、原件或复印件、计算机可读介质等。

7. 试验系统

用于测试受试物毒性的系统，如实验动物、微生物、细胞和亚细胞组分以及其他生物、化学、物理系统。

8. 样品

由委托方送检或由第三方抽取的有代表性的样本。

9. 受试物

被测试的单一成分或混合物。

10. 对照物

在研究中用作与受试物对比的物质。

11. 标本

从试验系统中获取的一个或多个用来检验、分析或者保存的材料。

12. 剂量

在试验中给予试验系统受试物的量。

13. 批

在同一个特定的生产过程中生产的一批受试物或对照物，它们的性质应完全一致。

14. 试验开始日期

开始记录原始资料的第一个日期。

15. 试验结束日期

记录原始资料的最后一个日期。

16. 项目起始日期

实验室负责人或授权签字人签署研究计划的日期。

17. 项目结束日期

实验室负责人或授权签字人签署最终报告的日期。

18. 动物福利

让动物在健康快乐的状态下生存，其标准包括动物无任何疾病，无行为异常，无心理紧张、压抑和痛苦等。

三、 组织和人员

（1）实验室应取得相应资质（计量认证/实验室认可），应配备实验室负责人、项目负责人、相应的试验人员和辅助工作人员。

（2）实验室负责人的职责

①确保有充足的有资格的人员，并按规定履行职责。

②每个项目开始前，确定项目负责人。

③确保各种设施、设备和试验条件符合规定。

④组织制定和修改标准操作规程，确保试验人员掌握相关的标准操作规程。

⑤组织制定计划表，审查批准试验计划和试验报告，掌握各项试验的进展。

⑥成立实验动物伦理委员会。

（3）项目负责人对所承担项目的全过程负责，并应接受实验室负责人的指导，项目负责人职责至少还包括以下几方面。

①提出试验计划并组织试验人员进行试验；确保按照试验计划以及相应的标准操作规程（Standard operating procedures，SOPs）进行试验，任何试验计划的偏离都应按程序得到确认，变动内容和变动原因应记录并备案；

②确保所有原始资料完整、真实地记录；对试验数据的有效性及试验过程符合本标准要求负责。

（4）试验人员应接受项目负责人指导，严格按照试验计划和SOPs进行操作。不同岗位人员应参加相应的继续教育计划并接受质量管理方面的专门培训。动物试验操作人员、阅片（遗传毒理学及毒性病理学等）人员等，应给予专门的技术培训并需获取相应的资格或授权。

（5）实验室应授权专人从事特定工作，如动物饲养、检疫、解剖、取材、特定类型仪器设备的操作、实验室信息系统的操作等，必要时应获取相应的资格（如动物饲养员和高压容器操作人员等）。

（6）动物试验相关人员应定期（每年一次）接受健康检查，患有妨碍实验动物工作疾病的人员不得从事实验动物工作。

四、 试验过程的质量保证

（1）实验室应设立质量保证人员。质量保证人员由机构负责人直接任命，直接对机构负责，并且熟悉试验过程。

（2）质量保证人员不参与所监督项目的试验工作。

（3）质量保证人员应监督环境设施、设备及标准物质是否符合试验要求，试验项目是否严格按照试验计划进行，试验操作是否规范，是否严格按照现有的SOPs进行，检验数据及结果评价是否正确等。

（4）质量保证人员应实施检查，如实保存检查记录并签字、存档。检查发现的问题应及时通知项目负责人和实验室负责人，必要时有权暂停试验。

五、 试验准备

1. 样品的接收、保存和转运

（1）样品采用唯一性标识。

（2）设立专人保管样品，对样品出入库时间、接收数量、保存方法、试验用量、剩余样品量进行记录并签名。

（3）了解样品的特征，如批号、纯度、成分、浓度、稳定性、溶解度、保存条件及试验条件的相关内容。根据样品的物理、化学、生物学特性、加工工艺以及包装方式等信息确定适当的保存和运送方法，并将有关信息送达相关人员。

2. 检验方法和标准操作规程

（1）检验方法应参照 GB 15193.1—2014 进行，必要时也可使用非标准方法，但需经过一定的程序，以判断、验证和确认非标方法的有效性。

（2）实验室应具备与试验相关的 SOPs，并经实验室负责人审核批准。根据试验需要及时更新 SOPs。试验人员应能及时方便地获取所需现行有效的 SOPs。

（3）检验工作中对标准操作规程的偏离应该记录在案，并评估偏离对试验结果的影响，做出终止试验还是继续试验的综合判断。

（4）SOPs 应至少包括以下内容：

①受试物：接收、确认、标记、处理、取样和保存；

②设备：使用、维护、清洁与校准；

③材料、试剂和溶液：制备与标记；

④计算机系统：验证、操作、维护、安全、变化控制与备份；

⑤记录的保存、报告、贮存：项目编号、数据收集、报告的准备、索引系统、数据的处理，包括计算机化系统的使用；

⑥试验系统：试验系统（实验动物、细胞株等）的接收、转移，正确放置、特性描述、识别以及管理的程序；

⑦试验系统的准备、观察和检查；

⑧实验期间实验动物个体濒死或者死亡时的处理；

⑨标本的收集、确认和处理；

⑩废弃物处理；

⑪质量保证程序：在计划、日程安排、执行、记录和报告检查中质量保证人员的操作。

3. 试验设备、试剂、实验动物和耗材

（1）实验室应配备满足检测的所需设备。应明确设备能够达到并符合相关检验所要求的条件。

（2）实验室应建立程序，用于定期检测、维护和校准设备。

（3）接受过培训并被授权的人员方可操作设备。

（4）实验室人员应对采购的试剂、耗材进行核查、验收，其质量应满足试验所需的要求，在其有效期内使用，存放条件满足要求。

（5）应向有实验动物生产许可证的单位订购实验动物，并需附有实验动物质量合格证。

4. 设施与环境

（1）设施和环境应符合 GB 50447—2008、GB 19489—2008 和 ISO 15190：2003 及相关规定。

（2）实验室应按照有效运作的宗旨进行设计和布局。如果相邻的试验区域开展相互影响的试验，必须进行必要的分隔。应采取措施防止交叉污染。对特殊工作区域应明确标识并能有效控制、监测和记录。

（3）实验室中的检验设施应利于有效地进行检验工作。这些设施至少包括能源、光照、供水、通风、压力、温湿度调节、废弃物处置及消毒等。

（4）应提供相应的存储空间和条件，用于样品、菌株、细胞株、组织块、切片、文件、手册、设备、试剂、记录以及检验结果等的存放和保管，并有专人进行管理。

（5）当环境因素可能影响检验结果时，实验室应监测、控制并记录环境条件。应特别注意洁净度、温湿度、动物房空气氨浓度、落下菌数、压强梯度、噪声、辐射（必要时）等的变化情况。

（6）实验动物饲养环境与条件应符合 GB 5749—2006、GB 14922. 1—2001、GB 14922. 2—2011、GB 14924. 1—2001、GB/T 14924. 2—2001、GB 14925—2010 及相关规定。

①应控制人员进入或使用会影响检验质量的区域。应采取适当的措施保护受试物及设施、环境的安全，防止无关人员接触。

②动物饲养设施应满足开展食品毒理学试验的要求，达到相应国家标准和部门规章的要求，并获取相应级别的实验动物使用许可证。动物饲料、垫料、笼具、饮水卫生等均应满足相应级别动物房管理的要求。

③根据动物种属、品系、来源或试验项目进行分隔饲养，并能隔离患病动物等。

④对已知具有危害的受试物（包括挥发性成分、放射性物质、生物性危害及具有“三致”危害的物质），必须在独立的特别动物室或区域试验，以防环境污染。

⑤应有独立的实验动物检疫区、配备动物福利及收集动物排泄物的设施。

六、 试验实施

（一） 试验计划

（1）试验前应制定试验计划，并作为原始资料予以保存。

（2）试验计划内容至少应包括：

①样品名称及受理编号；

②试验项目名称及试验目的；

③委托方名称，地址；

④实验室名称、地址；

⑤项目负责人、试验人员名单及分工；

⑥动物伦理审查，制定包括尽量减少操作过程中动物的不适，濒死动物以及试验结束后实施安乐死等方案；

⑦试验的时间安排；

⑧样品和对照物的前处理方法；

⑨试验方法的确定；

⑩试验的环境条件；

⑪试验系统的选择及分组方法；

⑫预试验实施方案（必要时）；

⑬具体给予受试物的方法，如剂量、途径、频率、持续时间等；

⑭标本采集及指标检查，包括血液学、生化学和病理学检查等；

⑮试验记录的内容，试验数据的统计分析方法；

⑯试验过程中异常情况应采取的措施预案；

⑰试验过程中及结束后有毒有害物质（如阳性对照物）和实验动物及细胞组织等的无害化处理方案。

（3）试验计划由项目负责人拟定，经由实验室负责人签字批准后实施。

（4）应保证在试验开始前，参与试验项目的每一个试验人员都知悉试验计划内容。

（5）试验过程中如发现试验计划存在问题，则应根据具体情况，决定是否暂停或终止试验，必要时修改试验计划，修改后的试验计划由实验室负责人重新审批。

（二）试验系统准备和分组

1. 试验系统准备

（1）试验系统的选择应按照试验计划的要求，能满足试验项目检验的需要。

（2）应确保试验系统来源清楚，品系明确，已知其生物学特点；实验动物应经检疫确认健康后方能进行试验。

（3）试验系统的来源、种系、细胞传代数、到达时间以及健康和生长状况等应记录备案。

（4）进口、采购、采集、使用和处置这些试验系统时应符合国家相关法规和标准的要求。

2. 试验系统分组

（1）应按试验计划的要求设立各剂量组以及必要的对照组等。

（2）试验系统分组应遵循统计学的要求，各组试验系统的数量应能满足试验方法及结果统计的技术要求。

（3）实验动物应采用恰当的方法进行标识，保证试验期内标识清晰可辨。

（4）试验系统分组后在饲养笼或培养容器上应有标签标明项目名称、品系、性别、组别、分组日期、试验开始日期、项目负责人及其他必要的相关信息。

（三）受试物前处理及试剂配制

（1）受试物的处理方法不应破坏或改变其化学结构、成分及生物活性。

（2）受试物、对照物与溶媒的混合物应符合试验要求。所用溶媒应对混合物中受试物或对照物特性、试验系统、程序实施及测试结果没有干扰作用。

（3）应考虑受试物在溶媒中的稳定性，必要时应采取适当措施最大限度降低其影响，如其易被氧化或易分解，应在使用前新鲜配制。

（4）应保证受试物在溶媒中分散均匀。对不溶于溶媒的某些粉末状物质，可配制成混悬液并在给样操作前充分混匀。

（5）受试物处理完成后应及时标识，至少包括以下信息：受试物名称、试验项目、受试物浓度、溶媒名称、配制或处理日期、失效日期、保存方法、配制人。

（6）试剂的配制注意事项

①试剂的称量、稀释或浓缩、定容及调节 pH 等操作均应严格遵照 SOPs。

②试剂与溶液应妥善保管，在称取和使用时避免污染和变质。

③试剂有明确标识，至少包括名称、浓度、配制日期、失效日期、保存要求和配制人。

（四） 试验操作

1. 受试物给样方式

（1） 应遵照试验计划给予试验系统受试物及对照物，确保给予量准确、给样方式一致。

（2） 对于培养细胞或细菌，应严格进行无菌操作，避免污染，应保证所给受试物及对照物均匀分布于培养及生长环境中。

（3） 试验过程中发现试验系统出现意外情况，如非受试物因素造成动物发生疾病、死亡或培养细胞受到污染等，应立即报告项目负责人，及时采取补救措施，并做好试验人员和环境的安全防护工作。

（4） 根据受试物对实验动物的适口性，选择适当的受试物给予方式（掺入饲料、灌胃或饮水）。

2. 试验观察

（1） 试验过程中应按试验计划的要求对试验系统进行观察。

（2） 对实验动物的大体观察主要包括外观、行为、中毒体征和死亡情况等。

（3） 对于培养细胞的观察主要包括细胞的形态、数量、生长状况等是否异常，培养液颜色、透明度是否改变，以便及时发现细胞损伤或污染等异常情况。

（4） 对于菌落的观察主要包括菌落的大小、边缘、颜色、形状、光泽度等，判断菌落的生长状况，以及是否受到污染等。

3. 生物标本的采集、处理和检测

（1） 采集生物标本时，生物标本和容器有明确的编号，所用的器具及盛装容器不应被可能影响试验结果的物质污染。

（2） 实验动物标本采集的时机应满足试验的要求。

（3） 对采集的生物标本应尽早进行检测或处理，如需贮存，则应选择适当贮存方法。

（4） 对不同个体生物标本进行检测时应注意防止交叉污染，并尽快完成。

（五） 试验记录

（1） 试验过程应准确及时地记录，并签署记录人姓名和日期。

（2） 应准确记录试验环境条件与仪器设备，受试物和试剂的配制方法、试验过程、观察和检测结果、统计等详细信息。

（3） 记录应清晰明确，便于检索，并符合有关规定。

（4） 对记录的修改应符合有关规范的要求。记录的所有改动应有改动人的签名或盖章。电子存储的记录也应达到同等要求。

（六） 数据统计分析及结果评价

1. 试验数据统计分析

（1） 应遵照试验计划的统计方法对原始数据进行统计分析。

（2） 数据录入文件及统计结果的输出文件均应作为原始记录予以保存。

（3） 如剔除某些数据，应提供依据。

（4） 对于组织病理学检查等描述性试验结果，必要时对异常发生率进行统计分析。

2. 试验结果评价

（1） 应综合考虑数据的统计学意义、生物学意义和毒理学意义；应注意试验组与对照组之间的差异以及不同剂量组之间的差异，以求发现受试物可能的毒性作用及其剂量－效应/反应关系；当数据分析出现统计学意义时，在下结论之前应考虑检测指标是否在本实验室正常参考值范围，是否存在剂量－反应关系等，从而帮助判断受试物是否具有毒性作用；应考虑大体解剖检查以及相应标本的组织病理学检查之间的联系，并注意病理学与生化检查结果的关联性。

（2）应综合考虑受试物的理化性质、成分及配方、毒性大小、代谢特点、蓄积性、接触的人群范围、食品中的使用量与使用范围、人的可能摄入量等因素进行评价。

（七）废弃物、样品的处理

（1）废弃物（如动物尸体、标本、阳性物等）的处理应符合 ISO 15190：2003、GB 19489—2008、GB 15193—2009 及相关规定。

（2）样品按有关规定的保存期限和保存条件进行保存，到期需经实验室负责人审批后方可进行处置；样品的分类处置要符合相关的安全环保规定。处置样品的流向及数量应记录。

七、报告与解释

（1）实验室制定检验结果发布过程的程序，包括检验报告的编制、审核、签发形式等。

（2）实验室负责人应组织制定报告的格式。

（3）当有必要修改并重出新的检验报告时，应注以修改件标识，并注明所替代的原件。

八、资料、标本的保存

（1）试验结束后，项目负责人必须将有关试验的原始记录、试验计划、试验报告、质量保证人员的检查记录等资料按标准操作规程的要求进行保管。

（2）应保留检验报告的正本（包括原始记录）及电子化文本，且保存时间至少 5 年。工作人员技术档案、仪器设备档案等应长期保存。

（3）试验标本应按相应 SOPs 进行管理或处理。

第四节　试验内容

一、一般毒性试验

化学物质在一定剂量、一定的接触时间和一定的接触方式下对试验动物产生的综合毒效应称为一般毒性作用（General toxicity），又称基础毒性（Basic toxicity）。一般毒性作用根据接触毒物的时间长短又分为急性毒性、亚慢性毒性和慢性毒性。相应的试验称为急性毒性试验、亚慢性毒性试验和慢性毒性试验。

一般毒性试验的方法包括急性毒性、蓄积毒件试验、亚急性毒性、亚慢性毒性和慢性毒性试验。各试验的实验周期和目的见图 8－1。

（一）急性毒性试验

急性毒性（Acute toxicity）是指机体（人或试验动物）1 次接触或 24h 多次接触化学物后

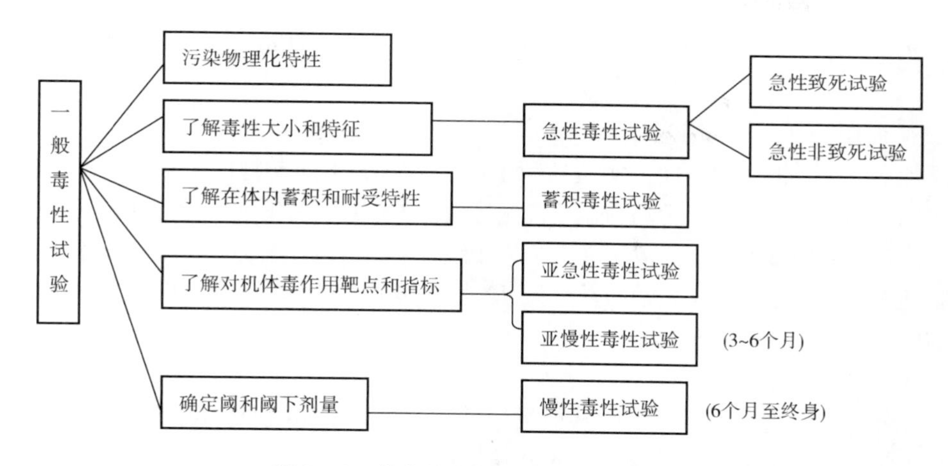

图8－1 外来化合物一般毒性试验项目

在短期（最长14d）内所发生的毒性效应，包括一般行为、外观改变、大体形态改变及死亡效应，急性毒性试验是经口一次性给予或24h内多次给予受试物后，短时间内动物所产生的毒性反应，包括致死的和非致死的指标参数，致死剂量通常用1/2致死剂量LD_{50}来表示，其单位是每千克体质量所摄入受试物的毫克数，即mg/kg体质量。

（二）蓄积毒性

蓄积毒性（Accumulation）是指机体反复多次接触化学物质后，当化学物质进入机体的速度（或总量）超过代谢转化的速度和排泄的速度（或总量）时，其原形或代谢产物可能在体内逐步增加并贮留，这种现象称为化学毒物的蓄积作用。

将一种有毒化学物质以低于其中毒阈剂量的较小剂量输入体内，并不引起中毒，但如果将这一剂量以一定时间间隔反复输入体内，一定时期后即可呈现毒性作用，这是由于此种毒物每次在体内可以蓄积一定数量，当蓄积的总量超过其中毒阈剂量时，即可引起中毒，所以蓄积作用是外来化合物呈现慢性毒性及亚慢性作用的基础。

事实上外来化合物在体内的蓄积应包括两种概念。一种是量的蓄积，即化合物进入机体后，其从体内消除的数量少于输入的数量，以致化学物质在体内贮留的量逐渐增加，这种量的蓄积也可理解为物质的蓄积。另一种概念是外来化合物进入机体后将引起一定的功能容量的降低与结构形态的变化，如果是一种不可逆的变化，或在机体修复过程尚未完成前，化学物质第二次又已进入机体，并再次造成损害，则这种功能或形态变化也可逐渐累积，即功能蓄积。

（三）亚急性毒性试验

亚急性毒性试验也叫亚慢性毒性试验，是在相当于动物生命的1/10左右时间内使动物每日或反复多次接触被检化学物质的毒性试验。

1. 试验目的

亚慢性毒性试验主要获取慢性毒性的参数如最大无作用剂量和最大耐受剂量，估计阈剂量，为慢性毒件试验和致癌试验的剂量设计提供依据；了解亚慢毒性染毒情况下化学毒物的毒性、特点和靶器官，并为慢性毒性试验提供合适的观测指标。

2. 动物选择

选择急性毒性试验已证明为对受试物敏感的动物种属和品系，一般选用啮齿类动物，首选品种为大鼠。使用雌、雄两种性别的离乳大鼠，试验开始时动物体质量的差异应不超过平均体质量的±20%。至少应设三个剂量组和一个对照组。每个剂量组至少20只动物，雌、雄各10只。

3. 试验周期

亚慢性毒性试验的试验周期占实验动物生命的1/10，不同动物由于寿命的不同试验周期可有所不同，但有研究报道认为动物连续接触受试物3个月，其毒性效应往往与再延长接触时间所表现的毒性效应基本相同，故不必再延长接触时间，所以在食品安全性毒理学评价的亚慢性毒性试验中，对长期、经常接触的受试物可选择试验周期为90d，而对阶段性接触的受试物可选择30d。

4. 剂量分组

通过亚慢性毒作用试验应当求出其剂量-反应关系，才能阐明受试物的亚慢性作用的特征，并可为慢性毒作用试验提供参考，为此亚慢性试验至少应设3个剂量接触组和1个对照组。因为每个具体试验的要求、目的不同，亚慢性毒作用试验的剂量范围很难统一规定，一般认为上限应控制在试验动物在接触受试物的整个过程，不发生死亡或仅有少数或个别灭亡，同时能引起较为明显的中毒症，或靶器官出现一定程度的典型损伤。最好最高剂量组的动物在接触期间出现明显或典型的中毒症状或效应，中间剂量组出现轻微但较明显的中毒效应，最低剂量组接近亚慢性阈值剂量水平。

5. 观察指标

亚慢性毒作用试验观察指标的选择是十分重要的，而选择特异性或敏感指标有一定困难。主要有：

（1）一般性指标　也称非特异性观察指标。虽然此类指标不具有特异性，但在没有得到特异性指标前，它可能是反映机体变化的敏感指标。

①动物体质量：在亚慢性试验和慢性试验中，受试物接触组与对照组试验动物喂养的条件相同，如果受试物接触组动物体质量增长慢于对照组，甚至停止增长或减轻，可以说是由于接触受试物的结果。

②食物利用率：将接触组和对照组实验动物的食物利用率相比较，有助于说明受试物是否影响实验动物的食欲。

③症状。

④脏器系数（或/和脏/体比值）：如果由于接触外来化合物致使某个脏器受到损害，则比值就有所改变，脏/体比值增大或缩小，因此，脏/体比值是灵敏、有效和经济的指标。

⑤生化指标：主要指血象和肝肾功能的检测。

（2）特异性指标　是指机体接触某种受试物后所表现的特异性损伤指标。特异性观察指标的选择依赖于急性毒性试验和文献检索。

（3）病理组织学检查。

（四）慢性毒性试验

1. 试验目的

慢性毒性试验的目的是确定长期接触化学毒物造成机体损害的最小作用剂量和对机体无害的最大无作用剂量，阐明毒作用的性质、靶器官和中毒机制，为制定人安全限量标准提供毒理学依据。了解经长期接触受试物后出现的毒性作用，尤其是进行性或不可逆的毒性作用以及致癌作用，最后确定最大无作用剂量，为受试物能否应用于食品最终提供评价依据。

2. 剂量分组

一般应设置4或5个剂量组，即对照组、无作用剂量组、阈剂量组、发生比较轻微但有明确毒效应的剂量组、发生较为明显的毒效应水平剂量级组。

（1）以慢性为主要出发点　选择亚慢性毒性效应的阈剂量或其1/5为慢性毒性试验的最高剂量，以亚慢性阈值的1/10~1/5为预计慢性剂量，以其1/10为预计的无作用剂量。

（2）以急性毒效应为出发点　以1/10 LD_{50}为最高剂量，1/100 LD_{50}为预计慢性阈剂量，以1/1000 LD_{50}为预计无作用剂量。

一般组间距以相差5~10倍为宜，最低不得小于2倍。

3. 观察指标

观察指标以亚慢性作用的观察指标为基础，主要是选择亚慢性毒性试验中已呈现有意义的变化指标。

观察指标的数目应尽量减少，如需采血，也应尽量减少采血量，其意义在于防止造成实验动物贫血和减少人为的过分刺激，从而防止加重或改变受试物的毒效应。

二、特殊毒性试验

（一）化学毒物致突变作用

致突变作用是外来因素引起细胞核中的遗传物质发生改变的能力，而且这种改变可随同细胞分裂过程而传递。在毒理学范畴主要涉及三类突变类型，即基因突变、染色体畸变和染色体数目改变。

基因突变是指基因中DNA序列的变化，这种突变通常限制在一个特定部位，所以又称点突变。包括碱基置换（base substitution）和移码突变（frameshift mutation）。碱基置换指某一碱基对性能改变或脱落。移码突变指发生1对或几对（3对除外）的碱基减少或增加，以致从受损点开始的碱基序列完全改变，形成错误的密码，导致错误的氨基酸合成。

染色体畸变指染色体结构的改变，这种改受一般可用光学显微镜检测到。染色体结构的改变是因为染色体或染色单体断裂，当断端不发生重接或重接不在原处，即发即发生染色体结构异常：包括缺失（染色体上丢了一个片段）、重复（在一套染色体里，一个染色体片段出现不止一次）、倒位（染色体片段颠倒）、易化（一个染色体片段位置改变）。

染色体数目改变包括非整倍体和多倍体，非整倍体指增加或减少一条或几条染色体，多倍体指染色体数目成倍增加。

突变对机体的影响可因突变细胞的不同而不同，当体细胞发生突变而不是生殖细胞时，其影响仅能在直接接触该化合物的个体身上表现出来，而不可能遗传到下一代。只有当生殖细胞发生突变时，其影响才有可能遗传到下一代。

体细胞突变的后果中最受注意的是致癌问题，其次胚胎体细胞突变可能导致畸胎。如果突变发生在生殖细胞，无论是在其发育周期的任何阶段，都存在对下一代影响的可能性，其影响可分为致死性和非致死性两类。致死性影响可能是显性致死或隐性致死，显性致死即突变配子与正常配子结合后，在着床前或着床后的早期胚胎死亡。隐形致死需要纯合子或半纯合子才能出现死亡效应。如果生殖细胞突变为非致死性，则可能出现显性或隐性遗传性疾病，包括先天性畸形。

检验化学致突变作用见图8-2，常用的实验主要有骨髓微核试验、骨髓细胞染色体畸变试验、Ames试验等。

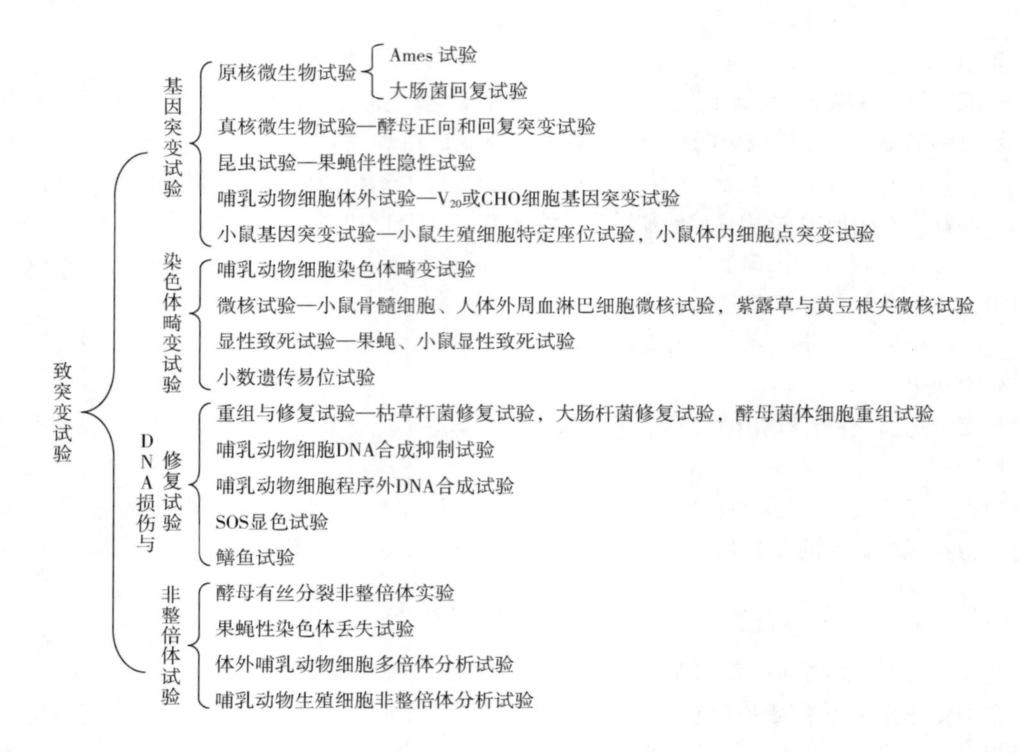

图 8 -2　检验化学致突变作用

（二）致癌试验

致癌试验通常采用的方法如图 8 -3 所示。

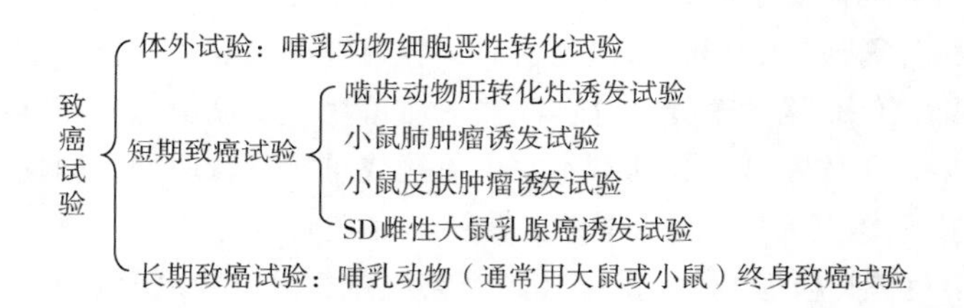

图 8 -3　致癌试验常用方法

致癌试验是检测受试物是否具有诱发肿瘤形成能力的试验。分为体外试验、短期致癌试验和长期致癌试验三类。由于致癌是一种后果严重的毒性效应，因此致癌性评定是一项极其重要、慎重而又复杂的工作。只有长期的、终生试验才被公认为可得到确切证据，说明对动物有无致癌性。但长期动物试验费时、费力并耗费大量经费，所以提出在进行长期动物试验前，先进行致突变试验，据此可对受试物的致癌性进行初步推测。但这些试验对非遗传毒性致癌物必然呈现阴性结果，因此需要进行体外恶性转化试验和短期动物致癌试验。

需要注意的是，某些致癌化学物质没有直接的致癌作用，但在体内代谢后可转变为致癌物，称之为前致癌物，与此相对，直接具有致癌作用的物质称为终末致癌物。在进行体外致癌试验时，应考虑到受试物为前致癌物的可能，采取必要的措施，尽量模拟体内情况，如加入 S9 等。

（三）致畸试验

致畸试验是检验受试物生殖发育毒性的试验。化合物的生殖发育毒性分为两个方面，一是对生殖过程的影响即生殖毒性，二是对发育过程的影响即发育毒性。生殖毒性包括生殖细胞的发生、卵细胞受精、胚胎形成、妊娠、分娩和哺乳等过程的损害，表现为性淡漠、性无能和各种形式的性功能减退；发育毒性包括胚胎发育、胎仔发育、幼仔发育等方面的损伤，表现为胚胎生长迟缓、胚胎畸形、胚胎功能不全或异常、胚胎或胎仔死亡。

致畸作用对存活后代的影响较为严重，往往是一种不可逆的过程，因此受到高度重视。

致畸试验有传统常规致畸试验、致畸物体内筛检试验法及致畸作用和发育毒性的体外试验法。其中传统常规致畸试验应用最为普遍。

第五节 食品中有害化学物质卫生标准的制定

食品卫生标准是国家提出的各种食品都必须达到的统一的卫生质量要求，我国的食品卫生标准是国家授权卫生部统一制订的。食品中有害化学物质（包括微生物毒素和放射性核素）的食品卫生标准是按食品毒理学的原则和方法制定的。我国与其他国家一样，在现行食品卫生标准中已规定了很多污染物和食品添加剂等有害化学物质的容许量。目前国际上对食品卫生标准的制定程序尚无统一规定。在制定一项容许量标准时，一般必须注意科学要求和实际可能性之间的关系，还要考虑当前测定方法的水平。一般食品中有害化学物质食品卫生标准的制定步骤如下。

一、确定动物最大无作用剂量

最大无作用剂量（MNL）是评定一种外来化学物质毒性作用的主要依据。在制定容许量标准过程中，确定最大无作用剂量时一般采用该物质各项毒性指标 MNL 中的最具危险者。不仅根据一般慢性毒性动物试验结果，还必须全面考虑该化学物质的致癌、致畸、致突变等效应，并了解它在机体内的蓄积作用、代谢过程、与其他化学物质的联合作用以及形成的有害降解产物等。

二、人体每日容许摄入量

人体每日容许摄入量（acceptable daily intake，简称 ADI）系指人类终生每日摄入该化学物质对人体健康无任何已知不良效应的剂量，以相当人体每公斤体重的毫克数表示。这剂量主要根据动物试验结果所得最大无作用剂量换算而来。在换算中必须考虑人与动物的种间差异，这种差异主要在于敏感性不同，即表现在量方面的差异。例如有人用 260 种化学物质对人与 11 种动物的致死量进行对比，发现其比值绝大多数在 1 ~ 10。此外人类本身还存在个体差异，即在人群中有少数人比大多数人更为敏感。根据实践，同一种动物之间不同个体的敏感程度也相差约 10 倍。因此，在根据动物试验中的最大无作用剂量换算人的 ADI 时，为安全起见将最大无作用剂量降低若干倍，此降低的倍数即为“安全系数”。在食品中一般定为 100。可以理解为种间差异和个体差异各为 10 倍，$10 \times 10 = 100$。所以 100 倍安全系数只是概略估计，并非十分精确，可以适当伸缩。如果受试物的主要毒性作用不是极为严重，所接触的人群范围较小，例如仅限于直接生产或使用人员，或者关于毒性作用的资料系人体直接观察到的结果，并证明受试物可参与人体的正常代谢过程，在这种情况下，安全系数可小些；但如受试物毒性作用极为严重，例如有致癌作用，且和广大人群有关，目前又无替代的物质则安全系数可加大为1000倍或更大。

根据已有资料（化学、生化、毒理学等）表明某种受试物毒性很低、且其使用量和人膳食中的总摄入量对人体健康不产生危害，则可不必规定具体 ADI。但符合这一要求的物质必须有良好的生产规范的制约，并不得用于掺假，掩盖食品质量缺陷或导致营养不平衡。

当某种物质的安全资料有限，或根据最新资料对已制定 ADI 的某种物质的安全性提出疑问，如要求进一步提供所需安全性资料的短期内，有充分的资料认为在此短期内使用该物质是安全的，但同时又不足以确定长期食用安全时，可制定暂定 ADI 并使用较大的安全系数（通常为 100×2），还需规定暂定 ADI 的有效期限，并要求在此期间经过毒理学试验结果充分证明该受试物是安全的，暂定 ADI 值改为 ADI 值；如毒理学试验结果证明确有安全问题，撤销暂定 ADI 值。

在下列情况下，不对受试物提出 ADI：①安全性资料不充足；②认为在食品中应用是不安全的；③未制定特性鉴别及纯度检测的方法和规格说明。

人体 ADI 的正确确定，对保护人体健康十分重要，也是制定食品中化学物质容许量标准全部过程中关键的一步，必须十分审慎。其根本问题是动物毒性试验结果，即动物最大无作用剂量必须正确可靠。如果动物最大无作用剂量正确可靠，100 倍的安全系数也符合实际情况，则：

人体每日允许摄入量（ADI）（mg/kg 体重）＝动物最大无作用剂量（mg/kg 体重）×1/100

例如某农药的动物最大无作用剂量为 5mg/kg 体重，则此农药的人体每日容许摄入量为 5mg/kg 体重×1/100＝0.05mg/kg 体重，如果一般成人体重以 60kg 计，则农药成人每日最高摄入量不应超过 0.05mg/kg 体重×60kg＝3mg/（人·日）。

三、 全部摄取食品中最高容许总量

食品中有害化学物质的最高容许含量是根据人体 ADI 值推算出来的，一般以 mg/kg 或 mg/L 表示。所谓人体 ADI 是正常成人每日由外界环境容许进入体内某物质的总量，其进入体内的途径并不仅限于食品，还可能有饮水和空气等。如果某物质除食品外，并无其他进入人体的途径，则 ADI 即相当于每日摄取的各种食品中该物质含量的总和。例如，大多数食品添加剂符合这种情况；如果是农药或其他污染物，则往往还有其他途径进入人体。因而按 ADI 考虑该物质在食品中的最高允许含量时，须先确定在人体摄入该物质的总量中来源于食品的该物质所占的比例。一般情况下对非职业性接触者来说，农药、金属毒物等环境污染物进入人体的比例，仍以通过食品者占绝大部分，一般可达 80%～85%，而来自饮水、空气及其他途径者，总共不过 15%左右。

仍以上述农药为例，已知该农药的人体 ADI 为 3mg/（人·日），根据检查此物质进入人体总量的 80%来自食品，则每日摄取的各种食品中含该农药的总量不应超过 3mg×80%＝2.4mg。2.4mg 就是该农药在食品中的总最高容许含量。

四、各种食品中最高容许量

为了确定一种化学物质在人所摄取的各种食品中最高容许量各为多少，首先要通过人群的膳食调查，了解含有该种物质（例如农药）的食品种类，以及各种食品的每日摄取量。此时可能有下列两种情况：

（1）含该农药的食品只有某种粮食，此种粮食正常人摄取量为500g/日，则该粮食中此种农药的最高容许含量为 $2.4mg \times 1000/500 = 4.8mg/kg$。

（2）不仅粮食含有该种农药，而且蔬菜中也含有，人体每日摄取粮食和蔬菜的量分别为500g 和300g，则粮食与蔬菜中该农药最高容许含量平均为：$2.4mg \times 1000/(500 + 300) = 3mg/kg$。

不论含有该农药的食品有多少种，均可如此推算。至于多种食品的最高容许含量之间是否应有差别则可根据具体情况而定。

五、各种食品中的容许量标准

按照上述方法计算得出的各种食品中该农药的最高容许含量，是该农药在各种食品中容许含量的最高限度，是计算得出的理论值。为了更切合实际情况，对人体安全更有保证，还应根据具体情况作适当调整。主要在确保人体健康的前提下，兼顾需要与可能两方面。即应考虑在目前生产水平、技术条件和经济水平条件下经过努力是否能够达到，也就是要考虑到标准的可行性。

（1）如果该种物质已经正式生产使用，则应对食品中实际含量进行调查，在基本满足生产需要和有关卫生要求的前提下，如果食品中实际含量低于最高容许含量时，则应将实际含量作为容许量标准；如果实际含量高于最高容许含量，则必须找出其原因所在设法降低。原则上容许标准不能超过最高容许含量。

如果经过上述努力，食品中实际含量仍不能降低至最高容许含量以下，而且这种物质在生产上比较重要不能停用，则可以允许以略高于最高容许含量的食品中实际含量为暂时规定的容许量标准。但在暂时执行过程中，不致对人体造成明显损害。而且必须在暂行期限内彻底解决。

（2）在具体制定容许量标准的界限数值时，往往需要考虑应该较为严格或稍加放宽。主要应根据该物质的毒性特点和人类实际摄入情况而定。例如根据该物质在人体是否易于排泄、解毒或蓄积性更强，以及代谢过程中可能形成毒性更强的物质；也要考虑该物质只具有一般易于控制的毒性或是能特异性地损害重要器官和系统，或具有致癌、致畸、致突变等严重后果；含有该物质的食品是季节性食品甚至偶尔食用，还是长年大量食用；是供一般成人食用，还是专供儿童、病人食用；该食品在烹调加工中是易于挥发破坏，还是性质极为稳定；该物质是生产中所必需，还是必需性不大等。凡属前者可以略予放宽，属于后者则应从严掌握。

食品卫生标准主要是根据动物毒性试验的结果，因此可能受种间差异、个体差异的影响与可能同时存在的其他物质的联合作用和其他因素的影响。这些因素都不是十分明确的，据此制定的食品中有害化学物质的容许量标准，也带有一定的相对性。动物试验中的 MNL 的可靠性与试验方法的灵敏度有密切关系，随试验测定方法的不断发展、改进，与人们认识水平的不断提高，过去认为是无害的物质，用微量或精密的方法却可以证明有害，从而使这种允许使用的化学物质被淘汰，或在使用中受到限制。因此容许量标准制定以后，尚需进行验证，即需要人群调查研究资料的证实和重复必要的动物毒性试验等。另外还应注意食品毒理学理论与方法的进展，不断进行修订。

容许量标准的执行，需要农业、商业、外贸、粮食、轻工、交通、卫生等部门共同努力才能很好地完成。

思考题

1. 什么是食品安全性？
2. 简述影响食品安全性的因素。
3. 简述食品安全性毒理学评价程序。
4. 简述食品安全性毒理学评价试验的试验原则。
5. 简述在进行食品安全性评价时需要考虑的因素。

第九章 食品生产企业的卫生管理

CHAPTER 9

[学习目标]

1. 掌握食品生产企业的卫生管理内容和方法，包括卫生管理制度、厂房及设施卫生管理、食品加工人员健康管理与卫生要求、生产过程的卫生管理、成品贮存、运输和销售的卫生管理、虫害控制、废弃物控制等，确保食品的安全卫生质量。

2. 了解食品安全现代控制体系中良好生产规范（GMP）、卫生标准操作程序（SSOP）及危害分析关键控制点（HACCP）等主要构建内容，及其在食品安全生产中的应用。

食品是人类赖以生存的重要物质，人体摄入各种各样的食物时，如果随同食物摄入有毒有害物质，则会引起多种疾病，因此，保证食品的卫生质量，保护消费者健康是每一个食品工作者的责任和义务。有效的卫生管理可以提高食品的卫生质量，保证食品的安全性。食品卫生管理工作不仅是卫生行政部门的责任，也是食品生产企业的重要工作内容之一。食品生产企业应建立相应的食品卫生管理机构，对本厂的食品卫生工作进行全面管理。

食品安全国家标准 GB 14881—2013《食品生产通用卫生规范》是我国食品生产企业卫生管理工作的指导性纲要，各食品生产企业可根据此规范进行卫生管理制度的制订，具体可包含以下几个方面：

（1）制定食品加工人员和食品生产卫生管理制度以及相应的考核标准，明确岗位职责，实行岗位责任制。

（2）根据食品的特点以及生产、贮存过程的卫生要求，建立对保证食品安全具有显著意义的关键控制环节的监控制度，良好实施并定期检查，发现问题及时纠正。

（3）制定针对生产环境、食品加工人员、设备及设施等的卫生监控制度，确立内部监控的范围、对象和频率。记录并存档监控结果，定期对执行情况和效果进行检查，发现问题及时整改。

（4）建立清洁消毒制度和清洁消毒用具管理制度。清洁消毒前后的设备和工器具应分开放置，妥善保管，避免交叉污染。

本章中，我们将从厂房及设施卫生管理、生产原辅材料的卫生管理、生产过程的卫生管理、成品储存运输和销售的卫生管理、食品加工人员健康管理与卫生要求、虫害控制、废弃物处理及现代质量管理体系几个方面对食品生产企业的卫生管理进行介绍。

第一节　食品工厂设计中对企业的卫生要求

食品工厂的设计和建设必须根据拟建设项目的性质对建厂地区及地址的相关条件进行实地考察和论证分析，最后确定食品工厂的建设地点和总体设计。食品生产企业厂房及厂区进行设计和施工时，应将本厂的总平面图、原材料、半成品、成品的质量和卫生标准、生产工艺规程以及其他有关资料，报当地食品卫生监督机构备查。

一、选址及厂区环境

厂址选择是指在相当广阔的区域内选择建厂的地区，并在地区、地点范围内从几个可供考虑的厂址方案中选择最优厂址方案的分析评价过程。在实施卫生操作规范的过程中，厂址的选择具有至关重要的作用。

理想的厂址应避免建在易发生洪涝灾害的地区，如某区域存在对食品有显著污染的污染源，对食品的安全性存在明显的不利影响，则应避免在该区域建厂。

在厂区环境建设过程中，应充分考虑到环境给食品生产带来的潜在污染风险，并采取适当的措施将其降至最低水平；此外，厂区应合理布局，各功能区域划分明显，并有适当的分离或分隔措施，防止交叉污染。

厂区内的道路应铺设混凝土、沥青或其他硬质材料；空地应采取必要措施，如铺设水泥、地砖或铺设草坪等方式，保持环境清洁，防止正常天气下扬尘和积水等现象的发生；厂区绿化应与生产车间保持适当距离，植被应定期维护，以防止虫害的滋生；厂区应有适当的排水系统。

厂区内生产区和非生产区必须严格分开，不得互相妨碍。员工宿舍与生产区不得在同一建筑物内，附设的食堂、职工娱乐设施等生活区应与生产区保持适当距离或分隔；生产区周围25m内不得有公共厕所，尤其是坑式厕所；厂区内不得散发出异味，不得有各种杂物堆放。

二、厂房和车间

（一）设计和布局

厂房和车间的设计应根据生产工艺合理布局，各工序应减少迂回往返，人员通道及物料运输通道应分别设置，预防和降低产品受污染的风险，并根据产品特点、生产工艺、生产特性及生产过程对清洁程度的要求合理划分作业区，采取有效分离或分隔。由一般作业区进入清洁作业区的通道应装有空气幕、双向弹簧门等卫生防护设施，并经常保持关闭，人员通道应设更衣室。物料运输通道应设缓冲间，配备消毒设施。

厂房的面积和空间应与生产能力相适应，便于设备安置、清洁消毒、物料存储及人员操作；厂房内设置的检验室应与生产区域分隔。

（二）建筑内部结构与材料

建筑内部结构应合理，并采用适当的耐用材料建造，易于维护、清洁或消毒。

1. 顶棚

应使用无毒、无味、与生产需求相适应、易于观察清洁状况的材料建造；若直接在屋顶内层喷涂涂料作为顶棚，应使用无毒、无味、防霉、不易脱落、易于清洁的涂料；顶棚应易于清洁、消毒，在结构上不利于冷凝水垂直滴下，防止虫害和霉菌滋生；蒸汽、水、电等配件管路应避免设置于暴露食品的上方，如确需设置，应有能防止灰尘散落及水滴掉落的装置或措施。

2. 墙壁

墙面、隔断应使用无毒、无味的防渗透材料建造，在操作高度范围内的墙面应光滑、不易积累污垢且易于清洁；若使用涂料，应无毒、无味、防霉、不易脱落、易于清洁。

墙壁、隔断和地面交界处应结构合理、易于清洁，能有效避免污垢积存及虫害侵入。例如设置漫弯形交界面等，可防止鼠虫攀爬。

3. 门窗

门窗应闭合严密，缝隙不能大于1cm，且使用不透水、坚固、不变形的材料制成，门的表面应平滑、防吸附、不渗透，并易于清洁、消毒；清洁作业区和准清洁作业区与其他区域之间的门应能及时关闭。

窗户玻璃应使用不易碎材料。若使用普通玻璃，应采取必要的措施防止玻璃破碎后对原料、包装材料及食品造成污染。窗户如设置窗台，其结构应能避免灰尘积存且易于清洁。可开启的窗户应装有易于清洁的防虫害窗纱。

4. 地面

地面应使用无毒、无味、不渗透、耐腐蚀的材料建造。地面应平坦防滑、无裂缝、易于清洁、消毒，并有适当的措施防止积水；地面结构应满足利于排污和清洗的需要。

三、 设施与设备

（一） 设施

1. 供水设施

供水设施应能保证水质、水压、水量及其他要求符合生产需要。自备水源及供水设施应符合有关规定，供水设施中使用的涉及饮用水卫生安全产品还应符合国家相关规定。

食品加工用水的水质应符合 GB 5749—2006《生活饮用水标准》的规定，对加工用水水质有特殊要求的食品应符合相应规定。间接冷却水、锅炉用水等食品生产用水的水质应符合生产需要。

食品加工用水与其他不与食品接触的用水（如间接冷却水、污水或废水等）应以完全分离的管路输送，避免交叉污染。各管路系统应明确标识以便区分。

2. 排水设施

排水系统的设计和建造应保证排水畅通、适应食品生产的需要，保证食品及生产清洁用水不受污染，且便于清洁维护。入口应安装带水封的地漏等装置，以防止固体废弃物进入及浊气逸出；出口应有适当措施以降低虫害风险。室内排水的流向应由清洁程度要求高的区域流向清洁程度要求低的区域，并有防逆流的设计。

排污沟渠应为密闭式，以有效防止鼠类、昆虫通过排水管道潜入生产车间；污水在排放前应经适当方式处理，以符合国家污水排放的相关规定。

3. 清洁消毒设施

应配备足够的食品、工器具和设备的专用清洁设施，必要时应配备适宜的消毒设施。应采取措施避免清洁、消毒工器具带来的交叉污染。

4. 废弃物存放设施

应配备设计合理、防止渗漏、易于清洁的存放废弃物的专用设施；车间内存放废弃物的设施和容器应标识清晰。必要时应在适当地点设置废弃物临时存放设施，并依废弃物特性分类存放。

5. 个人卫生设施

生产场所或生产车间入口处应设置更衣室；必要时特定的作业区入口处可按需要设置更衣室。更衣室内应安装紫外灯或臭氧发生器灯对室内的空气进行杀菌消毒；更衣室应分别设置进口和出口，内部应设置储衣柜或衣架、鞋架等，保证工作服与个人服装及其他物品分开放置；更衣室还应备有穿衣镜，供工作人员自检用。

生产车间入口及车间内必要处，应按需设置换鞋（穿戴鞋套）设施或工作鞋靴消毒设施。如设置工作鞋靴消毒设施，其规格尺寸应能满足消毒需要。

应根据需要设置卫生间，卫生间的结构、设施与内部材质应易于保持清洁；卫生间内的适当位置应设置洗手设施和排风装置。卫生间应设置在清洁作业区外侧，不得与食品生产、包装或贮存等区域直接连通，其出入口应避开通道，并一律为水冲式。

应在清洁作业区入口设置洗手、干手和消毒设施；如有需要，应在作业区内适当位置加设洗手和（或）消毒设施；与消毒设施配套的水龙头的开关应为非手动式。洗手设施的水龙头数量应与同班次食品加工人员数量相匹配，必要时应设置冷热水混合器。洗手池应采用光滑、不透水、易清洁的材质制成，其设计及构造应易于清洁消毒。应在临近洗手设施的显著位置标示简明易懂的洗手方法。

根据对食品加工人员清洁程度的要求，必要时设置风淋室、淋浴室等设施。

6. 通风设施

应具有易清洁、维修和更换的通风排气设施，以有效控制生产环境的温度和湿度，若生产过程需要对空气进行过滤净化处理，可加装空气过滤和除尘装置并定期清洁。

合理设置进排气口位置，避免空气从清洁度要求低的作业区域流向清洁度要求高的作业区域，进气口与排气口应和户外垃圾存放装置等污染源保持适宜的距离和角度，且加装防止虫害侵入的网罩等设施。

7. 照明设施

厂房内应有充足的自然采光或人工照明，光泽和亮度应能满足生产和操作需要；光源应使食品呈现真实的颜色；如需在暴露的食品和原料的正上方安装照明设施，应使用安全型照明设施或采取防护措施。

8. 仓储设施

食品生产企业应具有与所生产产品的数量、贮存要求相适应的仓储设施。仓库应用无毒、坚固的材料建成，设计易于维护和清洁，有利于通风换气；地面要求平整，防虫害藏匿，并加装防止虫害侵入的装置。

9. 温控设施

应根据食品生产的特点，配备适宜的加热、冷却、冷冻等设施，以及用于监测温度的设施。如生产需要，还可设置控制室温的设施。

（二）设备

食品生产企业应配备与生产能力相适应的生产设备，并按工艺流程有序排列，食品生产机器，工具和容器与食品密切接触，在一定情况下往往有污染食品的可能，故应严格管理设备卫生，避免引起交叉污染。

与原料、半成品、成品接触的设备与用具，应使用无毒、无味、抗腐蚀、不易脱落的材料制作，易于清洁和保养，避免使用铜制设备和器具，防止食品中油脂酸败和维生素损失；表面材料应光滑、无吸收性、易于清洁保养和消毒，在正常生产条件下不会与食品、清洁剂和消毒剂发生反应。

所有生产设备应从设计和结构上避免零件、金属碎屑、润滑油或其他污染因素混入食品，安装时应不留空隙地固定在墙壁或地板上，或与地面和墙壁间保留足够空间，以便清洁消毒、易于检查和维护。

在生产设备的管理上，食品生产企业应建立设备管理档案，包括设备台账、说明书等，设备采购、安装、确认和验证、更新、报废、使用的文件和记录都应妥善保存；设备性能与精度符合生产规程要求，各设备应能相互匹配，并能正常运转；食品生产企业生产的食品对设备有特殊要求的，应当符合有关法律法规、技术规范等规定。

四、管理要求

厂房内各项设施应保持清洁，出现问题及时维修或更新；厂房地面、屋顶、天花板及墙壁有破损时，应及时修补。生产、包装、贮存等设备及工器具、生产用管道、裸露食品接触表面等应定期清洁消毒。所有用具和容器在使用前应进行彻底清洁和消毒，食物容器不允许直接放置在地上，应存放在货架。

第二节　生产原辅材料的卫生管理

食品原料、食品添加剂和食品相关产品的采购、验收、运输和贮存应建立相应的管理制度，确保所使用的食品原料、食品添加剂和食品相关产品符合国家有关要求，不得将任何危害人体健康和生命安全的物质添加到食品中。

一、原辅材料的采购

食品原料、食品添加剂和食品相关产品统称为食品原辅材料。原辅材料的采购是食品卫生管理的首要环节，这个环节工作质量的高低，直接影响着产品原材料的卫生质量。也将影响食品加工全过程的卫生质量。因此，食品生产企业必须认真抓好食品原材料采购的卫生管理。食品原料采购的卫生管理重点要抓好以下几个方面工作：

（1）原材料的采购应按该种原材料质量卫生标准或卫生要求进行，参考标准时应优先使用国家标准，无国家标准时，依次按行业标准、地方标准、企业标准执行。

（2）购入的原料，应具有一定的新鲜度，具有该品种应有的色、香、味和组织形态特征，不含有毒有害物质。某些农、副产品原料在采收后，为便于加工、运输和贮存而采取的简易加工应符合卫生要求，不应造成对食品的污染和潜在危害，否则不得购入。

（3）盛装原材料的包装物或容器，其材质应无毒无害，不受污染，符合卫生要求；重复使用的包装物或容器，其结构应便于清洗、消毒。要加强检验，有污染者不得使用。

（4）食品原料和食品添加剂原材料采购时应当查验供货者的许可证和产品合格证明文件。对无法提供合格证明文件的食品原料，应当按照食品安全标准进行检验，合格者方可使用，不符合质量卫生标准和要求的，不得投产使用，要与合格品严格区分开，防止混淆和污染食品。

（5）购货和验收人员应身体健康，讲究个人卫生，熟悉本企业的业务，具备有关产品知识和对食品原料、半成品和产品的真假、质地好坏、新鲜程度、卫生状况的判断力，做到不购买伪劣和腐烂变质的原料。熟悉验收所使用的工具、设备以及表格，讲究个人品德和职业道德。

2015 年 11 月 2 日—4 日，国家食品药品监督管理总局组织食品安全审计工作组，依据《中华人民共和国食品安全法》《食品生产许可管理办法》等法律法规和《婴幼儿配方乳粉生产许可审查细则（2013 版）》（以下简称《细则》）、GB 23790—2010《食品安全国家标准 粉状婴幼儿配方食品良好生产规范》等技术规范、食品安全国家标准的规定，对某乳业有限责任公司的生产许可条件保持情况、食品安全管理制度落实情况以及国家监督抽检不合格产品的追溯、召回、处置情况进行了食品安全审计。审计发现，该公司在原辅材料采购中存在以下问题：原辅材料采购制度中供应商资质审核内容规定不详细，且 1 家复配营养强化剂供应商未取得相应生产许可证，不符合《细则》中原辅材料采购制度关于审核供应商资质审核的要求。

审计工作组将本次食品安全审计发现的问题反馈给所属省食品药品监督管理局，省食品药品监督管理局责令该公司进行整改，并要求认真落实整改要求，根据相关规定，持续、系统排查治理风险隐患，确保食品安全。该乳业公司针对国家食品药品监督管理总局审计出的问题进行了全面整改，整改到位后提交了《整改报告》，2015 年 12 月初，通过了由所在市食品药品监督管理局和所在县食品药品监督管理局联合组织、国家级审查员组成的专家组的审核验收，企业恢复正常生产。

二、 原辅材料的运输

运输是实现产品从原料生产领域到加工或消费领域的转移过程。食品原料在运输过程中，容易受到污染或发生腐败变质，从而给企业造成损失，给人们的健康带来危害，因此，为了保障运输过程中食品原料的安全，防止和杜绝运输中的二次污染，应不断改善食品运输条件，严格按照国家食品运输安全规范的要求，加强卫生安全管理，认真执行防止污染的各项规定。

（一） 运输工具的选择

农产食品大多数属于鲜活易腐产品，它们的共同特点是有后熟性能，例如鲜果鲜菜，在装运这些产品时，应根据其类型、特性、运输季节、距离以及产品保质贮藏的要求合理选择运输工具。

目前我国最基本的运输方式有铁路运输、水路运输、公路运输、航空运输等，各种运输方式采用不同的运输工具，具有不同的运输效能和适用范围。铁路运输的特点是货运量大，不受气候和季节影响，连续性强，运输费用比较低，适于远距离的大宗商品运输；水路运输的特点是载运量大，运输持续性强，具有一定的灵活性，运费比铁路运输低；水路运输适于远距离的大宗商品运输，但易受河道枯水和结冰的影响；公路运输的特点是机动灵活、迅速，便于门对门运输，载运量小，装卸时间短，环节少，短距离运输比铁路和水路运输速度快。公路运输是衔接铁路、水路、航空运输的有效工具；航空运输速度最快，运价最高，因此只适于远距离运送急需的、时效性较强的商品，总之，各种产品的运输都有相应的规定和要求，在运输时，应按既有标准执行。

运输工具（包括车厢、船舱和各种容器等）应符合卫生要求，不同的食品原料要根据其特点选择不同的运输工具，并配备防雨、防尘、冷藏、保温贮存设施。

（二）运输注意事项

（1）运输工具与鲜体接触部分应采用适合的抗腐蚀材料，并具有光滑的非吸收表面，地板应能充分排水。在装食品原料前，所有工具必须清洗干净，必要时进行灭菌消毒，必须用无污染的材料装运食品原料。

（2）食品原料严禁与非食品物资，如农药、化肥、有毒气体等同时运输，也不得使用不合格运输工具。运输工具的卫生管理应严格控制，原辅材料的运输工具应要求专用，并积极发展食品的集装箱运输。如做不到专用，应在使用前彻底清洗干净，杜绝造成食品原料的交叉污染。2013 年 1 月 24 日，由哈尔滨虎林站发往乌鲁木齐乌拉泊站的整车大米，在乌拉泊站卸车过程中，货运员发现，有部分大米外包装表面呈现黑色，内部大米也呈现为灰黑色并混有黑色粉末状物质。经调查，该装载车辆装运过褐煤，但未及时清洗，此项操作的缺失严重违反了《铁路运营食品安全管理办法》。根据《铁路食品运输污染事故调查处理技术规范》，卫生监督员对大米进行了抽样送检，结果显示部分样品不符合国家食品卫生标准，不予使用。另外，不同种类的食品原料运输时必须严格分开，不允许性质相反和互相串味的食品混装在一个车（厢）中，此外运输食品原辅料的工具最好设置篷盖，防止运输过程中由于雨淋、日晒等造成原辅料的污染或变质。

（3）易腐食品应在低温或冷藏条件下运输，运输工具应有冷藏设备和有效无害的防腐方法。

（4）运输作业应避免强烈震荡、撞击，应轻拿轻放，防止损伤成品外形，作业终了，搬运人员应撤离工作地，防止污染食品。

三、原辅材料的验收

食品原材料的质量检验是食品质量管理中一个十分重要的组成部分，是保证和提高食品质量的重要手段，也是食品生产现场质量保证体系的重要内容。

食品加工企业应设卫生和质量检验室，配备专业检验人员，具备所需的仪器设备并保持状态良好，制定健全的检验制度和检验方法，按国家规定的卫生标准和检验方法对所购进的原辅料进行严格的质量和卫生检查。

验收过程中，应首先认真核对货单：包括产品名称、数量、批号、生产日期、保质期、产地及厂家，检查该产品的卫生检验合格证及检验报告，检查货物的卫生状况：外观、色泽、气味等；其次采用一定的检验测试手段和检查方法，对原料的质量特性进行检验，然后把测定的结果同规定的质量标准进行比较，从而对原材料做出合格或不合格的判断；对单个产品是合格品的放行，对不合格品打上标记，隔离存放，另作处置，对批量产品决定接收、拒收、筛选、复检等；最后将记录的数据和判定的结果向上级或有关部门做出报告，以便促使各个部门改进质量。

在本章节前面提到的案例中，审计部门发现该乳品公司还在检验管理及检验人员资质等方面存在问题：一是检验管理制度中过程检验内容规定不具体、部分检验项目未按标准规定进行平行样检验，部分检验记录填写不规范、不完整、不符合《细则》中检验管理制度关于过程检验和检验记录的要求，也不符合相关检验方法标准规定的应进行平行样检验的要求；二是部分新增检验人员的资质不符合要求，《细则》要求实验室从事检测的人员应至少具有食品、化学或相关专业专科以上学历，或者具有10年以上检测工作经历，并获得食品检验职业资格证书。新聘检验人员中有14人的学历、专业或检验工作年限不符合《细则》关于检验人员的资质要求。针对以上问题，审计部门同样要求企业限期整改。

在原材料验收的过程中，由于食品原料种类繁多，成分复杂，检验的目的也有所不同。因此，要求有多种多样的食品检验法以适应实际不同的需要。常用的食品原料检验形式有感官检验、理化检验和微生物检验三种。

（一）感官检验

感官检验是通过人的感觉——味觉、嗅觉、视觉、触觉等，对食品的色、香、味等质量状况做出客观的评价，以进行综合性鉴别分析，最后以文字、符号或数据的形式做出评判。

一般情况下，通过感官检查即可明显地辨别该食品是否腐败变质或霉变，如果从感官检查上已发现有明显的腐败变质和霉变现象，即可以考虑不必再进行其他的理化指标和细菌指标的检验。由于感官检验方法直观，手段简便，灵敏度高，不需要借助任何仪器设备和专用、固定的检验场所，可以及时、准确地检验出食品质量有无异常，所以是一种常用的食品检验方法，一般应用在乳及乳制品、冷饮类、调味品类，特别是肉、水产品、蛋类等食品的检验。

食品感官检验有视觉、嗅觉、味觉和触觉四种基本检验方法。

视觉检验应在白昼的散射光线下进行，以免灯光阴暗发生错觉。检验时应注意整体外观、大小、形态、块形的完整程度、清洁程度，表面有无光泽、颜色的深浅色调等。检验液态食品时，要将样品注入无色的玻璃器皿中，透过光线来观察，并可通过将瓶子颠倒过来，观察其中有无夹杂物或絮状物悬浮。

嗅觉检验时，样品常需稍稍加热，但最好是在15～25℃的常温下进行，因为食品中的挥发性气味物质常随温度的高低而变化。在检验食品的异味时，液态食品可滴在清洁的手掌上摩擦，以增加气味的挥发。识别畜肉等大块食品时，可将一把尖刀稍微加热刺入深部，拔出后立即嗅闻气味。感官器官长时间接触浓气味物质的刺激会疲劳，因此检验时先识别气味淡的，后鉴别气味浓的，检验一段时间后，应做适当的休息。

味觉器官的敏感性与食品的温度有关，在进行食品的滋味检验时，最好使食品处在20～45℃，以30℃最佳，以免温度的变化会增强或降低对味觉器官的刺激。几种不同味道的食品在进行感官评价时，应当按照刺激性由弱到强的顺序，最后检验味道强烈的食品。在进行大量样品检验时，中间必须休息，每检验一种食品之后必须用温水漱口。

触觉检验测定食品的硬度（稠度）时，要求温度应在15～20℃，因为温度的升降会影响食品状态的改变。

感官检验时，应由专业人员组成评定小组；在光线充足、柔和，温湿度适宜（20～25℃、相对湿度为60%，恒温恒湿），空气新鲜，无香气及邪气的实验室，用合适的器材，使用适宜的方法进行检验；最后，采用统计数据方法处理试验数据，并加以合理分析，做出正确判断。

但感官检验多凭经验来评定，由于人的器官受生理、经验、环境等各种因素的影响，认识和判别均可能出现差异，为避免结论争议，有些产品的感官性状，必须制定出相应的标准，如新鲜水果和蔬菜（主要是果蔬类，如番茄）的成熟度，以色度进行比较，淀粉的白度以光的反射率来检查，酒的香气用成分来鉴别等。

（二）理化检验

食品理化检验是运用现代科学技术和检测手段，监测和检验食品中与营养及卫生有关的化学物质，指出这些物质的种类和含量，说明是否符合卫生标准和质量要求，是否存在危害人体健康的因素，从而决定有无食用价值及应用价值。我国的食品理化检验方法均执行原卫生部颁发的 GB/T 5009. 1—2003《食品卫生检验方法（理化部分）》。

根据食品化学成分，通常将食品理化检验的内容分成四个主要部分：食品营养成分的检验、食品添加剂的检验、食品中有害有毒物质的检验、食品中矿物质及微量元素的检验，此外，有些企业也将食品的新鲜度和是否掺假作为检验内容。其目的是对食品进行卫生检验和质量监督，使之符合营养需要和卫生标准，保证食品的质量，防止食物中毒和食源性疾病，确保食品的食用安全；研究食品化学性污染的来源、途径，控制化学性污染的措施及食品的卫生标准，提高食品的卫生质量，减少食品资源的浪费。

食品理化检验方法可分为两类。一是物理检验法，即通过测定某些被检物质的物理性质如温度、相对密度等，或根据某些物质的光学性质，用仪器来进行检测也属于物理方法，如相对密度法、折光法、旋光法等；二是化学检验法，包括经典化学法和仪器分析法。

食品理化检验工作关系到人类的健康及生存，检验方法的选择是质量控制程序的关键之一。选择检验方法的原则是：精密度高、重复性好、判断正确、结果可靠。在此前提下根据具体情况选用仪器灵敏、价格低廉、操作简便、省时省力的分析方法。食品理化检验方法应以《中华人民共和国国家标准食品卫生检验方法（理化部分）》为准绳。食品理化检验报告书写过程中，应该做到认真负责、一丝不苟、实事求是、准确无误，按照国家标准进行公正仲裁。

（三）微生物检验

随着人民生活水平的提高，对食品的质量和食品的安全性要求越来越高，因此对食品进行微生物检验至关重要。食品微生物检验是运用微生物学的理论与方法，研究外界环境和检验食品中微生物的种类、数量、性质及其对人的健康的影响，以判别食品是否符合质量标准的检验方法。它是衡量食品卫生质量的重要指标之一，也是判定被检食品能否食用的科学依据之一。通过食品微生物检验，可以判断食品加工环境及食品卫生情况，能够对食品被细菌污染的程度做出正确的评价，为各项卫生管理工作提供科学依据，对人类、动物的食物中毒和某些传染病提供防治措施，可以有效地防止或者减少食物中毒和人畜共患病的发生，保障人民的身体健康。

食品不论在产地或加工前后，均可能遭受微生物的污染。污染的机会和原因很多，就食品加工企业来说，食品微生物检验的范围应包括以下四个方面：生产环境的检验，如车间用水、空气、地面、墙壁等；原辅材料的检验，包括食用动物、谷物、添加剂等一切原辅材料；食品加工、贮藏、销售诸环节的检验，包括食品从业人员的卫生状况检验、加工工具、运输车辆、包装材料的检验等；最后是食品的检验，主要是对出厂食品、可疑食品及食物中毒食品的检验。

食品原料微生物检验是应用微生物学理论与实验方法的一门科学，是对食品中微生物的存在与否及种类和数量的验证。样品送检时，采集好的样品应及时送到食品微生物检验室，原则上不应超过3h，如果路途遥远，可将不需冷冻的样品保持在1～5℃的环境中，勿使冻结，以免细菌遭受破坏；如需保持冷冻状态，则需保存在泡沫塑料隔热箱内（箱内有干冰可维持在0℃以下），应防止反复冰冻和溶解。样品送检人员必须认真填写申请单，以供检验人员参考；检验人员接到送检单后，应立即登记，填写序号，并按检验要求，立即将样品放在冰箱或冰盒中，并积极准备条件进行检验；样品检验完毕后，检验人员应及时填写报告单，签名后送主管人核实签字，加盖单位印章，以示生效，并立即交给食品卫生监督人员处理。

每种指标都有一种或几种检验方法，应根据不同的食品原料、不同的检验目的来选择恰当的检验方法。通常所用的常规检验方法，首选国家标准。但除了国家标准外，还有行业标准（如出口食品微生物检验方法）、国际标准（如FAO标准、WHO标准等）及食品进口国的标准（如美国FDA标准、日本厚生省标准、欧盟标准等），总之应根据食品原料的消费去向选择相应的检验方法。

四、原辅材料的储存

食品在贮运过程中，要求保持食品原有的性状和营养素，防止有害物质的污染，延长其食用期限。这就要求食品在贮运过程中采用各种措施防止其霉变、腐烂、污染、虫蛀及腐败变质，如冷冻保藏、辐照保藏、化学保鲜、气调贮藏等食品保藏技术，还必须搞好食品在贮运过程的卫生管理。

（一）仓库的卫生要求

仓库是食品及原材料贮存的场所，是食品生产经营企业不可缺少的组成部分，其卫生管理的好坏会直接影响食品的卫生质量。

（1）首先做好防霉工作　重点做好通风和除湿工作，除了自然通风外，可安装机械排风装置，有条件的地方可安装空调。

（2）加强防鼠、防虫工作　除了建筑设计上注意此项工作要求外，平时还要发动群众，采用不同方法来灭鼠、灭虫，并且要定期检查灭鼠、灭虫的效果。

（3）仓库要建立清洁卫生制度　定期进行清扫、消毒，保持仓内及周围环境的卫生。

（4）对冷库要定期除霜　保持冷凝管上不积霜，要加强冷库的防霉、除臭和消毒工作。

（二）食品贮存的卫生要求与管理

1. 设置与生产能力相适应的原材料场地和仓库

原材料场地和仓库，应地面平整，便于通风换气，有防鼠、防虫设施，新鲜果、蔬原料应贮存于遮阳、通风良好的场地，地面平整且具有一定坡度，便于清洗、排水，如有腐败、霉烂，应及时剔出，将其集中到指定地点，按规定方法处理，防止污染食品和其他原料。

2. 食品贮存时应分类存放，有条件时应分仓存放

原料的贮存应做到各种原材料按品种分类分批贮存，每批原材料均有明显标志，同一库内不得贮存相互影响风味的原材料。原材料放置应离地、离墙并与屋顶保持一定距离，垛与垛之间也应有适当间隔。使用过程中应遵循“先进先出”的原则，及时剔除不符合质量和卫生标准的原料，防止污染。

3. 选择合适的贮存方法及贮存条件

应根据各类食品的不同性质，选择合适的贮存方法及贮存条件，如需冷库贮藏，应根据原

料需求，选择各自最佳冷藏条件，按规定的温、湿度贮存，防止库内温度、湿度骤变，以避免影响食品的贮存质量。

4. 专人管理

原料场地和仓库应设专人管理，建立管理制度，定期检查质量和卫生情况，按时清扫、消毒、通风换气。

第三节　生产过程的卫生管理

原材料进入车间后，从预处理和加工，再到包装、贮存、运输、销售等环节都应当在卫生的条件下进行，防止在生产过程中造成加工产品出现微生物、化学或物理方面的危害。

一、 食品初加工的卫生

食品初加工即原材料的清选整理及简单加工过程，针对不同食品原料有其相应卫生要求。

对于冷冻食品原料，一般解冻温度控制在10℃左右，紧急情况下采用流水解冻或采用微波解冻；不需热加工而直接入口的食品，须设专门的冷荤间，专人、专室、专消毒、专工具和专冷藏；初加工的肉禽水产需掏净内脏、去净毛、血块、鳞片等；蔬菜、水果要择洗干净，无烂叶、无杂物、无泥沙、无虫子。

荤素要分开加工，动物性食品和蔬菜食品要分别设加工车间和加工用具。初加工的废弃物要及时清理，做到地面、地沟无油泥、无积水。

二、 生产过程的卫生要求

按生产工艺的先后次序和产品特点，应将原料处理、加工、消毒、成品包装和检验、成品贮存等工序分开设置，防止前后工序相互交叉污染。

各项工艺操作应在良好的情况下进行，防止变质和受到腐败微生物及有毒有害物的污染。生产设备、工具、容器、场地等在使用前后均应彻底清洗、消毒。维修、检查设备时，不得污染食品。

成品经检验合格后方可包装，包装应在良好的状态下进行，应设专门的食品包装间，内设空调、紫外线灭菌、二次更衣和清洗消毒设施，防止异物带入食品。包装上的标签应符合 GB 7718—2011《预包装食品标签通则》规定。包装完毕后，按批次入库贮存、防止差错。

生产过程的各项原始记录（包括工艺规程中各个关键因素的检查结果）应妥善保存，保存期应较该产品的商品保存期延长六个月。

三、 交叉污染和二次污染的预防

食品交叉污染是指通过生的食品、食品加工者、食品加工环境或工具把生物的、化学的污染物转移到食品的过程。交叉污染的方式主要有：①食品间交叉污染；②从业人员操作不当引起的交叉污染；③容器、工具、用具或环境引起的交叉污染。

二次污染是指产品已完成所有加工制作后（即为成品）又遭到污染源污染。在食品生产中，原料被加工成半成品时，经高温消毒，微生物被基本消灭，但经高温处理的食品在冷却和包装环节，与车间空气等直接接触，如果这些空气或物品中含有较多的微生物，则微生物会附着在食品表面，再次污染食品。

为预防及避免交叉污染及二次污染，要从人员卫生、作业场所空气质量、车间设备及包装材料卫生、杀菌消毒方法等方面控制。要求从业者保持个人卫生；保证生、熟分开贮藏；原材料、半成品和成品要使用不同的冷库；每天应用紫外线进行空气消毒，工作台、设备器具等与食品接触的所有物品均应用消毒剂消毒等。

第四节　成品贮存和运输的卫生管理

一、成品贮存的卫生管理

食品贮存过程的卫生管理是食品卫生管理的重要环节。

全世界每年约有2%的粮食因霉变而不能食用，我国每年因粮食霉变，水果、蔬菜腐烂及水产品腐败变质而造成的经济损失也相当可观。腐败变质的食品不仅丧失了营养价值，而且对人体有害。因食用变质的水产品、肉制品、霉变甘蔗等而造成食物中毒的事例屡见不鲜。为了防止食品在贮存过程中的霉变、腐烂、虫蛀及腐败变质，保证食品的卫生质量，需创造良好的贮存条件，积极采用辐照保藏、化学保鲜、气调贮藏等食品保藏新技术，建立健全的食品贮存卫生管理制度，实施严格的卫生管理。

不同食品要求不同的贮存条件，各种食品最适宜的贮存温、湿度不完全相同，贮存期也不相同，但一般以较低的温度为宜。按温度要求，仓库可分为冷藏库及一般常温仓库。下面着重介绍食品贮存的卫生要求、一般食品仓库及冷藏库的卫生管理。

（一）食品储存的卫生要求

（1）对入库食品应做好验收工作，变质食品不能入库。食品入库后按入库的先后批次，生产日期分别存放，并对库存食品定期进行卫生质量检查，做好质量预报工作，及时处理有变质征兆的食品。

（2）一切食品和原辅材料严禁与放射性物质、有毒物、不洁物同室存放，同仓库贮存。

（3）各类食品应分类存放，食品与非食品、原料与半成品、卫生质量有问题的食品与正常食品。短期存放的食品与长期存放的食品以及有特殊气味的食品与易于吸收气味的食品不能混杂堆放。

（4）食品在仓库中的堆放要有足够间隙，不可过分密集，与地板墙壁间应保持一定距离。热食品不得靠墙着地。

（5）食品贮存过程中应注意防霉、防虫、防尘、防鼠及保持适当的温湿度。

（6）易腐食品贮存时应有冷藏设备或采取其他保鲜措施防止腐败变质。

（二）食品仓库的卫生管理

（1）食品仓库应建立在放射性工作单位的防护监测区之外，并且应远离其他污染源，以防止对食品的污染。直射光线能促进某些食品的变质，所以仓库应向北，并有遮光窗帘。

（2）食品仓库应搞好清洁卫生，避免灰尘或异物污染食品。仓库内要消灭害虫和鼠类，易碎物品要严防碰破。例如灯泡要用铁丝网罩盖。

（3）制定食品出入库的检验制度、定期检查制度等各项卫生管理制度。加强对贮存食品的卫生检查。

（4）食品入库后，按入库的先后次序、生产日期分别存放，先进先发，防止长期积压造成变质。生食品和熟食品、食品和食品原料要分别存放，防止交叉污染。

（5）由于各种食品要求的贮存条件不同，有些食品要专库存放。例如贮存糕点的仓库要求通风、干燥、防尘、防蝇、防鼠、防霉，并应使用专用包装箱存放。

（6）应定期进行仓库的清扫与消毒，消毒前应清库，并应注意防止消毒剂对食品的污染。

（三）冷藏库的卫生管理

低温虽可抑制微生物活动，甚至可以杀灭某些微生物，但某些耐低温的微生物，如某些霉菌在0℃以下仍能生长繁殖。因此，对于冷藏库必须采取严格的卫生措施，减少微生物污染食品的机会，以延长食品的保藏期限。

加强冷藏库的卫生管理主要应采取以下措施：

（1）制定冷藏库卫生管理制度、食品进出库检查制度等各项规章制度并严格执行。

（2）冷藏库应设有精确控制温、湿度的装置。冷藏库温度的恒定对保证食品的卫生质量极为重要，所以应按冷藏温度要求准确控制，尽量减少温度的波动。

（3）入库食品应按入库日期、批次分别存放，先进先发，防止冷藏食品超过冷藏期限。在贮存过程中，应做好卫生质量检查及质量预报工作，及时处理有变质征兆的食品。

（4）搬运食品出入库时，操作人员要穿工作服，避免践踏食品，必要时应有专用靴鞋。

（5）冷藏库、周围场地和走廊及空气冷却器应经常清扫，定期消毒。冷藏库及工具设备应经常保持清洁，注意做好防霉、除臭和消毒工作。库房的墙壁和天棚应粉刷抗霉剂；除臭时可先将食品搬出，用$2mg/m^3$臭氧充入库内，除臭效果良好；库房消毒可使用次氯酸钠溶液等消毒剂，消毒前将食品全部搬出，消毒后经通风晾干方可使用；用紫外线对冷库进行辐射杀菌，操作简便，效果良好。

二、成品运输的卫生管理

食品在运输过程中，是否受到污染或发生腐败变质与运输时间的长短，包装材料的质量和完整程度，运输工具的卫生情况以及食品种类有关。食品在运输过程，特别是长途运输散装的粮食、蔬菜以及生热食品、食品与非食品、易于吸收气味的食品与有特殊气味的食品或与农药，化肥等物资同车装运时，常使食品造成污染。造成食品污染的主要原因是没有认真执行防止污染的各项规定。例如：被污染的车厢、船舱没有按规定清扫、洗刷，装运食品前没有认真检查；农药、化肥和其他化工产品包装不符合要求，散漏后污染车、船，进而污染食品。因此，应不断改善食品运输条件，加强卫生管理。

《中华人民共和国食品安全法》第二十三条第六款规定“贮存、运输和装卸食品的容器、工具和设备应当安全、无害，保持清洁，防止食品污染，并符合保证食品安全所需的温度、湿度等特殊要求，不得将食品与有毒、有害物品一同贮存、运输”。为此，食品运输应符合下列卫生要求：

（1）运输工具符合卫生要求，凡装运过有毒、有害及放射性物质的车、船、苫布及装卸工具要洗刷消毒，并经检查合格后方可装运食品，装卸过程中的食品不得接触地面，运输直接入口的食品要做到包装完整良好，加装防蝇、防尘设备。

（2）生熟食品，食品与非食品，易于吸收气味的食品与有特殊气味的食品应分别装运。易腐食品应在低温冷藏条件下运输，并采取有效无害的防腐措施。

（3）应根据供销情况有计划地调运食品，尽量避免拆包重装或多次运输，以减少食品污染机会。

第五节 食品加工人员健康管理与卫生要求

一、健康管理

食品企业经营者有责任确保消费者免受可能导致食源性疾病的不良卫生操作的影响。具体措施如下：

（1）建立并执行食品加工人员健康管理制度。

（2）食品企业从业人员每年至少进行一次健康检查，取得健康证明方可上岗。

（3）食品加工人员如患有痢疾、伤寒、甲型病毒性肝炎、戊型病毒性肝炎等消化道传染病，以及患有活动性肺结核、化脓性或者渗出性皮肤病等有碍食品安全的疾病，或有明显皮肤损伤未愈合的，应当调整到其他不影响食品安全的工作岗位。

二、卫生知识培训

从业人员上岗前要先进行卫生培训教育，考试合格取得合格证后方可上岗工作，卫生培训教育主要包括进行良好的卫生操作规范培训，了解卫生操作要求及规定，要求员工正确理解交叉污染存在普遍性、危害性及复杂性。

为了促进雇员实施卫生操作，雇主应做到以下几点：

（1）向员工提供有关食品加工和个人卫生方面的培训。

（2）对员工及其工作习惯进行定期检查，对违反卫生操作规则者作出违纪处理。

（3）奖励在个人卫生和卫生操作方面的优秀员工。

三、食品加工人员卫生要求

食品加工人员应该对自身健康和个人清洁负责。个人卫生是确保生产卫生食品的基础。

为确保个人卫生，雇员应遵守下列规则：

（1）食品从业人员必须保持良好的个人卫生，做到勤洗澡、勤理发、勤剪指甲、勤换工作服，养成良好卫生习惯，防止污染食品。

（2）食品、药品、火柴、香烟等一切非生产用品一律不准带入生产车间和原料贮存库。

（3）出售直接入口食品时，必须使用售货工具，做到货款分开。

（4）一旦生病，应在工作前及时向管理人员报告病情，以便于调整工作，防止发生食品污染事故。

四、 操作卫生要求

进入食品生产场所前应整理个人卫生，防止污染食品；进入作业区域应规范穿着洁净的工作服，并按要求洗手、消毒；头发应藏于工作帽内或使用发网约束；使用卫生间、接触可能污染食品的物品、或从事与食品生产无关的其他活动后，再次从事接触食品、食品工器具、食品设备等与食品生产相关的活动前应洗手消毒；工作之中应勤洗手，至少每 2～3h 洗手一次；手指有破伤时应立即包扎并戴橡胶手套以防止污染食品；工作时间禁止吸烟、饮酒、吃食物。

非食品加工人员不得进入食品生产场所，特殊情况下进入时应遵守和食品加工人员同样的卫生要求。

五、 工作服管理

食品工作服是为食品加工人员人体防护安全生产工作需要而特制的服装。食品工作服在设计时着重考虑到，防止人体毛屑脱落导致食品污染等角度特别设计，结合各个不同车间的生产环境、温度等特别设计了一系列能在各个食品行业环境中使用的食品工作服。从服装的颜色搭配，面料选用，款式制定，都从食品安全的角度出发多方面考虑。

（1）进入作业区域应穿着工作服，并且不允许穿工作服到加工区外的地方，不准穿工作服进厕所。

（2）应根据食品的特点及生产工艺的要求配备专用工作服，如衣、裤、鞋靴、帽和发网等，必要时还可配备口罩、围裙、套袖、手套等，工作服应不脱落纤维或颗粒。食品加工人员着装时，袖口、领口要扣严，发网要将头发完全罩住，防止头发等异物落入食品中。

（3）应制定工作服的清洗保洁制度，必要时应及时更换；生产中应注意保持工作服干净完好。

（4）工作服的设计、选材和制作应适应不同作业区的要求，降低交叉污染食品的风险；应合理选择工作服口袋的位置、使用的连接扣件等，降低内容物或扣件掉落污染食品的风险。

第六节 虫害控制

苍蝇、蟑螂、鸟类和啮齿类动物带有一定种类病原菌，例如沙门菌、葡萄球菌、肉毒梭菌、李斯特菌和寄生虫等。通过害虫、老鼠传播的食源性疾病的数量巨大，食品加工厂内不允许有害虫、老鼠的存在，因此虫、鼠害的防治对食品加工厂是至关重要的。

一、 防止虫害侵入及滋生

为防止虫害侵入，首先应保证建筑物完好，墙壁完好无空隙、洞穴。建筑物与外界相通的所有空洞要封闭，如有墙缝、门窗框缝、地板缝及各类管道空隙等裂缝存在。应及时填平封堵，排水孔及管道，雨后应及时清疏，保持不积水，使害虫无法找到生长和繁殖所需的合适栖息场所。清除建筑物内，尤其是平台、斜槽和管道下方所封闭的地方的栖息地、垃圾腐烂物、废弃物可以减少其内部昆虫与啮齿类动物的数目。

二、 制定和执行虫害控制措施， 定期除虫灭害并检查

秩序井然的全面卫生管理是消除虫害的有效手段。须有专门部门负责建立虫害控制计划，并遵照执行，根据季节着重及时进行除虫、除蝇、灭鼠等工作。

（1）定时清除厂区环境绿化带的杂草，保证路面水泥铺成，平坦不积水，排水沟保持通畅。院落卫生负责人保证每天对院落进行清扫一遍。

（2）垃圾等废弃物品应对堆放于远离生产区域的地方，并由专人管理，负责及时清理出厂，减少虫害滋生的机会。

（3）每月组织检查一次厂区环境卫生，监督厂区卫生工作，并做好检查记录。

（4）生产现场所有门、窗及开口通道均应安装纱门、纱窗，塑料门帘等防虫措施，防止害虫进入；在通道口安装风幕，并确保风幕正常工作。

（5）生产现场物流及人流入口处安装荧光灭蝇灯，灭蝇灯安装位置必须离开有暴露产品、设备或包装材料 10m，无暴露的应保证 3m。对参观走廊及棚顶部位进行重点虫害监控及防护，加强灭虫害设施的维护，发现设施破损要及时进行修补。

（6）卫生间由卫生员不定时清理，先用清水冲洗干净，然后用洁厕用品清洗消毒苍蝇。虫子及虫害的控制要格外注意，不可有死水出现，定期检查防蝇蚊设施的完好性，发现破损要及时修补。

三、 准确绘制虫害控制平面图

应准确绘制虫害控制平面图、标明捕鼠器、粘鼠板、灭蝇灯、室外诱饵投放点、生化信息素捕杀装置等放置的位置。

四、 消除虫害药物的管理

采用物理、化学或生物制剂进行处理时，所使用的药物必须是具有“三证”（国家发改委的农药生产批准证、农业部的农药登记证或临时登记证明、省技术监督局的产品技术标准）的产品，严禁使用国家明文禁止使用的急性灭鼠药或非卫生杀虫剂，且外环境药不得在室内使用，严禁擅自配制使用各类灭鼠毒饵。

药物不应影响食品安全和食品应有的品质、不应污染食品接触表面、设备、工器具及包装材料。购买灭鼠杀虫服务的药物与器械，其原始凭证必须复印保存备查。器械应定期保养、检测、维修、确保能正常安全使用。

消灭虫害药品应远离食品，按品种分类单独存放，标签注明药物名称、产地、生产日期、有效期等，灭鼠药与杀虫药不应混放，药物堆放应离墙离地，并保持通风，整洁有序。药物应专人管理，先入先出，避免过期失效。

药物的混配、稀释使用，要严格按操作规程和按产品使用说明用量具准确进行，科学交替使用同一灭效的药物，为提高灭鼠杀虫的效果，尽量少使用抗药性高的药物。

五、 除虫灭害工作记录

除虫灭害工作应定期进行，并有相应的记录。包括杀虫药剂的种类、用量、使用方法、使

用日期及时间，杀虫后效果描述及除虫害操作人等信息。

六、预防措施的使用

使用各类杀虫剂或其他药剂前，应做好预防措施，避免对人身、食品、设备工具造成污染；不慎污染时，应及时将被污染的设备、工具彻底清洁，消除污染。

第七节 废弃物处理

为更有效地控制食品生产企业生产过程及相关过程中废弃物和危险废弃物的产生，防止其污染环境，需要对废弃物和危险废弃物进行控制和综合处理。

一、废弃物的分类

废弃物通常分为一般废弃物和危险废弃物。一般废弃物即通常所指废弃物，主要有办公活动产生的废弃物，如废旧纸张和报纸、办公垃圾等；生产活动产生的废弃物，如废弃包装物、废旧设备零部件、生产垃圾等；质检活动产生的废弃物，如废玻璃容器、废液等实验垃圾。危险废弃物，则有办公活动所产生的危险废弃物，如废旧灯管和电池等；生产活动所产生的危险废弃物，如废机油及其沾染物，废旧危险化学品、废液包装物等；质检活动所产生的危险废弃物，如危险废液、沾有危险化学品的包装物等。

二、避免或降低废弃物的生成

原材料仓、成品仓应做好防潮、防晒、防锈、防变质等工作，避免废品、废料的形成；生产车间在生产过程中应严格执行标准规定，合理使用包装材料，尽量减少废料、废弃物和危险废弃物的产生。

三、废弃物处理标准

包装废弃物的处理应遵守 GB/T 16716.1—2008《包装与包装废弃物　第一部分：处理和利用通则》的规定，可通过复用或再生、分解、焚化、填埋等技术与方法进行。包装废弃物的焚化应通过符合环保要求及有关标准规定的焚化装置进行，并做到使其充分燃烧，不产生有害气体，减少烟尘，以防止对环境造成二次污染。焚化过程中的废气排放标准应符合 GB 16297—2012《大气污染物综合排放标准》的规定；包装废弃物在填埋时应首先进行粉碎，其后进行深度填埋，使其腐化或自行分解，拟填埋进行处理的包装废弃物必须具备可通过微生物进行分解的性质，同时不能对土壤及地下水造成污染；包装材料加工设备及包装废弃物处理装置（如焚化炉、破碎机、分离设备、回收再生设备等），应满足包装废弃物回收与利用加工工艺，资源有充分的保护性，并应符合 GB 5083—1999 的规定及有关标准要求；对于留有危险品残留物的包装废弃物，应作为危险废弃物处理，其处理方法必须符合有关危险品固体废弃物污染排放标准或规定，如 GB18484—2001《危险废物焚烧污染控制标准》、GB 18598—2001《危险废物填埋污染控制标准》等。

第八节　食品安全卫生控制技术

随着全球经济一体化进程的加快与世界人民对提高生活质量的不懈追求，食品的安全卫生问题越来越重要。良好操作规范（good manufacturing practice，简称 GMP），卫生标准操作程序（sanitation standard operation procedure，简称 SSOP），危害分析关键控制点（hazard analysis and critical control point，简称 HACCP）均对控制食品安全卫生起着重要作用，三者共同组成 HACCP 体系。

一、食品企业 GMP 的建立

良好生产规范（GMP）是为保障食品安全而制定的贯穿食品生产全过程的一系列措施、方法和技术要求，也是一种注重制造过程中产品质量和安全卫生的自主性管理制度。良好生产规范在食品中的应用，即食品 GMP，主要解决食品生产中的质量问题和安全卫生问题。它要求食品生产企业应具有良好的生产设备、合理的生产过程、完善的卫生与质量和严格的检测系统，以确保食品的安全性和质量符合标准。

（一）食品良好生产规范的应用

早在第一次世界大战期间美国食品工业的不良状况和药品生产的欺骗行径，促使美国诞生了食品、药品和化妆品法，开始以法律形式来保证食品、药品的质量，由此还建立了世界上第一个国家级的食品药品管理机构——美国食品药品管理局（FDA）。

美国是最早将 GMP 用于食品工业生产的国家，美国在食品 GMP 的执行和实施方面做了大量的工作。良好生产规范（GMP）是美国首创的一种保障产品质量的管理方法。1963 年美国食品药品管理局（FDA）制定了药品 GMP，并于 1964 年开始实施。1969 年世界卫生组织（WHO）要求各会员国家政府制定实施药品 GMP 制度，以保证药品质量。同年，美国公布了《食品制造、加工、包装贮存的现行良好操作规范》，简称 FGMP（GMP）基本法。FDA 于 1969 年制定的《食品良好生产工艺通则》（CGMP），为所有企业共同遵守的法规，1996 年版的美国 CGMP（近代食品制造、包装和贮存）第 110 节内容包括：定义、现行良好生产规范、人员、广房及地面、卫生操作、卫生设施和设备维修、生产过程及控制、仓库与运销、食品中天然的或不可避免的危害控制等。

自美国实施 GMP 以来，世界上不少国家和地区采用了 GMP 质量管理体系，如日本、加拿大、新加坡、德国、澳大利亚、中国台湾地区等积极推行食品 GMP 质量管理体系，并建立了有关法律法规。

日本受美国药品和食品 GMP 实施的影响，日本原厚生省、农林水产省、日本食品卫生协会等先后分别制定了种类食品产品的《食品制造流通基准》《卫生规范》《卫生管理要领》等。

农林水产省制定了《食品制造流通基准》，其内容包括食用植物油、罐头食品、豆腐、腌制蔬菜、杀菌袋装食品、碳酸饮料、紫菜、番茄加工、汉堡包及牛肉饼、水产制品、味精、生面条、面包、酱油、冷食、饼干、通心粉等 20 多种。

日本原厚生省制定了《卫生规范》，包括鸡肉加工卫生规范、食饭及即食菜肴卫生规范、酱腌菜卫生规范、生鲜西点卫生规范、中央厨房及零售连锁卫生规范和生面食品类卫生规范等。

日本食品卫生协会制定了《食品卫生管理要领》，主要针对豆腐、油炸食品、即食面、面包、寿司面、普通餐馆、高级餐厅和民族餐馆等。

但上述“基准”“规范”和“要领”均为指导性的，若达不到其要求，并不属违法。

加拿大实施 GMP 有三种情况：①GMP 作为食品企业必须遵守的基本要求被政府机构写进了法律条文，如加拿大农业部制定的《肉类食品监督条例》中的有关厂房建筑的规定属于强制性 GMP；②政府部门出版发行 GMP 准则，鼓励食品生产企业自愿遵守；③政府部门可以采用一些国际组织制定的 GMP 准则，食品生产企业也可以独立采用。

其他一些国家和地区采取指导的方式推动 GMP 在本国和本地区的实施。如英国推广 GFMP（good food manufacturing practice），新加坡由民间组织——新加坡标准协会（SISIR）推广 GMP 制度。法国、德国、瑞士、澳大利亚、韩国、新西兰、马来西亚等国家和中国台湾地区，也都积极推行了食品的 GMP。

我国食品企业质量管理规范的制定工作起步于 20 世纪 80 年代中期，从 1988 年起，先后颁布了 19 个食品企业卫生规范，简称“卫生规范”。1994 年卫生部按照《食品卫生法》的规定，参照国际粮农组织/世界卫生组织（FAO/WHO）食品法典委员会《食品卫生通则》[CAC/RCP Rev. 3（1997）]，结合我国国情制定了 GB 14881—1994《食品企业通用卫生规范》，在此基础上，2013 年，食品安全国家标准审评委员会又发布了新的食品安全国家标准 GB 14881—2013《食品生产通用卫生规范》。卫生规范制定的目的主要是针对当时我国大多数食品企业卫生条件和卫生管理比较落后的现状，重点规定厂房、设备、设施的卫生要求和企业的自身卫生管理等内容，借以促进我国食品企业卫生状况的改善。这些规范制定的指导思想与 GMP 的原则类似，将保证食品卫生质量的重点放在成品出厂前的整个生产过程的各个环节上，而不仅仅着眼于最终产品上，针对食品生产全过程提出相应技术要求和质量控制措施，以确保最终产品卫生质量合格。自上述规范发布以来，我国食品企业的整体生产条件和管理水平有了较大幅度的提高，食品工业得到了长足发展。由于近年来一些营养型、保健型和特殊人群专用的食品的生产企业迅速增加，食品品种日益增多，单纯控制卫生质量的措施已不适应企业品质管理的需要。鉴于制定我国食品企业 GMP 的时机已经成熟，1998 年卫生部发布了 GB 17405—1998《保健食品良好生产规范》和 GB 17404—1998《膨化食品良好生产规范》，这是我国首批颁布的食品 GMP 标准，标志着我国食品企业管理向高层次的发展。

（二）良好生产规范的原则

GMP 是对食品生产过程中的各个环节、各个方面实行严格监控而提出的具体要求和采取的必要的良好的质量监控措施，从而形成和完善质量保证体系。GMP 是将保证食品质量的重点放在成品出厂前的整个生产过程的各个环节上，而不仅仅是着眼于最终产品上，其目的是从全过程入手，从根本上保证食品质量。

GMP 制度是对生产企业及管理人员的长期保持和行为实行有效控制和制约的措施，它体现如下基本原则：

（1）食品生产企业必须有足够的资历，合格的生产食品相适应的技术人员承担食品生产和质量管理，并清楚地了解自己的职责；

（2）操作者应进行培训，以便正确地按照规程操作；

（3）按照规范化工艺规程进行生产；

（4）确保生产厂房、环境、生产设备符合卫生要求，并保持良好的生产状态；

（5）符合规定的物料、包装容器和标签；

（6）具备合适的贮存、运输等设备条件；

（7）全生产过程严密，并有有效的质检和管理；

（8）合格的质量检验人员、设备和实验室；

（9）应对生产加工的关键步骤和加工发生的重要变化进行验证；

（10）生产中使用手工或记录仪进行生产记录，以证明所有生产步骤是按确定的规程和指令要求进行的，产品达到预期的数量和质量要求，出现的任何偏差都应记录并做好检查；

（11）保存生产记录及销售记录，以便根据这些记录追溯各批产品的全部历史；将产品贮存和销售中影响质量的危险性降至最低限度；

（12）建立由销售和供应渠道收回任何一批产品的有效系统；

（13）了解市售产品的用户意见，调查出现质量问题的原因，提出处理意见。

（三）良好生产规范的内容

GMP 根据 FDA 的法规，分为四个部分：总则；建筑物与设施；设备；生产和加工控制。GMP 是适用于所有食品企业的，是常识性的生产卫生要求，GMP 基本上涉及的是与食品卫生质量有关的硬件设施的维护和人员卫生管理，是对食品生产过程中的各个环节、各个方面实行全面质量控制的具体技术要求和为保证产品质量必须采取的监控措施。目前各国家及地区的 GMP 管理内容相差不多，主要包括硬件和软件。所谓硬件是指对食品企业提出的厂房、设备、卫生设施等方面的技术要求，而软件则指对可靠的生产工艺、规范的生产行为、完善的管理组织和严格的管理制度等的规定和措施。GMP 主要包括以下内容。

1. 厂区环境

厂区不存在垃圾及滋生蝇虫和藏匿鼠类的场所；道路、停车场等辅助设施不会污染食品加工区；废水废物处理车间内外排水不会对食品加工区造成污染等。

2. 厂房的设计与要求

科学合理的厂房设计对减少食品生产环境中微生物的进入、繁殖、传播，防止或降低产品和原料之间的交叉污染至关重要。厂房面积应适合生产要求；车间设立有效的隔离，防止生物、化学和物理交叉污染，地板、墙面、照明、排烟等要符合卫生安全要求等。食品 GMP 要求工厂的生产车间必须按照生产工艺和卫生、质量要求，划分洁净级别，并应按生产工艺流程及所要求的卫生级别进行合理布局，同一车间和邻近车间进行的各项生产操作不得相互妨碍。其设计要求最大程度地防止食品、食品接触面和食品包装受到污染。加工过程中，原料、半成品、成品分开；不同洁净区的生产人员要严格分开；生的食品和熟的食品也要严格分开，防止交叉污染的发生。因此，原料处理、半成品加工和成品包装要在不同的独立车间内完成。生产车间内的人流、物流不得交叉。原材料和包装材料从卫生要求低的运货通道进入卫生要求较高的车间环境中时，需通过投料口进入缓冲间，去掉外包装，然后再进入车间内部。人员从非洁净区进入洁净区时也要经过缓冲间。卫生要求高的车间物料流通过传递口连接，不应设有明显通道，以防止交叉污染。

3. 对生产工具、设备和机器的要求

食品生产厂家在选择食物加工设备的时候，往往考虑下面的几个方面：是否能执行预期的任务、生产率的高低、可靠性、操作和维护的难易程度、与其他设备的吻合程度、能否保证操作者的安全，以及设备的花费，而很少考虑设备的卫生设计特征，这是不完善的设计方案。劣质的设计和结构可能会导致产品容易被微生物感染：食品加工设备不能满足微生物学上性能的主要现象有：由于设备原材料的不适当而造成的清洗困难；一些零部件（如垫圈、密封管、阀门、泵等）的劣质设计；不恰当的边缘形状及不正确的焊接等而造成卫生死角等。与食品直接接触的容器及其他设备的材料都应该不能和食品发生任何的理化反应。机器、设备的布局应当合理，并要保证机器设备能协调地用于生产。此外应建立设备目录，记录机型、性能、购置年月、制造商与代理商、保养与保养周期、异常事故分析、零件制度管理等。

4. 加工过程

主要包括对生产工艺规程与岗位操作规程、工艺卫生与人员卫生、生产过程管理、卷标与标示管理等要求。食品的加工、包装或贮存必须在卫生的条件下生产。加工过程中的原辅材料必须符合食品标准，加工过程要严格控制，研究关键控制点，对关键工序的监控必须有记录（监控记录，纠正记录），制定检验项目、检验标准、抽样及其检验方法，防止出现交叉污染。食品包装材料不能造成对食品的污染，更不能混入到产品中。加工产品应在适宜条件下贮藏。

5. 人员的要求

包括对有关人员学历、专业、能力的要求。人员培训、健康、个人卫生的要求。

6. 文件

所有的 GMP 程序都应有文件档案，并且记录执行过程中的维持情况。文件应当反映公司在贯彻应用 GMP 进行质量管理过程中各个基本控制环节的分工责任情况。GMP 与卫生有关的文件指卫生管理标准文件、生产制造标准文件以及质量管理标准文件等。与卫生有关的文件至少应包括：在生产前或生产过程中，为了防止污染和掺杂而使用的所有核心程序；对监督人和 GMP 控制环节的负责人的确定；纠正偏离的记录。

7. 建筑和设备的清洗及消毒

对食品工厂来说，进行有效的维护和保持卫生是至关重要的。在食品加工中，生产区应当保持卫生，与食品直接接触的设备和工具表面应经常清洗和进行常规检测。所进行的卫生工作主要有两个目的：第一，去除食物残渣，因为食物的残渣能提供微生物生长的基本养料，另外还可能影响设备的正常功能，同时通过清洗也能去掉大部分的微生物；第二，通过消毒（或清洁）可以把微生物的数量降低到无法对食物形成污染的程度。符合卫生标准的设备，在使用前应当保护起来以免再次被污染。根据设备和机器的特点，可以采用湿洗和干洗两种方式。若采用湿洗，要选择适用的清洗系统、选择合适的化学试剂以及确定一种适当的清洗或循环程序（包括：冲洗、擦洗、在清洁剂中浸泡、冲洗、消毒、干燥等）。而在加工干燥食物和成分的过程中使用的干洗适合于下列情形：一是设备不能用湿洗，二是水膜引起微生物的滋生或形成难以去除的沉淀物。在干洗过程中，清洗往往涉及机械作用（擦或刷），使用吸尘器，有必要的时候使用 70% 乙醇消毒。食品工厂在建立清洗方案时应考虑以下方面：提供合适的监控和检验清洁消毒程序效果的方法；提供书面指导；对清洁或消毒方面效果的测试结果都应做记录等。

8. 成品的贮存与运输

成品贮运时应防止阳光直射、雨淋、撞击，以防止食品的成分、质量及纯度等受到不良影响。仓库应经常整理、整顿，成品仓库应按制造日期、品名、型号及批号分别堆置，加以适当标记及防护。应有防鼠、防虫等设施，定期清扫。运输工具应符合卫生要求，要根据产品特点配备防雨、防尘、冷藏、保温等设备。运输作业应防止强烈振荡、撞击，轻拿轻放，防止损伤成品外形；并不得与有毒有害物品混装、混运。对于成品要有存量记录和出货记录，内容尽可能详细。

（四） GMP 的要素及实施目的

GMP 实际上是一种包括 4M 管理要素的质量保证制度，即选用规定要求的原料（material），以合乎标准的厂房设备（machines），由胜任的人员（man），按照既定的方法（methods），制造出品质既稳定又安全卫生的产品的一种质量保证制度。人员是指要由适合的人员来生产与管理，原料是指要选用良好的原材料，设备是指要采用合适的厂房和机器设备，而方法是指要采用适当的工艺来生产食品。

其实施的主要目的包括三方面：①降低食品制造过程中人为的错误，为将人为差错、混淆控制到最低限度，必须采取有效措施，例如：足够的仓库容量，与生产规模、品种、规格相适应的厂房面积，厂房布局合理、生产操作不互相妨碍，投料复核，状态标志，工艺查证，物料平衡，投产前清场复核等；②防止食品在制造过程中遭受污染或品质劣变，主要为防止异物、有毒、有害物质及微生物对食品造成污染，要求洁净区空气净化、密封、内表面的光滑和捕尘措施；要求所用物料安全卫生，如工艺用水、消毒剂、杀虫剂管理；要求人员的清洁卫生等；③要求建立完善的质量管理体系，为了保证质量管理体系的高效运行，对食品生产实行全过程质量监控和管理，要严格执行机构与人员素质的规定；物料供货商的评估、采购、物料贮运、生产过程、成品贮运、销售、售后服务、检验等生产全过程的品质管制；实行如培训、建立文件系统、定期对生产和质量进行全面检查等事前管理体制。

GMP 的重点是：①确认食品生产过程安全性；②防止物理、化学、生物性危害污染食品；③实施双重检验制度；④针对标签的管理、生产记录、报告的存档，建立和实施完整的管理制度。

按照制定者和应用范围，GMP 大致可分为三种类型：

（1）由国家政府机构颁布的 GMP。如美国 FDA 公布的低酸性罐头食品 GMP、我国国家质量监督检验检疫局发布的《保健食品良好生产规范（修订稿）》。

（2）行业组织制定的 GMP。这类 GMP 可作为同类食品企业共同参照、自愿遵守的管理规范。

（3）单个食品企业制定的 GMP，作为企业内部管理的规范。

按照 GMP 的权威性和法律效力，又可分为强制性 GMP 和指导性（或推荐性）GMP。强制性 GMP 是指食品生产企业必须遵守的法律规定，由有关政府部门颁布并监督实施。由我国食品安全国家标准审评委员会发布的《食品生产通用卫生规范》即属强制性规范。指导性（或推荐性）GMP 由国家政府部门、行业组织或协会等制定并推荐给食品企业参照执行，以自愿遵守为原则。

（五） 实施 GMP 的意义

GMP 在许多国家和地区的推广实践证明，这是一种行之有效的科学而严密的生产管理系统，它的意义主要体现在如下几个方面：

1. 确保食品质量

GMP 对从原料进厂直至成品的贮运及销售整个生产销售链的各个环节，均提出了具体控制措施、技术要求和相应的检测方法及程序，实施 GMP 管理系统是确保每件终产品合格的有效途径。

2. 促进食品企业质量管理的科学化和规范化

我国的食品企业 GMP 以标准形式颁布，具有强制性和普遍适用性，贯彻实施 GMP 可使广大企业，特别是技术力量较差的企业依据 GMP 的规定，建立和完善自身质量管理系统，规范生产行为，保证产品质量。目前我国许多食品企业质量意识不强，质量管理水平较低，条件设备落后。实行 GMP 规范化管理制度将会提高我国广大企业加强自身质量管理的自觉性，提高质量管理水平，从而推动我国食品工业质量管理体系向更高层次发展。

3. 有利于食品进入国际市场

GMP 的原则已被世界上许多国家，特别是发达国家认可并采纳。GMP 是衡量一个企业质量管理优劣的重要依据，在食品企业实施 GMP，将会提高食品在国际贸易中的竞争力。

4. 提高卫生行政部门对食品企业进行监督检查的水平

对食品企业进行 GMP 监督检查，可使食品卫生监督工作更具科学性和针对性，提高对食品企业的监督管理水平。

5. 促进食品企业的公平竞争

企业实施 GMP，势必会大大提高产品的质量，从而带来良好的市场信誉和经济效益，同时也能起到样板作用，调动落后企业实施 GMP 的积极性。通过加强 GMP 的监督检查，还可淘汰一些不具备生产条件的企业，起到扶优汰劣的作用。

符合 GMP 的要求是控制食品安全的第一步，其强调食品的生产和贮运过程应避免微生物、化学性和物理性污染。我国《食品生产企业通用卫生规范》对食品工厂的环境、设施、布置人员都有严格的要求，实际上也是一种 GMP 管理，该规范适用于食品生产、加工的企业或工厂，并作为制定种类食品厂的专业卫生依据。其他各项食品工厂卫生管理法规，也是在 GMP 的基础上建立起来的，并以强制性国家标准规定来实行。

（六）中国 GMP 的实施

2009 年《食品安全法》颁布前，卫生部以食品卫生国家标准的形式发布了近 20 项“卫生规范”和“良好生产规范”。有关行业主管部门制定和发布了各类“良好生产规范”“技术操作规范”等 400 余项生产经营过程标准。2010 年之后，国家卫生和计划生育委员会又先后颁布了 GB 12693—2010《乳制品良好生产规范》、GB 23790—2010《粉状婴幼儿配方食品良好生产规范》、GB 29923—2013《特殊医学用途食品良好生产规范》等，作为各类食品生产过程管理和监督执法的依据。这些生产规范也是 GMP 管理。其结合我国食品生产实际情况，主要从以下几个方面进行关键控制。

1. 环境卫生控制

防止老鼠、苍蝇、蚊子、蟑螂和粉尘，最大限度地消除和减少这些危害因素对产品卫生质量的威胁。保持工厂道路的清洁，消除厂区内的一切可能聚集、滋生蚊蝇的场所，并经常在这些地方喷洒杀虫药剂。对灭鼠工作制定出切实可行的工作程序和计划，不宜采用药物灭鼠的方法来进行灭鼠，可以采用捕鼠器、粘鼠胶等方法。保证相应的措施得到落实并做好记录。

2. 生产用水（冰）的卫生控制

生产用水（冰）必须符合国家规定的生活饮用水卫生标准（GB 5749—2006）。水产品加工过程使用的海水必须符合 GB 3097—1997《海水水质标准》。对达不到卫生质量要求的水源，工厂要采取相应的消毒处理措施。厂内饮用水的供水管路和非饮用水供水管路必须严格分开，生产现场的各个供水口应按顺序编号。工厂应保存供水网络图，以便日常对生产供水系统的管理和维护。有蓄水池的工厂，水池要有完善的防尘、防虫、防鼠措施，并定期对水池进行清洗、消毒。

工厂的检验部门应每天监测余氯含量和水的 pH，至少每月应该对水的微生物指标进行一次化验，每年至少要对 GB 5749—2006 所规定的水质指标进行两次全项目分析。制冰用水的水质必须符合饮用水卫生要求，制冰设备和盛装冰块的器具必须保持良好的清洁卫生状况。

3. 原、辅料的卫生控制

对原、辅料进行卫生控制，分析可能存在的危害，制定控制方法。生产过程中使用的添加剂必须符合国家卫生标准，由具有合法注册资格生产厂家生产的产品。对向不同国家出口产品还要符合进口国的规定。

4. 防止交叉污染

在加工区内划定清洁区和非清洁区，限制这些区域间人员和物品的交叉流动，通过传递窗进行工序间的半成品传递等。对加工过程使用的工器具，与产品接触的容器不得直接与地面接触；不同工序，不同用途的器具用不同的颜色加以区别，以免混用。

5. 车间、设备及工器具的卫生控制

对生产车间、加工设备和工器具的清洗、消毒工作应严格管理。一般每天每个工班前和工班后按规定清洗、消毒；对接触易腐易变质食品的工器具在加工过程中要定时清洗、消毒，如禽肉加工车间宰杀用的刀具每使用 3min 就要清洗、消毒一次。生产期间，车间的地面和墙裙应每天进行清洁，车间的顶面、门窗、通风排气（汽）管道上的网罩等应定期进行清洁。

车间的空气消毒可采用不同方法。紫外线与臭氧都能有效杀菌，但用臭氧发生器进行车间空气消毒，具有不受遮挡物和潮湿环境影响，杀菌彻底，不留死角的优点。并能以空气为媒体对车间器具的表面进行消毒杀菌；药物熏蒸法常用的药品有过氧乙酸、甲醛等。在车间内进行上述几种形式的消毒应该在车间无人的情况下进行。

车间要设置专用化学药品存贮柜，即洗涤剂、消毒剂等的存贮柜，并制定出相应的管理制度，由专人负责保管，领用必须登记。药品要用明显的标志加以标示。

6. 贮存与运输卫生控制

定期对贮存食品的仓库进行清洁，保持仓库卫生，必要时进行消毒处理。相互串味的产品、原料与成品不得同库存放。库内产品要堆放整齐，批次清楚，堆垛与地面的距离应不少于 10cm，与墙面、顶面之间要留有 30 ~ 50cm 的距离。为便于仓储货物的识别，各堆垛应挂牌标明本堆垛产品的品名、规格、产期、批号、数量等情况。存放产品较多的仓库，管理人员可借助仓储平面图来帮助管理。

成品库内的产品要按产品品种、规格、生产时间分垛堆放，并加挂相应的标示牌，在牌上将垛内产品的品名/规格、批次和数量等情况加以标明，从而使整个仓库堆垛整齐，批次清楚，管理有序。

存放出口冷冻水产、肉类食品的冷库要安装有自动温度记录仪，自动温度记录仪在库内的探头，应安放在库内温度最高和最易波动的位置，如库门旁侧。同时要在库内安装有经校准的水银温度计，以便与自动温度记录仪进行校对，确保对库内温度监测的准确，冷库管理人员要定时对库内温度进行观测记录。

食品的运输车、船必须保持良好的清洁卫生状况，冷冻产品要用制冷或保温条件符合要求的车、船运输。为运输工具的清洗、消毒配备必要的场地、设施和设备。

装运过有碍食品安全卫生的货物，如化肥、农药和各种有毒化工产品的运输工具，在装运出口食品前必须经过严格的清洗，必要时需经过检验检疫部门的检验合格后方可装运出口食品。

7. 人员的卫生控制

（1）生产、检验人员必须经过必要的培训，经考核合格后方可上岗。食品厂的加工和检验人员每年至少要进行一次健康检查，必要时还要做临时健康检查，新进厂的人员必须经过体检合格后方可上岗。

生产、检验人员必须保持个人卫生，进车间不携带任何与生产无关的物品。进车间必须穿着清洁的工作服、帽、鞋。凡患有有碍食品卫生疾病者，必须调离加工、检验岗位，痊愈后经体检合格方可重新上岗。有碍食品卫生的疾病主要有病毒性肝炎、活动性肺结核、肠伤寒和肠伤寒带菌者、细菌性痢疾和痢疾带菌者、化脓性或渗出性脱屑性皮肤病和手有开放性创伤尚未愈合者。

（2）加工人员进入车间前，要穿着专用的清洁的工作服，更换工作鞋靴，戴好工作帽，头发不得外露。加工即食产品的人员，尤其是在成品工段工作人员，要戴口罩。为防止杂物混入产品中，工作服应该无明扣，并且前胸无口袋。工作服帽不得由工人自行保管，要由工厂统一清洗消毒，统一发放。

（3）工作前要进行认真地洗手、消毒。

这些 GMP 的颁布和实施，对食品卫生法的进一步贯彻执行，保证食品安全卫生，加快改善食品厂的卫生面貌，实现卫生管理标准化和规范化，保障人民健康，起到积极的重要作用。

二、食品企业 SSOP 的建立

卫生标准操作程序（SSOP）是食品生产企业为了满足食品安全的要求，确保加工过程中消除不良的因素，使其加工的食品符合卫生要求而制定的指导食品加工过程中如何具体实施清洗、消毒和卫生保持的作业指导文件，一般以 SSOP 文件的形式出现。

1995 年 2 月颁布的《美国肉、禽类产品 HACCP 法规》中第一次提出了要求建立一种书面的常规可行的程序即 SSOP，确保生产出安全、无掺杂的食品。美国 FDA 颁布的《美国水产品 HACCP 法规》进一步明确了 SSOP 必须包括的八个方面及验证等相关程序，从而建立了 SSOP 的完成体系。SSOP 文件所列出的程序应依据本企业生产的具体情况，对某人执行的任务提供足够详细的规范，并在实施过程中进行严格地检查和记录，实施不力要及时纠正，因此 SSOP 的设计因企业各异。

SSOP 实际上是落实 GMP 卫生法规的具体程序，GMP 是卫生法规，是政府颁发的强制性法规，而企业的 SSOP 文本是由企业自己编写的卫生标准操作程序，企业通过实施自己的 SSOP 达到 GMP 的要求。

（一）SSOP 的基本内容

SSOP 规定了生产车间、设施设备、生产用水（冰）、食品接触的表面的卫生保持、雇员的健康与卫生控制以及虫害的防治等的要求和措施。美国《水产和水产品 HACCP 法规》（21 CFR Part 123）推荐食品生产企业至少按八个方面（但不限于八个方面）起草卫生控制的 SSOP

文本。这八个方面是：

1. 与食品和食品接触面的水（冰）的安全

食品加工中用水（冰）的卫生质量是影响食品卫生的关键因素，直接与食品接触或用于食品表面接触的水（冰）的来源及其处理应符合有关规定，并要考虑非生产用水与生产用水的交叉污染以及污水处理问题。在生产过程中应重点保证：①与食品和食品接触面水的安全供应；②制冰/蒸汽用水的安全供应；③饮用水与非饮用水和污水排放系统有无交叉相连关系；④作为配料的水（包括浸泡冷却的水）的安全供应。

（1）监测　水中可能的危害，可分为生物性危害（病毒、细菌、寄生虫等）、化学性危害（农药、工业污染、重金属等有害化学物质等）和物理性危害（浮尘、胶体、泥土类可见物理污染物等）。

无论是城市公共用水、自备水源还是海水都必须充分有效地加以监测，有合格的证明后方可使用。对于城市公共用水，当地卫生防疫部门每年至少进行一次全项目检验，对自备水源监测频率要增加，一年至少两次。企业对水的微生物检验每月至少一次，细菌总数应小于 100 个/mL，大肠菌群应小于 3 个/L，不得检出致病菌；企业用试纸或比色法、化学滴定方法对水的 pH 和余氯每天检验一次，余氯浓度控制在 0.05～0.3mg/kg。

无论是使用城市公共用水还是自备水源，水质都要符合 GB 5749—2006《生活饮用水卫生标准》；使用海水加工的，其水质应符合 GB 3097—1997 标准，检测的频率应比城市公共用水或自备水源更频繁。应定期对盛装冰的器具和冰进行微生物检测。

（2）纠正措施　监控时发现城市供水系统、自备水系统发生故障、自建贮水池损坏或受污染时，企业应停止生产，判断和示范发生故障或损害，将本段时间内生产的产品进行安全评估，以保证产品的安全性；水质检验结果不合格，质控部门应立即制定消毒处理方案，并进行连续监控，如有必要，应对输水管道系统采取纠正措施，只有当水质符合国家饮用水标准时，才可重新生产。

从供水管理方面预防饮用水与污水交叉污染，可以从以下几个方面着手：①绘制详细的供水网络图；②出水口编号管理；③管道区分标记，不互联；④防虹吸，防止水倒流；⑤废水排放，包括流向，基础设施等；⑥污水处理。

（3）记录　水的监控、维护及其他问题处理都要记录并保存，包括由当地卫生部门进行水质检验（全项目指标）的报告、自建贮水池的检查报告和定期的卫生记录、每周一次对生产用水进行微生物检验的记录、每日对生产用水的余氯检验记录、工厂供水网络图（不同供水系统或不同用途供水系统用不同颜色表示）和管道检查记录等。

2. 与食品接触的表面卫生状况和清洁程度

食品接触表面包括直接接触面和间接接触面两种。直接接触面包括加工过程中使用的所有加工设备、案台和工器具，加工人员的手套、工作服以及包装材料等；间接接触面包括未经清洗消毒的冷库、卫生间的门把手、垃圾箱等。

（1）监测　保持与食品接触表面的清洁度是为了防止交叉污染食品。为了确保食品接触表面的卫生，有关监测工作是十分必要的。与食品接触表面的状况（包括包装材料）是否达到卫生要求，设备和工器具是否进行了良好的清洁和消毒，使用消毒剂类型和浓度是否可接受的，手套、工作服的清洁状况是否良好，均应纳入监测范围。

食品接触表面的设计、安装应便于卫生操作，维护和保养，并能及时、方便、充分地进行清洗和消毒。一般来讲，加工设备、器具等应选取耐腐蚀、光滑、易清洗、不生锈的材料，避免采用木制品及纤维等；在设计和安装时，尽可能做到无粗糙焊缝、无破裂、无凹陷，表里如一。

清洗加工设备和器具时，应按照一定的清洁消毒程序进行清洗：①每班结束后，从操作区和设备上清理所有的碎片和杂物；②遵守规定的切断电源次序切断设备电源，必要时保护设备与点连接处敏感部分；③根据设备说明书拆卸可清洗零件；④用 50 ~ 55℃ 的热水冲洗设备（不能直接冲洗发动机、接线口和电线），去除残留固体；⑤利用轻便式或集成式清洗系统，轻便式清洗系统适用于小型企业，集成式清洗系统适用于大型企业。

每班开工前，应检查食品接触面状况和清洁度。对食品接触表面的检测，常用视觉检查与食品接触表面的清洁状况及保养状况；用化学方法检查消毒剂浓度等，如用试纸检查含氯消毒剂的浓度；用平皿计数、电阻法计数、生物发光计数等方法对与食品接触表面进行微生物检查。监测频率取决于监测对象和使用条件。

（2）纠正措施　在检查发现问题时应采取适当的方法及时纠正，如：再清洁、消毒、重新调整消毒剂浓度、培训员工等。

（3）记录　卫生监控记录的目的是提供证据，证实企业 SSOP 计划的充分性，并且在顺利执行当中。对发现的问题也要记录，便于及时纠正，并为以后提供经验教训。本环节记录应包括：

①开工前、休息间隙、每天收工后与食品接触面的清洗消毒记录；

②工作服、手套、靴鞋清洗和消毒记录；

③消毒剂种类及消毒水的浓度、温度检测记录；

④与食品接触表面视觉检查和微生物检验结果；

⑤加工车间的地面、墙面、空气等检验结果。

3. 确保食品免受交叉污染

交叉污染是通过生的食品、食品加工者或食品加工环境把生物的或化学的污染物转移到食品上的过程。当致病菌或毒素被转移到即食食品上时，通常意味着导致食源性疾病的发生。防止交叉污染时要重点防止工厂设计造成的污染，生熟食品混放造成的污染及员工违规操作造成的污染。

（1）监测　为预防不卫生的物体污染食品、食品包装材料和食品接触面，应对食品交叉污染进行监测。定期请环保部门和卫生防疫部门对厂区环境进行监测，确保空气、水源无污染情况；生产过程中连续监控确保无人流、物流、水流和气流的交叉污染情况，包括从事生产的加工人员不得随意去或移动设备到加工熟制或即食食品的区域；在开工时、交班时、餐后继续加工时进入生产车间前，指定人员检查员工的卫生情况，包括衣着整洁、戴工作帽，严格手部和鞋靴的清洗消毒过程，不准穿工作服、工作用鞋进卫生间或离开生产加工场所等；每日检查产品贮存区域（如冷库）的卫生状况。

（2）纠正　如果发生交叉污染，要立即采取步骤防止污染再发生。必要时可停产，直到解决问题，如有必要对产品的安全性进行评估，根据评估结果，改用、再加工或弃用受影响产品；并加强员工的培训。

（3）记录　预防食品免受交叉污染，应具备各项记录，主要包括原料验收记录、每日卫生记录、定期的卫生监控记录，观察记录工厂状况是否满意；日常清洁消毒操作检查记录；培训员工记录；纠正措施记录等。

4. 操作人员手的清洗与消毒，设施的维护与卫生保持

手部清洗设施的状况，手部消毒设施的状况以及卫生间设施的状况是确保卫生操作的基本条件。

（1）监测　手部清洗设施要完善，洗手消毒间、卫生间应设有充足的非手动式水龙头，备有皂液器、消毒液和干手器等，生产区域、卫生间的洗手设备每天至少检查一次，确保处于正常使用状态，消毒液的浓度应每小时检测一次，上班高峰期每半小时检测一次；洗手消毒设施安放于车间入口处、卫生间、车间内，并标有醒目标志；卫生间设备应齐全，方便清洁，水冲厕所，污水排放畅通，对于厕所设施状况的检查，要求每天开工前至少检查一次，保证厕所设施一直处于完好状态，并经常打扫保持清洁卫生，以免造成污染；设置良好的洗手消毒程序及如厕习惯程序；车间入口处必须设置卫生监督岗，卫生监控人员巡回监督员工进入车间、如厕后的洗手消毒情况；化验室定期做产品表面样品检验，确定无交叉污染情况的发生。

各使用部门、车间配制洗手消毒液时，由检验人员现场确认把关，确保消毒液浓度符合要求；各车间的监控人员负责检查并监督工人进入车间及上岗前手的清洗与消毒情况；监控人员每天负责对厂区各卫生间的卫生情况进行监控检查；化验室负责生产中抽查员工手的卫生情况。

（2）纠正措施　检查过程中如果发现问题，应立即纠正，具体纠正措施有：当消毒剂的浓度配制不符合规定时，应重新配制；如有消毒设施损坏或缺失，应立即修缮补充完整。

（3）记录　记录包括洗手间或洗手池和厕所设施的状况的记录；消毒液温度和浓度记录；纠正措施记录。

5. 避免食品被外部污染物污染

食品加工企业经常要使用一些化学物质，如清洁剂、润滑油、燃料、杀虫剂和灭鼠药等；生产过程中还会产生一些污物和废弃物，例如冷凝物和地板污物、下脚料等；生产操作人员脱落的头发及服装棉质纤维等。在生产中要加以控制，保证食品、食品包装材料和与食品接触的表面不被微生物的、化学的及物理的污染物污染。

（1）监测　食品加工过程中，要求所有使用的消毒剂、清洁剂（酒精、次氯酸钠等）、杀虫剂必须是国家卫生部批准的，要统一购置、统一保管，对其毒性，生产厂家，生产日期要统一标识，记录于《化学药品出入库管理记录》；与产品直接接触的包装材料必须提供供货方的质量合格证明，其质量应符合国家卫生标准，每批内包装进厂后要进行微生物检验，细菌数应小于100个/cm^2，致病菌不得检出；包装材料和清洁剂等分别存放于加工包装区外的卫生清洁、干燥的库房内；食品、食品接触面及包装材料应尽量防止润滑油等其他物理、化学物质的污染，且加工设备上使用的润滑油必须是食用级润滑油。

为控制冷凝水的形成，厂房建设初期，应将天花板设计成圆弧形，使水滴顺壁留下，且空调风道应与加工线、操作台错开布置，防止冷凝水滴落到产品上；保持车间的通风，防止空调管道形成冷凝水；在有蒸汽产生的车间，安装适当的排气装置。

食品的贮存库应保持卫生，防鼠虫设施完善，不同产品分别存放。

车间内天花板、墙壁、生产器具、设备等应使用耐腐蚀、不易脱落的材料；工人禁戴耳环、头发不得外露、工作服等整洁无破损。

建议在生产开始时、工作时间内每4h检查一次任何可能污染食品或食品接触面的外部污染物。

（2）纠正措施　如果外部污染物有可能对食品造成污染可采取以下措施：①清洗化合物残留；②丢弃没有标签的化合物；③对员工培训正确使用化合物的方法；④除去不卫生表面的冷凝物，调节空气流通和车间温度以减少水的凝结；⑤安装遮盖物以防止冷凝物落到食品、包装材料及食品接触面上；⑥清除地面积水、污物；⑦评估被污染的食品。

（3）记录　每日卫生控制记录、原材料微生物检验记录、化学品出入口管理记录等均需保存，以方便问题追查。

6. 正确标示、存放和使用各类有毒化学物质

食品加工企业不可避免使用各类化学物质，使用时必须小心谨慎，按照产品说明书使用，做到正确标记、安全贮存，否则可能会导致企业加工的食品被污染。

（1）监测　食品加工厂的有毒有害化合物主要包括洗涤剂、消毒剂、实验室用药品及食品添加剂等，监测的目的是确保有毒化合物的标记、贮存和使用，使食品免受污染。所有有毒化合物均应有主管部门批准生产及销售的证明；原包装容器的标签应标明试剂名称、制造商、批准文号；配制好的化学药品应加以标示；有毒化学物质应设单独的区域贮存，专人保管，在使用时应有使用登记记录。企业要经常检查，确保符合要求，建议一天至少检查一次，全天都应注意观察实施情况。

（2）纠正　有毒化学物质管理过程中的纠正措施包括：①将标签不清楚的有毒化学物质拒收或退还给供货商；②对于工作容器上不清晰的标示，应重新进行标记；③转移存放错误的化学物质；④对保管、使用人员进行培训；⑤评估不正确使用有毒化学物质对食品造成的影响，必要时要销毁食品。

（3）记录　使用化学药品必须具备以下证明及记录：①卫生部门批准购置和使用化学药品的证明；②贮存保管登记记录及领用记录；③配制使用记录；④监控及纠正记录。

7. 食品加工人员的健康与卫生控制

食品企业的生产人员（包括检验人员）是直接接触食品的人，其身体健康及卫生状况直接影响食品卫生质量。因此，食品加工企业必须严格对生产人员，包括从事质量检验工作人员的卫生管理，尤其要管理好患病或有外伤或其他身体不适的员工，他们可能成为食品的微生物污染源。

（1）监测　食品加工人员的健康卫生一定要符合要求。食品加工人员上岗前要进行健康检查，经检查身体健康人员才能上岗；以后定期进行健康检查，每年至少进行一次体检。食品生产企业应制定有体检计划，并设有体检档案，凡患有有碍食品卫生的疾病，例如：病毒性肝炎患者、活动性肺结核患者、肠伤寒及其带菌者、细菌性痢疾及其带菌者、化脓性或渗出性脱屑皮肤病患者、手外伤未愈合者，均不得参加直接接触食品加工，痊愈后经体检合格后可重新上岗；生产人员要养成良好的个人卫生习惯，按照卫生规定从事食品加工，进入加工车间更换清洁的工作服、帽、口罩、鞋等，不得化妆、戴首饰、手表等；食品生产企业应制定有卫生培训计划，定期对加工人员进行培训，并记录存档。

（2）纠正　如发现生产过程中有患病人员，须调离生产岗位直至痊愈。

（3）记录　食品加工企业必须严格对生产人员，包括从事质量检验工作人员的卫生管理。对其检查记录包括：

①生产人员进入车间前的卫生检查记录；

②食品加工企业必须具备生产人员健康检查的合格证明及档案；

③食品加工企业必须具备员工卫生培训计划及培训记录。

8. 虫害、鼠害的防治

苍蝇、蟑螂、鸟类和啮齿类动物带一定种类病原菌，例如沙门菌、葡萄球菌、肉毒梭菌、李斯特菌和寄生虫等。通过害虫、老鼠传播的食源性疾病的数量巨大，因此虫、鼠害的防治对食品加工厂是至关重要的，食品加工厂内不允许有害虫、老鼠的存在。

（1）监测　虫害、鼠害的防治分为三个方面：预防外界的虫害进入车间；防止车间内部滋生害虫；害虫的灭除。

预防外界虫害进入车间，首先与外界相通的人员、物料、气、水、蒸汽通道、管道处防范措施要到位；其次做好检查，确保进入车间人员及物品无携带蚊蝇虫等。

防止车间内部滋生害虫，车间卫生清扫要彻底，不留滋生条件；彻底清理下脚料和车间废弃物，防止其携带的虫卵滋生；注意检查鼠洞、鼠迹，及时发现并处理。

害虫的灭除可以从工具、药物及保持环境卫生等几个方面着手：绘制虫害分布图，根据季节采用喷施杀虫剂、放置灭蝇灯、粘鼠板或鼠笼等手段，另外保持生产区、生活区、厂周围，特别是厕所、垃圾箱等虫害滋生重点区域的环境卫生，发现问题，及时处理。

（2）纠正　根据实际情况，及时调整灭鼠、除虫方案，加强生产过程卫生监测和监控，对可能被污染的产品进行隔离、复检，剔除不合格产品；生产现场如发现虫害应立即组织人员进行扑杀消灭，分析虫害可能进入的路线并加强控制，问题严重时，需专题研究解决。

（3）记录　虫害日常检查记录、虫害控制分析情况等所有相关记录应保证资料清楚、填写正确，并统一保存，用于指导来年的虫害预防。

除上述八个方面的基本内容之外，食品加工企业还应建立食品售后管理程序制度等，以完善和保证食品加工质量。

（二）卫生监控与记录

建立卫生标准操作程序必须设定监控程序，实施检查、纠正措施和记录。企业必须指定由何人、何时及如何完成监控。并对所有的监控行动、检查结果和纠正措施都要记录，通过这些记录说明企业不仅遵守了 SSOP，而且实施了适当的卫生控制。

食品加工企业日常的卫生监控记录是工厂重要的质量记录和管理资料，应使用统一的表格，并归档保存，一般记录审核后存档，保留两年。卫生监控记录表格基本要求为：①被监控的某具体程序操作状况或结果；②以预先确定的监测频率来记录监控状况；③记录必要的纠正措施。

食品加工企业通常的卫生监控记录包括以下七个方面。

1. 水的监控记录

生产用水应具备的记录和证明：

（1）每年 1 ~2 次由当地卫生部门进行水质检验的报告正本。

（2）自备水源的水池、水塔、贮水罐等的清洗消毒计划和监控记录，采用城市饮用水应有水费单记录。

（3）食品加工企业每月一次对生产用水进行细菌总数、大肠菌群检验的记录。

（4）每日对生产用水的余氯验证记录。

（5）自行生产用于直接接触食品的冰的企业，应具有冰生产用水和工器具卫生状况的记录。如果向冰厂购买冰，应具备冰生产厂家的卫生证明。

（6）申请向国外出口的食品加工企业需根据注册国家要求项目进行监控检测并加以记录。

（7）工厂供水网络图（不同用途供水系统用不同颜色表示）和管道检查记录。

2. 清洗消毒记录

清洗消毒记录是对食品接触面的清洗消毒执行情况的记录，以证明卫生控制的实施，防止产生污染食品的情况发生。本记录包括：

（1）开工前、休息间隙、每天收工后与食品接触面的清洗消毒记录。

（2）工作服、手套、靴鞋清洗和消毒记录。

（3）消毒剂种类及消毒水的浓度、温度检测记录。

3. 表面样品的检测记录

表面样品是指与食品接触表面，例如加工设备、工器具、包装材料、加工人员的工作服、手套和鞋靴等的表面。表面样品检测记录包括：

（1）加工人员的手（手套）、鞋靴和工作服。

（2）加工用台案、桌面、刀、筐和案板。

（3）加工设备如去皮机、单冻机等。

（4）加工车间的地面、墙面。

（5）加工车间、更衣室的空气。

（6）内包装材料。

表面样品检测项目为细菌总数、沙门菌及金黄色葡萄球菌。经过清洁消毒的设备和工器具等与食品接触表面的细菌总数应低于100个/cm^2为宜，对卫生要求严格的工序，应低于10个/cm^2，沙门菌及金黄色葡萄球菌等致病菌不得检出。

对于车间空气的洁净程度，可通过空气暴露法进行检验。即采用普通肉汤琼脂，用直径为9cm平板在空气中暴露5min后，经37℃培养的方法进行检测，对室内空气污染程度进行分级。

4. 员工的健康与卫生检查记录

食品加工企业必须严格对生产人员，包括从事质量检验工作人员的卫生管理。对其检查记录包括：

（1）生产人员进入车间前的卫生检查记录。

（2）食品加工企业必须具备生产人员健康检查的合格证明及档案。

（3）食品加工企业必须具备员工卫生培训计划及培训记录。

5. 卫生监控与检查纠正记录

食品加工企业应为生产创造一个良好的卫生环境，才能保证产品是在适合食品生产卫生条件下生产的。因此食品加工企业的卫生执行与检查纠正记录应包括以下几个方面：

（1）工厂（包括生活区）灭虫灭鼠及检查、纠偏记录。

（2）工厂（包括生活区）的清扫及检查、纠偏记录。

（3）车间、更衣室、消毒间、厕所等清扫消毒及检查纠偏记录。

（4）灭鼠图。

6. 化学药品的购置、贮存和使用记录

使用化学药品必须具备以下证明及记录：

（1）卫生部门批准购置和使用化学药品的证明。

（2）贮存保管登记记录。

（3）领用记录。

（4）配制使用记录。

（5）监控及纠正记录。

7. 顾客意见处理与成品收回记录（与基本内容同级）

顾客意见（包括书面或口头意见、投诉等）及收回的成品，应作记录，内容包括收回产品名称、批号及生产日期、数量和收回日期、收回理由、处理日期和最终处理方法等。

（三）卫生标准操作程序文件的编制

1. 卫生标准操作程序文件的含义

程序是指为进行某项活动或过程所规定的途径。当程序形成文件时，通常称之为“书面程序”或“形成文件的程序”。含有卫生标准操作程序的文件可称为卫生标准操作程序文件。例如“与食品接触或与食品接触表面的水（冰）的安全操作程序”“与食品接触的表面（包括设备、手套、工作服）的清洁、卫生和安全操作程序”等。

2. 卫生标准操作程序文件的特点

卫生标准操作程序文件（SSOP 文件）是由食品生产企业自己编写，编写 SSOP 文件的关键在于易于使用和遵守，而无所谓统一的格式，一个不能执行或不好执行的 SSOP 文件对企业是无益处的。具体的 SSOP 文件能够紧扣本企业的生产情况，所列出的程序准确反映了正在执行的行动，而且对操作人员的任务提供足够详细的内容。

3. 卫生标准操作程序文件编制原则及要求

企业在编写自己的 SSOP 文件时，应注意以法律为依据，与本企业的质量控制体系保持一致，通过 SSOP 文件的实施，达到产品安全卫生的要求。SSOP 文件应当符合以下几项具体要求：

（1）指令性　卫生标准操作程序文件应由负责卫生标准操作活动主管领导批准后发布实施。

（2）目的性　卫生标准操作程序文件应确定卫生标准操作活动的目标。

（3）符合性　卫生标准操作程序文件的编制应符合 HACCP 体系的应用准则，GMP 和国家及行业发布的各项法规、法令、标准的规定。

（4）协调性　卫生标准操作程序文件应与 HACCP 相关的管理文件保持一致，并做到协调统一，不能存在不一致和相互矛盾的现象。

（5）系统性　卫生标准操作程序文件是对所有影响卫生质量的操作活动进行作业指导的文件，应对活动实施的具体程序做出规定，操作人员的职责应明确清楚，各项实施程序应做到连续有序。

（6）可行性　卫生标准操作程序文件的编制应立足于本企业的实际情况，切实可行。

（7）可操作性　卫生标准操作程序文件中每个环节的各项活动内容及要求等都应做出详细而明确的规定，要能指导实践，便于责任人员进行操作，应力求写清 5W 和 1H，即：WHY（何故）、WHAT（何事）、WHO（何人）、WHEN（何时）、WHERE（何地）、HOW（何为），除此以外，还应包括所依据的文件、标准，所需资源，纠正措施和应做的记录表格。程序文件应做到术语规范，词句正确，语言简练，结构严谨，内容重点突出。

4. 卫生标准操作程序的编写内容

卫生标准操作程序文件的编写一般包括的内容为：标题、目的、范围、依据、职责、实施的措施、程序、文件的审批栏、记录等。具体分述如下：

（1）标题 标题由管理对象和业务特征两部分组成。例如“洗手消毒程序”中“洗手消毒”是管理对象的名称，“程序”是管理业务的特征。

（2）目的范围 简要说明文件中的主题内容。目的范围（即 WHY，WHERE）。例如“与食品接触或与接触食品的加工设备的表面接触的水（冰）的安全操作程序”的目的和范围可以这样描述：“对与食品接触或与接触食品的加工设备的表面接触的水（冰）的质量进行控制，确保食品配料用水、加工用水或作为清洗设备用水的安全性。”

（3）依据（或引用文件） 文件的编写必要时应明确所定程序的依据或引用文件。例如加工用水（冰）的卫生操作程序中引用文件可以是 GB 5749—2006《生活饮用水卫生标准》。

（4）职责 应明确责任部门以及有关责任人员的职责。例如“确保食品免受交叉污染操作程序”中，根据操作内容的不同，其责任者可能是质量监督员、车间清洁员、维修人员及生产操作人员。

（5）实施的程序（措施） 实施程序应针对某一事项，按工作先后的顺序规定具体的工作内容。

（6）记录 在程序文件正文后面，附上记录表、卡式样。

（7）程序文件的审批 根据卫生标准操作程序文件指令性要求，该程序文件必须由负责卫生标准操作活动的主管领导批准签字方可生效。

（四）卫生标准操作记录的编制

1. 卫生标准操作记录的概念

记录是阐明所取得的结果或提供所完成活动的证据文件。记录可用作追溯性文件，并提供验证、纠正和预防措施的证据和依据。

2. 记录编制的要求

（1）记录应当清楚并准确反映实际情况。

（2）记录应清晰，要求准确填写。对记录进行改动时要清晰保持原记录，如用单线划掉错误内容，在表上改正或更换新的内容。

（3）记录中的相应栏目应由责任人签名和标注日期。

（4）重要记录都应以适宜的频率进行复核。

（5）记录应容易查到和检索，并妥善保管，以防丢失、损坏和毁灭。

（6）记录应按产品的保质期限规定一定的保存期限。

三、食品企业 HACCP 的建立

危害分析及关键控制点（HACCP）程序是为生产安全可靠的食品而采取的一种先进的预防性措施。该程序基于食品卫生中两个重要概念即预防和记录而建立的，其主要作用是判断影响食品安全性的危害以何种方式、在哪道工序中存在以及应如何预防。记录是核查控制中的潜在危害时必不可少的手段。目前，许多政府要求或推荐食品企业采用 HACCP 系统，在美国它是联邦政府进行食品检查的依据。

这种积极的、以预防为主的程序具有可靠的科学根据。HACCP 致力于预防和控制三类食品安全性危害：微生物危害、化学危害和物理危害。该程序侧重于食品的安全性而不是食品的质量，所以应该将其与质量保证 QA 体系加以区别，或将其视为 QA 的补充形式。HACCP 的目标是确保有效的卫生设备、卫生规则及其他操作因素在生产安全卫生食品过程中的应用，并为食品企业是否遵循安全操作规程提供证据。

（一） HACCP 概念的发展与作用

HACCP 概念起源于 20 世纪 50 年代，由美国航空航天局 NASA 与 Natick 实验室共同提出，主要运用于航空制造工业，当时称为“故障类型与后果分析”。食品生产中的过程控制推理分析方法由 Pillsbury 公司、NASA 以及美国部队 Natick 实验室于 1971 年联合提出，其目的是试图将零缺陷程序应用于食品加工业，以保证实施美国空间计划时所使用的食品 100% 不含微生物病原菌。1991 年 Clark 将 HACCP 描述为一种简单，但是能非常有效地识别并采取适当措施预防潜在危害的方法。因为 HACCP 主要用于预防而不是检测食品危害，所以美国农业部（USDA）食品安全检查局（FSIS）将其作为肉与畜制品中预防食品危害的工具。HACCP 概念已被许多科学团体所接受，其中包括美国科学院（NAS）国家肉畜检查程序科学标准委员会以及 NAS 食品保护委员会下属微生物标准委员会。这两个委员会均认为 HACCP 是一种先进合理的食品生产控制方法，能够决定在哪些方面采取控制措施对生产安全卫生食品是至关重要的。

HACCP 对整个食品加工流程进行评价，能够随时监测各种操作，并决定哪些是导致食源性疾病的危害关键控制点。危害指有可能损害消费者健康的各种潜在因素。关键控制点（CCP）是一种操作步骤，通过实施预防和控制措施来消除并预防或最大程度地降低一个或多个发生在该操作点以前的危害。HACCP 已成为一种行之有效的微生物危害控制方法。该方法预示食品卫生和检验向复杂化发展的趋势。目前，HACCP 系统已获得美国政府的认可，许多先进企业都率先实施该体系。

HACCP 概念分为两部分：危害分析和确定关键控制点。进行危害分析时，需要全面掌握食品微生物知识，了解可能出现的微生物种类以及影响其生长、生存的各种因素。食品的安全性和可接受性受下列因素的影响：

（1）食品原料及其辅料的污染。

（2）食品加工与贮藏过程中温度控制不当（时间－温度故障）。

（3）食品冷却过程不当，即不能在 2～4h 内冷却至冷藏温度。

（4）加工后产品的处理不当，在产品之间、产品与原料之间发生交叉污染。

（5）设备清洗过程无效或不当。

（6）生熟混放。

（7）雇员个人卫生与卫生操作不符合要求。

HACCP 评价过程主要对产品及其用途进行描述，并确定食品在加工制备过程中受微生物污染或微生物大量繁殖时的潜在危害。通过观察整个食品加工过程，绘制生产流程图以确定制造和流通操作顺序以及微生物污染、生存、繁殖等一切可能导致食源性疾病的因素，对产品和添加剂进行危险性分析，通常将这一过程称为危害分析。利用流程图还可鉴别关键控制点。对任何已明确的缺陷都应该尽快处理，并加以纠正，同时还应该建立监测程序评价控制效果。HACCP 计划为食品工业提供了一个有效的管理手段和监控方法，能有效保护消费者的安全。因此，不但许多食品企业自愿实施该程序，而且美国食品管理机构还要求食品企业强制实施该程序。

作为一种质量保证（QA）方法和危害鉴定、危险性评价、危害控制的系统方法，HACCP可广泛应用于食品加工或食品经营业以及食品流通渠道之中，以保证卫生操作的实施。使用时需将潜在的食品缺陷考虑在内，对每一加工阶段都作为一个整体进行检验，同时要注意该阶段与其他阶段的相互关系。同时，在分析过程中还必须考虑到生产环境的影响，因为环境因素与微生物和异物污染有关。

HACCP对管理者加工者和消费者都有益。由于管理和操作人员拥有生产方面的历史记录，因此更能集中注意力关注危害控制部分。通过对关键控制点CCP的监控，二者都可以对控制措施作出有效性的评价。而且，加工者的控制操作是建立在连续检测基础上的，整个控制过程的宗旨是预防危害而不是对已经发生的危害作出反应。HACCP使消费者能购得在明确各种危害并加以控制的加工条件下生产的安全卫生的食品。

（二）HACCP的原理

HACCP主要有七个基本原理。

1. 危害分析与控制措施

（1）危害分析　危害即食品中所含有的任何可能对健康构成不良影响的生物、化学或物理因素或食品存在状况。危害分析是对危害以及导致其存在条件的信息进行收集和评估的过程，对于某一产品或某一加工过程，分析实际上存在哪些危害，是否是显著危害，确定是否是关键控制点，同时制定出相应的预防措施，并列入HACCP计划中。

显著危害是指那些可能发生或一旦发生就会造成消费者不可接受的健康风险的危害。HACCP只把重点放到那些显著危害上，没有这一点，试图控制太多，就会导致看不到真正的危害。

危害分析与预防控制措施是HACCP七个原理的基础，也是建立HACCP计划的第一步，其余几个原理都是针对分析出的显著危害进行制定和控制的。在危害分析期间，要把对安全的关注同对质量的关注分开。

危害分析是一个反复的过程，需要HACCP小组（必要时请外部专家）广泛参与，以确保食品中所有潜在的危害都被识别以便实施控制。在危害分析期间，HACCP小组通过自由讨论和危害评估，根据各种危害发生的可能性和严重性来确定一种危害的潜在显著性。通常根据工作经验、流行病的数据及技术资料的信息来评估其发生的可能性；严重性就是危害的严重程度。对危害的严重性，可能有不同的意见，甚至于各专家间也会有不同意见。HACCP小组可以依据现有的指导性材料并吸取那些协助改进HACCP小组方案的专家们的意见来确定。

危害分析是针对特定产品的特定过程进行的，因为不同的产品或同一产品加工过程不同，其危害分析都会有所不同。因此，在产品的加工过程中，如原料或原料来源、产品配方、加工方法或系统、产量、包装、成品流通系统、成品的预期使用或消费发生变化时，都必须重新进行危害分析。

危害分析分为两个阶段：第一，分析思考，即HACCP小组回顾产品成分、加工工序、所用设备、最终产品、贮存和销售方式、预期用途和消费者，在此基础上建立在加工过程中各步骤上可能导入、增加或需控制的生物的、化学的、物理的潜在危害一览表。历史上曾经发生过的食品安全事件要予以充分考虑。第二，HACCP小组决定哪些潜在危害必须列入HACCP计划内加以控制。要对各个潜在危害的严重性和发生的可能性予以评价。危害严重性是指消费有该危害的产品（危害暴露）后产生后果的严重程度，如后遗症、疾病和伤害的程度和持续时间。

对危害发生可能性的评价要建立在经验、流行病学数据和技术文献的基础上。在危害评价时要考虑如该危害在未予控制条件下发生的可能性和潜在后果的严重性，包括潜在危害的短期效应和长期效应。

在完成危害分析的基础上，列出各加工工序相关联的危害和用于控制危害的措施。控制某一特定危害可能需要一个以上的控制措施，相应地，某个控制措施（如牛乳的巴氏杀菌）也可能可以控制一个以上的危害。

危害分析必须考虑所有的显著危害。从原料的接收到成品的包装贮运整个加工过程的每一步都要考虑到。为了保持分析时的清晰明了，利用危害分析表来组织分析过程，将会有很大帮助。

危害分析表由表头、表格组成，表格共有6栏：

第一栏：加工步骤。经现场验证的工艺流程图中的每一步骤，分别填写在第一栏里。

第二栏：识别本步骤中引入的、控制的或增加的潜在危害。对每一步骤可能有的潜在危害包括生物的、化学的和物理的危害，都要列在第二栏里。潜在的危害有可能是引入的，如原料或辅料本身带入的致病菌、化学污染物、农药残留和物理性杂质等，以及加工过程中可能通过人员、器具、机械等带入新的危害；也可能是控制不当增加的危害，如致病菌的繁殖，如果不控制致病菌繁殖的环境和条件，致病菌就会大量繁殖或产生毒素，从而造成食品安全危害；同时也有可能在此步骤，对上述引入的危害进行控制，将其消除或减少到可接受水平，如杀菌或速冻工序等。

第三栏：潜在的食品安全危害是显著的吗？（是/否）。根据食品的预期用途、消费方式、预期的消费群体以及危害的严重程度，来判断列在第二栏里的潜在危害是否是显著危害。

第四栏：对第三栏的判断提出依据。这里需强调的是，判定一个危害是否为显著危害，有两个判据：一是它极有可能发生，二是它一旦发生就可能对消费者导致不可接受的健康风险。

第五栏：能用于显著危害的预防措施是什么？对显著危害必须制定相应的预防控制措施，将危害消除或降低到可接受水平。预防控制措施可分为三类，第一类是预防危害发生，如改变pH或添加防腐剂可控制病原体在成品中的生长；改进食品的原料配方，可防止化学危害等。第二类是消除危害，如加热、烹调可杀死所有的致病菌；金属检测器可剔除金属碎片等。第三类是将危害减少到可接收水平，如收购从认可海区获得的贝类可使某些微生物和化学危害被减少到最低程度等。一种危害可有多个预防措施来控制，一个预防措施也可以控制多种危害。预防措施是否适用，需要有科学依据，也需要通过验证得以确认。

第六栏：该步骤是关键控制点吗？（是/否）。关键控制点的判定是HACCP原理二的内容，在后面的文章中将详细介绍。将关键控制点判定的结果填入该栏，就完成了危害分析表。

危害分析表和HACCP小组成员的名单必须予以保存，它是HACCP计划的组成部分，也是验证和审核（内审和外审）的依据。当危害分析证明没有发生食品安全危害的可能时，可以没有HACCP计划，但危害分析工作表必须予以记录和保存。当产品或加工过程产生了变动而且可能影响以前所作的危害分析结果时，企业应重新评估危害分析的适应性。

（2）控制措施　控制措施是预防措施而非纠正措施，即通过预先的行动来防止或消除食品危害的发生或将其危害降到可接受的水平，控制措施主要是针对显著危害而言的。在实践中，可以有很多方法来控制食品危害的发生，有时一个显著危害只需一种控制方法就可以控制，有时可能同时需要几种方法来控制；有时一种方法也可以同时控制几种不同的危害。一般情况下控制措施有几种：

①生物危害的控制措施：对病原性微生物（细菌）的控制可以有以下几种措施：加热和蒸煮，可以使致病菌失活；冷却和冷冻，可以抑制细菌生长；发酵或pH控制，可以抑制部分不耐酸的细菌生长；添加盐或其他防腐剂，可以抑制某些致病菌生长；干燥，通过高温或低温干燥，可以杀死某些致病菌或抑制某些致病菌生长；源头控制，从非污染区域和合格供应商（如具有捕捞许可证、检疫证明等）采购食品原料。

②化学危害的控制措施

a. 源头控制：对化学危害的控制有时比控制生物危害更加困难，如农药、兽药的残留问题，一般可考虑从非污染区域和合格供应商采购食品原料，有条件的可以选择通过有机产品认证的食品原料。

b. 加工过程控制：合理使用食品添加剂。

③物理危害的控制措施：一是靠预防，如通过供应商和原料控制尽可能减少杂质的掺入；二是通过金属探测、磁铁吸附、筛选、空气干燥等方法控制；三是通过眼看、手摸等方法进行人工挑选。

2. 确定各关键控制点（CCPs）

在HACCP系统中，“关键控制点”是指通过控制措施可以防止、消除或减少某一危害，使其安全水平达到可接受程度的一个点、步骤或过程，是指加工工序中一旦失控则有可能对人体健康产生不可忽视的危害的环节。

对在危害分析期间确定的每个显著危害，必须有一个或多个关键控制点来对其进行控制。关键控制点设置的是否正确，对HACCP计划的科学性和完整性，具有十分重要的意义。

关键控制点（CCP）是食品安全危害能被控制的，能预防、消除或降低到可接受水平的一个点、步骤或过程。关键控制点控制的是影响食品安全的显著危害，但显著危害的引入点不一定是关键控制点，例如：在生产单冻虾仁的过程中，原料虾有可能带有细菌性病原体，它是一种显著危害，原料虾收购是细菌性病原体的引入点，但该点并不是关键控制点，关键控制点在虾的蒸煮阶段，通过蒸煮可以把细菌性病原体杀死。另外，一个关键控制点能用于控制一种以上的危害，例如：冷冻贮藏可能是控制病原体和组胺形成的一个关键控制点。同样，一个以上的关键控制点可以用来控制一种危害，如在蒸熟的汉堡饼中控制病原体，如果蒸熟时间取决于最大饼的厚度，那蒸熟和成饼的步骤都被认为是关键控制点。

关键控制点与生产过程的其他质量控制点不应混淆，尽管它们有时会有重叠，然而它们所监控的对象是不同的。应避免设点太多，否则就会失去控制的重点。

卫生标准操作程序（SSOP）可以影响关键控制点的数量，水产品HACCP法规允许安全方面的卫生控制包括在HACCP计划中。但大多数情况下企业不应将卫生方面的控制点设为CCP。因为，对于某些卫生控制来说，设定和满足关键限值、纠正措施是很困难的，在关键控制点上设定的额外的卫生监控将加重HACCP计划的负担，分散对关键加工程序的注意力。

生产和加工的特殊性决定了关键控制点具有特异性。在一条加工线上确立的某一产品的关键控制点，可以与在另一条加工线上的同样的产品的关键控制点不同，这是因为危害及其控制的最佳点可以随厂区、产品配方、加工工艺、设备和配料选择等因素的变化而变化。

CCP判断树是判断关键控制点的有用工具，判断树中四个互相关联的问题构成判断的逻辑方法：

问题1：对已确定的显著危害，在本步骤/工序或后步骤/工序上是否有预防措施？如果回答“是（yes）”，继续问题2；如果回答“否（no）”，则回答在本步骤/工序上是否有必要实施安全控制？如果回答“否（no）”，则不是CCP。如果回答“是（yes）”，则说明现有该步骤/工序不足以控制必须控制的显著危害，即，产品是不安全的，工厂必须重新调整加工方法或产品，使之包含对该显著危害的预防措施。FDA认为，如有显著危害而不予控制，是对《海产品HACCP法规》（21CFR－123&1240）的严重违反。

问题2：该步骤/工序可否把显著危害消除或降低到可接受水平？回答时，须考虑该步骤/工序是否是最佳、最有效的危害控制点，如回答“是（yes）”，则该步为CCP；如回答“否（no）”，继续问题3。

问题3：危害在本步骤/工序上是否超过可接受水平或增加到不可接受水平？如果回答“否（no）”，则不是CCP；如果回答“是（yes）”，继续问题4。

问题4：后续步骤/工序可否把显著危害降低到可接受水平？如果回答“是（yes）”，则不是CCP；如果回答“否（no）”，则该步为CCP。

判断树的逻辑关系表明：如有显著危害，必须在整个加工过程中用适当CCP加以预防和控制；CCP点须设置在最佳、最有效的控制点上；如CCP设在后步骤/工序上，前步骤/工序不作为CCP；但后步骤/工序如没有CCP，那么该前步骤/工序就必须确定为CCP。

虽然CCP判断树是判断关键控制点非常有用的工具，但它并不是唯一的工具。因判断树有其局限性，它不能代替专业知识，更不能忽略相关法律法规的要求。当CCP判断树的结果与相关法律法规或相关标准相抵触时，判断树就不起作用了。因此判断树的应用只能被认为是判定CCP的工具而不作为HACCP法规中的强制要素。CCP确定必须结合专业知识以及相关的法律法规要求，否则，就可能导致错误的结论。

严格来说，关键控制点需要有经验的食品质量管理专家在实施HACCP计划的过程中进行准确的检查和研究而确定。例如某果汁加工企业，整个生产过程中，生产线设备均采用管道CIP就地清洗方式进行清洗消毒。审核员审查某类别果汁生产HACCP计划，发现没有将CIP作为关键控制点列入其中。该果汁加工企业HACCP小组的人员解释道，考虑到CCP点如果设置太多，会失去控制重点，因此未将CIP作为关键控制点。审核员认为，如果是不必要的点被确定为关键控制点确实会造成整个HACCP计划失去重点，但根据现场查验及与有关人员交流所获得的资料来看，CIP过程不但有可能由于不适当的清洗造成设备及管道中的细菌驻留，也可能造成清洗剂的残留，这些生物性危害和化学物质危害只有在该工序中才能有效控制，而后续工序或步骤是无法控制的。因此审核员对该HACCP提出了异议。对此，工厂HACCP小组人员进一步解释说，整个清洗过程均为计算机程序化控制，且对可能出现的问题都有应对措施。但审核员现场发现，在设定的程序汇总，清洗时间是人为设定的，查阅最近生产日志中关于CIP记录，发现酸洗、碱洗的时间都要少于程序规定时间，且对出现的设备问题，没有证据表明应对措施到位，审核员认为不把CIP作为关键控制点是不能保证受控效果的。如果食品生产企业对关键控制点的定位与审核员判定的有所不同，企业HACCP小组应与审核员充分交流沟通，如果能够使审核员信服该点的显著危害能在后续工序或步骤中得以消除或降低到安全水平，则该HACCP计划可以组织实施，如果不能够使审核员信服，则应根据审核员意见，重新调整该控制点为关键控制点，以改进食品加工企业的HACCP体系。如果觉得CCP实在难以确定，可通过这样一个原则来区分：假设该控制点失去控制时，产品是否会对人体健康产生严重危害，如果会产生危害，则该控制点就必须作为关键控制点来管理。

3. 设定关键限值

关键限值（CL）是“区分可接收或不可接收的判定值”，它是一个数值点，而不是一个范围。设定关键限值能够保证关键控制点受控，即该点控制产品中的显著危害将在组织确定的可接受水平之内。当超过或违反关键限值时，显著危害很可能超出组织确定的可接受水平，其受影响产品应作为潜在不安全产品进行检验确定和相应处理。

理想的关键限值（CL）应具备四种特性，即适宜性、充分性、方便性与经济性。适宜性是指 CL 不能太严或太松，太严使偏离发生几率提高，以至于要耗费大量时间纠偏与处置潜在不安全产品，太松导致最终产品超出可接受水平的可能性增大；充分性是指受控条件下的 CL 要完全能够保证产品安全指标不会超出可接受水平；方便性是指 CL 本身容易检查，且耗时不多；经济性是指 CL 的监测过程不需要昂贵的仪器设备与耗材。

针对每个 CCP 必须有一个或多个关键限值，其中至少有一个关键限值应具备方便性的特性，否则该 CCP 对显著危害控制的实际意义不大或者说很难保证效果。因此，CL 值的确定需要科学依据，一般来说，可通过以下参考资料或途径来解决：①危害分析和控制指南；②有关法规条例规定的限量；③客户咨询专家，操作人员，管理人员，消费者协会、研究服务机构等。

4. 建立监控程序

监控（monitoring）是对控制参数按计划进行的一系列观察或测量活动，以便评估关键控制点是否处于控制之中。进行监控的目的或意义有以下几个方面：

①记录追踪加工操作过程，使其在 CL 范围之内。

②确定 CCP 是否失控或是偏离 CL，进而应采取纠正措施。

③用一个记录说明产品在符合 HACCP 计划要求下生产的，即加工控制系统的支持性文件，而且在验证时特别是官方审核验证是非常有用的资料。

为达到监控以上目的，首先应制定监控计划或程序，内容包括：监控什么、如何监控、监控频率和由谁监控。

①监控什么?：就是确定产品的性质或加工过程是否符合关键界限（测量，观察）。

②如何监控?：即如何进行监控关键界限和控制措施。

一般常用的方法的设备有：温度计（自动或人工）、钟表、pH 计、水分活度计、盐量计、传感器以及分析仪器。测量仪器的精度，相应的环境以及校验，都必须符合相应的要求或被监控的要求。由于监控量仪器的误差，在制定 CL 值时应加以充分考虑。

③监控的频率：监控可以是连续的，可以是非连续的。当然连续监控最好，如自动温度、时间记录仪、金属探测仪等，因为这样一旦出现偏离或异常，偏离操作界限就采取加工调整，一旦偏离关键限值就采取纠正措施。

如果不能进行连续监控，那么有必要确定监控的周期，以便能发现可能出现的偏离 CL 或操作限值。应充分考虑到产品生产加工是否稳定或变异有多大？产品的正常值与关键限值是否相近？加工者对出现危害后受影响的产品量有多少？

④谁来监控?：明确责任，一般是生产线上的操作工、设备操作者、监督人员、质量控制保证人员和维修人员。不论是谁进行监控，当然最好是方便、有责任心、以及有能力进行的人员来完成。这些人员应该具有一定的水平或能力，如：经过 CCP 监控技术的培训；完全理解

CCP 监控的重要性；有能力进行监控活动；能准确地记录每个监控活动；发现偏离关键限值应立即报告，以便能及时采取纠正措施。需要特别注意的是，所有的记录都应由每个操作者签字或署名。

5. 建立纠正措施程序

纠偏行动就是当关键控制点的监控结果表明发生偏离时所采取的行动。如有可能，纠偏行动一般应是在 HACCP 计划中提前决定的。有些情况，在 HACCP 计划中则没有预先决定的纠偏行动。纠偏行动一般包括两步，即：第一步，纠正或消除发生偏离 CL 的原因，重新进行加工控制；第二步，确定在偏离期间生产的产品，并决定如何处理。采取纠偏行动（包括产品的处理情况）时应加以记录。必要时采取纠偏行动后还应验证是否有效，如果连续出现偏离时，需要对 HACCP 计划进行重新验证。

纠偏行动可以分为以下几个步骤：

第一步：纠正、消除产生偏离的原因，将 CCP 返到受控状态之下。一旦发生偏离 CL，应立即报告，并立即采取纠正措施，所需时间越短则就使加工偏离 CL 的时间就越短，这样就能尽快恢复正常生产，重新将 CCP 处于受控之下，而且受到影响的不合格产品（不一定是不安全）就越少，经济损失就越小。纠正措施可以包括在 HACCP 计划中，而且使工厂的员工能正确地进行操作。应分析产生偏离的原因并予以改正或消除，以防止再次发生。如偏离关键界限不在事先考虑的范围之内（即无已制定好的纠正措施），一旦有可能再次发生偏离 CL 时，要进行调整加工过程或产品，或者要重新评审 HACCP 计划。

第二步：隔离、评估和处理在偏离期间生产的产品。

首先专家或授权人员，通过实验（物理、化学、生物）确定这些产品是否存在食品安全危害：如果没有危害，可以放行；如果有危害，但可通过返工或重新加工或改作它用；最后的选择即销毁该批次产品。

返回、返工的产品仍然接受监控或控制，也就是确保返工不能造成或产生新的危害。

纠正措施采用 if（说明情况）/then（叙述采取的纠正措施）的格式进行描述。如果采取纠偏行动，应该加以记录。记录应包括：产品的鉴定、描述偏离、整个纠正措施（包括受影响产品的处理）、负责采取纠正措施的人员姓名、必要时的验证结果。

6. 建立验证程序

验证为通过提供客观证据，包括应用监控以外的审核、确认、监视、测量、检验和其他评价手段，对食品安全管理体系运行的符合性和有效性进行认定的过程。

验证的内容包括：确认、CCP 的验证、HACCP 系统的验证。

（1）确认　确认主要是针对 HACCP 计划各个方面进行科学及技术上的回顾和评价，通过提供客观证据，对食品安全管理体系要素本身有效性的认定。其主要内容包括：HACCP 体系前提条件的有效性检查、复查或重新进行危害分析、评价当前 CCP 点的设置是否合理及方案的修正、关键限制制定依据的审核、监控方案合理性的审核、纠偏措施可行性的审核、验证方案合理性的审核、记录保持程序的合理性与有效性等。

初次确认应在体系正式运行之前进行，有以下情况出现时，均需进行再次确认，如原料、产品或加工、销售及消费方式发生改变、出现有关危害或控制手段的新信息、生产中观察到异常情况、复查时发现数据不符、重复出现同样的偏差且纠偏措施效果不佳、客户投诉的内容涉及加工控制等。

确认活动由 HACCP 小组组长按确认的内容，制定每次确认活动具体的步骤及具体负责的岗位人员，每次确认应有《确认检查记录表》及《HACCP 内审不符合项报告》。

（2）CCP 的验证　CCP 的验证包括监控仪器设备的校准、校准记录的审查、针对性的取样检测、CCP 记录的复查等内容。

CCP 监控设备的校准是 HACCP 计划成功执行和运行的基础，如果设备没有校准，监控结果将不可靠。

校准记录的审查内容包括校准的时间是否符合规定的频次要求、校准的方式及数据结果是否正确、发现不合格监控设备后的处理方法是否适当，审查结束后，应在被审查的记录上签字确认。

化验人员对 CCP 的原料或产品进行取样检验，以验证供应商或设备设定操作参数是否适宜。

CCP 记录的审查从监控记录审查和纠偏记录审查两个方面着手。监控记录审查内容包括监控记录是否按规定的要求进行、关键限制是否符合要求、关键限制发生偏离是否采取了纠偏行动、记录中是否写明了实际观察到的具体结果、记录中是否有监控者的签名、记录是否有可追溯性；纠偏记录审查内容包括纠偏行动记录中是否有采取纠偏的时间、原因分析、潜在不合格品的处理、纠正措施的实施和验证的内容、纠偏行动记录是否有可追溯性、纠偏行动记录中是否有实施者及验证者的签名。

（3）HACCP 体系的验证　HACCP 体系的验证是为了检查 HACCP 计划所规定的各种控制措施是否被贯彻执行，一般由 HACCP 小组组长进行审核，小组成员负责执行。验证频率通常为每年一次，如果系统发生故障或者产品工艺及加工流程更改显著时，需要再次进行体系验证。

HACCP 体系验证内容分为体系的评审和最终产品的微生物检测两个部分。进行体系评审时，应检查 CCP 是否按 HACCP 计划要求被监控、加工过程中是否按关键限制操作、检查记录是否准确完成、时间间隔是否符合要求、关键值偏离时是否采取纠偏行动、设备是否按规定予以校准等内容；微生物检测虽然不是日常监控的有效方法，单用于验证手段可以作为判断体系运行是否受控的工具，HACCP 小组负责查看化验部门出具的最终产品微生物检验报告，通过对书面记录复查的评价及微生物检验报告的显示，验证 HACCP 体系是否在有效地运行。

以上验证内容确定后，由执法机构执行验证活动，包括：对 HACCP 计划及其修改的复查；对 HACCP 监控记录的复查；对纠偏记录的复查；对验证记录的复查；检查操作现场，HACCP 计划执行情况及记录保存情况；抽样分析等。

7. 建立文件控制与记录保持程序

建立有效的 HACCP 记录保持程序，是一个成功的 HACCP 体系的重要组成部分。HACCP 记录是 HACCP 计划审核的依据，它提供了关键限制发生偏离时所采取适用的纠正措施，同时也为加工过程调整、防止关键控制点失控提供了监控手段，因此应明确显示监控程序已被遵循，且包括监控中获得的真实数据。

在 HACCP 体系中至少应保存以下四个方面的记录：HACCP 计划及支持文件（HACCP 计划以及危害分析工作表、HACCP 小组成员以及其责任者、有关科学研究，实验报告以及必备的先决程序如 GMP、SSOP 等）、关键控制点（CCP）监控记录、采取纠正措施的记录及验证记录（包括监控设备的检验记录，最终产品和中间产品的检验记录）。

所有记录都必须至少包括以下内容：加工者或进口商的名称和地址，记录所反映的工作日期和时间，操作者的签字或署名，产品的特性、代码，以及加工过程中其他信息资料，也应包括在记录中。

记录的保存期限，对于冷藏产品，一般至少保存一年，对于冷冻或货架稳定的商品应至少保存二年。对于其他说明加工设备、加工工艺等方面的研究报告，科学评估的结果应至少保存二年。可以采用计算机保存记录，但要求保证数据完整和统一。

（三）HACCP 计划的实施

在 HACCP 实施过程中要开展一系列活动。这里仅对实施步骤进行简单的探讨。

1. 组建 HACCP 小组

HACCP 研究的第一项工作就是组建 HACCP 小组，成员由对产品或生产技术具有专门知识的人员或专家组成。其选择标准应当强调候选人对产品及其质量保证知识的了解。如果营销和信息专家对产品与加工过程有一定的了解，也是合适人选。小组成员还应包括生产活动中的雇员，因为他们更熟悉生产过程中的变化与限制等情况。同时，应该积极培养所有参与 HACCP 计划实施人员的主人翁精神。

外部专家能够提供不同的建议，对 HACCP 的研究也是很有帮助的。但他们的工作一定要得到生产人员的支持。在确证危害分析和 HACCP 计划的完整性方面，了解产品与生产过程的专家工作起来更富成效。

2. 产品说明及流通方法

食品企业生产的每一种产品都应有相应的 HACCP 计划。产品说明应包括：名称、配方、销售方法及贮存条件。

3. 用途及消费范围

食品的用途应以消费者的正常需求为基础。如果食品的消费对象是特殊人群，如婴儿、免疫缺乏者或其他人群，则应加以具体说明。

4. 描述加工过程的生产流程图

生产流程图应该按序描述整个生产过程并对其中所有加工要素进行简要说明。这是危害分析和确定 CCP 所必不可少的。此外这种说明还可作为一份操作记录，为雇员、管理者和顾客等必须了解加工过程的人员在核实时提供指导。流程图应该包括产品加工前后所采取的操作步骤，并有文字说明而不能只是一张工程图纸。

5. 流程图的确认

HACCP 小组应该亲自观察生产过程以确认生产流程图的准确性和完整性，并在必要时加以修改。

四、SSOP、GMP 和 HACCP 的关系

（一）SSOP 和 HACCP 的关系

SSOP 在对 HACCP 系统的支持性程序中扮演着十分重要的角色。有了 SSOP，HACCP 就会更有效，因为它可以更好地把重点集中在与食品或加工有关的危害上。SSOP 的设计因企业各异。

（二）SSOP 和 GMP 的关系

SSOP 必须形成文件，而 GMP 则没有要求，不过 GMP 通常与 SSOP 的程序和工作指导书是

密切关联的，GMP 为它们明确了总的规范和要求，食品企业必须首先遵守了 GMP 的规定，然后建立并有效地实施 SSOP，GMP 和 SSOP 是相互依赖的，只强调满足包含八个主要卫生方面的 SSOP 及其对应的 GMP 条款，而不遵守其余的 GMP 条款，也会犯下严重的错误。

（三） GMP 和 HACCP 的关系

GMP 和 HACCP 系统都是为保证食品安全和卫生而制定的一系列措施和规定。GMP 是适用于所有相同类型产品的食品生产企业的原则，而 HACCP 则因所依据食品生产企业及其生产过程不同而不同。GMP 体现了食品企业卫生质量管理的普遍原则，而 HACCP 则是针对每一个企业生产过程的特殊原则。

GMP 的内容是全面的，它对食品生产过程中的各个环节各个方面都制定出具体的要求，是一个全面质量保证系统。HACCP 则突出对重点环节的控制，以点带面来保证整个食品加工过程中食品的安全。形象地说，GMP 如同一张预防各种食品危害发生的网，而 HACCP 则是其中的纲。

从 GMP 和 HACCP 各自特点来看，GMP 是对食品企业生产条件、生产工艺、生产行为和卫生管理提出的规范性要求，而 HACCP 则是动态的食品卫生管理方法；GMP 要求是硬性的、固定的，而 HACCP 是灵活的、可调的。

GMP 和 HACCP 在食品企业卫生管理中所起的作用是相辅相成的。通过 HACCP 系统，我们可以找出 GMP 要求中的关键项目，通过运行 HACCP 系统，可以控制这些关键项目达到标准要求。

（四） 三者关系

根据 CAC/RCPl－1969，Rev. 3（1997）附录《HACCP 体系和应用准则》和美国 FDA 的 HACCP 体系应用指南中的论述，GMP 和 SSOP 是制定和实施 HACCP 计划的基础和前提条件，没有 GMP、SSOP，实施 HACCP 计划将成为一句空话。GMP、SSOP 控制的是一般的食品卫生方面的危害，HACCP 重点控制食品安全方面的显著性的危害。GMP、SSOP、HACCP 的最终目的都是为了使企业具有充分、可靠的食品安全卫生质量保证体系，生产加工出安全卫生的食品，保障食品消费者的食用安全和身体健康。

食品生产企业的卫生管理工作至关重要，每个环节都对食品安全起着决定性作用。每个食品生产企业均须结合自身实际生产情况，严格遵循生产规范及实施细则，保证食品生产的安全有序进行。

思考题

1. 如何保障食品原料在运输过程中的安全？
2. 为什么食品企业要施行 GMP 规范？
3. 卫生标准操作程序（SSOP）文件的编写原则和要求是什么？
4. 试述 CCP 的确定步骤。

第十章

CHAPTER 10

食品安全监督管理

[学习目标]

1. 掌握食品安全监督管理的概念及其责任和范围。
2. 熟悉国内外食品安全监督管理体系，我国的食品安全法律体系和食品安全标准。
3. 了解我国食品安全监督管理发展历程，食品安全信息管理和食品安全档案管理。

随着经济的全球化，食品安全日益成为备受关注的热门话题。近些年来，一些国家和地区食品安全的恶性事件不断发生，随着食品加工过程中化学品和新技术的广泛使用，新的食品安全问题不断涌现。尽管现代科技已发展到了相当水平，但食源性疾病不论在发达国家还是发展中国家，都没有得到有效的控制。此外，假冒伪劣食品频频被曝光，危害消费者身体健康和生命安全的群发性事件时有发生，食品安全问题已成为世界各国关注的焦点。

食品安全监督管理是一项涉及多领域、多行业、多环节的系统工作，需要建立制度严格、分工合理、管理协调和发展配套的管理体制，从而实现从生产到成品全过程、全方位、多角度的管理和控制模式。在目前我国经济发展迅速、中小企业和个体户众多、部分食品生产经营者和从业人员素质有待提高的特殊情况下，加强食品安全监督管理就显得更为重要。

第一节　概　　述

一、我国食品安全监督管理的发展历程

1949年建国以来，我国对食品安全的监督管理经历了漫长的改革历程，逐渐改革我国的食品安全监督管理体制，迄今为止共经历了计划经济时代下的食品卫生管理体制、经济转轨时期的食品卫生管理体制、市场经济条件下的食品安全管理体制三个阶段。

第一，计划经济时代下的食品卫生管理体制阶段。1949年建国以来，受当时我国出现的粮食短缺和食品种类较少等客观条件的制约，减少和预防食物中毒、对肠胃疾病的预防发生成为当时我国的食品安全监督管理工作的重点，也就是说在当时的中国，食品安全监督管理工作就是食品卫生监督管理工作。1965年，国家卫生部等五个部门制定的《食品卫生管理试行条例》发布，进一步明确食品卫生管理的职责和义务，也标志着食品卫生管理逐步走向全面管理发展的道路。这一时期，卫生防疫部门负责食品卫生管理工作，且食品卫生监督是卫生防疫部门工作中很小的一部分，这也就是说食品卫生监督管理工作在整个卫生部门属于边缘化职能，没有给予高度重视。

第二，经济转轨时期的食品卫生管理体制阶段。改革开放以来，随着我国粮食产量的逐年提高，各类食品的产量也随之提高，紧随其后出现了假冒伪劣、以次充好等食品安全问题，对我国食品卫生监督管理体制的发展提出了更紧迫的要求。1982年11月五届全国人大常委会第二十五次会议通过的《中华人民共和国食品卫生法（试行）》，虽然只是一部带有过渡性质的试行法律，但在内容上还是取得了一定的突破，并且这部法律作为食品领域的基本法弥补了其立法空白，这也就是说在食品安全监督管理工作中实现了有法可依，这对食品安全监督管理体制的完善具有一定的意义。这一时期，卫生部门虽然在名义上取得了食品卫生监管的主导权，但是“对于重要单位的食品卫生监督管理，卫生行政部门也只是具有业务上的指导权；从地方政府层面看，涉及到食品质量监督的职能包括工商、标准计量、环保、环卫、畜牧兽医、食品卫生监督六个部门。”

第三，市场经济条件下的食品安全管理体制。1995年正式颁布了《中华人民共和国食品卫生法》，其后相继制订/修订和颁布了一系列相关法规和标准，使我国的食品安全法律法规和监督管理体系逐渐完善。2008年的“三聚氰胺事件”以及随后的“地沟油”等有关食品安全的事件频繁发生，于是2009年我国随即颁布了《中华人民共和国食品安全法》（以下简称《食品安全法》），从2009版的《食品安全法》的颁布可以看出，我国对食品安全的监督管理体制已逐渐由“食品安全的分段监督管理”改变为“强调分段管理和协调配合”的食品安全监督管理的体制，标志着已经从传统“食品卫生”的概念发展到全面的“食品安全”，使我国的食品安全监督管理工作进入了一个新的发展时期。2013年新一轮食品安全监督管理体制改革正式启动，国务院出台的《国务院机构改革和职能转变方案》将原来的食安办、原来的食药监管、工商、质监的食品监管和原有的药品监管职能整合，重新组建为食品药品监管机构，实行集中和统一的监管。从这一轮的食品安全监督管理体制的改革中可以看出，我国的食品安全监督管理体制已经逐渐由分段的监督管理改变为统一和集中高效的由单一部门监督管理的食品安全监督管理体制。新修订的《食品安全法》于2015年4月24日经第十二届全国人大常委会第十四次会议修订，于2015年10月1日正式施行，这是食品安全监管法治建设具有里程碑意义的大事。

根据《中共中央关于深化党和国家机构改革的决定》《第十三届全国人民代表大会第一次会议关于国务院机构改革方案的决定》，组建国家市场监督管理总局，作为国务院直属机构；组建国家药品监督管理局，由国家市场监督管理总局管理，不再保留国家食品药品监督管理总局。2018年4月10日，国家市场监督管理总局正式挂牌。组建国家市场监督管理总局，加强市场综合监管，必将对我国市场监管格局的重塑和市场体系的构建带来深远影响。

二、 食品安全监督管理概念

食品安全监督管理是国家行政监督的重要组成部分，具有行政监督管理和行政处罚两方面的职能。实行食品安全监督是国家意志和权力的反映，具有法律性、权威性和普遍约束性。

食品安全监督管理概念分广义和狭义两个层面。狭义层面的食品安全监督管理是指国家职能部门通过立法、行政、司法手段对食品生产、流通过程实施监督管理的制度，其监管主体是政府各职能部门，客体是与食品生产、流通、销售相关的企业和个人。具体包括对食品生产环节、食品加工环节、食品运输环节、食品销售环节的行政权行使；对质量卫生实施生产许可或经营许可、生产检验；对食品从生产到销售的各个环节中的食品安全问题进行调查、监督以及追责等。广义的食品安全监督管理的主体非常广泛，不仅政府是食品安全监管的主体，政党、行业协会、媒体和消费者等都是广义的食品安全监管的主体。作为直接接触终端食品的社会监管主体，社会行业协会按照章程建立健全行业规范和奖惩机制，提供食品安全信息、技术等服务，引导和督促食品生产经营者依法生产经营来规范企业进行行业内部监督。媒体则通过揭发食品生产经营者的问题进行舆论监督。消费者通过对食品生产经营者采取控告、检举等方式向政府部门反映食品安全问题进行直接监管。

三、 食品安全监督管理体系

（一） 美国、 欧盟和日本的食品安全监督管理体系

1. 美国

美国的食品安全监管是建立在联邦制基础上的多部门联合监管模式。美国食品安全涉及多部门，监管体系看上去也很复杂，但政府部门的职责相对明确，各部门依照法律授权各司其职。美国食品安全工作主要涉及卫生与人类服务部（DHHS）及下属食品药品管理局（FDA），农业部（USDA）及下属的食品安全检验局（FSIS），环保局（EPA）等部门。其中，FSIS负责肉、禽、蛋及其制品的食用安全与卫生，FDA负责FSIS负责范围之外的食品安全与卫生。

从1906年美国第一部与食品有关的法规——《食品和药品法》开始，美国政府制定和修订了35部与食品安全有关的法规，其中直接相关的法令有7部，既有综合性的《联邦食品、药品和化妆品法令》《公共卫生服务法》《食品质量保护法》；也有具体针对产品的《联邦肉类检查法》《禽类产品检验法》《蛋类产品检验法》《联邦杀虫剂、杀真菌剂和灭鼠剂法》。为保证食品安全监管的公正、合理、专家参与和信息公开，美国针对公共参与决策和公平执法等设定了专门的法规，管理机构必须遵守的程序性法令包括《行政程序法》《联邦咨询委员会法》和《信息公开法》等。而政府行政管理部门如食品与药品管理局（FDA）、食品安全检验局（FSIS）、环保署（EPA）等相关食品安全管理机构，依据联邦法律所制定的法规（CFR）覆盖了所有职能部门各自的权限监管领域和所有食品类别。

美国是最早实行“从农田到餐桌”生产过程全程控制的国家，1997年美国总统签署的“食品安全行动计划”对食品从生产到销售的各个环节实行严格的监管。2009年7月30日，美国众议院通过了《2009年食品安全加强法案》，提交参议院审议通过。该法案是对美国现行的《联邦食品药品化妆品法》的修正案，增加了一系列食品供应安全和进口食品监管新举措。

2. 欧盟

作为主权国家共同体，欧盟与各成员国自身的食品安全管理机构相互协调、有机统一，形

成具有共同体特色的两级监管体制。欧盟区别食品安全的决策、管理和风险治理职责，实行集中管运模式。欧洲理事会和欧盟委员会作为该领域的最高决策部门，主要负责制定相关的法规及政策，并对受关切的食品安全问题进行审议；欧洲健康与消费者保护总署（DGSANCO）是欧盟的食品安全管理部门，根据欧洲理事会和欧盟委员会的授权共同对欧盟范围内的食品安全事务进行集中管理；欧洲食品安全局作为该领域的风险分析部门，对检测提供技术支持以及风险分析。此外，欧盟食品和兽医办公室也承担食品安全监管职责。

欧盟食品安全的法律体系构成可以从两个方面来进行理解。一是欧盟对其食品安全领域的原则性规定。例如食品安全基本法，对食品安全法进行后续补充发展的法律就属于食品安全领域的原则性规定。二是在食品安全领域确立的原则性规定的指导下，由此而形成的食品安全领域的一些具体的措施和要求。除此之外，欧盟还通过普遍性立法和专项性立法两种途径确定食品安全领域的立法。所谓普遍性立法，就是针对所有的食品的一般方面的规定，例如添加剂和标签制度。欧盟的专项性立法，是专门针对某些特定的产品，例如特定的某一类食糖、蜂蜜、果汁等的立法。

欧盟关于食品安全领域的立法是几乎能够涵盖食品供应链的各个方面的。依据《欧盟食品安全白皮书》对食品安全监管的要求，欧盟的法规注重从源头上对食品安全进行控制管理，强调“从农场到餐桌”的连续性控制管理。在这样的立法要求下，欧盟对食品安全的各项关键的环节都能够做到有效控制，欧盟的食品安全立法才得以涵盖各个层面，保证了全面完善的法律体系。例如，目前，欧盟在食品安全方面制定的法律法规多达 20 多部，几乎可以覆盖与食品安全有关的各个领域；欧盟在涉及对农产品的技术标准的立法就已经多达 2 万多项，这些标准的规定一方面可以为欧盟制定食品安全各方面的法规提供技术支撑，另一方面也充实了欧盟食品安全的立法内容。

3. 日本

日本负责食品安全的监管部门主要有日本食品安全委员会、厚生劳动省、农林水产省和内阁府消费者厅。有关食品质量安全的法律构建以风险评估、风险管理和风险信息沟通为支撑，通过风险分析手段实施食品质量安全监管体制。日本设置了内阁食品安全委员会负责协调工作，并由厚生劳动省下属的医药食品局和农林水产省下属的医药食品局两个部门分别负责食品安全监管执行工作，两部门实行分工管理，共同贯穿食品生产、加工、流通、消费的全过程。

日本保障食品质量安全的法律法规体系由基本法律和一系列专业、专门法律法规组成。《食品安全基本法》和《食品卫生法》是两大基本法律。《食品卫生法》是日本管理食品质量安全最重要的综合法典，适用于国内产品和进口产品。该法规定了食品的成分规格，农药残留标准，食品的标识标准，食品生产设施标准，管理运营标准等标准设定的框架，同时明确了中央政府对进口食品的监督检查框架及各都道府县政府对国内食品生产、加工、流通、销售业者的设施监督检查的框架。该法还明确了对国内流通及进口食品质量监督管理的程序及处罚。2003 年 5 月颁布的《食品安全基本法》，明确了在食品安全监管方面，中央政府的职责是综合制定并实施确保食品安全的政策和措施；地方自治体的职责是适当分担政府的任务，制定并实施必要的政策和措施；生产、加工、流通和销售业者的职责是具有“有责任和义务确保食品质量安全”的意识，并实施必要的措施，同时应向政府提供准确的信息；消费者的职责是掌握并理解食品质量安全的知识，同时要充分利用政府提供的表明个人意见的机会。该法还明确了为确保食品安全，食品质量安全相关政策措施的制定和监督管理应采取“风险分析”手段。

（二）我国的食品安全监督管理体系

我国的食品安全监督管理体系是依据《食品安全法》构建的，是进行食品安全监督管理所必需的基本体制和框架。《食品安全法》确立了食品安全工作的新理念，规定了食品安全工作要实行预防为主、风险管理、全程控制、社会共治的基本原则，建立科学、严格的监督管理制度。完善统一权威的食品安全监管机构，由分段监管变成食药监部门统一监管。明确建立最严格的全过程的监管制度，对食品生产、流通、餐饮服务和食用农产品销售等各个环节，食品生产经营过程中涉及的食品添加剂、食品相关产品的监管、网络食品交易等新兴的业态，还有在生产经营过程中的一些过程控制的管理制度，都进行了细化和完善，进一步强调了食品生产经营者的主体责任和监管部门的监管责任。

1. 在国家层面

国务院设立食品安全委员会，其职责由国务院规定。国务院市场监督管理部门依照《食品安全法》和国务院规定的职责，对食品生产经营活动实施监督管理。国务院卫生行政部门依照《食品安全法》和国务院规定的职责，组织开展食品安全风险监测和风险评估，会同国务院食品药品监督管理部门制定并公布食品安全国家标准。国务院农业行政主管部门对食用农产品管理质量安全管理，遵守《农产品质量安全法》规定。海关总署出入境检验检疫部门负责实施进出口食品监督管理。国务院质量监督部门负责食品相关产品生产活动监督管理。

2. 在地方层面

县级以上地方人民政府对本行政区域的食品安全监督管理工作负责，统一领导、组织、协调本行政区域的食品安全监督管理工作以及食品安全突发事件应对工作，建立健全食品安全全程监督管理工作机制和信息共享机制。

县级以上地方人民政府依照《食品安全法》和国务院的规定，确定本级食品药品监督管理、卫生行政、农业行政、质量监督部门的食品安全监督管理职责。县级人民政府食品药品监督管理部门可以在乡镇或者特定区域设立派出机构。

3. 就特定范围或部门而言

铁路、民航运营中食品安全的管理办法由国务院食品药品监督管理部门会同国务院有关部门依照《食品安全法》制定。军队专用食品和自供食品的食品安全管理办法由中央军事委员会依照《食品安全法》制定。

4. 就食品生产经营领域而言

（1）食品生产经营企业应当建立健全食品安全管理制度，对职工进行食品安全知识培训，加强食品检验工作，依法从事生产经营活动。食品生产经营企业的主要负责人应当落实企业食品安全管理制度，对本企业的食品安全工作全面负责。食品生产经营企业应当配备食品安全管理人员，加强对其培训和考核。食品药品监督管理部门应当对企业食品安全管理人员随机进行监督抽查考核并公布考核情况。

（2）集中交易市场的开办者、柜台出租者和展销会举办者，应当依法审查入场食品经营者的许可证，明确其食品安全管理责任，定期对其经营环境和条件进行检查，发现其有违反《食品安全法》规定行为的，应当及时制止并立即报告所在地县级人民政府食品药品监督管理部门。

（3）网络食品交易第三方平台提供者应当对入网食品经营者进行实名登记，明确其食品安全管理责任；依法应当取得许可证的，还应当审查其许可证。网络食品交易第三方平台提供者发现入网食品经营者有违反本法规定行为的，应当及时制止并立即报告所在地县级人民政府食品药品监督管理部门；发现严重违法行为的，应当立即停止提供网络交易平台服务。

四、 食品安全监督管理的责任和范围

（一） 实行社会共治的各方责任

社会共治是指调动各方社会力量，包括政府监管部门、食品生产经营者、行业协会、消费者协会乃至公民个人，共同参与食品安全工作，形成共管共治格局。

1. 企业的主体责任

食品生产经营者对其生产经营食品的安全负责。食品生产经营者应当依照法律、法规和食品安全标准从事生产经营活动，保证食品安全，诚信自律，对社会和公众负责，接受社会监督，承担社会责任。

食品生产经营者是食品安全第一责任人，应当对其生产经营食品的安全负责，承担食品安全主体责任。

2. 政府的监管责任

（1）国家食品安全委员会的职责　分析食品安全形势，研究部署、统筹指导食品安全工作；提出食品安全监督的重大政策措施；督促落实食品安全监管责任。

（2）国务院市场监督管理部门的职责　对食品、食品添加剂生产经营活动实施监督管理；承担食品安全委员会的日常工作，负责对食品安全工作的综合协调；负责食品安全信息的统一发布；牵头对食品安全事故进行调查处置；负责制定食品检验机构的资质认定条件、检验规范及实施资质认定工作；参与标准制定（包括食品安全标准，既是食品又是中药材的物质的目录，保健食品原料目录和允许保健食品声称的保健功能目录的制定）。

（3）卫生行政部门的职责　组织开展食品安全风险监测和风险评估；对新的食品原料生产食品，或者生产食品添加剂新品种、食品相关产品新品种进行审批；对餐具、饮具集中消毒服务单位违反《食品安全法》规定用水，使用洗涤剂、消毒剂，或者出厂的餐具、饮具未按规定检验合格并随附消毒合格证明，或者未按规定在独立包装上标注相关内容实施监管；牵头标准制定（包括食品安全国家标准，既是食品又是中药材的物质的目录，保健食品原料目录和允许保健食品声称的保健功能目录，食品兽药残留、农药残留的限量规定及其检验方法与规程，屠宰畜、禽的检验规程）。

（4）质量监督部门的职责　对食品相关产品的生产实施监督管理；负责食品、食品添加剂和食品相关产品的出入境管理。

（5）农业部门的职责　负责食用农产品的种植养殖环节，以及食用农产品进入批发、零售市场或者生产加工环节前的质量安全监督管理；负责畜禽屠宰环节和生鲜乳收购环节质量安全监督管理；参与标准制定（包括食品中兽药残留、农药残留的限量规定及其检验方法与规程，屠宰畜、禽的检验规程）。

3. 地方政府的食品安全责任

地方政府统一领导、组织、协调本行政区域的食品安全监督管理工作，组织制定并公布食品安全年度监督管理计划，对本行政区域的食品安全监督管理工作负总责；统一领导、组织、协调本行政区域的食品安全突发事件应对工作；建立健全食品安全全程监督管理工作机制和信息共享机制；确定本级食品药品监督管理、卫生行政部门和其他有关部门的职责；实行食品安

全管理责任制，要求上级人民政府要对下一级人民政府和本级食品安全监管部门的工作做出评议和考核；强化食品安全保障能力。将食品安全工作纳入本级国民经济和社会发展规划，将食品安全工作经费列入本级政府财政预算。

4. 食品行业协会的自律和消费者协会的监督责任

食品行业协会应当加强行业自律，按照章程建立健全行业规范和奖惩机制，提供食品安全信息、技术等服务，引导和督促食品生产经营者依法生产经营，推动行业诚信建设，宣传、普及食品安全知识。

消费者协会和其他消费者组织对违反《食品安全法》规定，损害消费者合法权益的行为，依法进行社会监督。

5. 新闻媒体的宣传和舆论监督责任

新闻媒体应当开展食品安全法律、法规以及食品安全标准和知识的公益宣传，并对食品安全违法行为进行舆论监督。有关食品安全的宣传报道应当真实、公正。

6. 消费者的责任

任何组织或者个人有权举报食品安全违法行为，依法向有关部门了解食品安全信息，对食品安全监督管理工作提出意见和建议。

（二） 食品安全监督管理的范围

食品安全法明确规定，在中华人民共和国境内从事：①食品生产和加工，食品销售和餐饮服务；②食品添加剂的生产经营；③用于食品的包装材料、容器、洗涤剂、消毒剂和用于食品生产经营的工具、设备的生产经营；④食品生产经营者使用食品添加剂、食品相关产品；⑤食品的贮存和运输；⑥对食品、食品添加剂、食品相关产品的安全管理；⑦食用农产品的市场销售、有关质量安全标准的制定、有关安全信息的公布和《食品安全法》对农业投入品作出规定的。以上都应纳入食品安全监管的范围。

此外供食用的源于农业的初级产品的质量安全管理，除了遵守《中华人民共和国农产品质量安全法》的规定，同样也应纳入食品安全监管的范围。

第二节 食品安全法律、法规

一、 食品安全法律规范

（一） 食品安全法律规范的概念与结构

食品安全法律规范是指国家制定的规定食品安全监督管理行政部门和管理相对人的权利和义务，并由国家强制力保证实施的一系列规范的总称。食品安全法律规范的结构与我国其他的法律规范基本相同，都具有假定、处理和制裁三部分，即由适用条件、行为模式和法律后果三部分构成。

1. 适用条件

适用条件指法律规范中指出的适用该法律规范的条件或情况的部分。也就是讲，规定在何种条件或情况下可以适用该规范的部分，就是法律规范的适用条件部分。在实际的食品安全执法活动中，只有当法律规范所指出的条件或情况出现时，才能适用该法律规范。如《食品安全法》规定："集中交易市场的开办者、柜台出租者、展销会的举办者允许未依法取得许可的食品经营者进入市场销售食品，或者未履行检查、报告等义务的，由县级以上人民政府食品药品监督管理部门责令改正，没收违法所得，并处五万元以上二十万元以下罚款；造成严重后果的，责令停业，直至由原发证部门吊销许可证；使消费者的合法权益受到损害的，应当与食品经营者承担连带责任。"

不难看出，适用上述法律规范时，应符合三个条件，即：

（1）违反了《食品安全法》的规定。

（2）允许未依法取得许可的食品经营者进入市场销售食品，或者未履行检查、报告等义务。

（3）构成渎职或者已造成了严重后果。

2. 行为模式

行为模式是法律规范的核心，它为人们的行为提供一种模式和标准，即允许、禁止或要求主体做一定的行为或不做一定的行为。法律规范的模式，一般有三种：

（1）可以这样做的模式　如《食品安全法》规定："县级以上人民政府食品药品监督管理部门在食品安全监督管理工作中可以采用国家规定的快速检测方法对食品进行抽查检测。"

（2）应该做的模式　如《食品安全法》规定："国家对食品生产经营实行许可制度。从事食品生产、食品销售、餐饮服务，应当依法取得许可。"

（3）不应做的模式　如《食品安全法》规定："被吊销许可证的食品生产经营者及其法定代表人、直接负责的主管人员和其他直接责任人员自处罚决定作出之日起五年内不得申请食品生产经营许可，或者从事食品生产经营管理工作、担任食品生产经营企业食品安全管理人员。"

3. 法律后果

法律后果，是指法律规范中规定的行为人在做出符合或者违反该法律规范后会产生什么法律后果的部分。法律规范的后果，一般有两类：一类是积极性或者肯定式的法律后果，即这种行为将得到法律的认可、保护乃至奖励；另一类是消极性或者否定式的后果，即这种行为将不为法律所承认、保护，甚至受到撤销或者制裁。例如，食品生产经营企业依法取得食品生产经营许可证后，其从事食品生产经营的行为将会受到法律保护，无证生产经营食品，将会受到法律制裁。

（二）食品安全法律规范的分类

1. 以食品安全法律规范本身的性质为标准，可以将其分为授权性规范、义务性规范和禁止性规范。

（1）授权性规范　授权性规范是指授予主体某种权利的法律规范。它既不规定主体必须做出某种行为，也不规定主体不得做某种行为，而是赋予主体做或不做某种行为的权利，至于做或不做这种行为，由主体自行抉择。在法律条文中表述这类法律规范，多用"有权""可以"等字样。

（2）义务性规范　义务性规范是指规定主体必须做出某种行为的法律规范。法律条文在表述这类法律规范时，多用"必须""应当"等字样。

（3）禁止性规范　禁止性规范是指规定主体不得做出某种行为的法律规范。法律条文在表述这种法律规范时，多用"禁止""不得""不准"等字样。

2. 以食品安全法律规范对主体的约束程度为标准，可将其分为强制性规范和任意性规范。

(1) 强制性规范　强制性规范是指规定主体必须严格按照它的规定去做或不做一定的行为，不允许作任何变通的法律规范。这类法律规范，多属义务性法律规范或禁止性法律规范。

(2) 任意性规范　任意性规范是指主体在不违反法律和社会公德的前提下，按照自己的意志，做或不做一定的行为的法律规范。任意性规范多属授权性法律规范。

3. 以食品安全法律规范内容的确定方式为标准，可将其分为确定性规范、准用性规范和委任性规范。

(1) 确定性规范　确定性规范是指直接、明确地规定某一行为规则的内容的法律规范。食品安全法律规范多属于这种法律规范。

(2) 准用性规范　准用性规范是指没有直接规定规范的内容，只是规定在适用该规范时，准予援用该规范所指定的其他规范的法律规范。准用性规范只需列入它所准用的规范内容，就可以成为确定性规范。

(3) 委任性规范　委任性规范是指没有直接规定规范的内容，但指出了该规范的内容由某一专门机关加以规定的法律规范。准用性规范与委任性规范都属没有直接规定某一行为规则具体内容的法律规范，但二者之间存在区别，前者准予援用的规范是已有明文规定的法律规范；而后者所委任的专门机关应规定的规范是尚无明文规定的非确定性规范。

（三） 食品安全法律规范的效力

1. 对人的效力

对人的效力是指食品安全法律、法规和规章对人即公民、法人或其他组织发生约束力。食品安全法律规范对人的效力，一般在所在规范性文件中都有明确表述。《食品安全法》适用于中华人民共和国境内从事食品生产和加工，食品销售和餐饮服务，食品添加剂的生产经营，食品相关产品的生产经营，食品生产经营者使用食品添加剂、食品相关产品，食品的贮存和运输以及对食品、食品添加剂、食品相关产品的安全管理等活动的一切单位和个人。

2. 对事的效力

对事的效力是指食品安全法律、法规、规章对其所规定的应具约束的事物或行为的效力。如《食品安全法》规定："本法适用于一切食品、食品添加剂、食品容器、包装材料和食品用工具、设备、洗涤剂、消毒剂，也适用于食品的生产经营场所、设施和有关环境。"

3. 空间效力

空间效力即食品安全法律规范适用的地域范围。法律规范的空间效力是由国家的立法体制决定的。在我国，由全国人大及其常委会制定的法律在全国范围内有效。《食品安全法》是由全国人大常委会制定，当然在全国范围有效。由有立法权的地方人大及其常委会制定的地方性法规，只能在该行政区域内适用。只有一种情况例外，根据我国《宪法》《香港特别行政区基本法》《澳门特别行政区基本法》及其有关法律规定，目前的食品安全法律规范不适用于香港特别行政区和澳门特别行政区。

4. 时间效力

时间效力即食品安全法律规范何时生效、何时失效以及对生效前发生的行为有无溯及力。法律规范的时间效力由国家立法机关根据实施国家管理的需要，通过立法决定。我国《食品安全法》第一百零四条规定："本法自 2009 年 6 月 1 日起施行。《中华人民共和国食品卫生法》同时废止。"新《食品安全法》第一百五十四条规定，"本法自 2015 年 10 月 1 日起施行。"

二、 食品安全法律体系

我国现行的食品安全法律体系是由中央和地方的权力机构及政府颁布的现行法律规范有机联系而构成的统一整体。依据食品安全法律规范的具体表现形式及其法律效力层级，食品安全法律体系由以下具有不同法律效力层级的规范性文件构成，即：食品安全法律；食品安全法规；食品安全规章；食品安全标准和其他规范性文件。

1. 食品安全法律

法律由全国人民代表大会审议通过、国家主席签发，其法律效力最高，也是制定相关法规、规章及其他规范性文件的依据。目前我国的食品安全相关法律主要包括《中华人民共和国食品安全法》（2015 年）；《中华人民共和国农产品质量安全法》（2006 年）；《中华人民共和国进出境动植物检疫法》（2009 年）等。

1995 年 10 月 30 日第八届全国人民代表大会常务委员会第十六次会议审议通过的《食品卫生法》，是我国第一部正式制定的食品卫生法，是我国食品卫生法律体系中法律效力层级最高的规范性文件，它是制定从属性的食品卫生行政法规、规章以及其他规范性文件的依据。

《中华人民共和国食品安全法》于 2009 年 2 月 28 日经第十一届全国人民代表大会常务委员会第七次会议通过，于 2009 年 6 月 1 日正式实施。现行《中华人民共和国食品安全法》已由中华人民共和国第十二届全国人民代表大会常务委员会第十四次会议于 2015 年 4 月 24 日修订通过，自 2015 年 10 月 1 日起施行。《食品安全法》包括总则、食品安全风险监测和评估、食品安全标准、食品生产经营、食品检验、食品进出口、食品安全事故处置、监督管理、法律责任、附则共十章 154 条。

2. 食品安全法规

食品安全法规的法律效力层级低于食品安全法律，高于食品安全规章。食品安全法规有国务院制定的行政法规和地方性法规之分。

根据我国《宪法》《地方各级人民代表大会和地方各级人民政府组织法》以及国务院发布的《法规、规章备案规定》，食品安全行政法规是指国务院按照一定程序制定颁布的食品安全方面的规范性文件，在我国食品安全法律体系中其法律效力层级仅次于法律。如《中华人民共和国食品安全法实施条例》（2009 年）、《乳品质量安全监督管理条例》（2008 年）、《农业转基因生物安全管理条例》（2011 年）等都属于行政法规。

食品安全地方性法规是指省、自治区、直辖市以及省、自治区人民政府所在地的市和经国务院批准的较大的市的人民代表大会及其常务委员会根据本行政区的情况和实际需要，在不与宪法、法律、行政法规相抵触的前提下按法定程序所制定的地方性食品安全法规的总称。省、自治区、直辖市的人民代表大会及常委会制定的地方性食品安全法规应报全国人民代表大会常务委员会和国务院备案；省、自治区的人民政府所在地的市和经国务院批准的较大市的人民代表大会及常委会制定的地方性食品安全法规，须报省、自治区的人民代表大会及常务委员会批准后施行。如《北京市食品安全条例》（2013 年）、《广东省食品安全条例》（2016 年）、《江苏省农产品质量安全条例》（2011 年）等都属于地方性法规。

3. 食品安全规章

食品安全行政规章包括部门规章和地方性政府规章。根据国务院发布的《法规、规章备案规定》，部门规章是指国务院各部门根据法律和国务院的行政法规、决定、命令在本部门的权限内，按照规定的程序所制定的规定、办法、实施细则、规则等规范性文件的总称。如《保健食品注册与备案管理办法》（2016 年）、《食品生产许可管理办法》（2015 年）、《特殊医学用途配方食品注册管理办法》（2015 年）、《婴幼儿配方乳粉产品配方注册管理办法》（2016 年）、《食品安全抽样检验管理办法》（2015 年）等。地方性政府规章指省、自治区、直辖市以及省、自治区人民政府所在地的市和经国务院批准的较大的市的人民政府根据法律、行政法规，按照规定程序所制定的普遍适用于本地区行政管理工作的规定、办法、实施细则、规则等规范性文件的总称。根据《地方各级人民代表大会和地方各级人民政府组织法》第六十条的规定，制定地方性规章，须经各该级政府常务会议或者全体会议讨论决定。

食品安全规章的法律效力层级低于食品安全法律、食品安全法规。根据《行政诉讼法》的规定，食品安全规章在人民法院审理食品安全行政诉讼案件过程中只是起参照作用，但它仍是食品安全法律体系的重要组成部分。

4. 食品安全标准

食品安全标准是食品安全法律体系中特有的，作为判断食品是否符合安全要求的，按照规定程序颁布的一系列技术性规范的总称。食品安全标准可分为国家标准、地方标准和企业标准，它具有很强的技术性，是食品安全法律体系中重要的组成部分。《食品安全法》第二十五条规定“食品安全标准是强制执行的标准。除食品安全标准外，不得制定其他食品强制性标准。”

截至 2016 年 6 月，国家卫生计生委已发布 683 项食品安全国家标准，加上待发布的 400 余项整合标准，初步构建起符合我国国情的食品安全国家标准体系，涵盖 1.2 万余项指标。

5. 其他规范性文件

其他规范性文件是政府有关部门根据食品安全法律、行政法规、行政规章等规定或授权，按照一定的程序制定颁发的规范性文件的总称。如省、自治区、直辖市人民政府卫生行政部门制定的食品安全相关管理办法、规定等。此类规范性文件的制定单位虽然是不具有规章以上规范文件制定权的省级人民政府卫生行政部门，但也是依据《食品安全法》授权制定的，属于委任性食品安全法律规范文件，所以也是食品安全法律体系中的一部分。

第三节 食品安全标准

一、概述

食品安全标准是判定食品是否符合安全卫生要求的专业技术依据，制定和修订各项食品安全标准及食品中有毒物质限量标准是保护消费者健康和促进食品公平国际贸易的重要保障。

（一）食品安全标准的概念

标准是对重复性事物和概念所做的统一规定。它是以科学、技术和实践经验的综合成果为基础，经有关方面协商一致，由主管部门批准，以特定形式分布，作为共同遵守的准则和依据。食品安全标准是指对食品中具有与人类健康相关的质量要素和技术要求及其检验方法、评价程序等所作的规定。这些规定的形成必须通过以下程序，方可颁布实施：调查与技术研究——形成特殊形式的规范性文件——征求有关部门的意见——按照一定程序进行技术审查——

由卫生主管部门批准——以特定的形式颁布。

（二） 食品安全标准的性质

1. 科学技术性

这是标准的本质。因为标准是科学技术的产物，标准必须应用于食品生产加工的技术过程，只有基于科学技术制定的标准才能起到对食品安全监督管理的技术支撑作用。

2. 政策法规性

食品安全标准作为食品安全管理政策的技术规定，它反映和体现了我国政府的食品安全管理政策模式和具体要求。《食品安全法》的颁布和实施，更赋予了食品安全标准在法制化食品安全监督管理过程中的法律地位。

3. 强制性

根据《中华人民共和国标准化法》的规定，凡是涉及人体健康与安全的标准，都应是强制性标准。食品安全标准涉及人体健康，《食品安全法》规定，食品安全标准是强制执行的标准。凡生产加工经营不符合食品安全标准的食品，应给予相应的行政处罚。

4. 健康与安全性

制定和实施食品安全标准的目的是要保障人体健康，所以，食品安全标准紧紧围绕食品的安全、营养、保健功能制定一系列的技术规定。也正是食品安全标准所具有的这一特性，才使其具有较高的政策法规性和强制性。

5. 社会性和经济性

食品安全标准的社会性与经济性主要是指食品安全标准的社会和经济效益。由于食品安全标准的制定与实施，控制和保证了食品中与健康相关的质量要素，防止了食源性疾病的发生，提高了国民身体素质，其社会效益是显而易见的。而食品安全标准所产生的经济效益则主要体现在：减少了食品资源的浪费；有助于避免因食品质量问题引发的经济纠纷；至于因食品安全标准的制定与实施，防止了疾病的发生而减少了医疗费用，增强了国民身体素质而提高了劳动生产力，由此所产生的经济效益更是不可低估的。

（三） 食品安全标准的意义

食品安全标准对于保证国民身体健康，维护和促进我国社会与经济发展有着极为重要的意义，主要体现在：

1. 食品安全标准是食品安全法律法规体系的重要组成部分

我国《食品安全法》只能对调整的食品安全范围做出原则性规定，不可能对技术性要求做出具体规定，这就需要对法律未予明确的内容进行补充。因此，食品安全标准作为与《食品安全法》配套的技术规定，是食品安全法律法规体系的重要组成部分，它保证了食品安全法律法规的系统性与完整性。

2. 食品安全标准是食品安全法制化管理的重要依据

《食品安全法》第九章法律责任中明确规定：凡生产经营不符合食品安全标准的食品，都将根据《食品安全法》进行行政处罚。食品安全标准是分析和判断是否符合有关食品安全标准和要求的主要技术手段和依据。所以，食品安全标准保证了法制化食品安全监督管理工作的顺利进行。

3. 食品安全标准是维护我国主权与促进我国食品国际贸易的技术保障

改革开放以来，我国的食品进出口贸易日趋活跃，在复杂的国际食品贸易和市场竞争过程中，我国的食品安全标准发挥了积极的作用。一方面，它对有效阻止国外低劣食品进入中国市场，防止我国消费者遭受健康和经济权益损害，维护国家的主权与利益，起到了重要的技术保障作用；另一方面，它为提高国内出口食品的安全性，增强国内食品的国际市场竞争力，起到了重要的技术支持作用。世贸组织要求各成员国应遵守关贸总协定 1994 年乌拉圭回合谈判达成的“应减少农产品关税”的有关协议，但基于对人类健康保护的需要，世贸组织又在其《卫生和植物卫生法规应用协议（SPS 协议）》和《贸易技术壁垒协议（TBT 协议）》中规定：各成员国有权根据各国国民的健康需要制定各自的涉及健康与安全的食品安全标准。所以在我国的国际食品贸易过程中，食品安全标准有其特殊的意义与重要的作用。

二、 食品安全标准的分类

（一） 按标准发生作用的范围或标准的审批权限分类

1. 国家食品安全标准

对需要在全国范围内统一食品安全技术要求的内容制定国家标准。食品安全国家标准由国务院卫生行政部门会同国务院食品药品监督管理部门制定、公布，国务院标准化行政部门提供国家标准编号。

2. 地方标准

对地方特色食品，没有食品安全国家标准的，省、自治区、直辖市人民政府卫生行政部门可以制定并公布食品安全地方标准，报国务院卫生行政部门备案。食品安全国家标准制定后，该地方标准即行废止。

3. 企业标准

国家鼓励食品生产企业制定严于食品安全国家标准或者地方标准的企业标准，在本企业适用，并报省、自治区、直辖市人民政府卫生行政部门备案。

（二） 按标准的约束性分类

分为强制性标准和推荐性标准。《食品安全法》规定，食品安全标准是强制执行的标准。如不符合相应的食品安全标准，即应根据《食品安全法》进行处罚。《标准化法》又规定，涉及人类健康与安全的标准应是强制性标准，所以，国家和地方食品安全标准中除了方法标准属推荐性标准，其余均为强制性标准。

（三） 按食品安全标准的适用对象分类

（1）食品原料与产品安全标准。

（2）食品添加剂使用标准。

（3）营养强化剂使用标准。

（4）食品容器与包装材料标准。

（5）食品中农药最大残留限量标准。

（6）食品中真菌与真菌毒素限量标准。

（7）食品中环境污染物限量标准。

（8）食品中激素（植物生长素）、抗生素及其他兽药限量标准。

（9）食品生产经营企业良好卫生规范、良好生产规范和危害分析关键控制点。

（10）食品标签标准。

（11）辐照食品安全标准。

（12）食品检验方法标准 包括①食品微生物检验方法；②食品理化检验方法；③食品毒理学安全性评价程序与方法；④食品营养素检验方法；⑤保健食品功能学评价程序和检验方法。

（13）其他包括食品餐饮用具洗涤剂和消毒剂标准。

三、食品安全标准的制定

（一）食品安全标准的制定依据

1. 法律法规依据

《食品安全法》和《标准化法》是制定食品安全标准的主要法律依据。《食品安全法》和《标准化法》对食品安全标准的制定做出了明确的规定。

（1）国家与地方食品安全标准的制定与批准 依照《标准化法》第六条规定，由于《食品安全法》已对食品安全标准的制定与批准做了明确规定，所以，国家与地方食品安全标准的制定与批准应依照《食品安全法》规定执行；食品安全国家标准由国务院卫生行政部门会同国务院食品药品监督管理部门制定、公布，地方食品安全标准由省、自治区、直辖市人民政府卫生行政部门制定并公布，报国务院卫生行政部门备案。

（2）食品安全标准的适用范围 食品安全标准的适用范围是指标准所管理的事物对象的种类。食品安全标准的适用对象应包括食品和可能影响食品安全质量的所有事物与行为。根据《食品安全法》第二十六条的规定，这些事物与行为包括：①食品、食品添加剂、食品相关产品中的致病性微生物，农药残留、兽药残留、生物毒素、重金属等污染物质以及其他危害人体健康物质的限量规定；②食品添加剂的品种、使用范围、用量；③专供婴幼儿和其他特定人群的主辅食品的营养成分要求；④对与卫生、营养等食品安全要求有关的标签、标志、说明书的要求；⑤食品生产经营过程的卫生要求；⑥与食品安全有关的质量要求；⑦与食品安全有关的食品检验方法与规程；⑧其他需要制定为食品安全标准的内容。

（3）食品安全标准的技术内容 食品安全标准的技术内容是指标准所规定的各项技术要求，这是对《食品安全法》及其有关法规的原则性规定补充做出的具体规定。《食品安全法》定义“食品安全”为食品无毒、无害，符合应当有的营养要求，对人体健康不造成任何急性、亚急性或者慢性危害。因此，食品安全标准的技术内容应包括安全和营养相关的所有质量技术要求。

2. 科学技术依据

食品安全标准是科学技术研究和生产经验总结的产物。所以，在标准制定过程中，首先，应尊重科学、尊重客观规律，应保证标准的真实性；其次，应合理使用已有的科研成果，善于总结和发现与标准有关的各种技术问题；另外，还应充分利用现代科学技术条件，促使标准具有较高的先进性。由于食品的安全、营养、保健等涉及多个学科，如生物学、临床医学、营养学、流行病学、食品科学、化学与微生物学、统计学等，所以，在食品安全标准的制定过程将大量地应用与各项技术要求相关的学科知识与技术条件。

3. WTO 的有关规定

世界贸易组织（WTO）要求各成员国应参照 WTO 的有关协议制定国家食品标准。WTO 在其“卫生和植物卫生法规的应用协议（SPS 协议）”中规定：WTO 成员国应按照以下两种形式制定国家食品标准：一是按照食品国际法典委员会（CAC）的法典标准、导则和推荐要求制定国家食品标准，或等同采用进口国标准。无论食品的出口还是进口，其食品安全质量都应符合国际标准或进口国的标准；二是如出于对本国国民实施特殊的健康保护目的，自行制定本国食品标准时，WTO要求标准制定国必须首先对以下两种危害进行评价：①某种疾病在本国的流行及其可能造成的健康和经济危害；②食品、饮料或饲料中的添加剂、污染物、毒素、致病菌对人或动物健康的潜在危害。WTO认为只有在上述评价的基础上才能制定既能保护本国国民身体健康又不致对食品国际贸易产生技术壁垒作用的食品标准。因此，每一个WTO的成员国，都必须履行WTO有关食品标准制定和使用的各项协议和规定。

（二）食品安全标准的主要技术指标与健康意义

1. 安全指标

依危害特征和危险程度将其分为三类指标。

（1）严重危害人体健康的指标　包括致病性微生物与毒素、有毒有害的化学物质、放射性污染物等。如致病菌、黄曲霉毒素、重金属、苯并（a）芘、多环芳烃等。

（2）对人体有一定威胁或危险性的指标　常表示食品可能被污染以及污染的程度，如菌落总数、大肠菌群等。一般说来，菌落总数的多少并不代表引起疾病发生的可能性与危害程度，但却反映了食品在生产加工过程的卫生状况。如菌落总数升高时，提示加工过程中可能存在以下问题：有较重的微生物污染源、食品的热加工或其他消毒工艺不彻底、食品的冷却与贮藏过程不合理、食品生产加工过程缺乏有效的卫生安全管理。

（3）间接反映食品安全质量或与安全质量相关的指标　包括水分、含氮化合物、挥发性盐基氮、酸价等。这些指标常常被简单地看作一般质量指标，因而，忽视了它们对保证食品安全的重要意义。如水分，尽管它常常与食品的口感质量相关，但更为重要的是水分是食品中微生物生长繁殖的有利条件，水分越高，食品中的细菌越易生长繁殖，食品也就越易腐败变质。所以，这类指标对控制食品的安全质量具有不可忽视的重要意义。

2. 营养素指标

营养素指标是对食品中具有营养价值的各种成分的构成与含量比例所规定的指标。主要有：糖、脂肪、蛋白质、矿物质元素、维生素等营养物质。也有综合反映食品营养质量的指标，如热量、氨基酸评分、蛋白质有效利用率等。改革开放以后，我国居民的生活水平不断提高，消费者对食品营养质量的认识和需要也随之不断提高。所以，在我国的食品安全标准体系中应加快制定食品的营养质量要求与技术指标。

3. 保健功能与功能因子指标

《食品安全法》和《保健食品注册与备案管理办法》都对保健食品做出了原则性的技术要求，但尚须针对保健食品的产品类别和特点进一步规定每类保健食品应符合的保健功能指标。否则，将不能科学、合理地对生产经营过程中的保健食品进行功能质量的监督监测。由于我国保健食品大多应用祖国传统的中医养生理论，采用动植物作为主要原料，且多为复合配料，在目前的科技条件下，根据功能类别确定相应的功能因子是个极为复杂的课题。所以，在制定功能质量指标时，对于那些不能根据功能类别确定相应指标的，可考虑制定能代表或反映某种主要原料或产品特性的特征性指标。在制定保健食品的标准时还需注意的另一个问题是功能因子或主要成分的安全性问题。保健食品的功能因子或主要成分大多为生物活性物质，由于它们的生物特性，过量摄入也会产生毒副反应。所以，在制定保健功能指标时，除了规定功能因子应发挥功效作用的最低含量外，还应根据有关安全方面的研究和评价结果规定最高限量。

四、国际食品安全标准体系概况

（一）食品法典委员会（CAC）标准体系概况

1. 食品法典委员会概况及其职责

1961 年，联合国粮农组织（FAO）和世界卫生组织（WHO）召开会议，讨论建立一套国际食品标准，指导日趋发展的世界食品工业，以此保护人类健康，促进食品的公平国际贸易。为此，两组织决定成立食品法典委员会（Codex Alimentarius Commission，下称 CAC），CAC 是半政府间的组织，对联合国粮农组织和世界卫生组织的会员国和非正式会员国均开放。截至 2010 年，CAC 已拥有包括中国在内的 183 个成员国以及众多政府间组织和来自国际科学团体、食品工业和贸易界及科技界以及消费者组织的观察员，其成员国覆盖了世界人口的 98%，还有一些观察员来自国际科学社团、食品工业和贸易界以及科技界和消费者组织。食品法典委员会具有下述职责：

（1）保护消费者健康和确保食品贸易的公平性原则。

（2）促进国际政府组织和非政府组织从事所有有关食品标准工作的协作。

（3）确定要优先开始起草的标准草案的准备工作，指导相关组织进行标准草案的起草。

（4）在上述工作的基础上进一步详述并最终确定标准。在取得所涉及区域的政府部门认同后，无论何时可行，将所确定标准中最终制定的标准，一起作为区域性或国际性标准，加入到食品法典的内容中去。

（5）根据食品发展的现状，在进行适当的调查后对已出版的标准进行修订。

2. 食品法典标准的性质

CAC 向各成员国推荐的有关食品标准、卫生规范、准则和推荐值等通称为食品法典“Codex Alimentarius”（下称 Codex），食品法典包括标准和残留限量、法典和指南两部分，包涵了食品标准、卫生和技术规范、农药、兽药、食品添加剂评估及其残留限量制定和污染物指南在内的广泛内容。法典程序则确保了食品法典的制定是建立在科学的基础之上，并保证了各种意见的反馈。

通常说的 CAC 标准就是指 CAC 主管食品法典中的各类标准，主要有：食品产品标准，卫生或技术规范，评价的农药，农药残留限量，污染物准则，评价的食品添加剂，评价的兽药及其相关的规范，同时加强了消费者保护政策。仅从 1992—1999 年间，CAC 就建立了 237 个食品的产品标准，41 个卫生或技术规范，评价农药 185 个、兽药 54 个，制定食品污染物准则 25 个，评价食品添加剂 1005 个。经过 40 多年卓有成效的工作，CAC 已制定了 8000 个左右的国际食品标准，CAC 标准已成为衡量一个国家食品措施和法规是否一致的基准。目前，国际食品法典委员会（CAC）现行有效标准、准则和建议共有 303 个。标准涉及食品添加剂、农药残留、污染物、标签及其说明、分析和取样方法等，涉及的产品种类有：水果、蔬菜、肉和肉制品、鱼和鱼制品、谷物及其制品、豆类及其制品、植物蛋白、油脂及制品、婴儿配方食品、糖、可可制品、巧克力、果汁及瓶装食用冰等 14 类产品。最高农药残留限量标准 2572 个。

Codex 是推荐性的条款，它不对国际食品贸易构成直接的强制约束力。但是由于它是在科学研究的基础上制定并经世界各国协商一致的产物，因此 Codex 具有科学性、协调性、权威性，在食品管理和国际贸易中有着举足轻重的指导作用。

3. CAC 的工作机构与操作方式

CAC 的主要工作是通过各分委员会及其他分支机构进行的。目前已有 25 个分委员会和 5

个地区委员会。所有这些分委员会都是政府间的标准协调机构。CAC 标准的工作分为两大基本类别，第一类指食品及食物类别的分委员会，称之为商品委员会。它的工作形式为垂直地管理各种商品。例如，鱼和鱼制品委员会、加工水果和蔬菜委员会、油脂食品委员会、粮食和豆类食品委员会，加工肉禽食品委员会，乳及乳制品委员会等，或称为“垂直（纵向）委员会”。另一类是与各类食品或各商品委员会都有关的“一般性问题委员会”，它涉及食品添加剂与污染物、农药残留、标签、进出口检验和认证体系以及分析和采样方法等，也称为“水平（横向）委员会”，其工作涉及各商品委员会。第三类为地区性协调委员会，共 5 个，分布于非、亚、欧、拉丁及加勒比海和北美以及西南太平洋。中国属于亚洲协调委员会。

CAC 下设执行委员会，全面协调 CAC 各委员会的工作，执委会的日常工作由法典秘书处完成，它也是 CAC 休会期间联络各成员国的主要机构。

4. Codex 与国际食品贸易

从 1963 年食品法典委员会成立到 1994 年的 30 年间，Codex 标准作为世界各国协商一致的食品标准在保障消费者健康，维护公平的食品贸易秩序，指导各国制定标准和立法中起着重要的作用。1995 年世界贸易组织（简称 WTO）成立后，该组织在有关食品贸易的协议（卫生与植物卫生措施协定和贸易技术壁垒协议）中明确规定的 Codex 标准是世贸组织各成员国须遵循的国际标准。大家认为，Codex 标准的实施可以减少食品过程中的贸易障碍。由于 Codex 标准所具有的这一特殊重要意义，各国应积极参与 Codex 标准的制定，并结合本国情况，进一步采用 Codex 标准。

（二）危险性分析与 Codex 标准

“危险性分析”（risk analysis）是指：在食品安全标准的制定过程中，科学地对食品中各种有害因素的健康危害进行研究与评价的过程。由于保护人类健康是必须首要考虑的前提，所以，WTO 规定各国有权根据国情制定满足保护本国国民健康原则的食品卫生标准。但是，为了保证这些标准具有科学依据，减少人为的技术壁垒成分，CAC 提出了应用“危险性分析”进行食品安全标准制定的要求。

危险性分析的分析方法包括三部分内容：危险性评估、危险性控制和危险性信息交流。其中，危险性评估由以下步骤组成：①危害的识别；②危害特征的描述；③摄入量评估；④危险性特征的描述。危险性控制是在危险性评估基础上，权衡如何接受或降低危险性，并选择和实施适当措施的过程，危险性控制所形成的措施通常就是有关食品安全管理的法规和标准。危险性信息交流是在危险性评估者、危险性控制者和其他有关团体之间交流有关危险性的信息情报和意见的过程。

危险性分析通过识别食品中某种已知或潜在的健康影响因素，对这些生物性、化学性及物理性的因素进行定性或定量评价（如将危害分级）。在掌握有关暴露水平的定性或定量资料后，对一个特定人群健康可能发生的不良作用进行估测（包括不确定性因素在内）。这个危险性评估过程通常是由科研部门完成。而政府部门在危险性分析过程中往往充当危险性管理者的角色，他们在科学评价危险性的基础上，权衡各种控制措施的适用性和可行性，提出用于降低和控制危险性的方针政策。最后，在不断的监控、评述和信息交流中，两个相对独立的危险性评估与危险性控制过程相互促进，形成完善科学的食品安全标准法规体系。

第四节 食品安全的信息管理与档案管理

一、食品安全的信息管理

信息管理是食品安全现代化管理的一个重要内容，它是建立在信息论、控制论、系统工程、计算机科学、心理学等基础上产生的一门边缘学科。食品安全信息管理是研究食品安全信息的产生、收集、处理、分类、传输、储存及有效利用的一门管理科学。它对于发现和认识管理对象的内在规律，提高管理水平，减少决策失误，都有重要意义。

《食品安全法》明确规定国家建立统一的食品安全信息平台，实行食品安全信息统一公布制度。《中华人民共和国食品安全法实施条例》明确食品安全日常监管信息包括：①依照《食品安全法》实施行政许可的情况；②责令停止生产经营的食品、食品添加剂、食品相关产品的名录；③查处食品生产经营违法行为的情况；④专项检查整治工作情况等；⑤法律、行政法规规定的其他食品安全日常监督管理信息。

（一）食品安全信息管理的意义和作用

食品安全信息不仅是国家制定食品安全政策、法规的依据，也是消费者购买质量安全可靠食品的重要依据。食品安全信息管理对于促进我国食品安全监督工作，提高各级食品安全监督机构执法水平，保障人民群众健康和国家安全事业的发展，有着重要的意义和作用。食品安全监督管理决策者、食品安全监督执法者和食品安全监督对象，既是食品安全监督信息管理的活动主体，又是其受益对象，结合三者在食品安全监督中的不同信息需求，食品安全信息管理有着相应的意义和作用。

1. 对食品安全监督管理决策者的意义和作用

食品安全监督管理包括规划、实施与评价等环节，各个环节都会遇到诸多问题。要决策就要有依据，为了减少决策的盲目性，提高科学决策水平，及时有效的安全监督信息是必不可少的重要保证。管理决策者的信息需求主要包括食品安全执法监督的总体情况及各下级执法监督部门的基本工作情况等。一些食品安全执法监督管理信息系统和平台的构建使用，可以更加方便快捷地向食品安全监督管理者提供大量的工作信息和各级机构整体运作情况，满足管理决策必需的统计分析和查询。

要检查食品安全监督工作的开展情况，就要经常对食品安全监督工作进行检查了解，其依据就是所得到的详尽的食品安全监督信息，并据此对原有的规划、目标和措施进行必要的调整。

食品安全监督各项工作落实以后，要对工作效果做出评价，从而总结经验，发现问题，制订下一步的工作计划。计划实施期间的历年统计信息，必然是评价工作效果的重要依据。

2. 对食品安全执法监督者的意义和作用

食品安全执法监督者分布于各类食品卫生监督执法的具体岗位，承担着繁杂而琐细的工作，面临的信息变化快、实时性强，同时还有对突发食品安全事件的信息需求等。先进的食品安全执法监督管理信息系统，新型的移动办公设备如掌上电脑、IC 卡读写器等，以及各种先进的检测检验仪器设施等，可以帮助执法监督者进行现场执法和数据实时处理，提高食品安全执法监督者的工作效率和监督力度。

3. 对食品安全监督对象的意义和作用

随着食品安全监督对象法律意识和保健意识的增强，他们的信息需求不再被动地局限于食品安全监督管理部门要求办理的各项业务工作，而是主动延伸至食品安全法律、法规等各个方面。食品安全监督电子政务网站的推广使用，在一定程度上可以让食品安全监督对象足不出户，通过网络方便快捷地进行信息咨询、网上预约、在线查询等信息自助服务，在提高办事效率的同时，也有效减轻和缓解了食品安全监督机构本身的工作压力。

（二）食品安全信息管理参与主体的义务和责任

食品安全信息管理是指政府对食品安全信息进行监督和管理。食品安全信息管理主要包括信息的披露制度、信息管理主体的协调制度以及信息管理的责任制度。食品安全信息管理中的政府无疑是最主要的参与者，它充当了管理者与服务者的双重身份。食品生产经营者以及新闻媒体、消费者组织和食品行业协会等相关社会机构主要是提供真实信息或报道。消费者则是食品安全信息管理的最大受益者。

1. 政府在食品信息管理中的义务

政府是食品安全信息管理的管理者，是最为重要的参与主体。消费者知情权的实现要求政府及时、准确地向公众公布食品安全的相关信息。

2008 年 5 月 1 日起正式实行的《政府信息公开条例》明确各级政府及其部门应重点公开的与食品安全有关的信息：“突发公共事件的应急预案、预警信息及应对情况”和“公共卫生、安全生产、食品药品、产品质量的监督检查情况”。

2009 年颁布的《食品安全法》对食品安全信息管理具有里程碑的意义，对信息的来源、公布、沟通和利用做了明确规定，建立了统一的食品安全信息报告制度。

2010 年 11 月为了贯彻实施《食品安全法》及其实施条例，原卫生部和原国家食品药品监督管理总局等六部门联合制定了《食品安全信息公布管理办法》，该办法规范了食品安全信息公布行为，对各食品安全监管部门的食品安全信息公布范围、程序以及责任承担都做了规定。

2. 食品生产者与经营者在食品安全信息管理中的义务

食品生产者与经营者在食品安全信息管理中承担着信息披露义务，他们是食品安全信息的直接拥有者，且与消费者直接进行交易，是与消费者利益最相关的一方。信息是一种有价值的商品，从社会的整体利益着想，凡是一方掌握信息并且知道对方不掌握时，只有向后者披露才符合善意和公平交易的标准。在食品交易中，食品生产经营者向消费者披露的信息分为两类：一是强制披露的信息，即法律要求生产经营者必须提供的信息，如食品标签、食品标注；二是主动披露的信息，即生产经营者自愿向消费者披露的信息，如广告所披露的信息。食品生产经营者必须履行法定的披露义务，从而创造一个确保公平的交易环境。

3. 相关社会机构

（1）新闻媒体　近年来，媒体引爆了一个个食品行业存在已久的定时炸弹，一系列食品黑幕频频曝光。因此，在食品安全信息管理制度中，新闻媒体是重要的参与者。《食品安全法》第十条也对新闻媒体在食品安全信息管理中的职责做了规定。

新闻媒体对食品安全信息的传播有着时效性和迅速性，它总是在第一时间将信息传播给消费者，帮助人们快速获取相关食品安全信息。在食品安全问题上，我国媒体的监管力度和反应速度已超过政府监管部门，成为最及时有效的监督者。新闻媒体不仅曝光食品安全事件，它还对政府颁布的有关食品安全方面的政策信息进行解读传播，使消费者了解国家政策。

（2）消费者组织　我国消费者组织是依法成立的对商品和服务进行社会监督的社会团体，其目的是保护消费者的合法权益。《食品安全法》第十条规定消费者组织开展食品安全法律、法规以及食品安全标准和知识的普及工作。

目前，我国消费者组织的主要形式是各地的消费者协会。《消费者权益保护法》第三十二条对我国消费者协会的职能做了规定，其中“向消费者提供消费信息和咨询服务”“投诉事项涉及商品和服务质量问题的，可以提请鉴定部门鉴定，鉴定部门应当告知鉴定结论”“对损害消费者合法权益的行为，通过大众传播媒介予以揭露、批评”涉及到消费者协会应提供相关信息。因此，向消费者提供食品安全相关的消费信息和咨询服务是消费者协会的法定职能。

消费者组织在获取食品安全的相关信息上具有天然的优势，不仅信息来源多，而且获取速度快。消费者组织的这些优势使其拥有一些独占性的信息，因此，收集、分析、处理并公布这些食品安全信息是它的职责与义务。

（3）食品行业协会　行业协会，是指由某一具体行业的竞争者所构成的非盈利性社会组织，其目的在于促进提高该行业中的产品销售和雇佣以及提供多边性援助服务。行业协会是“第三部门”组织，既是沟通政府和企业之间的有效纽带，又是实现行业自律、规范行业行为、保障公平竞争的社会组织。《食品安全法》第九条对食品行业协会在食品安全信息管理中的义务进行了规定。食品行业协会是政府和食品生产经营者联系的桥梁，在食品安全信息管理中也充当着重要的角色。

食品行业协会信息收集和服务工作主要体现在以下方面：①对企业和行业安全情况进行调查研究，搜集、统计相关数据，分析总结出调查结果，向协会成员发布行业信息，以供行业内部交流；②搜集国内外的食品行业相关经济、技术信息提供给协会成员，促进协会成员改进技术、提高安全水平；③做好食品安全网站上的信息公布和更新工作。

（三）我国食品安全信息管理现状和主要任务

1. 国家市场监督管理总局及其信息管理网络

国家市场监督管理总局已搭建了电子政务网络平台。食药监内网为国家局内部办公提供了信息化平台；食药监专网覆盖国家局、直属单位，省、副省级和计划单列市食品药品监管部门，实现了互联互通；政府门户网站代表国家局的外部形象，是公众了解食品药品监管工作的重要渠道。“十二五”末，已建成覆盖国家、省、地、县的统一信息网络和国家、省两级数据中心，建成行政执法、信息监测、应急管理、政务公开、决策支持和内部管理六大业务平台，形成互联互通、信息共享、业务协同、统一高效的食品药品监管信息系统。

按照统一的信息化标准规范体系，建设国家、省两级数据中心，加强数据的采集、整理、分析、应用、发布等统一管理，实现资源整合和数据共享，为科学决策和监管提供数据支撑。国家局负责全国食品药品监管法律法规、标准、注册、许可、认证等基础数据和检验、评价、稽查、电子监管等国家局要求的其他监管数据的管理；省级局负责本行政区域相关基础数据和其他监管数据的管理，并实现与国家局的交换和共享。

2. 国家食品安全信息平台建设

加强食品安全监管信息化建设的顶层设计，根据国家重大信息化工程建设规划的统一部署，建立功能完善、标准统一、信息共享、互联互通的国家食品安全信息平台（见图10－1）。

国家食品安全信息平台由一个主系统（设国家、省、市、县四级平台）和各食品安全监管部门的相关子系统共同构成。主系统与各子系统建立横向联系网络。

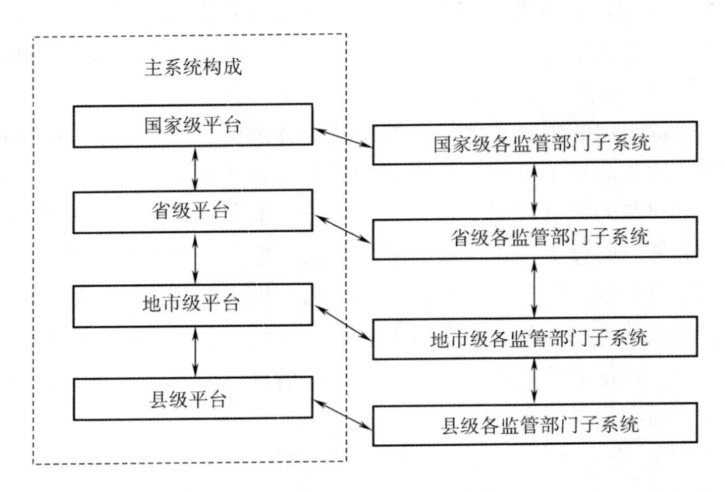

图 10－1 国家食品安全信息平台示意图

国家级平台依托国家食品安全风险评估中心建设；省、市、县三级平台按照国家统一的技术要求设计，由同级食品安全办组织建设。各级科技、工业和信息化、环境保护、农业、商务、卫生、工商、质检、粮食、食品药品监管等部门根据职能分工和主系统功能要求建设子系统。国家食品安全信息平台主系统与各子系统对接，并延伸到信息使用终端。主系统要实现对各子系统数据的实时、全权调用，可实时向各类终端发布预警等信息。各子系统通过主系统实现信息共享。各地区、各有关部门可根据工作需要在该平台基础上扩展功能。

国家食品安全信息平台建设要按照分步实施、逐步融合的原则，充分利用现有信息资源，采取主系统和子系统共同规划设计、各有关单位分头组织建设的方式进行。“十二五”期间，优先开展监测检验、监管执法、法规标准等方面的信息化建设。“十三五”期间，依托现有资源，建立食品安全标准网上公开和查询平台，公布所有食品安全国家标准及其他相关标准。整合建设监测抽检数据库和食品毒理学数据库，提升标准基础研究水平。

3. 我国食品安全信息管理主要工作成效

一是食品安全风险监测工作全面推进，为保障食品安全提供有力技术支持。设立风险监测点 2656 个，覆盖所有省、地市和 92% 的县级行政区域，建立起以国家食品安全风险评估中心为技术核心，各级疾病预防控制和医疗机构为主体，相关部门技术机构参与的食品安全风险监测网络。制定实施国家食品安全风险监测计划，监测品种涉及 30 大类食品，囊括 300 余项指标，累积获得 1500 余万个监测数据，基本建立了国家食品安全风险监测数据库。

二是风险评估工作不断深入，为食品安全标准制定和风险管理提供重要依据。制定一系列风险评估相关规定和技术指南，开展食物消费量调查、总膳食研究、食品毒理学研究等风险评估基础性工作，逐步构建食品安全风险评估基础数据库。累计开展近百项风险评估项目。

三是食源性疾病监测报告网络覆盖所有县级行政区域，初步掌握了我国食源性疾病分布及流行趋势。在全国设置主动监测哨点医院 3883 家，建成覆盖全部县级行政区域的食源性疾病监测报告系统。

四是完善配套管理制度，履职能力不断提升。制定修订食品安全标准、监测和评估等管理办法，规范工作程序，制定疾病预防控制、监督机构食品安全工作规范，明确职责任务。组建国家食品安全风险评估中心，成立由8个部门、10余个领域、400余名专家组成的国家食品安全标准审评委员会和风险评估专家委员会。中央投资23亿元，支持建立8个国家级参比实验室、32个省级风险监测中心，加强400余个地市级技术机构建设，提升基层履职能力。

4. 食品安全信息管理主要任务

（1）食品安全风险监测能力建设工程　一是构建覆盖所有县级行政区域并延伸到乡镇、农村的基层食品安全风险监测工作体系，开展县级疾病预防控制机构规范化建设，提升县级疾病预防控制机构食品安全风险监测能力；二是在风险监测技术机构建立应用实验室质量流程管理系统。

（2）食品安全风险评估工作基础平台建设工程　一是建设食品安全风险评估工作基础平台；二是开展总膳食研究、食物消费量调查，实施毒理学计划，完善国家风险评估相关基础数据；三是开发危害评估、生物监测、膳食暴露所需数据的采集技术和方法研制评估模型；四是依托国家食品安全风险评估中心和32个省级疾病预防控制中心，建设食品安全风险评估与标准研制实验室。

（3）食源性疾病监测报告和食品安全事故流行病学调查能力建设工程　一是国家食源性疾病报告覆盖县乡村，加强食源性疾病暴发监测能力和国家食源性疾病分子分型溯源网络建设，构建国家食源性致病微生物全基因组序列数据库；二是地方各级食源性疾病监测溯源实现互联互通，全面加强县级以上技术机构的食源性疾病溯源分析、预警与通报能力；三是加强各级疾病预防控制机构食品安全事故流行病学调查和卫生处理能力建设，建立国家级和区域重大食品安全事故病因学实验室应急检测技术平台，加强各级疾病预防控制机构有关现场流行病学调查、现场应急快速检测、实验室检测、卫生处理、流行病学数据采集与分析的基础设施条件和设备建设。

（4）食品安全标准与监测评估信息化建设工程　一是编制卫生食品安全大数据应用指导方案，构建互联互通的国家、省、地市、县四级网络体系。建立覆盖全国的食品安全国家标准和地方标准目录检索系统，推进食品安全标准、风险监测、风险评估、食源性疾病等系统的整合升级和一体化应用。二是建设国家和省两级大数据应用平台，构建基础数据库。完善国家食源性疾病监测报告系统、食源性疾病暴发监测系统和国家食源性疾病分子分型溯源网络（TraNet），构建地方各级卫生计生部门的食源性疾病监测溯源平台。三是充分利用信息化技术，做好标准在线查询及意见反馈等服务工作，开发个性化、差异化的食品安全与营养健康移动应用产品。

二、食品安全的档案管理

食品安全档案是食品安全工作的有机组成部分，是食品安全监督管理活动的原始记录，是以往食品安全工作的客观写照。食品安全档案是指食品生产、加工、包装、贮藏、流通和监督抽检、监测等过程中形成的，具有查考利用价值的文字、图表、票据、音像电子等各种载体形式的文件材料。

（一）食品安全监管档案化管理的依据与必要性

《食品安全法》第一百一十三条规定，县级以上人民政府食品药品监督管理部门应当建立食品生产经营者食品安全信用档案，记录许可颁发、日常监督检查结果、违法行为查处等情况，依法向社会公布并实时更新；对有不良信用记录的食品生产经营者增加监督检查频次，对违法行为情节严重的食品生产经营者，可以通报投资主管部门、证券监督管理机构和有关的金融机构。第一百一十四条规定，食品生产经营过程中存在食品安全隐患，未及时采取措施消除的，县级以上人民政府食品药品监督管理部门可以对食品生产经营者的法定代表人或者主要负责人进行责任约谈。食品生产经营者应当立即采取措施，进行整改，消除隐患。责任约谈情况和整改情况应当纳入食品生产经营者食品安全信用档案。这是食品质量安全监管档案化管理的主要法律依据。

供食用的源于农业初级产品的质量安全管理，必须遵守《中华人民共和国农产品质量安全法》的规定。其第二十四条规定，农产品生产企业和农民专业合作经济组织应当建立农产品生产记录。《乳品质量安全监督管理条例》第十三条规定，奶畜养殖场应当建立养殖档案。第二十二条规定，生鲜乳收购站应当建立生鲜乳收购、销售和检测记录，应当包括畜主姓名、单次收购量、生鲜乳检测结果、销售去向等内容，并保存 2 年。

（二）食品安全监管档案化管理的内容

1. 建立食品“身份证”“履历表”

包括从食品“出生”到餐桌各个环节的档案记录，各具体行业应该制定自己的详细列档项。这里以乳制品生产为例，首先在奶牛饲养场，需要为每头奶牛建立“身份档案”，包括其身份号码、出生日期、性别、体重、品种、家族信息、健康状况、责任人编号等。成长过程中的“病史档案”：应该详细记录它的生病时间、原因、治疗、用药等内容。在其后的加工流通到销售过程中，需要对每一份牛乳设置一个“履历编号”，标记在食品标签上，这个履历编号则应包括：身份号码、各个程序中的责任单位、加工技术信息和相关认证证明等。

2. 建立企业信用档案

具体内容包括“二档”，即：食品企业生产经营档案、综合协调监督档案。一是建立食品企业生产经营档案，包括企业相关的行政许可材料，生产经营材料，如食品原料的质量分析报告、食品生产加工的操作管理情况、食品质检情况（包括企业自检和政府抽检）等；企业红黑榜的材料（包括企业信用指数）。二是建立综合协调监督档案，主要包括第三方的监督信息，如新闻媒体的报道材料、消费者投诉举报材料等。

3. 建立执法部门监管档案

即食品监管部门在执法活动中产生的档案，包括执法活动证明文件，调查处理过程记录材料、结果分析报告等。尤其有必要建立食品安全危机案例，即对食品中毒等突发食品安全事件以案例形式建立档案，其内容包括事件的初步调查报告、进程报告、终结调查报告、处置情况以及对肇事单位的行政处罚决定书等。这些书面材料一方面能敦促食品安全危机事件的规范有效解决，另一方面，对于日后的食品安全突发事件的正确处置提供参考。

（三）食品安全档案在食品安全管理各环节中的作用

1. 构建食品安全追溯体系的必要条件

根据《食品安全法》第四十二条，国家建立食品安全全程追溯制度。食品生产经营者应当依照本法的规定，建立食品安全追溯体系，保证食品可追溯。食品溯源是通过食品生产、加工、流通、销售、售后服务等每一个环节所记录的完整准确的信息来实现的。对食品信息建档，相当于建立食品“身份证”，一旦出现什么问题，就能够快速对问题环节前后进行信息追溯和数据分析，及时发现问题并进行处理。如果没有把这些档案收集保管好，或是这些档案在生成过程中不完整、不齐全、不准确，都将无法让追溯沿着正确的轨迹运行，也不可能得出正确的结论。

2. 对食品生产经营企业实行分类监管的依据

对于监管部门来说，食品安全信用档案的建立，既是对各类食品企业划分不同信用等级的条件，还是监控食品安全风险度、实施食品企业信用分类管理的重要依据。各食品安全监管部门按照职责分工，在各自监管领域，根据信用等级状况，对食品生产经营者实行分类监管。对有不良信用记录的食品生产经营者要加强监管，增加监督检查的频次，对长期信用良好的，给予宣传、支持和表彰。

3. 食品生产、流通安全的自我监督作用

食品生产企业在食品生产加工过程中，形成的各种质量监控记录，是对食品质量管理的最基本保障。各种原始记录，是明确责任、落实责任的依据。无论原材料的购进，还是生产加工过程的配比；无论是食品生产中间环节的检验，还是生产出厂的质量检验等，每个环节和关口，都有质量要求和质量把关，每个关口都有原始记录，都有责任人的签名。这些都为责任的落实提供了可靠的依据，从而增强了食品安全责任心，强化了食品质量保证。

4. 食品生产、流通企业的自我保护作用

食品生产销售和流通各个环节的档案，记录了企业对国家食品安全法的执行过程，记录了对食品安全监控的具体措施，记录了食品生产中严格的管控程序，记录了食品生产过程原材料和加工过程的质量状况，这就为诚实守信的企业提供了依据，增强了企业食品质量安全的可信度。只要企业在生产流通各个环节，都严格管控，档案记录是准确无误的，那么如果出现质量问题，也很容易理清责任，维护企业的形象。

5. 对于消费者来说，能有效解决食品安全信息的不平衡

随着食品安全档案收集、整理、鉴定、保管等一系列工作的展开，有利于保证食品档案信息的完整性。对食品质量安全监管予以档案化管理，可以帮助消费者获取食品安全信息，增加信息透明度，消除信息不对称。江苏省建成食品安全电子追溯系统，打开“江苏省公众电子追溯查询系统”，消费者可以输入商品的条形码和生产批次进行查询。食品安全档案的建立和规范化管理，可以确保信息公开的全面性和真实性，增强消费者的消费信心，提高消费者利用相关信息维护自身合法权益的积极性，树立合理科学的消费观念；信息的充分性可以促使公众发挥对相关食品行业的监督作用。

6. 为完善食品安全相关法律提供数据参考

一方面，食品安全档案的客观记录使其具有凭证价值和情报价值，能在解决食品问题争端、处理食品案件等活动中提供事实性依据，有效发挥证据作用。另一方面，档案还具有资料性作用，可以对数据记录进行历史回顾和分析，从而发现食品安全监管链条中的薄弱环节，这些数据记录保存到一定时期后，还可以为修订食品安全相关法律提供一些重要的数据参考和具体实例。

（四）食品安全监管档案化管理的要求

食品安全监管是一项长期的、战略性的任务，档案化管理也是一项系统工程。具体来说需要从以下几方面着手进行：

首先，食品安全信息的全程管理。食品安全既包括生产安全，也包括经营安全；既包括结

果安全，也包括过程安全；既包括现实安全，也包括未来安全。全程管理一方面要求从食品生产源头的动植物养殖、种植开始，食品生产加工销售过程要有详细的记录，在市场上销售的食品要有标明相关内容的标签标识，确保对食品安全监管进行“从土地到餐桌”的全过程无缝隙管理。另一方面，全程管理要求对食品安全信息进行全面收集、准确查询、深入分析、严格评估、密切跟踪、危机预警和专家把关。确保对食品安全信息的全方位立体式管理。

其次，企业信用档案的动态管理。食品安全监管工作要常抓不懈，动态管理主要指针对企业信用档案要确保及时更新。一般可以实行年终评审，对企业的红黑榜等内容进行定期和不定期调查，对问题情节严重的食品或企业进行跟踪监管等。对动态信息进行及时归档、随时整理、统计分析。

再次，食品安全监管档案的网络化管理。将食品安全监管档案电子化是网络时代的必然要求，建立食品安全监管档案的电子数据库，搭建全国性的食品安全监管网络平台，提供数字化的食品安全信息，以网络化的方式切实实现食品安全的全方位立体式监控，不留死角和盲区。监管网络应具有“网上咨询、网上受理、网上查办、网上调度指挥、网上应急处置、网上信息发布”等基本功能。

（五）食品安全档案的管理形式

食品安全档案的管理，根据食品安全监管、食品生产、食品流通等不同的特点，采取不同的方式进行管理。

1. 食品安全监管档案的管理

食品监管部门在食品安全监管过程中形成的档案，是该部门全部档案的重要组成部分。所以，食品安全监管档案应该按照机关档案管理的统一要求，健全相关制度，明确收集范围和保管期限，纳入统一的分类编号体系。对需要永久和长期保存的档案，一般应定期向机关综合档案室进行移交，实行统一保管。对档案数量大、保管期限短、利用频繁的档案，可以考虑统一管理，分级保管。

2. 食品生产企业质量档案管理

食品生产企业包括食品生产加工企业、食品农产品生产企业、餐饮服务企业三大类。这些企业的档案管理有共同点，也略有不同。共同点主要是：他们都需要实行统一管理，建立企业统一的管理制度，建立统一的安全保管条件；在质量控制上基本都是三段式：即原料供给（购进）、生产加工（种植养殖）、出厂销售等三段。在生产质量监控中还涉及人员管理、设备管理、环境管理和质量标准管理等，通过这些来保证产品的质量。不同点主要是：产品形态千变万化、品种千差万别、保质期长短不一，形成档案数量多少不同、保管条件参差不齐等。根据这些特点和具体情况，在提出食品生产企业质量档案的管理要求时，应当充分考虑企业规模、形成相关档案的数量、保管能力和基础条件。如有一定规模的食品生产加工企业，管理比较规范、企业各方面条件较好、质量档案的数量也比较大，其管理应当采取高标准要求，建立比较规范的综合档案室。如果规模小、档案少、条件差的企业，可以因陋就简，保证基本的保管安全。

3. 食品流通企业食品安全档案的管理

食品零售企业的规模大小差别很大，大的超市可能有上万个品种，小门头可能就买几种、十几种或几十种食品。营业面积、营业环境、职工人数等差别也相当大。管理水平、管理基础、重视程度更是不同。所以，对这些食品流通企业食品安全档案的管理，也应该进行分类。

食品零食企业大体上可以分为三类：第一类是大型连锁超市；第二类是一般规模零售企业；第三类是小门头零售商店。在食品安全档案管理上，大型连锁超市往往管理比较规范，材料比较齐全；一般规模零售企业和小门头个体零售商店管理水平和条件相对要差一些。原则上，大型连锁超市食品安全档案要与其他档案一同，如果没有集中保管的条件，也应当对所有食品安全档案进行集中保管。一般规模的零售企业和个体小门头零售商店，应当有专人、专柜进行保管，同时用专用文件夹分类、按时间顺序存放，以方便查找。

思考题

1. 食品安全监督管理的概念是什么？食品安全监督管理的范围有哪些？
2. 食品安全法的主要内容是什么？食品安全法对我国的食品安全监督管理体制是如何规定的？
3. 什么是食品安全法律体系？简述食品安全法律体系的构成。
4. 简述食品安全标准的意义及其制定依据。
5. 简述食品安全标准的主要技术指标与健康意义。
6. 食品安全信息管理的意义和作用是什么？
7. 食品安全档案管理的意义和作用是什么？
8. 食品安全监管档案化管理的内容有哪些？

参考文献

［1］吴坤．营养与食品卫生学（第7版）［M］．北京：人民卫生出版社，2013.

［2］史永亮，王枫．食品卫生监督与管理学［M］．西安：第四军医大学出版社，2004.

［3］许婉如．论欧盟食品安全监管制度——兼论对我国的启示［D］．合肥：安徽大学，2014.

［4］钱富珍．浅析欧美日食品安全监督管理及标准体系之特征［J］．上海标准化，2006（12）：27－29.

［5］袁文．食品安全信息管理法律制度研究［D］．重庆：西南政法大学，2013.

［6］侯峰忠．我国卫生监督信息化建设面临问题及对策［J］．中国卫生监督杂志，2007（3）：217－219.

［7］章芳，章祖伟．Internet 网中食品卫生信息的开发利用［J］．医学情报工作，1999（3）：6－8.

［8］牛颖泽，仇津海．浅谈食品药品监管工作信息化建设［J］．中国药事，2013，27（7）：755－757.

［9］张建中．如何做好食品安全建档工作［M］．中国档案，2013（7）：54－55.

［10］黄广琴，周茜．食品安全档案在食品安全保障机制中的作用分析［J］．档案建设，2015（9）：33－35.

［11］董乃榛．规范档案管理，确保食品药品安全［J］．卷宗，2015，5（9）：17.

［12］肖文建，郭琦．试论食品安全监管的档案化管理［J］．档案学通讯，2009（6）：78－81.

［13］何东平．食品工厂设计［M］．北京：中国轻工业出版社，2009.

［14］晁蕊，陈小明．一起铁路食品运输污染事故调查分析［J］．疾病监测与控制杂志，2013（7）：722－723.

［15］黄小祥．职业健康安全和食品安全管理体系认证指南［M］．北京：中国轻工业出版社，2011.

［16］李渐鹏，杜方岭，陶海腾，等．低蛋白粉食品安全性毒理学评价［J］．毒理学杂志2016，30（4）：327－329.

［17］孙宇立，刘君丽，潘杰，等．功能饮料的毒理学安全性研究［J］．中国临床医生杂志，2016，44（12）：99－105.

［18］李宁，王竹天．国内外食品添加剂管理和安全性评价原则［J］．国外医学卫生学分册，2008，35（6）：321－327.

［19］李宁．国内外新资源食品管理法规和安全性评价［J］．中国毒理学通讯，2011，18（1）：11－14.

［20］谭湘武，马金辉，萧福元，等．湖南居民主要食品中锑的污染及暴露评估［J］．中国食品卫生杂志，2016，28（4）：528－532.

[21] 贺兵．花生油中黄曲霉毒素 B 紫外光降解及其安全性评价［D］．北京：中国农业科学院，2016.

[22] 钱明雪．霍山石斛食用安全性评价及其多糖生化特性季节性变化究［D］．合肥：合肥工业大学，2016.

[23] 胡朝友，袁华平．昆山市 2014 年市售食品中铅砷汞检测结果分析［J］．江苏预防医学，2016，27（3）：357－358.

[24] 王翠竹．美国 FDA 发布 GRAS 新规，加强食品成分监管［J］．DOI：10.16043/j.cnki.cfs.2016.25.002.

[25] 蔚宏奎．河南食药局饮品抽检查出禁止物“糖精钠”［J］．DOI：10.16043/j.cnki.cfs.2016.25.003.

[26] 钟耀广．食品安全性［M］．北京：化学工业出版社，2005.

[27] 许文达，程裕东．食品软包装材料与技术［M］．北京：机械工业出版社，2003.

[28] 陈炳卿．食品污染与健康［M］．北京：化学工业出版社，2002.

[29] 姜南．危害分析与关键控制点（HACCP）及在食品生产中的应用［M］．北京：化学工业出版社，2003.

[30] 杨阳，甘平胜，胡国媛，等．食品包装材料卫生安全性研究概况［J］．中国卫生检验杂志，2005，15（9）：1145.

[31] 樊永祥，王竹天．国内外食品包装材料安全管理状况及对策分析［J］．中国食品卫生杂志，2006，18（4）：342.

[32] 孙彬青．食品包装材料中化合物的迁移分析［D］．无锡：江南大学，2006.

[33] 史贤明．食品安全与卫生学［M］．北京：中国农业出版社，2003.

[34] 章建浩．食品包装学［M］．北京：中国农业出版社，2002.

[35] 吴定，高云．食品营养与卫生保健［M］．北京：中国质检出版社，2013.

[36] 白晨，黄玥．食品安全与卫生学［M］．北京：中国轻工业出版社，2014.

[37] 陈士恩，侯昌明，蒲万霞，等．食品安全与质量控制技术［M］．兰州：甘肃人民出版社，2012.

[38] 杜荷．食物营养安全与国民健康［M］．北京：中国轻工业出版社，2014.

[39] 冯翠萍．食品卫生学［M］．北京：中国轻工业出版社，2014.

[40] 郭俊生．现代营养与食品安全学［M］．上海：第二军医大学出版社，2006.

[41] 何计国，甄润英．食品卫生学［M］．北京：中国农业大学出版社，2003.

[42] 李敏，沈慧，秦海宏．现代营养学与食品安全学［M］．上海：第二军医大学出版社，2013.

[43] 任顺成．食品营养与卫生［M］．北京：中国轻工业出版社，2011.

[44] 田克勤．食品营养与安全［M］．大连：东北财经大学出版社，2014.

[45] 吴定，高云．食品营养与卫生保健［M］．北京：中国质检出版社，2013.

[46] 杨有旺，李昌海．食品安全常识［M］．武汉：湖北科学技术出版社，2012.

[47] 于红霞，蔺新英．饮食营养与健康［M］．北京：中国轻工业出版社，2014.

[48] 张彦明，冯忠武，郑增忍，等．动物性食品安全生产与检验技术［M］．北京：中国农业出版社，2014.

［49］周文化，刘绍．食品营养与卫生学［M］．长沙：中南大学出版社，2013.
［50］纵伟．食品卫生学［M］．北京：中国轻工业出版社，2011.
［51］曲径编，食品安全控制学［M］．北京：化学工业出版社，2011.
［52］杨家玲．我国主要食品中赭曲霉毒素 A 调查与风险评估［D］．杨凌：西北农林科技大学，2008.
［53］俞良莉，王硕，孙宝国，等．食品安全化学［M］．上海：上海交通大学出版社，2014.
［54］夏昭林．预防医学导论［M］．上海：复旦大学出版社，2014.
［55］钱和，于田，张添．食品卫生学［M］．北京：化学工业出版社，2010.
［56］姜忠丽．食品营养与安全卫生学［M］．北京：化学工业出版社，2010.
［57］邢淑婕，王家东．食品卫生学［M］．北京：中国科学技术出版社，2013.
［58］邓平建．转基因食品食用安全性和营养质量评价及认证［M］．北京：人民卫生出版社，2003.
［59］金宗濂．保健食品的功能评价与开发［M］．北京：中国轻工业出版社，2001.
［60］周映艳．食品质量与安全案例分析［M］．北京：中国轻工业出版社，2007.
［61］张根生．食品中有害化学物质的危害和检测［M］．北京：中国计量出版社，2006.